HERBERT SIEWEKE

ANTHROPOSOPHISCHE MEDIZIN

Erster Teil

ANTHROPOSOPHISCHE MEDIZIN

Studien zu ihren Grundlagen

Erster Teil

HERBERT SIEWEKE

Herausgegeben von der Medizinischen Sektion der Freien Hochschule
für Geisteswissenschaft Goetheanum

Philosophisch-Anthroposophischer Verlag
Goetheanum Dornach/Schweiz

Einbandgestaltung von Werner Kehlert
Zweite, durchgesehene Auflage 1982 — Photomechanischer Nachdruck
© Copyright 1982 by Philosophisch-Anthroposophischer Verlag, Goetheanum,
Dornach / Schweiz. — Alle Rechte, auch die des auszugsweisen Nachdrucks und der
photomechanischen Wiedergabe, vorbehalten.
Gesamtherstellung: Konkordia GmbH für Druck und Verlag, Bühl/Baden
ISBN 3-7235-0244-x

Vorwort

Das Bild vom Menschen, das die medizinischen Disziplinen gegenwärtig entwerfen, ist unvollkommen. Es beschränkt sich auf die Wiedergabe eines Aspektes. Seele und Geist und ihre Beziehungen zum Leib bleiben im Wesentlichen unbeachtet. Rudolf Steiner (1861–1925) hat durch eine von ihm erneuerte Geisteswissenschaft das Bild vervollständigt. Seit dem Anfang des XX. Jahrhunderts liegt eine umfassende Menschenkunde, wie sie sich aus der „Anthroposophie" ergibt, als Material für eine Erweiterung der naturwissenschaftlich-medizinischen Anschauung vor. Die Ergebnisse der Naturwissenschaft und Geisteswissenschaft widersprechen sich nicht, denn sie nehmen von verschiedenen Realitäten des Menschen und der Welt ihren Ausgang.

Nachdem Methode und Lehre der Geisteswissenschaft, wie sie Rudolf Steiner vertritt, über ein halbes Jahrhundert dem öffentlichen Urteil vorliegen und dem Studium allgemein zugänglich sind, erscheint es berechtigt, ohne einführende Erklärungen und erkenntnistheoretische Begründungen Grundlegendes aus der geisteswissenschaftlichen Menschenkunde vorzutragen. Es wird der Versuch gewagt, in skizzenhafter Form Arbeitsweise und Inhalt der anthroposophischen Medizin, wie sie Rudolf Steiner durch sein Lebenswerk (in Vorträgen, Schriften, Hinweisen) veranlagte, einfach zu schildern. Darum wird für die Lektüre dieser „Studien" eine gewisse Kenntnis der Anthroposophie vorausgesetzt. Der Umfang der Thematik erlaubt es nicht, das Ideengut der Geisteswissenschaft insgesamt darzustellen. Doch werden die wichtigsten Begriffe von verschiedenen Seiten beleuchtet, um ihre Bedeutung für die Medizin zu zeigen. Die Studien möchten zu den Unterlagen beitragen, die eine Auseinandersetzung mit den neuen Intentionen möglich machen. Möge darüber hinaus die Arbeit mit den Anregungen Rudolf

Steiners, die den Keim für einen echten Fortschritt in der Heilkunst bergen, gefördert werden. Allerdings wird es noch manchen Versuches bedürfen, um zu dem erschlossenen Quell nicht allein ideell, sondern auch konkret zu gelangen. Die Verpflichtung, die menschlich-verantwortliche und wissenschaftliche Aufmerksamkeit auf Rudolf Steiners Inauguration zu lenken, drängt dazu, die Betrachtungen in der vorliegenden Form, so unvollständig und, gemessen am Gegenstand, unzureichend sie auch sind, zu veröffentlichen.

Der vorliegende Band ist den Grundlagen und Themen der allgemeinen Menschenkunde gewidmet. In einem später folgenden Band sollen Gesichtspunkte zur Pathologie und Therapie erörtert werden.

Die äußeren Voraussetzungen für die Ausarbeitung des Manuskriptes konnten nur durch vielseitige Hilfe von Freunden und Kollegen geschaffen werden. Ihnen sei auch an dieser Stelle von Herzen gedankt.

Dr. med. Herbert Sieweke

Einleitung

Als Rudolf Steiner zu Anfang des Jahrhunderts die folgenden Sätze niederschrieb, legte er den Grund zu einer neuen Menschenkunde, die sowohl dem allgemeinen als dem speziellen Bedürfnis nach Erkenntnis vom Menschen Rechnung trägt: „Wie man dem menschlichen Leib die drei Formen des Daseins, die mineralische, die pflanzliche und die tierische, zuspricht, so muß man ihm noch eine vierte, die besondere menschliche, zusprechen. Durch seine mineralische Daseinsform ist der Mensch verwandt mit allem Sichtbaren; durch seine pflanzliche mit allen Wesen, die wachsen und sich fortpflanzen; durch seine tierische mit allen, die ihre Umgebung wahrnehmen und auf Grund äußerer Eindrücke innere Erlebnisse haben; durch seine menschliche bildet er schon in leiblicher Beziehung ein Reich für sich" (Theosophie, 1904). Dieses menschliche Reich in organischer Hinsicht hat Rudolf Steiner in einer Weise erforscht und dargestellt, wie es vordem in der Medizin und Anthropologie nicht geschehen ist und gemäß ihrer methodischen Beschränkungen auch in Zukunft nicht geschehen kann.

Aber Rudolf Steiner schilderte 1904 nicht allein seine Ansicht vom Leib, sondern auch die von der seelischen und geistigen Wesenheit des Menschen. Sie stellt etwas Neues in der Geistesgeschichte des menschlichen Erkennens und Forschens dar. Die Idee von der siebengliedrigen Natur des Erdenmenschen vermag alle Gebiete des Wissens zu befruchten, sofern es sich um den Menschen handelt. Hätte Rudolf Steiner nur jene erste Beschreibung der menschlichen Wesensglieder veröffentlicht, für die er die Termini physischer Leib, Lebensleib, Astralleib, Ich, Geistselbst, Lebensgeist und Geistesmensch gebrauchte, so wäre damit bereits eine Basis zu einer Erweiterung und Erneuerung der Heilkunst geschaffen.

Allein die Darstellung des Ätherleibes und damit die begriffliche Klärung aller vitalen Erscheinungen ist eine Forschungstat größten Ausmaßes, durch die das faktische Wissen von den biologischen Zusammenhängen neu angeschaut und geordnet werden kann. Die Erkenntnis des Bildekräfteleibes (Ätherleib) wird dazu ausersehen sein, das bisherige biologische Weltbild zu korrigieren. Denn die Elemente für ein wissenschaftliches Durchdringen der Lebensphänomene im Kosmos, auf der Erde und im Menschen sind mit dem Erschließen der ätherischen Natur gegeben.

Einige Daten mögen die Vorgeschichte des anthroposophisch-medizinischen Impulses andeuten. 1900 schrieb Rudolf Steiner zwei Aufsätze über „Friedrich Nietzsche als psychopathologisches Problem", 1901 eine Abhandlung über „Goethe und die Medizin". Die „Wiener klinische Rundschau" veröffentlichte diese drei Arbeiten, die wie Vorboten für das Spätere anmuten.[1] 1903 hielt Rudolf Steiner in Berlin Vorträge über die „Anatomie des Menschen". Die Stellungnahme zu medizinischen Fragen war möglich geworden, weil Rudolf Steiner sich zuvor mit Goethes naturwissenschaftlichem Werk verbunden und sich auf philosophischem Felde mit der Erkenntnistheorie auseinandergesetzt und zu einem eigenen erkenntniswissenschaftlichen Standpunkt durchgerungen hatte. (Wir können die Werke, die vor 1900 entstanden, hier nur dem Titel nach anführen. Sie sind die wissenschaftliche Voraussetzung für das Entstehen der Anthroposophie: 1883–1897 Einleitung zu Goethes naturwissenschaftlichen Schriften. 1886 Grundlinien einer Erkenntnistheorie der Goetheschen Weltanschauung mit besonderer Rücksicht auf Schiller. 1892 Wahrheit und Wissenschaft. 1894 Die Philosophie der Freiheit. 1897 Goethes Weltanschauung. 1900 Rätsel der Philosophie.) Die philosophischen und naturwissenschaftlich-kritischen Schriften bereiten dem geisteswissenschaftlichen Kulturimpuls den eigentlichen Boden. Sie zeigen, in welchem Umfang Rudolf Steiner das Erkenntnisstreben der Menschheit in sich aufnahm und verarbeitete. Er suchte zuvor den Zusammenhang mit der vergangenen und zeitgenössischen Kultur, ehe er mit seinem spirituellen Weltbild an die Öffentlichkeit trat.

8

Was Rudolf Steiner zu Anfang des Jahrhunderts erstmalig in der „Theosophie" darstellte, entwickelte er in den folgenden Jahren seines Wirkens bis zu seinem Tode 1925 in mancher Richtung weiter. Es wäre eine interessante biographische Aufgabe, die Entstehung der Menschenkunde innerhalb seines Lebenswerkes in den zeitlichen Momenten und mannigfachen Verknüpfungen mit anderen Erkenntnisgebieten zu verfolgen. Das hier zu tun, verbietet der gewählte Rahmen, ist vielleicht auch bis heute in Einzelheiten noch nicht leistbar. Günther Wachsmuth beschreibt in seiner Biographie Rudolf Steiners die Geschichte der gesamten Anthroposophie. Innerhalb dieser zeigt er neben anderen Entwicklungslinien auch die der Menschenkunde in großen Zügen auf. Wir möchten auf diese Darstellung eindrücklich verweisen.[2]

Einleitungsweise obliegt es uns, in gebotener Kürze die wichtigsten Stationen, die eine anthroposophische Medizin vorbereitet haben, zu nennen. Wenn man die „Theosophie" als einen maßgebenden Schritt auf dieses Ziel hin betrachten kann, so ist – von den internen und öffentlichen Vorträgen abgesehen – der nächste die Publikation des Hauptwerkes: Die Geheimwissenschaft im Umriß, 1909. Hier schildert Rudolf Steiner ausführlich die Gesetze der gemeinsamen Evolution des Menschen und der Erde. Mikrokosmische und makrokosmische Welt sind in ihren entscheidenden Metamorphosen dargestellt. Der Urzusammenhang von Mensch und Umwelt, von Individuum und Kosmos, von geistiger Wesenheit und Natur wird evident. Mit diesen Erkenntnissen wird ein Weg gebahnt, der zu einer neuen geistigen Entwicklung in der Medizin führen kann.

Was Rudolf Steiner über den Menschen und seine Evolution, über die Naturreiche und ihre Entstehung, über den Kosmos und seine Bedeutung vortrug, das geschah immer im Bewußtsein des Gegensatzes zur vorhandenen Wissenschaft. Denn sie wurde nicht ignoriert. Rudolf Steiner unterwarf sich der frei gewählten Maxime, auf keinem Erkenntnisgebiet über irgend etwas im okkulten Sinne zu sprechen, dem er nicht vorher auch die äußere Seite, die allgemein gültige wissenschaftliche, abgewonnen hätte. In dieser souveränen Haltung der geistigen Situation gegenüber schreibt Rudolf Steiner im Vorwort zur ersten Auflage der Geheimwissenschaft: „Müßte sich der Verfasser sagen: er kann das nicht, so wäre dies für ihn ein Grund, die in dem Buche vorgebrachten Dinge ungesagt und ungeschrieben zu lassen. Er hat es sich wirklich zum Grundsatz gemacht, nur über solches auf dem Gebiete der Geisteswissenschaft zu reden oder zu schreiben, bei dem er in einer ihm genügend erscheinenden Art auch zu sagen wüßte, was die gegenwärtige Wissenschaft darüber weiß. Damit will er durchaus nicht etwas aussprechen, was eine allgemeine Anforderung an alle Menschen sein soll. Es kann jedermann sich mit Recht gedrängt fühlen, dasjenige mitzuteilen und zu veröffentlichen, wozu ihn seine Urteilskraft, sein gesunder Wahrheitssinn und sein Gefühl treiben, auch wenn er nicht weiß, was über die betreffenden Dinge vom Gesichtspunkt zeitgenössischer Wissenschaft aus zu sagen ist. Nur der Verfasser dieses Buches möchte sich für sich an das oben Ausgesprochene halten. Er möchte zum Beispiel nicht die paar Sätze über das menschliche Drüsensystem oder das menschliche Nervensystem machen, welche in diesem Buche sich finden, wenn er nicht in der Lage wäre, über diese Dinge auch den Versuch zu machen, in den Formen zu sprechen, in denen ein gegenwärtiger Naturgelehrter vom Standpunkte der Wissenschaft aus über das Drüsen- oder Nervensystem spricht." Dieses Bekenntnis ernstesten Erkenntnisringens, als Gesinnungsart auch für die späteren medizinischen Kurse gültig, nimmt jedem Vorwurf des Dilettantismus oder des Aussenseitigen die Berechtigung.

Entscheidende Vortragszyklen, die dem Ausbau der Menschenkunde dienten, hielt Rudolf Steiner vor vorbereiteten Zuhörern in den folgenden Jahren, namentlich im Jahre 1911. Vortragsnachschriften über Eine okkulte Physiologie und über Die Welt der Sinne und die Welt des Geistes sind erhalten und setzen uns über die Gründlichkeit, mit der Rudolf Steiner zu Werke ging, in Erstaunen. Jene Vorträge vermitteln neben dem inhaltlich neuen Wissensgut vor allem auch die methodischen Voraussetzungen, die auf diesem Gebiet erforderlich sind, um zu objektiv gültigen Wahrheiten zu gelangen. Wer etwa glaubt, Anthroposophie wolle die Gegebenheiten des Lebens oder der Wissenschaft simplifizieren, möge, sofern er guten Willens ist, gerade an diesen Vorträgen über okkulte Anatomie und Physiologie sich orientieren, wie weit sein Urteil sachlich stimmt. Beim Studium dieser Zyklen taucht eine schmerzliche Empfindung auf: daß angesichts der Unermeßlichkeit des Gegenstandes nur zu Weniges okkult beleuchtet sei. Um der Wahrheit und des Fortschrittes willen wünschte man die gesamte Anatomie und Physiologie dergestalt aufgehellt. Allein so heftig der Mangel auch gefühlt werden mag, mit dem vorhandenen Material ist die Richtung eines möglichen Weges und das Ziel deutlich gewiesen.[3]

Auf ganz andere Weise trug Rudolf Steiner 1917 zur Erfassung der menschlichen Wesenheit bei, als er im Anhang des Buches Von Seelenrätseln die Idee der Dreigliederung entwickelte. Die Anschauung von der Dreigliederung des Menschen in physischer, seelischer und geistiger Beziehung geht über alle bisherigen Theorien (Parallelismus, wechselseitige Kausalität) hinaus, indem sie real Leib, Seele und Geist, genetisch wie existentiell, aufeinander bezieht. Indem die Begriffe sowohl von der Dreigliederung als auch von den geistigen Wesensgliedern durch die Tatsachen bekräftigt werden, können wir sie zur Lösung medizinischer Probleme wissenschaftlich heranziehen. Rudolf Steiners Menschenkunde überwindet jede Enge und Beschränkung des Fachgebietes und befruchtet somit das gesamte Wissen vom Menschen.[4]

Rudolf Steiner betrat nicht von sich aus das Feld der Medizin. Er wollte kein Reformer im üblichen Sinne sein. Ärzte, die die Realität und Erkenntnissicherheit der Anthroposophie erfahren hatten, baten Rudolf Steiner um Hilfe für ihre praktischen und forscherischen Probleme. Von dieser rein menschlichen Voraussetzung zu wissen, aus der erst nach und nach eine medizinische Inauguration wurde, ist bedeutsam. Denn allzuleicht verwischt sich im zeitlichen Abstand von den Ereignissen die Grenze zwischen Leistung und Leben Rudolf Steiners. Erst wurden die Bedingungen zu einer Vertiefung der Erkenntnis geschaffen. Daraus erwuchs eine Menschenkunde von allgemeiner Gültigkeit. Rudolf Steiner konnte und durfte dann warten, bis interessierte und einsichtige Menschen konkrete Fragen an ihn richteten, um sich für ihr Lebensgebiet oder ihre Wissenschaft Anregungen geben zu lassen. Nur unter solchen inneren Bedingungen und äußeren Antecedentien kam es zur Abhaltung des Ersten Kurses über Medizin vor Ärzten und Medizinstudierenden während der Osterzeit 1920.[5]

In zwanzig frei gehaltenen Vorträgen sprach Rudolf Steiner über die Grundlagen und Ziele einer geisteswissenschaftlich orientierten Pathologie und Therapie. Er setzte dabei die allgemeine Kenntnis der Anthroposophie und der Universitätsmedizin voraus und schloß seine Hinweise sowohl an das eine als an das andere bekannte Gebiet an. Das Ausgesprochene sollte nichts anderes als eine Aufgabe in die Zukunft hinein bedeuten.[6]

Die Anknüpfung der Gedanken Rudolf Steiners an die vor fast 40 Jahren gängigen medizinischen Ansichten macht es uns heute zuweilen schwer, das Vorgebrachte richtig zu würdigen. Mancher Irrtum, den die Entwicklung inzwischen korrigierte, stand damals der Aufnahme des Neuen hindernd entgegen. Die Art jedoch, wie sich Rudolf Steiner mit irrtümlichen Meinungen auseinandersetzt, bleibt auch gegenwärtig von methodischem Gewinn, selbst dann, wenn jene nicht mehr vorherrschend sind. Dabei sollte man allerdings nicht versäumen, Rudolf Steiner nachträglich Gerechtigkeit widerfahren zu lassen für all jene Erkenntnisse, um derentwillen er bekämpft und belächelt wurde und welche heute wie selbstverständlich zum allgemeinen Wissen gehören. Mit dieser Bemerkung wollen wir nicht Fragen der Priorität aufwerfen, wohl aber eine tolerante Haltung gegenüber den rätselvollen Dingen, die Rudolf Steiner lehrte, bekräftigen.

In den Schlußbemerkungen des Ersten Medizinischen Kurses macht Rudolf Steiner sein Verhältnis zur Medizin in unmißverständlicher Weise deutlich. Seine Worte zur Klärung der Gegebenheiten sollen hier zu Beginn unserer Studien wiederholt werden, da sie zugleich auch die Absicht des vorliegenden Beitrages zur Ausarbeitung einer anthroposophischen Medizin verständlich machen können: „Wie gesagt, solche Dinge waren es, die dazu geführt haben, das Elementare zunächst in diesen zwanzig Vorträgen in den Vordergrund zu stellen. Die Naturheilkunde, die macht es natürlich notwendig, weil sie einem gewissen Instinkt dient, nämlich den Menschen wiederum naturgemäß in seine eigenen Heilkraftwirkungen hineinzustellen, hinzuweisen auf das, worauf diese eigenen Heilkraftwirkungen beruhen. Nämlich auf der Wechselwirkung des Tellurischen und Außertellurischen beruhen sie in Wahrheit. Und die Naturheilkunde ist gerade darauf angewiesen, nicht sich zu stark auf den Materialismus einzulassen. Es ist das schon so, daß es wirklich heute zu sehen ist, wie alle verschiedenen Parteirichtungen nach dem Materialismus hintendieren. Der ist in einer gewissen Weise allen gemeinsam. Daher ist die Vergeistigung dieses ganzen Gebietes dasjenige, worauf es ankommt. Allein sehen Sie, es ist ja schon nun einmal so, daß die Welt heute wirklich recht sehr diesen Dingen entgegensteht. Es wird schon notwendig sein, daß gerade von fachkundiger und fachbetreibender Seite auch da das Heilmittel gegen den Materialismus auftritt. Denn es wird nicht verwechselt werden dürfen dasjenige, was hier versucht wird und vielleicht eben jetzt erst im Anfange steht, mit irgend einer Förderung des Dilettantismus. Das ist gerade das, worauf ich den größten Wert legen möchte, daß diejenigen, die da sehen können, wie man sich bemüht, hier richtig wissenschaftlich zu arbeiten, etwas mitwirken zur Bekämpfung desjenigen Vorurteils, das ja wirklich recht schädlich ist, als ob hier nach irgend einer Seite der Dilettantismus gefördert werde. Es wird schon alles dasjenige auch zu Hilfe genommen und auf das alles Rücksicht genommen, was gerade die moderne Wissenschaft bieten kann. Aber man will es wenig sehen, was hier eigentlich gewollt wird.

Das ist etwas, was ich gern am Ende dieses Vortragszyklus sagen möchte. Denn alles das wird ja wohl geeignet sein, ich möchte sagen, die Bitte zu belegen, diesen Vortragszyklus doch wirklich mit aller Nachsicht so anzusehen, daß er ja ein Anfang war; ein Anfang war, bei dem ich mir sagte, als ich ihn begann: Es ist schwer, aus den Gründen, die ich eben angeführt habe, ihn zu beginnen. Aber jetzt, meine lieben Freunde, wo wir am Ende stehen, sage ich: Es ist noch schwerer aufzuhören. Denn wahrhaftig, das nicht zu sagen, was ich noch zu sagen hätte, das bereitet mir noch mehr Schmerz."

Rudolf Steiner stellt seinen Ersten Kursus als einen Anfang hin. Was 1920 veranlagt wurde, gleicht einem Arbeitsmaterial für eine ganze Epoche. Diesen Charakter haben auch die weniger umfangreichen Kurse und Vorträge für Ärzte in den folgenden Jahren (Dornach 1921, 9 Vorträge; Stuttgart 1922, 4 Vorträge; Haag 1922, 2 Vorträge; London 1923, 2 Vorträge; Dornach 1923/24, 3 Vorträge; London 1924, 2 Vorträge). Ausmaß und Bedeutung dieser verschieden gearteten Vorträge wird sich erst nach und nach herausstellen. Noch sind sie in keiner Weise ausgeschöpft.

Die mündlich gegebenen Hinweise kulminieren in der Darstellung des Buches – gemeinsam mit Ita Wegman – Grundlegendes für eine Erweiterung der Heil-Kunst nach geisteswissenschaftlichen Erkenntnissen, 1925, dessen Erscheinen Rudolf Steiner nicht mehr erlebte.[7]

Unmittelbar nach dem Ersten Medizinischen Kursus orientierte Rudolf Steiner in allgemeinen Vorträgen vor einem nicht-ärztlichen, aber anthroposophisch vorgebildeten Kreis darüber, was er innerhalb eines Fachgebietes vorgetragen hatte.[8] Während eines anthroposophischen Hochschulkurses (Herbst 1920) setzte er dieses Teilnehmenlassen an den medizinischen Dingen fort.[9] All diese Vorträge (auch die der öffentlichen Aufklärung gewidmeten) haben, obwohl sie vor einem Laienpublikum gehalten wurden, für den Arzt besonderen Reiz.[10] Einzelne Tatsachen werden aus didaktischen Gründen einläßlicher als in den Ärztevorträgen geschildert, so daß dadurch – bei der Neuheit der Materie – manches schwierige Problem nachgerade erhellt wird. Wesentliches zur Beurteilung des medizinischen Impulses trägt der Umstand bei, daß Rudolf Steiner in der gleichen Schaffensperiode auch auf anderen Fachgebieten umfassende Anregungen gab. Unmittelbar nach dem ersten Weltkrieg wurde – aus der geistigen Situation der Zeit gefordert – der Keim für eine geisteswissenschaftliche Pädagogik gelegt. Rudolf Steiner bereitete die Lehrer in mehreren Kursen für ihre neu anzugreifenden Aufgaben vor. In den pädagogischen Vorträgen beantwortete er wichtige menschenkundliche Fragen, so daß daraus manches Entscheidende für den Aufbau der Medizin entnommen werden kann. Alle der Pädagogik gewidmeten Ausführungen tragen zum Grundstock einer anthroposophischen Psychologie bei, die künftig wichtige Hilfen für die anthroposophische Medizin zu leisten haben wird.

Die wenigen Angaben lassen erkennen, wie die medizinischen Intentionen Rudolf Steiners nicht isoliert dastehen, sondern von einem nach allen Seiten sich wendenden geistigen Wirken getragen sind. Erinnern wir noch daran, daß Rudolf Steiner in gleichem Umfang und Ernst wie den Lehrern und Ärzten sich den Naturwissenschaftlern, den Theologen, den Heilpädagogen, den Landwirten, den Künstlern verschiedenster Gebiete in Kursen, Vorträgen, praktischen Übungen und im persönlichen Kontakt und Gesprächen widmete, dann wollen wir nicht die Universalität seines Geistes rühmen, sondern die Bestimmung des geisteswissenschaftlichen Strebens nur allgemein unterstreichen.

Rudolf Steiner fügte seine Ideen in den ganzen Strom der Menschheitsentwicklung ein. Das Gebot der Stunde verlangte die Berücksichtigung des Werdens in der Vergangenheit und der Aufgaben in der Zukunft. Nur den Augenblick zu befriedigen, konnte nicht sein Anliegen sein. Weil alle Ideale – im Wahren, Guten und Schönen – den Menschen der Zukunft meinen, ist Rudolf Steiners Werk heute ebenso aktuell wie zu seinen Lebzeiten. Die Gegenwart fordert einfach die Erschließung des Geistigen für das wissenschaftliche Bewußtsein.

„Es ist notwendig, daß diejenige Tendenz, welche in der fünften nachatlantischen Zeit heraufgekommen ist: die Tendenz nach einer begreifbaren, dem menschlichen Urteilsvermögen angemessenen wissenschaftlichen Erkenntnis, daß diese Tendenz auch einziehe in die Erkenntnis der übersinnlichen Welt." [11]

15

Aufgaben und Ziele einer anthroposophischen Medizin

Die Ergebnisse geisteswissenschaftlicher Forschung, wie sie Rudolf Steiner vortrug, sind nicht durch Sinnesbeobachtung und nicht durch intellektuelle Verarbeitung des Wahrgenommenen gewonnen. Sie gehen aus bewußt gehandhabter Imagination, Inspiration und Intuition hervor. In solchem Sinne ist Rudolf Steiners Anthroposophie ebensoviel Erfahrungs- wie Ideenwissenschaft. Auch die übersinnlichen Gegebenheiten werden allein mit einem wachen Ichbewußtsein wahrgenommen und erkannt. Diese Tatsache, die Welt des Geistes bewußt zu suchen, anzuschauen und ideell zu durchdringen, verbindet Rudolf Steiner geistesgeschichtlich mit Goethe. Deshalb knüpfte Rudolf Steiner in aller Breite an Goethes wissenschaftliche Bemühungen an.

Goethes Werk (mit der darin waltenden Methodik) bietet eine grundlegende Vorbereitung für die urteilsgemäße Erfassung übersinnlicher Zusammenhänge. Die geistige Initiative, die sich zum Beispiel an dem nachfahrenden Erleben der Metamorphose der Pflanzen entzündet, lenkt das Denken dorthin, wo es den Ideen von den geistigen Realitäten unmittelbares Verständnis entgegenbringen kann. Derart kann das durch Goethes Vorbild zu Lernende fruchtbar für das geisteswissenschaftliche Erkenntnisgebiet werden. Wir entsagen dabei jedem bloßen Theoretisieren, ohne allerdings die Möglichkeit fördernder Hypothesenbildung zu verneinen. Ausschlaggebend für unsere Haltung gegenüber der okkulten Forschung ist das Kriterium, nach welchem der übersinnliche Gegenstand allein durch die Aktivität des Erkennenden, seine selbstbewußte Bereitschaft, in den Bereich der Erfahrung tritt und nach seiner Wahrnehmung und Beurteilung in die Form einer Idee, eines Begriffes oder einer Vorstellung übertragen werden kann. Die Anthroposophie hält diesem Kriterium stand. Ihre

Erkenntnisse vermögen darum Inhalt eines allgemeinen Strebens zu werden.

Hätte Rudolf Steiner die Verbindung zwischen übersinnlicher Tatsache und Idee nicht in jedem Fall hergestellt, so wäre es leicht, ein Urteil über seine Aussagen zu fällen. Denn selbst noch so interessante Mitteilungen geistiger Dinge würden den um Erkenntnis ringenden Menschen des 20. Jahrhunderts kaum befriedigen. Eine Befruchtung der Kultur, der Wissenschaft und der Kunst durch die Geisteswissenschaft ist möglich, wenn die Enthüllung spiritueller Zusammenhänge eine ideelle Darstellung findet. Die Freiheit des erkennenden Individuums darf weder durch illusionäre Weltbilder noch durch Dogmen angetastet werden. Allein im Umgang mit der Idee bleibt sie gewahrt. Diese Bedingung hat Rudolf Steiner in seinem geisteswissenschaftlichen Werk erfüllt. Alles, was er aus seiner Forschung bekanntgab, übertrug er in reine Vorstellungen, präzise Begriffe, klare Gedankengebilde und hohe Ideale.

Betrachtet man die Einzelheiten der Anthroposophie als Postulate, so wäre deren erste Verifizierung vor ihrer eigentlichen Formulierung im geistigen Felde, ihre zweite im sinnlichen Felde aufzusuchen. Eine Aussage Rudolf Steiners über ein Organ kann bei genügender Sorgfalt und Umsicht anatomisch und physiologisch „belegt" und damit wie jedes andere Postulat „bewiesen" werden. Eine solche Nachprüfung des realen Gehaltes einer Aussage läßt sich ohne eigene übersinnliche Fähigkeit vollziehen. Die selbständige Erforschung des geistigen Faktums bleibt dabei vollkommen offen. Allein sie wird naturgemäß erst dann konsequent angestrebt, wenn erfahren wurde, in welchem Umfang die spirituellen Ideen die äußere Welt erhellen.

Man kann Rudolf Steiners Daten zur Menschenkunde wie Zielgedanken auf dem Wege in noch unerforschte Gebiete betrachten. Allerdings hat man dabei zu bedenken, wie unermeßlich weit ein solcher Weg ist und wie wenig man unter Umständen von heute auf morgen vorankommt. Jedoch ebenso, wie es jeweils Jahrzehnte braucht, um neue Entdeckungen und Erkenntnisse der allgemeinen Medizin einzuverleiben, so auch bedarf es eines anhaltenden Fleißes und der Zeit, um die geisteswissenschaftlichen Ideen mit der Tatsachenwelt zu konfundieren. Hinderlich sind dabei allerdings Vorurteile und Meinungen. Man kann ihnen nur begegnen, sofern man sich nach und nach zu den reinen Tatsachen hindurcharbeitet.

Nimmt man die geisteswissenschaftlichen Aussagen schlicht in ihrer eigenen Intention: als Ideen, die durch eine höhere Anschauung (geistige Wahrnehmung) gewonnen sind, so lautet die Methode, sich mit ihnen auseinanderzusetzen, wie die jeder anderen Wissenschaft auch. Die Beschäftigung mit dem geisteswissenschaftlichen Gedankengut ist ebenso frei (oder ebenso eingeschränkt) wie die mit dem Gedankengut, das sich aus der gewöhnlichen Erfahrung ergibt. Und wie die Gesetze der Naturforschung nur im Zusammenhang mit den Tatsachen gedacht werden, so können auch die geisteswissenschaftlichen Ideen nur in absoluter Relation zu geistigen Einzelheiten vorgestellt werden. Das heißt unmißverständlich: Okkulte Phänomene sind nur durch direkte geistige Wahrnehmung erreichbar. Jeder Gegenstand fordert seine besondere Erforschung. Keine Denkoperation kann die geistige Anschauung ersetzen. Jegliche Art von Spekulation scheidet damit auch auf dem Gebiet der anthroposophischen Medizin von vorneherein aus. Eine okkulte Diagnose hat im höheren Sinne „geistesgegenwärtig" zu sein. Sie darf mit einer geisteswissenschaftlichen Interpretation, die man für den Alltag nicht entbehren kann, nicht verwechselt werden.[12]

Wenden wir uns dem, was als anthroposophische Medizin veranlagt ist, zu, so gewahren wir drei Aufgaben. Die erste und vordringlichste: Gründliche Einsicht in das von Rudolf Steiner über den Menschen Erforschte und Dargestellte zu gewinnen. Je deutlicher dieses Menschenbild in seinen Umrissen anschaubar wird, um so umfassender kann die Heilkunst aus den geisteswissenschaftlichen Impulsen heraus erweitert werden. Die Vorstufe einer rationellen Medizin scheint auf solche Weise erreichbar. Die zweite Aufgabe bestünde darin, die Angaben der Geistesforschung durch äußere Beobachtung und Erfahrung zu ergänzen, das heißt die Postulate zu verifizieren. Anthropologische und anthroposophische Wissenschaften könnten sich in ihren zentralen Resultaten und Problemen treffen und austauschen.[13] Zur dritten Aufgabe gehörte die Erforschung jener Gebiete, die Rudolf Steiner ideell nicht zugänglich machte. Hierzu müßte die eigene übersinnliche Erkenntnis sicher und konkret werden. Die eigentliche Ratio in der Medizin – aus der Überschau – wäre das weithin leuchtende Ziel.

In unseren Studien soll versucht werden, die erstgenannte Aufgabe nach und nach zu bewältigen. Auf die beiden anderen Aufgaben kann nur bei bestimmten Punkten hin und wieder gedeutet werden. Der Aufbau einer anthroposophischen Medizin wird sich allerdings erst dann vollziehen, wenn alle drei Aufgaben hinlänglich aufgegriffen und gemeistert werden.[14]

Der Gegenstand unserer Bemühung widerstrebt einer intellektuellen Einteilung. Er fordert hingegen innere Anschaulichkeit. Soweit diese erreicht wird, zeigt sich seine Umgrenzung und seine Differenzierung. Gliederungen und Zusammengehörigkeiten müssen sich aus der Sache selbst ergeben. Darum lautet unsere Arbeitsmaxime zunächst einfach: uns offen und ohne Vorurteil mit dem von Rudolf Steiner Gegebenen vertraut zu machen. Wir wollen die okkulten Tatbestände so deutlich wie möglich ins Auge fassen und dabei bedacht sein, nicht durch Ungenauigkeit ins Uferlose zu verschwimmen oder uns Ganzheiten vorzutäuschen, die keiner Realität entsprechen.[15]

Wir präzisieren unser Vorhaben deshalb, um den Vorwurf unbilliger Opposition gegenüber der offiziellen Medizin zu entkräften. Da wir ihre Leistungen voll respektieren und ihre Forschungen ebenso zu kennen und zu beherrschen suchen wie die geisteswissenschaftlichen, halten wir uns für befugt, ohne nähere Diskussion über das Für und Wider die medizinische Konzeption Rudolf Steiners im positiven Sinne darzustellen. Damit glauben wir, einen Teil der Voraussetzungen zu schaffen, um die Orientierung und Aussprache nach beiden Seiten hin zu ermöglichen. Die anthroposophische Medizin stellt uns vor schwere wissenschaftliche Probleme. An ihre Lösung können wir herantreten, sobald wir keine Mühe scheuen, ihre Gegebenheiten uns von Grund auf anzueignen.[16]

Bei unserem Vorsatz, in die für die Medizin wichtige Menschenkunde Rudolf Steiners einzudringen, irritiert uns nicht die Lage, in der sich die anthroposophische Medizin befindet. Wir wissen nur zu gut, daß sie in ihren Anfängen steht. Jedoch hält uns die Unvollständigkeit in bezug auf das Ganze des medizinischen Feldes und die Lückenhaftigkeit der bisher bearbeiteten Gebiete nicht ab, unseren Erkenntniswillen von den Ideen befeuern und gerade durch das Unvollendete uns zur Mitarbeit aufrufen zu lassen. Verlangte man heute bereits ein Fertiges, so würde man das Eigentliche des Impulses übersehen. Unsere Betrachtungen sind darum zunächst nichts weiter als ein Versuch zur Vertiefung und zur Verständigung.[17]

Um nicht durch Mißverständnisse beim Studium des geisteswissenschaftlichen Gedankengutes aufgehalten zu werden, ist eine Schwierigkeit besonders zu beachten. Leicht geschieht es, daß Begriffe in bezug auf die neue Materie im herkömmlichen Sinne aufgefaßt werden, wo erst zu fragen wäre, in welcher erweiterten oder begrenzten Bedeutung sie gebraucht sind. Wenn Rudolf Steiner sagt: Das Herz hat die Funktion eines Sinnesorganes, so haben wir uns darüber zu orientieren, wie er in anderen Zusammenhängen den Aufbau der Sinne charakterisiert und ob er die Begriffe hierfür neu formt. Vielleicht ist gerade an einer solchen Stelle eine Korrektur gegenüber dem gewöhnlichen Gebrauch notwendig. Und ehe diese nicht vollzogen ist, können wir dem geisteswissenschaftlichen Befund weder positiv noch negativ etwas abgewinnen. Beschränken wir uns auf unsere bisherigen Vorstellungen von Sinnesorgan und Herz, so bleibt unserem Urteil nichts anderes übrig, als zu verneinen. Berücksichtigen wir hingegen voll und ganz das, was Rudolf Steiner über Funktion und Wesen der Sinne aufdeckt, dann kann jene Aussage unser Wissen vom Herzen befruchten.

Diese kurze Bemerkung läßt ahnen, von welchem Ausmaß die Probleme sind, die uns erwarten, sobald wir die medizinischen Hinweise Rudolf Steiners nicht nur passiv hinnehmen, sondern sie aufgreifen, wie sie veranlagt sind: Leitmotive einer spirituellen Methode in der Heilkunst zu sein. Als solche sprechen sie die innerste Natur des geistigen

Strebens und Tuns an. Ihnen gegenüber verstummt jedes oberflächliche Meinen und Erwägen.

Bei den Fragen, die mit der Entscheidung über eine Forschung zu tun haben, die prinzipiell das Üben, Steigern und Erweitern der Erkenntnisfähigkeit betont und anstrebt, erscheint Goethe dem inneren Blick als Vorläufer in einem ganz modernen Sinne. Wer nicht die Metamorphose der Pflanzen nach- und miterleben kann, wird unfähig sein, auch nur einen Gedanken über das ätherische Wesen hinlänglich zu fassen, so daß sein Begreifen für Leben oder Wissenschaft von praktischem Wert wäre.

Rudolf Steiner charakterisiert einmal das Wesen der Anthroposophie mit folgenden Worten: „Unter Anthroposophie verstehe ich eine wissenschaftliche Erforschung der geistigen Welt, welche die Einseitigkeiten einer bloßen Naturerkenntnis ebenso wie diejenigen der gewöhnlichen Mystik durchschaut, und die, bevor sie den Versuch macht, in die übersinnliche Welt einzudringen, in der erkennenden Seele erst die im gewöhnlichen Bewußtsein und in der gewöhnlichen Wissenschaft noch nicht tätigen Kräfte entwickelt, welche ein solches Eindringen ermöglichen" (17. 8. 1908, Vorbemerkung). Damit ist der Kern der Anthroposophie getroffen. Was die Sätze lapidar vermitteln, müßte in einer Beweisführung breiter dargestellt werden. Das kann hier nicht geschehen. Die Einzelheiten des anthroposophischen Erkenntnisweges sind in den Werken Rudolf Steiners selbst aufzusuchen. (Wie erlangt man Erkenntnisse der höheren Welten? 1904. Theosophie 1904. Geheimwissenschaft 1909. Die Schwelle der geistigen Welt 1913 und andere.)

Wie sehr die geistig-übende Methode als ein Mittel zum Verstehen und zur Anwendung der anthroposophisch-medizinischen Ideen zu betrachten ist, zeigt das erste Kapitel des Buches „Grundlegendes für eine Erweiterung der Heil-Kunst nach geisteswissenschaftlichen Erkenntnissen". Von dieser Voraussetzung zu sprechen, fühlen wir uns gedrängt. Es ist weder moralisch noch dogmatisch gemeint. Niemand wird selbstverständlich veranlaßt, sich auf den Übungspfad zu begeben. Aller-

dings darf von demjenigen, der wissenschaftliche Besonnenheit gegenüber der Anthroposophie aufbringt, erwartet werden, daß er, über die
Beschäftigung mit ihren Ergebnissen hinaus, sich über deren Erkenntnisebene Klarheit verschafft. Die „grenzenlose" Vermischung von
Beobachtungen, Erfahrungen und Gedanken des sinnlichen und des
übersinnlichen Feldes führt von Irrtum zu Irrtum und öffnet Phantaste-
reien Tür und Tor. Die Gefahr wird gebannt, sobald man die Erkennt-
nismittel von hüben und drüben zu unterscheiden versteht.

Der Begegnung mit den neuen Bildern und Gedanken stellen wir
eine Bemerkung Rudolf Steiners voran. Sie möge den für unsere Studien
gewählten Duktus rechtfertigen helfen. Rudolf Steiner betont nämlich,
daß die liebevolle Aufnahme der Schilderungen geistiger Tatsachen
durch Mitdenken und Nachsinnen bereits der Beginn des methodischen
Übens zum Erlangen höherer Erkenntnis sei: „Man stellt sich den Eintritt in die geistige Welt viel zu ähnlich einem sinnenfälligen Erlebnis vor,
und so findet man, daß, was man beim Lesen von dieser Welt erlebt, viel
zu gedankenmäßig ist. Aber in dem wahren gedankenmäßigen Aufnehmen steht man in dieser Welt schon drinnen und hat sich nur noch
klar darüber zu werden, daß man schon unvermerkt erlebt hat, was
man vermeinte, bloß als Gedankenmitteilung erhalten zu haben"
(Geheimwissenschaft). Dieser Vorgang der Hingabe berührt die Intimi-
tät des geistigen Erkennens überhaupt. Das Denken innerhalb geistiger
Zusammenhänge läßt den Menschen nicht unbeteiligt. Jeder Begriff
wird zu einem Erlebnis der Seele, zu einer Erfahrung des Geistes und
damit zu einer Angelegenheit der inneren Existenz. „Man wird sich,
wenn man in geheimwissenschaftliche Darstellungen eindringt, über-
zeugen, daß ein sicherer Weg zu übersinnlicher Erkenntnis doch nur
dieser sein kann. Man wird auch erkennen, daß alle Meinung, es könnten
die übersinnlichen Erkenntnisse zuerst als Dogmen gewissermaßen durch
suggestive Macht wirken, unbegründet ist. Denn der Inhalt dieser Erkenntnisse wird in einem solchen Seelenleben erworben, das ihm jede
bloße suggestive Gewalt benimmt und ihm nur die Möglichkeit gibt,
auf demselben Wege zum andern zu sprechen, auf dem alle Wahrheiten

zu ihm sprechen, die sich an sein besonnenes Urteil richten. Daß der andere zunächst nicht bemerkt, wie er in der geistigen Welt lebt, dazu liegt nicht der Grund in einem unbesonnenen suggestiven Aufnehmen, sondern in der Feinheit und dem Ungewohnten des im Lesen Erlebten" (s. o.).

Dergestalt entscheidet die Intensität der Aufmerksamkeit über den Zugang zur geisteswissenschaftlichen Wahrheit. Jede Bemühung, die Aufmerksamkeit uneingeschränkt auf das zu Erfahrende zu richten, bringt einen Schritt weiter.

Die angedeuteten Methoden zeigen den ungewöhnlichen Charakter der medizinischen Inauguration Rudolf Steiners, bei der es nicht nur darum geht, bisher gültige Heilverfahren durch andere zu ersetzen. Ziel ist, Pathologie und Therapie so einander nahe zu rücken, daß evident wird, warum Heilmittel wirken und wie Heilmittel originär zu finden sind.

Therapeutische Bewegungen gab es zu allen Zeiten. Den Heilschatz zu bereichern, ist nicht das Hauptbestreben der anthroposophischen Medizin. Selbstverständlich regt sie auch neue Mittel an. Wesentlich ist jedoch, daß diese aus einer Gesamt-Erkenntnis des Menschen als Leib-, Seele- und Geisteinheit hervorgehen, nicht aber durch Ausprobieren und statistisches Werten gewonnen werden.

Wenn das Medikament aus einer zentralen Erkenntniseinsicht hervorgehen soll, die die Fragen nach dem Wesen des Menschen, seinem Gesund- und Kranksein, seinem Zusammenklang mit der Natur und dem Kosmos enthält, werden wir uns zuerst allgemeinen Themen widmen müssen, ehe wir spezielle Probleme der Pathologie und Therapie besprechen können. Wer nur die Früchte der anthroposophischen Medizin möchte, wird unserem Exkurs nicht folgen wollen. Wir lassen uns jedoch nicht abhalten, den mühevollen Gang zu tun. Nur so kann der Vorwurf, dem Dilettantismus in der Medizin Vorschub zu leisten, abgewehrt und die Gefahr, therapeutische Moden lediglich um eine weitere zu vermehren, überwunden werden.

II.

Ideelle und praktische Gesichtspunkte
der anthroposophischen Wissenschaftsmethode

Der Beitrag der Geisteswissenschaft zur Entwicklung der Heilkunst besteht nicht allein darin, neue therapeutische Verfahren anzugeben oder auf bisher unbeachtete Gesetze, gemäß okkulter Einsicht, aufmerksam zu machen, sondern vielmehr eine Methode der geistigen Arbeit zu veranlagen, die die Erkenntnisfähigkeit erweitert. Durch sie lassen sich die medizinischen Probleme neu angreifen. Die Forschungsgesinnung und die Erkenntnismethode, wie sie durch die Naturwissenschaft im Laufe der letzten Jahrhunderte geprägt wurden, sind nach und nach auch diejenigen der Medizin geworden. Mit ihrer Hilfe konnte das unermeßliche Tatsachenmaterial der Anatomie, Physiologie, Anthropologie, Hygiene, Pharmakologie und Pathologie gefunden, angehäuft und gesichtet werden. Durch sie ist aber auch von vornherein die Grenze des Erfaßbaren präzis bestimmt. Auf den Wegen, die sie ermöglichen, wird jedoch nicht der ganze Mensch erfaßt. Die naturwissenschaftliche Forschungsweise, auf das medizinische Feld übertragen und zum allein gültigen Prinzip erhoben, wird zum Hindernis bei der Aufgabe, den Menschen in seinem vollen Wesen zu begreifen. Sie muß, wenn sie sich auf den Menschen richtet, gemäß dem Gegenstand verwandelt werden, weil dieser Gegenstand ein geistiges, seelisches und leibliches Sein vereint.[18]

Rudolf Steiner stellt die Maxime auf, daß die Medizin in Richtung des Intuitiven auszugestalten sei. Die Persönlichkeit des Arztes habe sich dabei ganz in den Prozeß des Erkennens und Handelns einzuschalten. Eine neue Form der geistigen Verantwortlichkeit würde sich damit ergeben. Regeln gelten nur insoweit, als sie den Raum schaffen, in welchem der Arzt die Frage, die die Krankheit stellt, schöpferisch erfassen und die Antwort, die zur Therapie überleitet, finden kann. Die

Einmaligkeit des Menschen – als Objekt der medizinischen Forschung, der ärztlichen Aufgabe und Leistung – bestimmt dieses Ideal. Jede Methode, die die singulare Aktualität des Geistigen – im Arzt sowohl als im Kranken – verleugnet, macht den Menschen zum beliebigen Gegenstand von Experiment und Theorie und schließt den Teil aus, der den Menschen als Individuum erst zum Menschen erhebt! [19]

Wie kann der Arzt die Forderung, die das Menschenwesen an ihn stellt, erfüllen? Um ihr gewachsen zu sein, ist es dienlich, auf solche Vorgänge und Gestaltungen aufmerksam zu werden, welche sich aus Kräften konstellieren, die sich dem äußeren Blick verschließen. Was sich verbirgt, muß die Aufmerksamkeit abfangen, ja so intensiv ergreifen, daß die Rätsel, die der Mensch und die Natur aufgeben, nicht nur den Verstand beschäftigen, sondern die ganze innere Erlebniswelt. Das seelisch-geistige Vermögen hat sich ihnen in aller Breite zu konfrontieren. Das bewußte Hinlenken der Aufmerksamkeit auf die Spuren der schöpferischen Kräfte erweitert das Blickfeld schon im Bereich des Sinnesmäßigen. In dem Grade der vollmenschlichen Beteiligung, mit welcher die Wahrnehmung und Verarbeitung des Wahrgenommenen nach und nach geschieht, wird das in allen Vorgängen wirkende Geistige elementar erlebbar. Zwar erreicht ein solches Üben noch nicht die exakte höhere Erkenntnis, wie sie von Rudolf Steiner als Imagination, Inspiration und Intuition charakterisiert wird. Das kann erst durch eine differenzierte Schulung gelingen. Mit der Maxime, „daß man das medizinische Wesen viel mehr nach dem Intuitiven hin arbeitet", ist noch nicht jene besondere höchste Erkenntnisstufe gemeint. Sie ruft zunächst zu einer bewußteren Freiheit und Offenheit des geistigen Horizontes auf. Das Vorfeld der höheren Erkenntnis mutig zu betreten, die eigene geistige Initiative zu entfalten, dazu möchten die Worte anregen. Das Leben mit den Bildern, welche die Sinneswelt vor die Seele zaubert, das Üben an ihren Verwandlungen, das Sinnen über ihren Gehalt, schaffen konkrete Beziehungen zum Wesen der Erscheinungen und lassen schließlich den Zugang zu jenen Gebieten finden (praktisch oder dem Verstehen nahegerückt), wo die Erkenntnis der Imagination und höheren Intuition in die Wirklichkeit eindringen.[20]

Im gewöhnlichen Beobachten und im Vorstellen und Denken, die sich an es anschließen, begegnet man dem Wesenhaften des Lebens und des Seelisch-Geistigen nicht unmittelbar. Die Fähigkeit des direkten Gewahrwerdens dieser Seinsbereiche ist dem menschlichen Bewußtsein verloren gegangen. So kann das Essentielle des Lebens, der Ätherleib, nur mit Hilfe der Imagination wahrgenommen werden. Sein eigentliches Sein wird bei der Erfahrung durch die Sinne und beim Vorgang des Denkens abgeschattet, abgelähmt, ja zugunsten des Bewußtwerdens der physischen Welt ausgelöscht.

In der Abstraktion philosophischen Erwägens kann man auf das Vorhandensein eines Etwas, mit dem das Prinzip des Lebens zusammenhängen muß, stoßen. Man kann sehr wohl theoretisch geltend machen, daß dieses Etwas in der Biologie berücksichtigt werde. Man kann jedoch nicht im Rahmen des Logischen die Realität jenes Prinzipes beweisen. Jegliche Argumentation über die selbstwirkende Existenz einer Lebenskraft mußte daher wissenschaftlich abgelehnt werden, weil in ihr der Bereich der wahrnehmbaren Gegebenheiten verlassen ist. Rudolf Steiner stimmt vollauf diesem Urteil bei. Denn das Wesenhafte, worauf er in bezug auf das Leben hinweist, ist nicht aus philosophischen Bemühungen sondern aus okkulter Anschauung gewonnen. Was sich ihm in der Imagination als ein Gegenstand höherer Beobachtung und Erfahrung ergibt, beschreibt er in Form von Ideen, Gedanken, Vorstellungen und Bildern. Mit diesen Begriffen, die zur Verständigung über das Wirken des Ätherischen dienen, lassen sich – gleichsam nachträglich – die Erscheinungen des Lebens verstehen und sinnvoll ordnen. Die Imagination deckt den realen Konnex von leiblichem Äußeren und geistiger Entität auf.

In der Kommunikation mit Ideen, die das geistige Sein betreffen, nimmt man bereits an einer über das Physische hinausgreifenden Wirklichkeit teil, auch wenn man selbst zur Wahrnehmung dieser Wirklichkeit nicht vordringt. Das bloße Nachsinnen über die Lebensphänomene zaubert hingegen keinen Ätherleib herbei. Durch reines Vorstellen wird kein geistiger Tatbestand geschaffen. Jedoch öffnet der Umgang mit den Ideen über die ätherische Welt, die aus der Imagination hervorgehen, ein Tor neuer Erfahrung: Das Leben offenbart jetzt etwas anderes als vorher. Das Wesen des Ätherischen kündigt sich ahnungsgemäß an. Es bleibt ohne okkulte Anschauung und ohne ideelle Durchdringung unbeachtet.

Ein intimes (exakt geübtes) Verarbeiten der äußeren Eindrücke – in einer Art von nacherlebendem Denken bei gesteigerter Aufmerksamkeit – hilft, nach und nach von jener Region verläßlich zu wissen, aus der die gestaltenden Kräfte des Lebens in das physische Feld eingreifen. Das übende Denken hat es noch nicht in Anschaulichkeit mit dem Wesen des Ätherischen selbst zu tun. Aber es bereitet die Fähigkeit vor, das andere Dasein in einem bildhaften Wahrnehmen (Imagination) zu erfahren, und es legt den Grund zum Verstehen der aus höherer Erkenntnis fließenden Ideen. Der Wahrheitssinn wird subtiler. Aufmerksamkeit und Geistesgegenwart werden zu Elementen der Selbsterkenntnis und Welterfahrung.[21]

Wir nähern uns konkret dem Problemkreis, der mit dem Wort „Üben" anklingt, wenn wir uns mit der Metamorphose der Pflanzen über das intellektuelle Interesse hinaus einlassen. Üben wir uns am Bildgeschehen der Pflanze, durch die Darstellungen Goethes enthusiasmiert und von seiner Metamorphosenlehre stufenweise geführt, so gewahren wir in uns etwas, was uns bisher verschlossen war. Kräfte der Seele regen sich, die bis dahin ruhten und deren Existenz uns nicht bewußt war. Sobald wir selbst das vollziehen, was Goethe mit herrlichen Worten schildert, überwinden wir in uns die Hindernisse, um das, was die Pflanze „verraten" möchte, Sinne und Verstand aber nicht ohne weiteres fassen, zu erfahren.

Die Pflanze ist Bild einer höheren Wirklichkeit. Diese haben wir durch jenes zu suchen. Von der sinnlichen Anschauung des Bildes muß uns ein Weg zum Bildinhalt – das heißt zum Wirken der Kräfte, die das Bild schufen – führen. Lassen wir die einzelnen Glieder der Pflanze in uns auferstehen, verwandeln wir sie ineinander, ahmen wir die Metamorphosen von Gestalt, Farbe und Funktion in aktiven Denkbewegungen nach, dann bekommen wir geistig etwas in die Hand, was wir vorher bewußt oder unbewußt ignorierten. Das Ergebnis solcher Übungen läßt sich äußerlich nicht demonstrieren, selbst nicht einmal rational einleuchtend beweisen. Das Wahrheitsempfinden hierfür setzt das eigene geistige Tun voraus. Darin liegt auch der Grund, warum Goethe so wenig verstanden wurde. Man kann sich Goethe nur nähern, wenn man unvoreingenommen ist und sich die Mühe macht, mit Geduld an dem zu üben, was er zu Ideen formte und was der bloße Verstand nicht erreichen kann.

Als Übender erfährt man, wie der Gegenstand des inneren Handelns mit dem eigenen Wesen zu tun hat. Die Kräfte nämlich, welche die Steigerung oder Rücknahme der Werdegesten der Pflanze vollziehen, offenbaren sich als der inneren Natur des Denkens verwandt. Das Denken vermag sich in seiner Bewegung an ein Wesenhaftes anzulehnen. Das Naturschöpferische selbst wird gefaßt, wenngleich zunächst auch nur als Gedankenelement. Man nimmt unversehens teil an einem Geschehen, das sich äußerlich als ein Ruhendes gibt, innerlich aber ein Bewegtes und Bewegendes ist. Aus den Bildern der Wahrnehmung ersteht jenes Sein, das sich abbildet und im Abbilden physisch ins Dasein prägt. Sobald einem das äußere Bild zum Ausdruck des Gestaltenden und Prozessualen geworden ist, hat man die Grenze erreicht, an die das sich vertiefende Sinnes-Wahrnehmen gelangen kann und, die dann durch das sich übende Denken nach und nach überschritten wird. Die einmal geahnte Dynamik der Pflanze weckt den Sinn für das höhere Geisterkennen auf. Das Bild des Gewordenen, in der Seele tätig entworfen, erzeugt Leben. Die einzelnen Akte, die die Pflanze von Blatt zu Blatt, von Blatt zu Blüte und darüber hinaus vollzieht, formen in der Seele ein Instrument des Erkennens. Aus der inneren Aktivität, die die äußere nachahmt, ersteht eine wichtige Erfahrung: die Macht der Metamorphose als Eigenschaft des Pflanzenwesens, das Bilden und Verwandeln als dessen schöpferisches Prinzip. Wesenhaftes taucht aus den

Bildern auf. Der Erkenntniswille wird nun nicht mehr damit befriedigt, bloß zu konstatieren, was faktisch vorhanden ist, wie die Glieder im zeitlichen Nacheinander erscheinen, welcher Unterschied zwischen einer früheren und einer späteren Gestalt besteht. Ein höheres Ziel leuchtet voran: Werden und Wesen der äußeren Bildung durch ein inneres Tun zu erkennen. Die physische Natur soll in ihrem geistigen Ursprung transparent werden. Beobachten, Denken und Sinnen streben damit über das gewöhnliche Verarbeiten der Weltinhalte hinaus. Sie steigern im Üben das empirische und logische Bemühen, legen den Grund zu einer höheren wissenschaftlichen Methode, die wir die spirituelle nennen wollen.

Was wir an der Pflanze lernen, können wir im Umkreis alles Lebendigen wiederfinden. So sind auch zur Erforschung des Menschen ähnliche Methoden geistiger Erfahrung und Wissensaneignung notwendig. Dort haben wir allerdings die Wirkungen des Lebens auf einer leichter überschaubaren Stufe vor uns. Hier stehen wir vor der Tatsache, daß die Lebensvorgänge durch übergeordnete Prinzipien um ein weiteres verhüllt sind. Erst wenn wir durch die Erscheinung Mensch hindurch auf die Urform blicken und diese ihr geistiges Sein kundgibt, können wir Aufbau und Gestalt, Funktion und Bewegung, Lebensverlauf und Bewußtsein als Ausdruck von Wesens-Tätigkeiten würdigen. Der menschliche Leib existiert nicht aus sich, er deutet auf einen geistigen Ursprung. Aufgabe ist: den Bild-Charakter seiner Formen und Substanzen zu begreifen.

Fassen wir nochmals zusammen: Jeder Gegenstand der Erkenntnis muß auf seine eigene Weise erfahren werden. Der Erkennende wandelt sich dabei mit ihm und durch ihn. Wissenschaftliches Tun kann deshalb niemals unverbindlich sein. Die äußere Welt und die innere Welt begegnen einander in der Wesens-Erkenntnis, wenn Erscheinung und Idee vom Erkennenden vereint werden. Nicht als Abstraktion. Allein als konkrete Geist-Erfahrung.

Goethe nannte das Ziel seiner Methode, die Welt der organischen Bildung zu erfassen: „anschauende Urteilskraft". Er war sich bewußt, wie weit der Weg bis dorthin ist, wo diese anschauende Urteilskraft richtig und verantwortlich gehandhabt werden kann. Allein das hielt ihn nicht ab, das Ungewöhnliche, nicht ohne Voraussetzung Mögliche zu wagen: „Denn diejenigen, welche von einem höheren Standpunkte die behagliche Sicherheit des Menschenverstandes überschauen, des einem gesunden Menschen angeborenen Verstandes, der weder an den Gegenständen und ihrem Bezug, noch an dem eigenen Befugnis, sie zu erkennen, zu begreifen, zu beurteilen, zu schätzen, zu benutzen, zweifelt, solche Männer werden gewiß gerne gestehen, daß ein fast Unmögliches unternommen werde, wenn man die Übergänge in einen geläuterten, freieren, selbstbewußten Zustand, deren es tausend und abertausend geben muß, zu schildern unternimmt. Von Bildungsstufen kann die Rede nicht sein, wohl aber von Irr-, Schleif- und Schleichwegen und sodann von unbeabsichtigtem Sprung und belebtem Aufsprung zu einer höhern Kultur. – Und wer kann denn zuletzt sagen, daß er wissenschaftlich in der höchsten Region des Bewußtseins immer wandele, wo man das Äußere mit größter Bedächtigkeit, mit so scharfer als ruhiger Aufmerksamkeit betrachtet, wo man zugleich sein eigenes Innere mit kluger Umsicht, mit bescheidener Vorsicht walten läßt, in geduldiger Hoffnung eines wahrhaft reinen, harmonischen Anschauens? Trübt uns nicht die Welt, trüben wir uns nicht selbst solche Momente? Fromme Wünsche jedoch dürfen wir hegen, liebevolles Annähern an das Unerreichbare zu versuchen, ist nicht untersagt" (Goethe: Glückliches Ereignis, 1. Heft zur Morphologie 1817). Solch freimütiges Bekenntnis zum uneingeschränkten Streben, Idee und Erfahrung doch einmal gültig vereinigen zu können, ruft des Geistes Kraft zu Taten der Wahrheit auf. „...allein wenn wir ja im Sittlichen, durch Glauben an Gott, Tugend und Unsterblichkeit uns in eine obere Region erheben und an das erste Wesen annähern sollen, so dürft' es wohl im Intellektuellen derselbe Fall sein, daß wir uns durch das Anschauen einer immer schaffenden Natur zur geistigen Teilnahme an ihren Produktionen würdig machten. Hatte ich doch erst unbewußt und aus innerem Trieb auf jenes Urbildliche, Typische rastlos gedrungen, war es mir sogar geglückt,

30

eine naturgemäße Darstellung aufzubauen, so konnte mich nunmehr nichts weiter verhindern, das Abenteuer der Vernunft, wie es der Alte vom Königsberge selbst nennt, mutig zu bestehen" (Anschauende Urteilskraft, 2. Heft zur Morphologie 1820).

Zu einer Bejahung von Goethes Wissenschaftsmethode und seiner Art, die Geisteskräfte zu benutzen und die Erkenntnisfähigkeit zu steigern, kommen wir, wenn wir den Sprung über jenen Schatten wagen, den die naturwissenschaftliche Interpretation der Welt auf alles äußere und innere Dasein wirft. Das wird uns möglich, weil von einem sich übenden Denken, Empfinden und Wollen ein anderes Bewußtsein ausstrahlt als von der sukzessiven Anhäufung intellektuellen Wissens. Diese Erfahrung bedarf keines Beweises. Mit ihr können wir Goethe in allem folgen, was er durch „anschauende Urteilskraft" erreichte. Eine den Sinnen verborgene Wirklichkeit zeigt sich der Erkenntnis real zugänglich. „Goethe strebte", so zeichnet Rudolf Steiner ihn in einem historischen Überblick, „in dem selbstbewußten Ich nach solchen Erlebnissen, die, indem sie von der Menschenseele erarbeitet werden, zugleich diese Seele in den Bereich derjenigen Wirklichkeit stellen, welche den Sinnen unzugänglich ist. Wenn er nach einer solchen Idee der Pflanze strebt, die nicht mit Sinnen geschaut werden kann, die jedoch das übersinnliche Wesen aller Pflanzen so enthält, daß man, von ihr ausgehend, Pflanzen ersinnen kann, die lebensmöglich sind, so steht Goethe mit solcher Geistesart auf dem hier angezeigten Boden" (Rätsel der Philosophie II, Ausblick). Das heißt, Goethe wagte konkret den Schritt zur Geist-Erkenntnis.

Sobald die gesteigerte Aufmerksamkeit den Blick für die Weite und Tiefe des Daseins öffnet, fordert sie weitere Entscheidungen. Goethes Methode, die uns zur „anschauenden Urteilskraft" bringt, entwickelt Rudolf Steiner zu einer Methode der höheren Erkenntnis, die er „schauendes Bewußtsein" nennt (Vom Menschenrätsel, 1916).

„Der Mensch kann in das gewöhnliche bewußte Denken eine stärkere Willensentfaltung einführen, als in diesem im gewöhnlichen Erleben der physischen Welt vorhanden ist. Er kann dadurch vom Denken zum Erleben des Denkens übergehen" (Vom Menschenrätsel, 5. Kap.). Wir sehen den wesentlichen Fortschritt: Goethe gebraucht im Vertrauen auf seinen Wahrheitssinn das Werkzeug so, wie es sich ihm bei innerlicher Bemühung gab. Rudolf Steiner lenkt die Aufmerksamkeit auf das Werkzeug selbst. Durch diesen Akt der Einsicht, der Selbstvergewisserung, wird es in einem höheren Maße tauglich, als es zunächst erschien. „Im gewöhnlichen Bewußtsein wird nicht das Denken erlebt, sondern durch das Denken dasjenige, was gedacht wird. Es gibt nun eine innere Seelenarbeit, welche es allmählich dazu bringt, nicht in dem, was gedacht wird, sondern in der Tätigkeit des Denkens selbst zu leben." Man beachte genau, wie Rudolf Steiner die einzelnen Schritte vollzieht. Was Goethe tat und erreichte, setzt er für die von ihm gemeinte innere Arbeit voraus. Das Streben, das zum „schauenden Bewußtsein" führen soll, hat die „anschauende Urteilskraft" zur Vorbedingung. Läßt man Goethes Methode aus oder ignoriert man sie, so fehlt die Sicherheit in der Anwendung der Methode Rudolf Steiners. Selbst ihre Wertung und Beurteilung würde mißlingen, Ablehnung oder Phantasterei wären die Folge.

„Ein Gedanke, der nicht einfach hingenommen wird aus dem gewöhnlichen Verlauf des Lebens, sondern der mit Willen in das Bewußtsein gerückt wird, um ihn in seiner Wesenheit als Gedanke zu erleben, löst in der Seele andere Kräfte los, als ein solcher, der durch auftretende äußere Eindrücke oder durch den gewöhnlichen Verlauf des Seelenlebens hervorgerufen wird" (s. o.). Mit anderen Worten: Die Seelentätigkeit erstarkt durch Konzentration. Dieses Motiv innerer Anstrengung ist nicht neu. Weder in der Vergangenheit noch in der Gegenwart. Die Wege zur Besinnung, zur Meditation, zur Kontemplation, zur esoterischen Vertiefung sind immer wieder gesucht und beschritten worden. Der Weg Rudolf Steiners ist deshalb ein besonderer und für die Gegenwart neu erschlossener, weil er von einem einzigartigen Punkt seinen Ausgang nimmt, der in seiner Selbstverständlichkeit leicht unbeachtet bleibt. An den Anfang allen Übens stellt Rudolf Steiner den Impuls zur absoluten inneren Freiheit, der dann verwirklicht wird,

32

wenn der Gegenstand des Übens in ganzem Ausmaß überschaubar ist. Überschaubar als Inhalt, überschaubar als Wirkendes, überschaubar als Angelegenheit des Bewußtseins. Indem Rudolf Steiner das Erfahren und Erkennen des Denkaktes in den Vordergrund rückt, hält er den Übenden an, sich zuerst der Kriterien zu vergewissern, die ihn befähigen, das Wie sowohl als das Was seiner in Freiheit gewählten Gegenstände zu beurteilen. Das Erleben der eigenen Kräfte und Gegebenheiten in den Werkzeugen des Geistes läßt keine Abhängigkeit aufkommen. Weder von Personen und Dogmen noch von der leiblichen Organisation. Dieser vorab ins Reine gebrachte Tatbestand ist unbedingt im Auge zu behalten, wenn im folgenden als Terminus für das Üben das Wort Meditation gebraucht wird. Die Meditation als solche ist keine Schöpfung der Anthroposophie. Die Art und Weise ihres Aufbaus jedoch wird durch sie grundlegend neu orientiert.

„Und wenn die Seele in sich die im gewöhnlichen Leben doch nur in geringem Maße geübte Hingabe an den Gedanken als solchen immer erneut bewirkt – sich auf den Gedanken als Gedanken konzentriert –: dann entdeckt sie in sich Kräfte, die im gewöhnlichen Leben nicht an-gewendet werden, sondern gleichsam schlummernd (latent) bleiben" (s. o.). Es handelt sich also um ein Aufwecken von Vorhandenem! Das ist, vom menschenkundlichen Aspekt her gesehen ungemein wichtig. Die Kräfte, die das Geistige vom Leibe unabhängig erfassen können, ruhen unter der Schwelle des Tagesbewußtseins. Sie wirken im Unter-bewußten und sind gewöhnlich an den organischen Verrichtungen be-teiligt. Deshalb wird das Bewußtsein, wenn die Übungen in Anlehnung an die Empfindungen des Leibes vorgenommen werden, wenn also nicht vom klarsten Element der Seele ausgegangen wird, herabgedämpft, es produziert dann Visionen, Halluzinationen, gerät in mystische Ekstase. Hingegen verwandelt die ungestörte Hingabe an den Ablauf des Denkens, das willentliche Verbinden mit einem Gedanken, das wiederholte Versenken in Pflanzenmetamorphosen die inneren Fähig-keiten von Grund auf. Das Bewußtsein wird intensiver und heller als in den verschiedenen Schattierungen des Tagesablaufes.

„Für die hier gemeinte übersinnliche Seelenbetätigung ist es außerordentlich bedeutsam, in voller Klarheit das Erleben des reinen Denkens zu durchschauen. Denn im Grund ist dieses Erleben selbst schon eine übersinnliche Seelenbetätigung. Nur eine solche, durch die man noch nichts Übersinnliches schaut" (Erkenntnisse 1904, Nachwort 8.–11. Tausend). Der gewöhnlichen wissenschaftlichen Bewußtseinshaltung fällt ein Verharren auf dieser Stufe des Erkennens schwer. In ihr wird das Denken nur soweit als tragfähig angesehen, als es sich auf äußere Tatsachen stützen kann. Die inneren Tatsachen werden dagegen erst durch geistiges Tun existent. Sie können nicht – im voraus – gefordert werden. Darum verhüllt sich der ganze Erfahrungskomplex so leicht und aus der Sache selbst erhebt sich die Nötigung zur Bescheidenheit im Fortschreiten. Würde man das Erleben im reinen Denkelement überspringen und in ihm nicht erstarken, würde man gleichsam ohne Vorbereitung ins übersinnliche Wahrnehmen eintreten, so würden die Seelen- und Geisteskräfte dem Ansturm des Neuen unterliegen. Es wäre dann nicht Gegenstand einer höheren Erkenntnis, sondern müßte beirren, wenn nicht geradezu überwältigen oder psychopathologische Zustände verursachen. Ruhe und Sicherheit erfüllen aber das Bewußtsein, wenn es vorher Gewißheit vom übersinnlichen Charakter des Denkens gewonnen hat. Das auf die oben geschilderte Art befestigte Selbstbewußtsein, eine neue Weise innerer Selbständigkeit, befähigt dazu, mit außerseelischen Zusammenhängen rein geistiger Natur ebenso besonnen umzugehen wie mit den Eindrücken der Sinne. Man weiß, daß man als Denkender im Geistigen urständet und sich in einem Wesenhaften gegenüber dem Leibe behauptet. In dieser Wahrheit findet man den festen Boden für alle weitere Erkenntnis. Man berührt im bewußten Erleben des Denkvorganges unmittelbar den anderen Weltbereich, von dem das Bewußtsein, das sich allein auf äußere Tatsachen stützt, nichts weiß.

Von den Erfahrungen dieser Stufe, die allein von der Ich-Kraft des übenden Menschen beherrscht werden, geht die Entwicklung durch Steigerung des Bewußtseins in gleicher Art und Richtung weiter: „...das übersinnliche Erleben muß sein eine Fortsetzung desjenigen Seelen-

Erlebens, das schon im Vereinigen mit dem reinen Denken erreicht werden kann" (s. o.). Diese Entdeckung Rudolf Steiners stellt das Besondere seiner Methode klar heraus, zeigt den Unterschied zu den bisherigen Anschauungen über die Meditation, zu allen anderen okkulten Traditionen und Schulungswegen. Sie erscheint uns als das fruchtbare Moment für den Fortgang des Menschheitsstrebens.

Das bisher Geschilderte überblickend, vergegenwärtigen wir uns die wichtigsten Punkte des Übens, des Meditierens: Intime Pflege des Wahrnehmens. Seelenvolles Ergreifen der lebendigen Naturbilder. Verdichten der äußeren Formen und Vorgänge zu inneren Ereignissen. Intensives Teilnehmen an der Dynamik des äußeren Geschehens, zum Beispiel der Metamorphose der Pflanzen. Vorbereiten des anschauenden Urteilens, Hinlenken der Aufmerksamkeit auf die geistige Tätigkeit. Entfalten des Bewußtseins im Denken selbst. Verlassen der äußeren Stützen (Sinneswahrnehmung, Vorstellung). Aufschwingen zum Selbstsein im inneren Tun. Umwandeln und Steigern der Seelenkräfte zu Organen höherer Erkenntnis.

Das Entscheidende im Ansatz zum Üben ist: alles innere Handeln vollzieht sich vor dem Bewußtsein. Sinneseindrücke, gewöhnliche Erinnerungs-Vorstellungen werden nach und nach ausgeschaltet, nicht aber von vornherein negiert. Goethe schulte seine Geisteskräfte an der Pflanze. Rudolf Steiner lehrt das gleiche. Das am äußeren Bild in gesteigerter Teilnahme Erfahrene erhält inneren Daseinswert. Nicht die Verneinung des physischen Erlebnisbereiches bringt die geistigen Sinne zum Erhellen. Sie, die geistigen Sinne, erschließen sich an der bewußt erreichten Grenze, die durch das, was die physischen Sinne vermitteln, zunächst gezogen ist. In der eigentümlichen Art des Aufwachens an der Grenze setzt jener Impuls ein, der die Ich-Kräfte konzentriert und sie zur Geist-Wahrnehmung fähig macht. Nicht Abkehr von der Welt, sondern tieferes Eindringen in die Welt lautet das Motiv anthroposophischen Erkenntnissuchens.

Die Sicherheit, die das sich übende Denken erlangt, indem es das „anschauende Urteilen" Goethes auf seine eigene Tätigkeit richtet, wird zur Grundlage für das „schauende Bewußtsein“. Die Kommunion des Ich-Geistes mit dem Geist der Welt vollzieht sich in diesem Bewußtsein, das zunächst denkendes Bewußtsein ist. „Deshalb ist es so bedeutungsvoll, diese Vereinigung richtig erfahren zu können. Denn von dem Verständnis dieser Vereinigung aus leuchtet das Licht, das auch rechte Einsicht in das Wesen der übersinnlichen Erkenntnis bringen kann. Sobald das Seelen-Erleben unter die Bewußtseinsklarheit, die im Denken sich auslebt, heruntersinken würde, wäre sie für die wahre Erkenntnis der übersinnlichen Welt auf einem Irrwege“ (s. o.). Deutlicher als diese Worte es ausdrücken, könnte kaum betont werden, wie alles pseudowissenschaftliche Gebaren, alle Sucht nach okkulten Phantomen und jede Art spiritistischen Experimentierens abgelehnt werden. Abgelehnt aus Gründen der Methode, aus Verantwortung vor der Geistesgeschichte.

Aus freier Initiative versucht der Meditierende das Denken zu beherrschen und zu aktivieren. Und indem er das Gedankenleben kultiviert, verwandelt er zugleich sein Willenselement. Um dies jedoch für die Entwicklung der Erkenntniskräfte fruchtbar zu machen, ist auch hier ein bewußter Übergang notwendig. Die gewöhnliche Art und Intensität des Wollens, das sich stets auf ein Äußeres richtet und an ihm Halt findet, reichen nicht aus, jene selbst gestellte Aufgabe zu erfüllen. Einsicht bedeutet noch nicht Praxis. Dergestalt ist mit dem Üben des Denkens das Üben des Wollens eng verschlungen. „Im gewöhnlichen Leben fühlt man sich selbst im Mittelpunkte dessen, was man will, oder was man wünscht. Denn auch im Wünschen ist ein gleichsam angehaltener Wille wirksam. Der Wille strömt von dem Ich aus und taucht in das Begehren, in die Leibesbewegung, in die Handlung unter“ (Menschenrätsel). Das Ich folgt dem inneren oder äußeren Antrieb und geht dabei mit seiner Willens-Substanz ganz in dem Vollzug des Geschehens auf. Es kann sich nicht distanzieren, es kann sich nur mit allem, was im Leib und durch seine Glieder vorgeht, identifizieren. Der gesamte Vorgang wird nicht bewußt. Der Wille als Aktion, so lehrt Rudolf Steiner, verharrt tief im Unterbewußtsein. Was als Willensmäßiges ins Bewußtsein tritt,

ist entweder das Vorstellen vom Wollen oder das Wahrnehmen des vollzogenen Willensaktes. Der eigentliche Wille ist geistiger Natur. Er
verwirklicht sich direkt im organischen Prozeß, in der Bewegung, in
der Handlung. Seine Strebenskraft bleibt für das Tagesbewußtsein im
Dunkeln. Hält nun das Ich aus selbst gewähltem Anlaß den Fluß des
Wollens an, so löst es sich aus dem äußeren Ereignis-Strom heraus. Das
entzündet einen Moment erhöhten Wachens. Das heißt: das Ich erweckt
sich selbst. Das Aufwachen zum gewöhnlichen Tagesbewußtsein geschieht durch Dinge und Vorgänge, die das Ich nicht selbst bewirkt. Es
wird dazu durch Erziehung, Überlieferung, Gewohnheit, kurz durch
das gesamte soziale Leben getrieben. Diese Art des Selbstseins ist noch
keine Leistung des von sich selbst wissenden Ich. Wendet sich dieses
jedoch aus eigener Kraft zum „anschauenden Urteilen" und weiter zum
„schauenden Bewußtsein", so muß es das gegebene Vermögen zum
Wachsein steigern, muß selbst den Grund zum schöpferischen Tun
legen, die Willenssphäre mit Bewußtsein durchdringen. Die höhere
Willensnatur kommt zum Durchbruch, „wenn man, ohne unmittelbaren
Hinblick auf ein äußeres Ergebnis, das eigene Ich zu lenken sucht. In
den Bemühungen, die man macht, um sein Denken zu einem sinnge-
mäßen zu gestalten, sein Fühlen zu vervollkommnen, in allen Impulsen
der Selbsterziehung äußert sich diese Willensrichtung" (s. o.). Zunächst
möchte man daran zweifeln, ob das Spiel freier Ich-Initiativen solche
Möglichkeit schaffen kann, ob es wirklich in der Lage ist, ein neues
Selbsterleben vorzubereiten. Im Verlaufe des Übens wird man sich jedoch
darüber klar, daß das vorher in tiefen Untergründen des Eigenwesens
wirkende Willenselement greifbar wird. Der unterbewußte, auf die leibliche Organisation gerichtete Wille wird zum Werkzeug der Geist-
Erkenntnis umgewandelt.

„Eine besondere Hilfe leistet man sich in der Verfolgung dieses
Zieles dadurch, daß man mit innigerem Gemütsanteil das Leben in der
Natur betrachtet. Man sucht zum Beispiel eine Pflanze so anzuschauen,
daß man nicht nur ihre Form in den Gedanken aufnimmt, sondern gewissermaßen mitfühlt das innere Leben, das sich in dem Stengel nach

oben streckt, in den Blättern nach der Breite entfaltet, in der Blüte das Innere dem Äußeren öffnet usw. In solchem Denken schwingt der Wille leise mit; und er ist da ein in Hingabe entwickelter Wille, der die Seele lenkt; der nicht aus ihr den Ursprung nimmt, sondern auf sie seine Wirkung richtet. Man wird naturgemäß zunächst glauben, daß er seinen Ursprung in der Seele habe. Im Erleben des Vorgangs selbst aber erkennt man, daß durch diese Umkehrung des Willens ein außerseelisches Geistiges von der Seele ergriffen wird" (s. o.). Indem sich das Ich in ein Werdendes hineinfindet, sich mit Entwicklungsgesten verbindet, gebraucht es das Willenselement auf ungewohnte Weise. Der Umgang mit der Außenwelt bleibt nicht beim Vorgang des reinen Abbildens stehen. Er vermittelt nunmehr bei der Umwendung des Wollens ein Geistiges, das in der Wahrnehmungswelt existiert.

Dieser Zustand kann aber nur erreicht werden, wenn das Ich sich aus eigenem Antrieb entschließt, seine Erkenntnistätigkeit zu beleben. Um dem Geistigen in der Welt als Realität zu begegnen, genügt es nicht, das logische Denken und Abstrahieren zu beherrschen. Im Gegenteil. „Dieser Zugang kann dem scharfsinnigsten Denken, kann der vollendetsten Wissenschaftlichkeit verschlossen bleiben, wenn die Seele nichts den geistigen Tatsachen oder ihrer Mitteilung entgegenbringt, die auf sie eindringen wollen" (Schwelle, 1913).

Indem das Ich Wahrnehmen, Vorstellen, Denken, Empfinden und Wollen durchdringt, legt es den Keim zu einem individuell Schöpferischen. Dieses allein kann sich gegenüber dem heranflutenden Geistigen, das überall und immer da ist, behaupten. Die Leibgebundenheit hört für den Augenblick des Erkenntnisaktes auf, alleiniger Existenzgrund des Ich zu sein. In der Konfrontation und Kommunikation mit der Geistigkeit der Welt erreicht das Ich eine Stufe höheren Da-Seins.

Wir wiederholen: Will man selbst das Übersinnliche erkennen, nicht nur anerkennen, so hat man in der Vorbereitung von der Tätigkeit auszugehen, die man im gewöhnlichen Vorstellen vollzieht. „Aber dieses Vorstellen darf nicht bloß in der Stärke ausgeübt werden, in welcher es sich im gewöhnlichen Bewußtsein im Anschluß an das sinnliche

38

Wahrnehmen und dieses begleitend entfaltet" (Schwelle, Nachwort Neu-ausgabe 1918). Die Intensität, die im Wahrnehmen durch die Sinne waltet, ist unendlich viel größer als diejenige, die im Vorstellen ent-wickelt wird. So haftet den Vorstellungen etwas Schattenhaftes an gegenüber der Farbigkeit und Anschaulichkeit der Wahrnehmungen. Das Üben zielt nun darauf ab, die Tätigkeit des Vorstellens durch anhaltende Aufmerksamkeit zu verstärken, so daß das Bewußtsein bei diesem Prozeß ebenso engagiert wird wie beim Wahrnehmen. Das Vorstellen wird dann, obgleich es den Charakter des Vorstellens behält, zur Stufe und Stärke des Wahrnehmens erhoben. Die bisher blassen Inhalte werden mehr und mehr konkrete Bilder. Das ursprüngliche Wesen des Vorstellens, das darin besteht, in Bildern eine innere Welt zu entwerfen, setzt sich durch. Die sich übende Seele hält die Bilder fest und lebt mit ihnen.

Die Hingabe an die Wahrnehmungssphäre, ja das Befangensein in ihr, läßt die Bild erzeugende Kraft der Seele in den Hintergrund treten. Aktiviert man die Fähigkeit, Vorstellungen zu Bildern zu verdichten, so wird jene Abschattung des Vorstellungslebens, wie sie zugunsten der Wahrnehmung besteht, teilweise aufgehoben. Deshalb gewinnt das Ich in der Pflege des inneren Lebens einen neuen Ansatzpunkt, sobald es die bildgemäße Struktur der Vorstellungswelt entdeckt hat. Nunmehr ergibt sich die Möglichkeit zur differenzierten Gestaltung des weiteren Übens. Man kann beispielsweise bestimmte Inhalte zu Bildern formen und die Fähigkeit ungeteilter Aufmerksamkeit an ihnen erwerben. Man erfährt, daß Bilder, namentlich solche von symbolischem Charakter, Kräfte in der Seele rege machen. Wie der Mensch in einer intimen Pflege des Sinnes-Wahrnehmens als Persönlichkeit erstarkt, so reifen die Ich-Kräfte im Anschauen der in Ruhe und Klarheit erzeugten inneren Bilder. Es vollzieht sich der umgekehrte Vorgang wie beim Entstehen der Vorstellungen, die, je mehr sie durch Abstraktion ihren Bildwert ver-lieren, um so bedeutungsloser für das Seelensein werden. Dagegen ruft die Versenkung in Bilder und Symbole geistigen Inhaltes das ganze seelische Vermögen auf den Plan. Es wird in Bewußtseinshelle der Keim zu höherem Wahrnehmen gelegt. Die Tatsachen des geistigen Bereiches geben sich der spirituellen Erkenntnis auf erster Stufe in Bildern, in Imaginationen kund. Sie sind als solche immer vorhanden, ihre Wahrnehmung durch Imagination wird jedoch von der alle Bewußtseinskräfte fesselnden Sinnestätigkeit verhindert. Gelingt es, das Engagiertsein an der äußeren Wahrnehmung herabzustimmen und dennoch mit der inneren Aufmerksamkeit geistesgegenwärtig zu bleiben, so ist ein Bewußtseins- und Erkenntnisfeld erschlossen, das bisher verdeckt war. Allerdings genügt die Erziehung zur Bereitschaft, geistigen Impressionen Raum zu geben, noch nicht, um die Objektivität des Erkennens nach allen Seiten hin zu sichern. Das übende Ich muß nun auch noch seine Tätigkeit selbst überblicken. Denn „es kommt nicht darauf an, mit der Seelenkraft bloß in diesen Bildern zu verweilen. Man lenkt die Aufmerksamkeit von den Bildern ab und der eigenen bilderschaffenden Tätigkeit zu. Dadurch findet man sich in einem innerlich erkrafteten Selbstbewußtsein; man bemerkt aber auch, wenn man diese innere Seelenübung immer wieder aufgenommen hat, nach Wochen, Monaten oder auch längerer Zeit, daß man durch diese Erfassung seines erkrafteten Selbstbewußtseins in Zusammenhang mit einer übersinnlichen Welt gekommen ist" (s. o.).

Soweit die Bemerkungen zu den Methoden einer erweiterten Erkenntnis. Die Einzelheiten der geistigen Schulung müssen in den Hauptwerken Rudolf Steiners nachgelesen werden. Das Bedürfnis, sich mit ihnen einzulassen, macht sich dann geltend, wenn die vorbereitenden Gedankengänge, welche oben in wenigen Strichen gezeichnet sind, zu einem Erkenntnis-Erleben führen, wenn, über das rein philosophische Interesse hinaus, lebensmäßig nach dem Geistigen gesucht wird. Besonnenheit und Bereitschaft, allseitig Voraussetzungen für ein eigenes Urteil zu schaffen, haben den inneren Duktus im Umgang mit den von Rudolf Steiner vorgebrachten Ideen zu bestimmen. Bringt man diesen seine ganze Existenz entgegen, dann gewinnen sie Leben. Dann sind sie nicht etwas, was den Verstand befriedigt (oder ihn kalt läßt), sondern was die Seele befähigt, sich von der Geistigkeit der Welt berühren zu lassen. Denn sie sprechen von Wirklichkeiten, sie helfen, eine Brücke zu schlagen vom Sinnenfeld ins Übersinnliche. Allerdings muß der Erkennende selbst den Bezug zum Geistigen herstellen, wenn eine Verbindung von hüben und drüben gelingen soll.

Das Bewußtsein vom geistigen Ursprung des Menschen im Kosmos war in alten Zeiten allgemein vorhanden. Das spiegelte sich auch in der Heilkunst. Die Anfänge des Heilens urständen in diesem Bewußtsein. Das Geistige wurde jedoch völlig anders erfahren als heute. Die Art des Hineinblickens in die Zusammenhänge des Daseins war, wie Rudolf Steiner zeigt (und wie es an überlieferten Dokumenten abzulesen ist), durch die damalige Konstitution des Menschen gegeben. Der Mensch der Urzeit und der historisch erfaßten frühen Epochen hatte die Fähigkeit, in inneren Bildern von dem um ihn vorhandenen Geistigen zu wissen. Bei dem Menschen der Gegenwart sind solche Möglichkeiten bis auf Atavismen erloschen. In den Mysterien wurde stufenweise ein spirituelles Leben gepflegt, das die jeweilige leibliche und seelisch-geistige Verfassung des Menschen berücksichtigte und das die künftige Entwicklung zum Sinnen-Bewußtsein einleitete. So wurden die Keime zu den Kulturen der verschiedenen Völker gelegt, so entstanden die Impulse der Menschen zum irdischen Wirken. Die Heilkunst der Frühzeit ist Frucht der Mysterien. Was sie an Erkenntnissen und Praxis enthielt, ist größtenteils verloren gegangen und kann in den erhaltenen Resten außerdem heute nicht mehr verstanden werden. Das Inkarnationsverhältnis von Leib, Seele und Geist hat sich grundlegend gewandelt. Daran hat jede Kulturepoche mitgewirkt. Die Geschichte des menschlichen Bewußtseins spiegelt dieses kontinuierliche Werden.

Auf diesem Hintergrund sehen wir jenen Ausspruch Rudolf Steiners, der uns wie ein Paradoxon anmutet: daß mit Hippokrates nicht die Medizin beginnt, vielmehr die alte, von den Mysterien gelenkte Heilkunst aufhört. Die Anschauungen, die Hippokrates lehrte, sind noch auf Grund eines natürlichen Hellsehens gewonnen, wenn auch eines solchen, das im Verdämmern war. Hippokrates vertrat gewissermaßen als ein Letzter kraft seiner Persönlichkeit das uralte Wissen in einem besonderen Glanz. Er fixierte es soweit angängig, ja darüber hinaus versuchte er, die tradierte Weisheit in Einklang mit der äußeren Erfahrung zu bringen. Das hellseherische Element war nicht mehr Allgemeingut. Eine große Epoche der Menschheit ging ihrem Ende zu. Was Hippokrates aus der Überlieferung, aus der Quelle eigenen Hellsehens, aus dem Ergreifen des Empirischen zu einem lehrbaren Wissen seiner Zeit zusammenfaßte, konnte noch lange als ein wichtiges Gut, als eine Art „Schul-Medizin" fortgepflanzt werden. Die Lehre von den Säften, von ihrer richtigen Mischung und Entmischung, Krasis und Dyskrasis, bleibt für den Forscher der Gegenwart ein völlig verschlossenes Gebiet, weil ihre Deutung ohne Wesensschau im Grunde nicht möglich ist. Jede Interpretation der hippokratischen Schriften auf rein intellektueller Basis verfehlt den Hauptansatz, weil deren Inhalte auf Voraussetzungen beruhen, die gegenwärtig nicht mehr greifbar sind. In diesem Sinne steht Hippokrates nicht am Anfang der Geschichte unserer Medizin, sondern am Ende eines vergehenden Kulturzusammenhanges. Eine solche Feststellung gibt eine gewisse Orientierung bei dem Schritt zur Erweiterung der Heilkunst.

Bei Paracelsus wetterleuchtet jenes alte Erkenntniselement noch einmal, wenngleich in ihm die Bewußtheit, die in der Neuzeit heraufkommt, sich gegen das Wissen der Vergangenheit wendet. Paracelsus kämpft auf Grund seiner übersinnlichen Wahrnehmung gegen die Überlieferungen, weil sie durch den Verlust des unmittelbaren Kontaktes mit dem Geistigen entstellt und damit unbrauchbar geworden waren. Soweit Paracelsus vom sinnlichen Beobachten und Experimentieren ausgeht und neue Erfahrungen gewinnt, steht er am Anfang der modernen Entwicklung als eine einmalige Persönlichkeit, die den Umbruch zur Gegenwart mitgestaltet. Paracelsus kann nur auf dem Hintergrund des großen geistesgeschichtlichen Werdens verstanden werden. Seine Darstellungen aus eigener okkulter Einsicht verlangen zu ihrer Erschließung ein entsprechendes geistiges Rüstzeug. Sie sind ebensowenig dem Intellekt zugänglich wie die Werke des Hippokrates. Das Stadium der alten Ärzte lehrt, daß auf Inhalt und Methoden der Vergangenheit nicht zurückgegriffen werden kann, daß der Mensch heute, wenn er das Geistige sucht, sich einen anderen Erkenntnisweg bahnen muß.[22]

Mit Rudolf Steiner beginnt eine neue Phase in der Geistesgeschichte. Durch ihn können die Lehre von den Säften (Hippokrates) und die Schilderung vom Archaeus (Paracelsus) in ihrem Kern und ihrem Wahrheitsgehalt erst gewürdigt werden. Allerdings darf, selbst bei adäquater Interpretation und Klärung, das, was in vergangenen Zeiten volle, der Situation entsprechende Gültigkeit hatte, heute keinen Anspruch auf praktische Berücksichtigung erheben. Wie der Kultus, die Exercitien und Einweihungsprozeduren der Mysterien für die innere und äußere Konstitution des Gegenwartsmenschen nicht nur nicht ausreichen sondern Schaden stiften würden, ebenso können die alten Heilverfahren nicht mehr in der Form angewendet werden, in welcher sie unter früheren Verhältnissen richtig und heilbringend waren. Eine Säftelehre und eine sich daraus herleitende Therapie, die nicht konkret die vier Ätherarten des Menschen einbeziehen könnte, wäre Dilettantismus, wenn nicht sogar Unwahrhaftigkeit. So erhebt sich von Grund auf die Frage: Ist das Geistige heute wieder real erfahrbar? Kann es so weit differenziert werden, daß neue Prinzipien für die Medizin daraus hervorgehen? Läßt sich ein Anfang finden, ohne das Bisherige zu verwerfen, ohne das naturwissenschaftliche Wissen zu ignorieren? Wir glauben sagen zu dürfen, daß Rudolf Steiner eine Möglichkeit zeigte, wie die spirituelle Kontinuität, die durch den Verlust elementarer Fähigkeiten abriß, wieder hergestellt werden kann. So wird eine geisteswissenschaftlich orientierte Heilkunst sich verantwortlich fühlen, an der Entwicklung in der Weise mitzuarbeiten, daß die Erkenntnisse des Geistigen im Menschen und in der Natur, dem durch die Naturwissenschaft Erforschten hinzugefügt werden.[23]

III.

Grundfragen der Medizin

Zu Beginn des Ersten Medizinischen Kurses stellt Rudolf Steiner vor seine Hörer die Urfrage der Medizin hin: „Was ist denn Krankheit und was ist der kranke Mensch überhaupt?" Eine solche Frage wird heute kaum noch aufgeworfen, weil die andere, dazu gehörige Frage, was denn der Mensch als ganzes Wesen und als Schicksalsexistenz sei, auf medizinischem und naturwissenschaftlichem Felde als unbeantwortbar zur Seite gerückt ist. Von der Klärung dieses Problems hängt aber die Lösung jenes ersten ab. Steht nicht ein Menschenbild vor Augen, das das Kranksein als einen wesentlichen Faktor seiner Konstitution enthält, dann kann die Beantwortung der Urfrage kein anderes Verhältnis als das eines negativen Zustandes aufdecken. Krankheit erscheint dann lediglich als Abweichung vom Normalen, bedeutet einfach das „Unnormale". Damit ist jedoch nichts Wesentliches für die Erkenntnis gewonnen, auch nichts, was für das Heilen Bedeutung hätte, weil eine genügende Aussage über die Normalität fehlt. Erst wenn ein Begriff von der Normalität gefaßt ist, der auch die kranke Seinsform umspannt, könnte der Terminus des Anomalen befriedigen. Alle anderen Auskünfte bleiben unfruchtbar, sind lediglich Beschreibungen des faktisch Vorliegenden. Die Therapie gelangt nur dann aus der reinen Empirie heraus, wenn die Erkenntnisse über das normale und über das kranke Leben real miteinander in Beziehung gebracht werden können.[24]

Im Kranksein waltet ein Naturprozeß. Im Gesundsein desgleichen. Was bringt den einen Naturprozeß in Gegensatz zum anderen? Man kann auf manche äußere Ursachen verweisen. Allein das verschiebt nur das Problem. Warum entstehen im Menschen Bedingungen, die äußeren oder inneren Anlässen die Möglichkeit bieten, daß sich zu den gesunden Verläufen solche gesellen, die von völlig entgegengesetztem Charakter

44

sind, so daß Harmonie in Disharmonie übergeht? Das Wesen Krankheit und die kranke menschliche Organisation lassen sich nicht definieren. Auch nicht mit geisteswissenschaftlichen Begriffen. Krankheit kann ebensowenig wie Gesundheit definitionsmäßig mit dem Verstande erfaßt werden. Gewiß, Detailvorgänge lassen sich beschreiben, präzisieren und damit auch in bestimmtem Umfang definieren. Ein solches Verfahren umgreift allerdings niemals das Ganze, beziehungsweise das Spezifische des menschlichen Krankseins. An diesem Punkte haben wir aus Einsicht die Konsequenz zu ziehen, daß die bisherige medizinisch-biologische oder naturwissenschaftliche Betrachtung nicht ausreicht. Die Einzelkenntnisse des Physiologischen und des Pathologischen fixieren unseren Blick auf den äußeren Ablauf, lassen uns diesen immer exakter und ausschließlicher beobachten. Aber die Hauptsache wird versäumt, wenn wir uns von den gefundenen Daten nicht wieder lösen und das Wesentliche in den Mittelpunkt der Besinnung rücken: Zum Menschen gehören die Entstehungsbedingungen des Krankseins als Grundlage seiner Normalität! Diese Wahrheit begründet Rudolf Steiner durch seine Menschenkunde.

Eine summarische Zusammenfassung von Symptomen und deren analytische Wertung deckt den eigentlichen Krankheitsprozeß nicht auf. Ein Symptom ist nicht deutbar. Seine Interpretation, sofern nicht rein mechanische Störungen (eine Fraktur, eine Stenose, eine Ruptur u. a.) vorliegen, führt stets zu Dingen, die auch nur Symptom und somit selber Rätsel sind. Das Wesen einer Blüte ist nicht mit der Beschreibung der Blütenorgane erfaßt. Das Wesen eines flammenden Exanthems nicht mit der Aufzählung der Veränderungen im Hautgewebe. Wir müssen auf Grund der Phänomene neue Begriffe suchen und wagen und sie im Gegensatz zur naturwissenschaftlichen Medizin (das heißt keineswegs im Gegensatz zur modernen Wissenschaftsgesinnung!) behaupten. Eine Beschränkung auf das Morphologische, das Chemische und Physikalische macht die Dynamik der Bilder, die vom Krankheitsgeschehen gezeugt werden, zunichte. Daß die Krankheit Bilder entwirft, in den Tiefen des Organismus verborgene Bilder hervorzaubert, wird bei den rein deskriptiven, registrierenden und statistischen Methoden im Aneignen des Stoffes überhaupt nicht wahrgenommen. Wir haben aber nach dem Sinn, nach dem Ausdruckswert, nach der qualitativen Bedeutung einer Erscheinung, eines Symptomes zu fragen. Die philosophische Unmethode, das Besondere der menschlichen Verhältnisse zu ignorieren und sie einfach physikalisch-chemischen Vorgängen gleichzusetzen, ist das größte Mißverständnis in der Medizin. Daß daran festgehalten wird – trotz methodischer Aufklärung von verschiedenen Seiten – ist eine Kulturtragik. Verstehbar wird das Mißverständnis durch die Forderung, die seine Überwindung stellt: Zur Erkenntnis des gesunden und kranken Menschen gehört die Selbsterkenntnis als Teil der Welterkenntnis. Jedes geistige Vordringen wandelt die eigene Existenz. Ohne innerstes Dabei-Sein (über Interesse und Fleiß hinaus) enthüllt sich nichts, bleibt alles Symptom, Maske, Reaktion oder Modus vivendi.

Wir sehen: Die Frage nach dem Wesen des Krankseins ist fundamental mit der Frage nach dem Wesen des Menschen verbunden. Ist aber das Denken in der Lage, den Menschen in seiner leiblichen, seelischen und geistigen Struktur zu durchleuchten? Oder sind die geistigen Werkzeuge inadäquat, um von den Äußerungen des Menschen zu seinem Wesen selbst zu gelangen? Mineralogische, botanische, zoologische Kenntnisse glauben wir bis zu einem gewissen Grade in Gesetzen gültig festlegen zu können. Jedoch nehmen wir auch hier eine Einschränkung vor: Die Gesetze, die wir auf den genannten Gebieten finden, beziehen sich nur auf die Ordnung des Physischen, des auf mineralischem Niveau Vergleichbaren. Prüfen wir Substanzen, die im Felde des Lebendigen entstehen, so dringen wir mit Beobachtung und Experiment nicht bis zum Leben vor. Soweit wir solche Ergebnisse mit dem Lebensprozeß selbst nicht verwechseln, können wir sie in bestimmte Teile der Menschenkunde aufnehmen. Denn insofern der Mensch den mineralischen, pflanzlichen und tierischen Daseinsstufen Verwandtes in sich birgt, werden wir das in Biologie und Naturwissenschaft Erfaßbare (mit der genannten Reserve) auch auf ihn beziehen. In dem Maße als der Mensch über die drei Naturreiche sich erhebt, ja im Gegensatz zu ihnen sich entwickelt, sind wir gezwungen, andere Wege zu seiner Erkenntnis zu suchen.

Wir haben uns die Frage vorgelegt: Was ist Krankheit? Wir glauben uns dazu berechtigt, von vornherein in dem Wesen des Krankseins beim Menschen etwas anderes zu sehen als beim Tier. Was den Menschen vom Tier scheidet, erstreckt sich auch auf die kranken Zustände. Die Kluft, die genetisch zwischen höherem Tier und Mensch besteht, muß bei allen Untersuchungen auf diesem Gebiete berücksichtigt werden. Wir behaupten am Anfang dieser Betrachtung, daß bereits in den Ursachen des Krankseins das spezifisch Menschliche enthalten ist.[25]

Wie aber unterscheiden sich Mensch und Tier?

Hermann Poppelbaum beginnt seine bedeutende Arbeit über „Mensch und Tier" mit den Worten: „Wer Menschenleib und Tierleib miteinander vergleichen will, muß in ganz ungewöhnlichem Grade unbefangen sein. Kein vorgefaßter Gedanke darf die ruhige Betrachtung stören. Der Blick muß die Unterschiede der Formen ohne Leidenschaft aufsuchen, dort wo sie liegen; er darf sie nicht vergrößern, wo sie der herkömmlichen Meinung willkommen, noch sie verbergen, wo sie ihr ungelegen sind. Übereinstimmung und Verschiedenheit dürfen kein größeres oder geringeres Gewicht erhalten als ihnen zusteht." Allein einer solchen Arbeitsmaxime, für die das Bewußtsein ständig neu geweckt werden muß, wird es gelingen, die Untersuchungen fruchtbar zu gestalten.

Durch vergleichende Forschung lernen wir, was an Besonderheit dem Menschen als ein Höheres zuzurechnen ist: Der aufrechte Gang, die Sprache, das Denken, Gemütsäußerungen wie Lachen und Weinen, die Formung der Hand, die Emanzipation vom Jahreslauf und vieles andere. Weiter beobachten wir, daß einzelne Organe beim Tier höher spezialisiert sind als beim Menschen. Ja das Tier bringt es in einer gewissen Einseitigkeit zu organischen Steigerungen. Dem gegenüber bewahrt sich die menschliche Organisation – in ihrer Zurückhaltung vom Extrem – bestimmte Fähigkeiten, die der fertigen tierischen Bildung abgehen. Karl Jaspers sagt daher mit Recht: „Der Mensch ist allen solchen Spezialisierungen in seinen Organen ausgewichen. Daher die

Unterlegenheit zwar in jedem einzelnen Organ, aber die Überlegenheit gleichsam durch bewahrte Möglichkeiten, durch das Unspezialisierte. Er ist durch seine Unterlegenheit gezwungen und durch seine Überlegenheit befähigt, vermöge seines Bewußtseins auf ganz anderem Wege als alle Tiere sein Dasein zu verwirklichen. Dadurch, nicht durch den Leib, ist er für alle Klimate und Zonen, für alle Situationen und Umwelten bereit" (Vom Ursprung und Ziel der Geschichte, München 1952).[26]

Beginnt man, das Einmalige des Menschen zu studieren, so gewahrt man, daß dazu eine geistige Tätigkeit erforderlich ist, wie man sie bei der Betrachtung der Naturreiche in dieser Art nicht zu entfalten braucht. Daß das innere Handeln sich dem Gegenstande anzupassen hat, wird bei der Begegnung mit der Menschengestalt zu einem erhebenden Erkenntnis-Erlebnis. Für die gewöhnliche Auffassung ist der menschliche Organismus nur ein besonders kompliziertes Objekt unter anderen. Wir stehen hier an einer Wegkreuzung, wo wir entscheiden müssen, in welcher Richtung unser Suchen gehen soll. Wer nicht bemerkt, daß er seine Gedanken anders handhaben muß, wenn er über die Urform Mensch oder über den einen individuellen Menschen nachsinnt, als wenn er eine Tiergattung oder ein einzelnes Exemplar derselben erforscht, der mag sich das Hervorstechende des Menschen an noch so vielen Daten klarlegen, zu einer Wahrheit, die ihn als erkennendes Wesen etwas angeht, kommt er nicht. Das Studium des Menschen verlangt vom Erkennenden das Selbstbewußtsein seines Geistes. Erwacht im Erkennen das Ich in seinem schöpferischen Vermögen am Wesenhaften der menschlichen Bildung, dann erfährt es die geistige Wirklichkeit des Menschen als das leibschaffende Prinzip. Bis in jede Struktur, bis in jede Funktion wird das konkret. Dieses Faktische – das im Leiblichen, im Seelischen und im Geistigen existiert – soll in der Menschenkunde seinen Platz finden. Wird es real einbezogen, so bleibt die Urteilsbasis nicht länger fraglich.

Die entsprechende Methode kann nur eine rein geistige sein. Ihre Ergebnisse sind äußerlich nicht demonstrierbar, so wenig, wie man ein Ich zur Schau stellen kann. Sie sind nur teilweise, an ihren physiognomischen Äußerungen (Gebärde, Sprache, Aufrichtung) ablesbar, ihre eigentliche Evidenz ergibt sich innerlich. Der Irrtum des Materialismus – und alle gegenwärtigen Wissenschaften sind in diesem Sinne materialistisch dem praktischen Verfahren nach – liegt darin, daß man das Geistige nicht in seiner Eigenheit nimmt, obwohl man mit geistigen Argumenten operiert und durch sie seine Ansichten vertritt.

Die Erkenntnis des Menschen setzt eine eigene Methode voraus. Sie ist nicht ohne weiteres gegeben und nicht selbstverständlich. Sie wird auch von der Anthroposophie nicht als eine absolute vorweggenommen. Diese rückt die Tatsache des konkreten Geistigen ins Bewußtsein. Das Feld des Forschens bleibt mit Wissen der Anthroposophie ebenso frei wie ohne dieses Wissen. In welcher Weise das Geistige im Menschen zu ergreifen sei, wird zur Aufgabe, die nur stufenweise, ohne Zwang, ohne Vorausnahme erfüllt werden kann. Der Inhalt, auf den sich die Erkenntnis richtet, muß ja im Erkennenden erst produziert werden. Das ist für jeden Akt neu zu vollziehen und von jedem Erkennenden selbst zu vollbringen. So bleibt die Aufrichtekraft des Menschen eine Abstraktion, solange sie nicht im Inneren aktiv nach- und miterlebt wird. Die Tätigkeit, die zum Erleben des Aufrichtens hinführt, bildet, bei immer neuer Erfahrung, ein Organ, das den Erkennenden nach und nach in die Lage versetzt, das zu umgreifen, was den Impuls zur Aufrichtung im Leiblichen verwirklicht.[27]

Aufrichten, Sprechen und Denken prägen die Signatur des Menschen. Allein das zu konstatieren genügt nicht. Die Macht, die solche Möglichkeiten schafft, indem sie die Widerstände des Leibes bewältigt, muß in den Mittelpunkt des Erkennens rücken. Sie erscheint der inneren Besinnung als Realität, wenn das Einmalige im Gegensatz zu Verwandtem gedacht wird. Aufrichtetendenzen von Tieren, Stimmen von Tieren, weisheitsvolle Verrichtungen von Tiergruppen müssen in ihrem völlig anderen Charakter durchschaut werden.

Rudolf Steiner regt an, man möge den Skelettbau des Menschen mit dem eines hochstehenden Primaten, zum Beispiel dem des Gorilla, vergleichen. Der Unterschied zwischen den beiden Bildungen zeigt sich unmittelbar. Wie aber läßt sich das, was für den Blick ohne weiteres da ist, für die Erkenntnis einfangen? Können die Resultate der Anthropologie weiterhelfen? Können Evolutionstheorien Entscheidendes beitragen? So wichtig jede Aussage, jede Beobachtung ist, so wenig überbrücken sie die Kluft, die zwischen dem Anthropoiden und dem Menschen besteht. Auch wenn manche Entdeckung aufschlußreich, manche Deutung geistreich ist, wird nicht das Wesentliche der beiden Erscheinungen berührt, das der innere Blick ahnt und zu fassen strebt. Das gelingt erst, wenn Form und Gestalt auf beiden Seiten in ihre Dynamik und Funktion aufgelöst werden.

Die Gorilla-Haltung zeigt, wie die Aufrichtung nicht vollendet, nicht gekonnt ist. Zwischen scheinbar Ähnlichem – Aufrichten beim Menschen und beim Affen – liegt ein Abgrund. Das Aufrichten des Menschen konfiguriert seine ganze Gestalt und bestimmt sie bis in die Knochenstruktur. Das des Affen dringt nicht entscheidend bis zur Form durch. Es ist von anderer Qualität. Rudolf Steiner macht auf das Lastende der einzelnen Skeletteile beim Affen aufmerksam: „Das Unterkiefersystem steht gewissermaßen als Lastendes im ganzen Kopfskelette drinnen, und man hat das Gefühl, wenn man den Gorillakopf ansieht mit seinem mächtigen Unterkiefer, daß dieses Unterkiefersystem in irgend einer Weise lastet, nach vorne drückt das ganze Skelett, daß der Gorilla – ich möchte sagen – mit einer gewissen Anstrengung sich aufrecht erhält gegen dieses Lastende, das da wirkt, namentlich im Unterkiefer" (I, 1). Ebenso verhält es sich mit anderen Knochenabschnitten. Alle Teile lasten schwer, sind Masse, die herabzieht. Das Aufrichten geschieht mit Widerstreben und Mühe innerhalb eines Determiniertseins. Wie anders erscheint die ähnliche Gebärde beim Menschen, das Funktionelle im Leibesbild! Es zeugt von einer beherrschten Leichtigkeit und Selbstverständlichkeit, von einem ursprünglichen Können. Spiel der Formen im Bild der Tätigkeiten und Bändigung der Schwere sind die Merkmale, die uns beim Menschen auffallen. Was den Primaten nach unten zieht und was er nur notdürftig in der Bewegung für Augenblicke überwindet, greift der Mensch auf gänzlich anderer Stufe an. Es gibt keinen sukzessiven genetischen Übergang von den Anthropoiden zum Menschen! Der Mensch schafft sich von vornherein ein anderes Offenbarungsfeld! Das Unhaltbare jener Abstammungshypothesen, bei denen eine geradlinige Entwicklung von unten nach oben angenommen wird, kann allein durch ein solches übendes Anschauen von Aufrichtung und Skelettbau korrigiert werden.[28]

Die Kräfte, durch die der Mensch sich aufrichtet, formen an seinem Skelett. Das ist das Bedeutsame, was Rudolf Steiner aufdeckt: Die geheime Verbindung zwischen der Dynamik des Aufrichtens und der geprägten Form. Die Bewegungsgeste des Sich-Erhebens beim Affengeschlecht dringt als Funktionsmacht nicht bis zur Gestaltung im Skelett. Sie wird mehr wie von außen erzwungen. Das Aufrichten des Menschen hingegen offenbart die innerste Potenz seines Wesens. Und das spiegelt sich im Knochensystem als einem Gestaltbild wieder. Das Irdische, das Naturhaft-Leibliche, wie es in langen Entwicklungsperioden geworden ist, wird durch einen vom Außerirdischen kommenden Impuls, den des Ich, überwunden.

Die Ich-Aufrichtekraft läßt sich durch keine Beobachtung und mit keinem Gedanken aus irdischen Verhältnissen ableiten oder begründen. In ihr kommen andere Gesetzmäßigkeiten zur Geltung. Wir gewinnen an ihr im Nacherleben die Kraft, um ideell den Sprung zu tun, den die Gegenüberstellung von Affe und Mensch notwendig macht. „Es ist ja ein Unterschied, ob der Affe, der aufrecht geht, dennoch Kräfte hat, die massig entgegenwirken, oder ob der Mensch sein Knochensystem schon so ausbildet, daß diese Ausbildung in der Richtung von Kräften wirkt, die nicht irdischen Ursprungs sind. Man kann einfach, wenn man richtig anschaut die Form des menschlichen Skeletts, sich nicht darauf beschränken, den einzelnen Knochen zu beschreiben und ihn zu vergleichen mit dem Tierknochen, sondern wenn man das Dynamische im Aufbau des menschlichen Skeletts verfolgt, dann kann man sich sagen: das findet man in den übrigen Reichen der Erde nicht..." (I, 1).

Blicken wir auf das Kind: Sein Aufrichten in den einzelnen Etappen (das Heben und Halten des Köpfchens, das Sich-Aufstellen mit Festhalten, das freie Stehen, der Übergang zum ersten Schritt und all die

Stufen bis zur Beherrschung des Ganzen) ist eine individuelle Leistung! Wir sehen an diesem Lernen, wie ein ureigenstes Wesen vom Körper nach und nach Besitz ergreift. Nerven, Muskeln und Stützsystem sind bei der Geburt genügend weit angelegt, daß ebenso wie bei den Neugeborenen von Menschenaffen oder anderen Säugetieren ein spontaner Gebrauch der Gliedmaßen (wenn auch noch nicht nach Art der Erwachsenen) einsetzen könnte. Aber der menschliche Säugling ist nicht in der gleichen Ausgangslage wie der tierische. Bei diesem ruhen alle Fähigkeiten in den mitbekommenen Anlagen. Sie sind zum weitaus größten Teil sofort präsent. Das neugeborene Tierlein ist ein kleines Erwachsenentier. Es bedarf kaum eines Einübens, um in das Können der Gruppe ohne eigentliche Übergänge hineinzuwachsen. Wie anders die Verhältnisse beim Menschen! [29]

Die ersten drei Lebensjahre sind damit ausgefüllt, Aufrichten und Schreiten durch individuelles Tätigsein so zu lernen, daß dabei gleichzeitig das Leibliche die Gestalt annimmt, wie sie dem Erwachsenen entspricht. Die Wirbelsäule, die bei der Geburt linear angeordnet ist, bekommt ihre typische Krümmung; Becken und Gliedmaßen erhalten nach und nach ihre spezifische Form und Proportion gemäß der erworbenen Haltung und der Art des Ganges. Die Dynamik des Aufrichtens und der Bewegungen modelliert das aus der Vererbung Gefügte zu einer individuellen Anlage. Beim Tier: reine Ausformung, bloßes Auswachsen des Gegebenen und Vererbten. Beim Menschen: Umformung des Veranlagten und Präformierten. Das Vererbte ist, wie Rudolf Steiner glänzend charakterisiert, als ein „Modell" für die Bildung eines eigenen Leibes anzusehen. [30]

Das Tier ist bei seiner Geburt bereits ein in hohem Grade abgeschlossenes und abgerundetes Wesen, es stellt damit gleich ein weiteres Exemplar seiner Gattung dar. Der Mensch dagegen ist unfertig, er wird eigentlich zu früh geboren. Der Spielraum des noch nicht Vollendeten gibt dem Ich die Möglichkeit, sich selbst zu verwirklichen. Das Ich kann sich nicht sofort inkarnieren. Erst nach und nach nimmt es wahr, was der Leib als Vorlage bietet. Es formt am Leib solange, als dieser plastisch bleibt. In dem Kampf zwischen Vererbtem und Individuellem entsteht das jeweils einmalige Gefüge dieses einen Menschen.[31]

Das zur Form geronnene Bild funktionellen Wirkens, wie es das Skelett darstellt, weist auf ein Höheres gegenüber der physischen Struktur, auf etwas, das das Wesensgemäße der Erscheinung betrifft. Im Gestalten offenbart sich zutiefst der Wesenswille eines Organismus. Darum kann die vergleichende Betrachtung von Affenskelett und Menschenskelett einen Einblick in das unterschiedliche Sein von Mensch und Tier vermitteln. Die besondere Art der menschlichen Skelettbildung geht aus dem intimen Wirken dessen hervor, was das Tier – auch das höhere – nicht hat: des Ich.

Was ist das „Ich"? Fassen wir ohne ausdrücklichen Bezug auf einzelne Angaben einiges Charakteristische dessen zusammen, was Rudolf Steiner mit dem Wesensglied Ich meint. Vorerst realisieren wir in Gedanken, daß „Ich" nicht als Terminus für eine bestimmte Stufe einer schematischen Einteilung gewählt ist, sondern für etwas Wesenhaftes. Dieses Wesenhafte richtet sich zunächst vornehmlich auf die Leibwerdung. Der Mensch vollzieht nicht irgendwelche besonderen Prozesse, die im Gegensatz zu anderen unter dem Begriff des Ich subsummiert werden könnten. Vielmehr ist die ganze Erscheinung Mensch, als Gestalt und als Dynamik, ein Ergebnis der Ich-Tätigkeit oder der Ich-Organisation. Diese prägt den Menschen bis in die kleinste Struktur. In ihr wirkt eine schöpferische Kraft, die sich den gesamten Organismus dienstbar macht. Ist das bis zu einem bestimmten Grade erreicht, so entwickelt das Ich-Wesen die Fähigkeit, durch den Zusammenhang mit dem Leiblichen (dem physischen und dem ätherischen Wesensgliede) und mit dem Seelischen (dem astralischen Wesensglied) ein inneres Leben zu erzeugen. Bewußtsein und Selbstbewußtsein entstehen auf verschiedenen Stufen des Ich-Eingreifens in die Leiblichkeit (oder des Lösens von derselben). Das Ich bildet das Zentrum des Menschenwesens in leiblicher, seelischer und geistiger Beziehung.

Die Kluft, die, wie wir sahen, zwischen Tier und Mensch in bezug auf die Skelettbildung besteht, trennt ebenso alle übrigen Lebensäußerungen, mögen sie auch noch so verwandt scheinen. Im Grunde genommen sind Tier und Mensch nicht vergleichbar. Der Wesensunterschied, wie er in einer Gesamtbetrachtung offensichtlich wird, verschwindet aus dem Blickfeld, sobald man Einzelheiten unvermittelt in Beziehung setzt. Selbstverständlich besteht eine Ähnlichkeit zwischen Organ hier und Organ dort, Knochenteil und Knochenteil, Gewebe und Gewebe. Aber deren Entstehungsgeschichten sind jeweils verschieden. Entscheidend ist, wie und wodurch die analogen Teile gebildet sind.

Auch das Kranksein des Tieres kündet etwas anderes an als das des Menschen, selbst wenn gleichartige Symptome auftreten. Das Kranksein des Menschen hat einen völlig anderen Grund. Wie das Aufrichten des Affen nicht mit dem Aufrichten des Menschen identifiziert werden kann, weil es qualitativ etwas anderes ist, so dürfen auch bei beiden ähnliche pathologische Zustände nicht gleichgesetzt werden. Mit jedem Vergleich stoßen wir auf Kräfte, die allein dem Menschen eignen. Und dieses Alleinige bestimmt die Vorgänge sowohl im Gesundsein als auch im Kranksein. In diesem Sinne wird die Erweiterung unserer Begriffe vom Menschen, wie sie durch übendes Anschauen der Formen gewonnen werden kann, zu einer Lösung der Ausgangsfrage beitragen.[32]

Lenkt man die Aufmerksamkeit auf die Wandlungen stofflicher Qualitäten, so erschließt man sich einen weiteren Bereich wesenhaften Wirkens im Organismus. Das Substantielle behauptet in ihm nur eine relative, ja beschränkte Selbständigkeit. Eine scharfe Grenze zwischen innen und außen durchzieht die Welt der Substanzen. Was vom Organismus eingeschlossen wird, ist etwas anderes, als was außerhalb desselben besteht. Selbst wenn Analyse und Beobachtung Gleiches vermuten lassen oder bestimmte Dinge diesseits und jenseits der Grenze identisch finden, waltet der Qualitäts-Unterschied. Substanzen, die in einer lebendigen Organisation bestimmte Aufgaben erfüllen, dürfen nur aus diesem Zusammenhang heraus beurteilt werden. Ihre Isolierung und der hernach angestellte Vergleich mit einer außerhalb des Organismus befindlichen Substanz sind Operationen, die die realen Verhältnisse verschleiern, ebenso wie manches Experiment zur „Erklärung" eines biologischen Vorganges.

Vernachlässigt man das Trennende, so ignoriert man das rein Faktische, das Tatsächliche, das einfach darin besteht: daß die im Organismus wirkenden Substanzen – die ruhenden und die agierenden, die zum Aufbau benutzten und die zur Ausscheidung oder zum Abbau bestimmten – von etwas Höherem bezwungen sind im wahrsten Sinne des Wortes. Was im chemischen Sinne als „gleich" erscheint, indem die im menschlichen Organismus vorkommenden Stoffe mit denen anderer Organismen oder des unorganischen Bereiches auf demselben Niveau gesehen und mit denselben Namen belegt werden, ist in Wahrheit nicht gleich. Wert und Charakter einer organischen Substanz sind in jedem Fall erst zu bestimmen. Die organische Substanz hat stets – wegen ihrer Prozeßgeschichte – eine eigene nur ihr gehörige Prägung. Sind Strukturen einzelner Bausteine aufgeklärt oder Teilsynthesen gelungen, so ist dennoch das vom vitalen Stoffwechsel Hervorgebrachte anders zu beurteilen als das in vitro Analysierte oder Synthetisierte. Die „Chemie" eines Organismus ist unvergleichbar mit der des Laboratoriums. Das Schwergewicht dieser Feststellung sollte uns voll bewußt werden. Und keine intellektuelle Reserve darf dies mindern. (Man umgeht die Schwierigkeit natürlich leicht mit Hilfe der Illusion, daß das organische Wesen ein zusammengestückter Verband von Stoffen und Funktionen sei. Das eigentlich Wirkende wird aber aus dem Blickfeld eliminiert, wenn die Ergebnisse der vom Chemiker inszenierten Reaktionen auf die Verhältnisse des Organismus übertragen werden. Die Analogie wird unreal. Auch wenn man markante – „bekannte" – Stoffe in bestimmten Organen oder Geweben festgestellt, bleibt ihre Herkunft, ihre Geschichte, ihr organischer Existenzwert dunkel. Daß etwas geschieht und Bekanntes dabei erzeugt wird, ist nicht das Rätsel. Wie es geschieht, lautet die Frage, die auf das Wesentliche zielt.)

Es ist eine Angelegenheit der Gesinnung, nicht der Methode, wenn die Unterschiede von organischen Bildungen und unorganischen Zusammenhängen vom Standpunkt des chemischen Untersuchens unbeachtet bleiben. Obgleich ein derartiges Vorgehen – wie überhaupt jedes Nivellieren – wissenschaftlich nicht haltbar ist, verfällt man ihm allzu leicht, weil die Ergebnisse schnell befriedigen. Man übersieht dann allerdings, wie verzerrt die Proportionen solcher Entdeckungen sind. Nicht die Vielfalt der Stoffe oder ihre Quantität, nicht die Anwesenheit dieses oder die Abwesenheit jenes Stoffes macht den Charakter der komplizierten organischen Substantialität aus. Allein das Wesensgefüge, von dem sie hervorgebracht wird und das mit ihr agiert, entscheidet über das Besondere der Struktur. Würden die Grenzen der Fachgebiete besser respektiert, das heißt, herrschte die naturwissenschaftliche Methode nicht als Universalmethode, dann würde gerade die Chemie die Stellen fixieren können, wo eine rein biologische und die für den Menschen gültige Untersuchung anzusetzen hat.

Bei der Betrachtung des Substanzgeschehens in verschiedenen Bereichen, innerhalb und außerhalb von Grenzen (der Haut, der Darmwand u. a.) haben wir mit ebensolcher Aufmerksamkeit zu verfahren wie bei der Gegenüberstellung von Tier und Mensch. Aufbau und Abbau, Aufnahme und Ausscheidung der Stoffe werden in den Funktionskreisen des pflanzlichen Lebens, des tierischen Daseins und der menschlichen Existenz nicht von den Eigenschaften der Substanzen dirigiert. Die Kräfte, die das organische Wesen als Ganzheit konstituieren, beherrschen auch das Spiel mit den einzelnen physischen Stoffen. Sie allein geben die Richtung der Prozesse an, schaffen die Voraussetzungen für Verbindungen und Lösungen, tragen und treiben das jeweils Entsprechende an den Ort seines Wirkens. Das „chemische Prinzip" der Lebewesen verlangt andere Begriffe, als sie für das Verständnis chemischer Aktionen in der unbelebten Natur ausreichen. Ja, die Begriffe sind noch weiter zu differenzieren. Die grobe Trennung zwischen belebter und unbelebter Natur genügt in der Medizin nicht. Die Chemie der Pflanze beruht auf anderen Kräften als die des Tieres, und die des Tieres auf anderen als die des Menschen! Die Chemie der verschiedenen Lebewesen ist stets spezifischer Art. In der Pflanze entsteht das Funktionelle aus dem Zusammenklingen der physischen und der ätherischen Kräfte. Beim tierischen

Organismus wirkt in dieses Funktionelle der Astralleib hinein. Dadurch tritt in der Differenzierung der Substanzen etwas Neues gegenüber der Pflanze auf. Die Chemie des animalischen Stoffaufbaus und -abbaus gründet auf dem vegetativ Vorbereiteten, die weiterführenden Verwandlungen jedoch lösen sich von ihrem Ausgang ab. Im Menschen greifen überdies die Ich-Kräfte ein. Sie individualisieren die unteren Wesensglieder und bestimmen dadurch den Gesamtprozeß. Sie gestalten das Substanzgeschehen – das von der mineralischen über die vegetative und animalische Stufe nach aufwärts drängt – noch einmal von Grund auf um. Damit sind sie die Ursache für eine spezifisch menschliche Chemie (Einzelheiten in „Grundlegendes" Kapitel III, IV und V).

„Die Verwirrungen in der medizinischen Wissenschaft sind eben dadurch allein zustande gekommen, daß die Wissenschaft materialistisch geworden ist und sich beschränkte darauf, die Vorgänge im physischen Leib zu beobachten. Diese Vorgänge im physischen Leibe sind aber eben niemals etwas Selbständiges, und vor allen Dingen, sie sind nicht etwas in ihrer Art ganz Gleichwertiges. Denn sehen Sie, im physischen Leib kann irgend etwas Besonderes davon abhängen, daß der Ätherleib drinnen arbeitet, aber auch, daß der astralische Leib oder das Ich drinnen arbeitet. Es sind immer physische Vorgänge, aber die physischen Vorgänge sind danach spezialisiert. Sie haben einen ganz anderen Charakter nach dem höheren Gliede, das da in der physischen Organisation arbeitet" (I, 7). Das Stoffliche des Leibes gliedert sich demgemäß entsprechend der Eigenart der vier Wesensglieder. Deshalb dürfen die leiblichen Strukturen und Abläufe unter sich nicht als gleichwertig angesehen werden. Eine Substanz erhält ihre besondere Note innerhalb des Gesamten durch das geistige Wesensglied, das sich ihrer im Tätigsein bedient. Die Bildemächte geben den Einzelheiten des Physischen ihr Gesicht und ihren Wert. Der Schein, als ob die Substanzen als solche im Organismus für sich bestünden und durch ihre eigene Natur die Fülle der Vorgänge hervorbrächten, muß durchschaut werden, um die Wirklichkeit nicht zu verlieren.

Würden die Stoffe allein wirken und dabei ihre Eigenschaften durchsetzen, so wäre das Leben in Gefahr. Was die Stoffe im selbständigen Agieren „können", zeigt die Situation des Todes: Zerfall der organischen Substanz, Auflösung aller Zusammenhänge, Übergang des Materiellen in die mineralische Umgebung, Verhalten nach chemischen Affinitäten. Der Blick auf den Leichnam wird zum Regulativ für eine wesensgemäße Auffassung der Substanzprobleme im Leibe.

Tritt in einem Gewebe eine Veränderung des chemischen Milieus ein in Verbindung mit einer Leistung (einer organischen oder einer seelisch-geistigen), so erfolgt der Umschlag niemals allein aus den Bedingungen der im Stoffwechsel vorhandenen oder gerade entstehenden Substanzen. Daß der Übergang von einer Qualität in die andere – zum Beispiel vom basischen zum sauren Bereich – zustande kommt, daß er überhaupt und gerade jetzt intendiert wird, ist ein geistiger Impuls. Wohin die Substanzen von sich aus „geradlinig" zielen, liegt kaum jemals in der Richtung des organischen Strebens. Die von den Wesensgliedern entfachten Funktionen und unterhaltenen Zusammenhänge haben eine höhere Gewalt als die Stoffe. Sie zwingen die Substanzen in ihren Plan, koordinieren sie, hemmen oder fördern ihre Verbindungen und leiten sowohl Aufbau als Abbau. Das physisch-leibliche Geschehen ist Ausdruck eines übergeordneten Wirkens. Es fügt sich in zielstrebige, übergreifende Prozesse ein, wird zum Werkzeug derselben.

Indem wir auf die Dynamik hinweisen, die das Substanzgefüge sich dienstbar macht, vergegenwärtigen wir uns gleichzeitig, daß sie aus den Kräften hervorgehen muß, durch die wir seelisch-geistig leben und tätig sind. Das Innensein wird mit und durch den Leib, seine Vorgänge und Substanzen bewußt. Die Art der seelisch-geistigen Verrichtungen bestimmt unmittelbar das Verhalten des Leiblich-Substantiellen. Die Theorie vom psycho-physischen Parallelismus trifft nicht das Tatsächliche dieser Beziehung. Stoffliche Vorgänge einerseits und geistig-seelische Tätigkeiten andererseits laufen nicht indifferent nebeneinander her. Es besteht eine direkte wechselseitige Abhängigkeit.

Damit die Chemie des ruhenden Muskels in die Chemie des bewegten Muskels übergehen kann, ist ein Etwas notwendig, das weder in den vorher noch nachher konstatierbaren Stoffen vorhanden ist. Dieses Etwas, das sich seelisch-geistig als Wille äußert, überwindet die vorliegende Substanz-Situation und erzeugt eine von der vorherigen völlig verschiedene. „Es treten im Muskel eben Veränderungen ein, die man zuletzt mit nichts anderem vergleichen kann gegenüber den gewöhnlichen stoffwechselgemäßen Veränderungen, als mit den Kräften, die die Bildung des Knochensystems beim Menschen bewirken" (I, 1). Wir sehen, Rudolf Steiner rückt die Kräfte, die das Skelett gestalten und denen wir in der Bewegungsgeste des Aufrichtens nachspürten, in die Nähe jener Macht, die den Willens-Impetus durch Substanzänderungen des Muskels verwirklicht. In beiden Fällen handelt es sich um Offenbarungen des Ich. Leibessubstanzen wechseln von sich aus nicht ihren Sinn, wenn nicht von einem höheren Prinzip eingegriffen wird. Man kann viele Einzeltatsachen chemischen Agierens von der Ruhelage bis zum Ereignis der Bewegung und wiederum von diesem Moment ab registrieren. Sie sind als Fakten bedeutsam, indem sie darüber aufklären, was alles im Leiblichen anläßlich eines Willens-Aktes geschieht. Aber sie sind nicht die Grundursache des geistig-physischen Geschehens. Diese liegt allein im menschlichen Wesenskern.

Welcher Art auch eine chemische Untersuchung der Wirkstoffe in den organischen Geweben sein mag, immer gelangt man an den Punkt, wo ein physisch Bestimmtes verschwindet oder neu in Erscheinung tritt, wo sich die Reaktionslage ohne ersichtliche Notwendigkeit wandelt, weil momentan an dieser Stelle ein Vorgang hineinspielt, der selbst nicht physischer Natur ist, das Leibessystem jedoch ergreift. „Beim Stoffwechsel haben wir in die irdische Chemie hereinwirkend etwas, was nicht irdische Chemie ist, was andere Wirkungen hervorbringt, als sie nur unter dem Einfluß der irdischen Chemie auftreten können" (I, 1). Dieser Umstand wird übersehen, sobald das Besondere und Wesenhafte der Lebenstätigkeit nicht beachtet wird. Wird dagegen der Ursprung der Lebensäußerungen als solcher von vornherein in die Fragestellungen voll einbezogen, so erscheinen die stofflichen Vorgänge des Organismus in einem anderen Lichte. Nicht nur ist es berechtigt, sondern von einem bestimmten Aspekt aus sogar notwendig, möglichst alle Verkettungen in den Reaktionsgebilden zu ergründen, ja lückenlos das Vor-, Nach- und Nebeneinander der Abläufe zu erfahren, auch zwischen grobstofflichen und feineren (enzymatischen, fermentativen, katalytischen) Beeinflussungen zu unterscheiden, aber Gewißheit muß an diesem Beobachtungspunkt darüber herrschen, daß alles, was aus dem Prozeßualen seinen Niederschlag in Substanzänderungen findet, nur Wirkung ist und niemals primäre Eigentätigkeit. Das Wirkende selbst steht außerhalb des Sinnesbereiches. Jedoch wird die denkende Beobachtung befruchtet, wenn sie von dem Wirkenden weiß, selbst wenn dieses Wirkende ihr erst in einer höheren Erkenntnis konkret wird.

Es ist wissenschaftlich nicht exakt, wenn man einwendet, daß man eines Tages das Substrat des Willens, das sich bisher der Forschung entzogen habe, entdecken werde. Man verkennt dabei, daß der Wille geistiger Natur ist und auf physischem Felde gar nicht gefunden werden kann. Die Erforschung des Sichtbaren kommt ohne die Begriffe des Unsichtbaren nicht aus.[33]

Aus unserem bisherigen Gedankengang halten wir fest: Überall, wo Änderungen des Qualitativen eintreten, sind Zeichen für „Einbrüche" aus einem höheren Bereich gesetzt. Der physisch sich äußernde Stoffwechsel unterliegt geistigen Funktionsmächten. Der Organismus in seiner geistigen Abhängigkeit, das Geistige in seiner physischen Wirksamkeit zu erkennen, muß die Grundmaxime der Lebensforschung und der Menschenkunde werden. Rudolf Steiners Bezeichnungen „irdische Chemie" und „nicht-irdische Chemie" wollen zunächst nichts anderes sein als die Umschreibung dieser Gegebenheit. Sie kennzeichnen durch den bildhaften Ausdruck den Wesensunterschied im allgemeinen. Die Begriffe, auf die sie hinweisen, sind im einzelnen zu erarbeiten.

Was stofflich im ruhenden oder bewegten Muskel analytisch erfaßt werden kann, ist Domäne der „irdischen Chemie" und muß von dieser mit ihren Methoden erforscht werden. Wo aber die Kontinuität abbricht, wo aus einem vorher geschlossenen Ablauf etwas Neues beginnt, klafft physisch ein Abgrund. Diesen Abgrund reißt die „nicht-irdische Chemie" auf und überbrückt ihn jedes Mal auf eigene Weise. Ihre Kräfte wirken so weit in das Stoffliche hinüber, daß sich die Intentionen des Ich durch den Organismus vollziehen können. Die Stoffanteile fügen sich nicht von sich aus zu komplizierten Vorgängen in dieser oder jener Richtung zusammen. Was in einer unübersehbaren Zahl und in räumlichem Nebeneinander und in Gleichzeitigkeit geschieht, ist nur denkbar als Wirkung übergeordneter Impulse. Sowohl Aufbau als Auflösung stehen unter der Regie der nicht-irdischen Chemie. Vom Physischen aus gesehen dringt sie als eine fremde Macht in die Verhältnisse der Stoffe ein. Sie bezwingt die gesamte Substanzaufnahme und -abgabe, dirigiert die verschiedenen Synthesen, beherrscht den Abbau und die Ausscheidung.

Eine Potenz, die über dem Physischen waltet, dringt bis ins Physische vor und nötigt diesem Ordnung und Orientierung – gemäß der Organismus-Idee – auf. Sinnlich nachprüfbar ist alles, was vor dem Eingreifen besteht und alles, was hernach sich abspielt. Das Eingreifende selbst verbirgt sich als rein geistige Tätigkeit, ebenso wie der Wille. Demgemäß sind wir gehalten, das Folgende zu unterscheiden: 1. Die geistige Tätigkeit selbst. 2. Das Vorstoßen eines geistigen Impulses in den physischen Bereich. 3. Die Anwesenheit und Konfiguration der Stoffe. Beachten wir diese drei Punkte, so ergeben sich für die Erforschung des Stoffwechsels entsprechende Aspekte. Die Aufmerksamkeit für das physische Feld wird durch die Einbeziehung des Geistigen eine andere, ja wir dürfen in gewisser Hinsicht sagen: eine genauere.[34]

Nicht ohne Mühe gelangen wir zu der Einsicht, daß ein Geistig-Wesenhaftes das Wie des Substanzgeschehens bestimmt. Wir können nicht erwarten, ebensowenig wie bei den Formstudien, etwas im äußeren Sinne Greifbares in die Hände zu bekommen, etwas Meßbares, etwas das aufzuzeichnen wäre, soviel wir uns auch übend den Betrachtungen widmen. Man würde das Wahrheitsstreben mißverstehen, verlangte man von der Wesenserkenntnis des Menschen sichtbare Daten und Beweise. Das Wesen des Menschen erscheint im physischen Leib. Es schafft sich in ihm seinen Ausdruck. Der Leib ist nicht das Wesen. Er geht aus den ständig sich wiederholenden Schöpfungsakten der geistigen Wesensglieder hervor. Das Üben an den Wandlungen der Qualitäten und der Formen führt nach und nach an die Schicht, aus der das Wesenhafte herüberwirkt. Der Arzt lernt am Bild des Leibes das geistige Urbild und dessen Streben nach Verleiblichung ahnen. Der Gedanke, daß das Geistige der Gestalter und Beherrscher des Physischen ist, wird ihm zur Erkenntnissicherheit.[35]

Wenn sich aus dem zirkulierenden Blute in der Leber die Galle bildet, so erfolgt das keineswegs durch Kräfte oder Bedingungen, die den Substanzen des Blutes oder der Leberzelle eigen sind. Die Metamorphose von Blut in Galle führt durch manche Abbau- und Aufbauprozesse hindurch. Der Anstoß zur Verwandlung – daß aus dem einen das andere wird –, der Auftakt zur chemischen Richtungsänderung geht von einem anderen Niveau aus als dasjenige ist, auf dem sich die beteiligten Substanzen befinden. Auch hier stehen wir mit dem anschauenden Denken wie bei dem Muskelstoffwechsel an einer Grenze. Wir sind an jener Stelle, wo Geistiges unmittelbar „da" ist. Wir setzen es also weder hypothetisch voraus, noch behaupten wir, es bereits in höherer Erkenntnis wahrzunehmen. Durch innere Tätigkeit erfahren wir, daß es existiert und an bestimmten Punkten in das leibliche Sein eingreift. Dieses Erlebnis macht uns offen, vom Besonderen des Menschen nicht nur im allgemeinen, sondern auch in seiner Differenzierung zu wissen und darauf aufmerksam zu sein.

Das bisher Skizzierte mag zur Genüge andeuten, warum Rudolf Steiner die Erweiterung des Erkenntnisvermögens als eine notwendige Aufgabe für den Arzt ansah. Allein durch ein intensives Bemühen um die volle Wirklichkeit, durch ein anhaltendes Üben an den einfachen und alltäglichen Lebens-Offenbarungen (den selbstverständlich gewordenen, vergessenen oder bewußt übersehenen Wundern) wird der Arzt für das Geistige, das in jedem Individuum real wirkt und auf seine Weise sich äußert, Verständnis gewinnen. Und erst ein solches Verständnis, das in Offenheit, Liebe und Aufmerksamkeit erworben wird, befähigt ihn, über Gesundheit und Krankheit, Hygiene und Therapie sinnvoll zu urteilen. Das alles setzt eine neue, bewußt zu erringende wissenschaftliche Haltung voraus. Man hat etwas Prinzipielles zu bejahen, weil, so betont Rudolf Steiner, „wenn man auf solche außerirdischen Kräfte hinweisen muß, die Persönlichkeit des Menschen viel mehr in Anspruch genommen wird, als wenn man auf sogenannte objektive Regeln, objektive Naturgesetze immer hinweisen kann" (I, 1). Dieses innere Mit-Tun und Mit-Erkennen bei so gewähltem Ansatz verlangen vom Arzt Mut und Besonnenheit, Bereitschaft und Elastizität. Schwingt er sich auf, das Ungewöhnliche zu wollen, so bereitet er sich dazu vor, nach und nach „aus Formerscheinungen heraus auf das Wesen des menschlichen Organismus, des individuellen menschlichen Organismus, der in einer gewissen Beziehung krank und gesund sein kann, Schlüsse zu ziehen" (I, 1).

Nunmehr können wir die Frage nach dem Wesen der Krankheit neu aufgreifen. Das gesunde und das kranke Sein trennt ein Abgrund, ebenso wie er zwischen zwei Qualitätszuständen im Organismus klafft. Beim Wechsel vom gesunden zum kranken Leben sind Bedingungen im Spiel, die nicht geradlinig aus den gewöhnlichen Verläufen resultieren. Die leiblichen Vorgänge, die den normalen Funktionswandel ausmachen und jene, die den nicht normalen, den kranken charakterisieren, stehen der Art nach beide auf derselben Stufe. Es handelt sich in beiden Fällen um natürliche Vorgänge. Wie aber kommt es dazu, daß der eine „Naturvorgang" den anderen verdrängen, ihn in sein Gegenteil verkehren kann? Der gesunde Prozeß geht niemals durch seinen eigenen Impetus in den kranken über (selbst wenn dieser zeitlich unmittelbar den ersten ablöst), weil der kranke ja die Behinderung und Auslöschung des gesunden Prozesses bedeutet. Es muß Grundursachen geben, die hier im Leiblichen ansetzen, aber innerhalb desselben nicht urständen.

Das Problem bringt uns zurück an den Anfang unserer Betrachtungen. Wir sahen, wie der seelisch-geistige Wesenskern den Leib gestaltet und erhält. Was ihn aufbaut, hat auch die Macht, ihn abzubauen. Diese Erkenntnis verdanken wir Rudolf Steiner. Ihre Tragweite ist so eindeutig, daß wir uns darüber wundern, warum sie nicht längst Allgemeingut der biologischen Wissenschaften ist.

Mit dem Vermögen, das Aufgebaute wieder abzubauen, hängt einerseits die Fähigkeit des Bewußtseins, andererseits die kontinuierlich vorhandene Neigung zum Kranksein zusammen. Die generelle Disposition zum Krankwerden, ja zu aller Art von Krankheit, ist der Tribut, den die Leistungen des Bewußtseins und die seelisch-geistigen Tätigkeiten fordern. „Könnte das, was menschliche aufsteigende Organisation ist, nicht zurückgedrängt werden", so formuliert Rudolf Steiner in einem öffentlichen Vortrag dieses menschenkundliche Rätsel, „könnte das, was wächst und sprießt und sproßt, nicht fortwährend gedämpft werden, so würde nie geistig-seelisches Wesen möglich sein. Dieselben Erscheinungen, die im Normalzustande des Menschen zur Krankheit werden, zur Zurückbewegung der Entwicklung, die müssen ja doch in einer gewissen Form da sein, um uns überhaupt zu geistigen, zu denkenden Wesen zu machen. Könnten wir als Menschen nicht krank werden, so könnten wir auch keine geistigen Wesen sein; denn nur dadurch sind wir geistige Wesen, daß wir die Möglichkeit zum Krankwerden in uns haben. Was im Denken, Fühlen und Wollen immer auftreten muß, tritt in einer abnormen Weise in der Krankheit auf. Unsere Leber und unsere Nieren müssen dieselben Prozesse durchmachen, die wir im Denken, Fühlen und Wollen durchmachen, die nur über das Ziel hinausschießen, wenn sie in zu großer Zahl auftreten. Könnten wir nicht krank werden – wir müßten Toren bleiben unser Leben lang! Der Möglichkeit, krank zu werden, verdanken wir die andere Möglichkeit, denkende, fühlende und wollende Menschenwesen zu werden" (24. 7. 1924).

Die Überlegungen über Form, Dynamik und Qualität, die wir im übenden Denken gipfeln lassen, machen die Probleme der Medizin erst sichtbar. Denn aus der Region, aus der die Kräfte des Gestaltens und Verwandelns der Formen, des Aufrichtens, des Änderns der Qualitäten kommen, stammt auch die Potenz, die das Gesundsein in die Richtung des Krankseins drängt. Mit einem solchen Fazit befinden wir uns bewußt an jener Grenze, wo das gesunde leibliche Sein sich behauptet, jedoch durch Einwirkung aus dem Bereich jenseits der Grenze in einen Zustand versetzt werden kann, der sich dem vorausgehenden feindlich zeigt. Wir stoßen an etwas an, das wohl unsichtbar ist, aber im Sichtbaren dennoch seine Wirkung entfaltet. Wir bemerken als seelisch-geistiges Wesen einen seelisch-geistigen Vorgang.[36]

64

IV.

Probleme der Ganzheit und der Einheit
Vom Wirken der geistigen Bildeprinzipien

Zu Beginn des geisteswissenschaftlichen Studiums möchte man eigentlich alle übersinnlichen Gebiete zugleich und unmittelbar anschaulich vor sich haben oder doch die Meinung hegen dürfen, daß alles Wißbare geschildert sei. Man lernt jedoch bald, daß das ideell und praktisch nicht möglich ist und daß man den Boden für eine wesensgemäße Betrachtungsweise sich erst selber schaffen muß. Das Verbindende zwischen dem sinnlich Beobachtbaren und dem übersinnlich Wahrnehmbaren muß mit fortschreitendem Interesse für das reale Geistige gesucht werden, muß sich im Studium nach und nach ergeben. Damit wollen wir die zwischen den beiden Gebieten bestehende Grenze nicht verwischen. Im Gegenteil: Wir betonen, daß nur eine deutliche Scheidung der Gebiete fruchtbar sein wird und daß ihre Vereinigung als Erkenntnisleistung nur gelingt, wenn die beiden Wirklichkeiten als solche nicht verwechselt werden.

Rudolf Steiner bemühte sich auf immer neue Weise darum, das geistige Sein des Menschen in den bildhaften Erscheinungen der äußeren Welt aufzuzeigen. Er knüpfte dabei wiederholt an das anatomische und physiologische Wissen an. (Man sei sich darüber klar, daß eine geisteswissenschaftlich fundierte Heilkunst durchaus auch ohne diese Anknüpfung hätte inauguriert werden können. Es ist aber geradezu das Signum des anthroposophisch-medizinischen Impulses, daß dies nicht geschah. Eine Opposition gegenüber der modernen Entwicklung ist deshalb von vornherein ausgeschlossen. Andererseits ist auch der Vorwurf des Dilettantismus und Dogmatismus unberechtigt, wenn die Ausgangssituation nicht ignoriert wird.)

Rudolf Steiner sagte einmal – mehr oder weniger in Parenthese – zu jungen Ärzten: „Man kann in der Medizin überhaupt nichts begreifen mit dem Verstand" (21. 4. 1924), um bewußt zu machen, wie wenig die üblichen Begriffe für die Erforschung des Menschen hinreichen. Faßt man diesen Satz in seinem Ernst, so beleuchtet er die gesamte medizinische Situation. So sehr man sich auch gegen eine solche Feststellung sträuben mag, sie beweist ihre Richtigkeit durch die Tatsachen. Was wir mit dem Verstande aufgreifen, sind Einzelheiten der Beobachtung, logische Verknüpfungen von Daten, physische Gesetzmäßigkeiten, Analysen der Lebenswirkungen und der Bewußtseinsabläufe, nicht aber das Menschenwesen selbst. Hingegen macht uns der Verstand deutlich, was wir nicht erfassen, was aber dennoch existiert. Mit dem Verstande beschreiben wir den Bau des Menschen, betreiben wir Anatomie, Morphologie und Pathologie. Das einheitlich Wirkende, aus dem das Einzelne hervorgeht, erreichen wir mit ihm nicht. Das haben wir uns einzugestehen – und zwar nicht nur als theoretische Überlegung sondern als lebensmäßig ausgehaltenen Widerspruch –, wenn wir die Ganzheit erkennen wollen.

Was ist Ganzheit? Verständigen wir uns zunächst im vorläufig Gegebenen. Alles, was in Bildung und Funktion abgeschlossen ist, repräsentiert ein Ganzes. So ein Organ mit samt seinen peripheren Wirkungen. So ein System einschließlich seines kontinuierlichen Aufbaus und Abbaus, seiner Aufgaben, Reaktionen und seiner räumlichen Ausdehnung. Zum Beispiel das Nervensystem, das Knochensystem, das Hautsystem, das Drüsensystem. Jedes System bildet in sich – vom Leiblichen her betrachtet – ein Ganzes. Die Systeme sind – ebenso wie die Organe – nur als Gesamtgefüge möglich. Obwohl die Teile eines Organes oder eines Systems bis zu einem gewissen Grade isolierte Tendenzen entfalten können, sind sie einem höheren Organisations-Prinzip untergeordnet. Die Leberzellen, die Knochenzellen, die Nervenzellen machen in ihrer Anhäufung noch kein Organ, noch kein System aus. Das Ganze wirkt aus anderen Bedingungen als die Teile, die wir mit den Sinnen verfolgen.

Wir sagen: ein Organ, ein System (Blut, Lymphe, Bindegewebe u. a.) ist ein Ganzes. Dieses Ganze dokumentiert sich als ein Nicht-Physisches innerhalb der leiblichen Erscheinung. Was sich als mehrere „ganze

Dinge" zeigt, liegt nebeneinander oder ineinander, ist aber unter sich beziehungslos. Die „ganzen Dinge" haben keine Macht über ihre Grenze hinaus, ihre Eigenheit läßt von sich aus kein höher geartetes Zusammenspiel zu. Wohl gehen Beeinflussungen von einem zum anderen. Diese sind jedoch von untergeordneter Bedeutung. Es übergreift die ganzen Dinge ein nicht in ihnen ruhender Impuls: die Kräfte einer Ganzheit, die einen Funktionskreis runden, schließen und öffnen. Doch weiteres geschieht noch: Mehrere Ganzheiten werden vereinigt und so konstituiert sich erst der Mensch. Die Gewalt des Ich-Inkarnierens übergreift alle Ganzheiten und schafft das sinnvoll wirkende menschliche Gefüge. Die Einheit stellt die höhere Ordnung her, in der die Ganzheiten zueinander streben.

Wir begegnen also stufenweise verschiedenen Prinzipien des Aufbaus: 1. den einzelnen ganzen Bildungen des Leibes (Organe, Systeme); 2. dem Zusammenspiel der ganzen Dinge in verschiedenen Regionen und Funktionskreisen (das heißt Ganzheiten); 3. dem in allem wirkenden und schaffenden Wesen Mensch, der Einheit als Bildemacht, der Aktualität des Ich.

Die Kräfte der ganzen Dinge, der Ganzheiten, der einen Einheit beherrschen und durchdringen alle Gestaltungen und Prozesse des Organismus. Sie formen gemeinsam das Leben zu einem mächtigen Da-Sein und sind in ihren Auswirkungen nicht leicht von einander zu trennen. Sie müssen zur Ergründung des Menschenwesens als die treibenden Elemente und als die Hervorbringer alles differenzierenden und zusammenschließenden Organisierens erkannt werden.

Welche Anhaltspunkte liefert die Beobachtung, um Ganzes, Ganzheiten und die Einheit zu erfahren? Müssen wir bei den Bildern der Anatomie, bei den Vorstellungen und Deutungen der Physiologie stehen bleiben?

Als maßgeblichen Gedanken haben wir gewonnen, daß jene drei Prinzipien ihre Impulse rein geistig verwirklichen. Sie können demgemäß in anatomisch lokalisierbaren Gebilden substratmäßig nicht verankert sein. Was sie vollbringen, so belehrt uns Rudolf Steiner, sind schöpferische Akte der übersinnlichen Wesensglieder. Die Vorstellung von einer „zentralen Lenkung" funktioneller Zusammenhänge durch ein einzelnes Organ lösen wir durch die andere ab, die die Ganzheiten selbst als ein Wirkendes, als ein geistiges Geschehen auffaßt. Was sich der unmittelbaren Wahrnehmung entzieht, wovon die denkende Beobachtung aber als von etwas Essentiellem weiß, hat Rudolf Steiner im einzelnen beschrieben. Der okkulte Aspekt zeigt, daß sich die Wesensglieder – Ätherleib, Astralleib und Ich in Korrespondenz zum physischen Leib – in der Realisierung von etwas Ganzem in einzelnen Organ-Gestaltungen, von Ganzheiten in Funktionskreisen, von der Einheit in der Gesamt-Existenz ihren Ausdruck schaffen. Wie das geschieht, haben wir nach und nach zu ergründen.

Zunächst: Was haben wir uns unter dem Ätherleib vorzustellen? Die Bezeichnung „Leib" – analog zum physischen Leib – besagt, daß das Ätherische im Menschen den Charakter einer in sich geschlossenen Organisation hat. Der Ätherleib ist etwas Selbständiges, etwas Eigenes und Besonderes in einer ätherischen Umwelt, ebenso wie der physische Leib in seiner physischen Umgebung. Er ist das Leben gebende Wesenhafte. Indem er das Leben zeugt, verbindet er das physische Sein und die seelisch-geistige Innenwelt. Nach außen (oder bildmäßig ausgedrückt: nach unten) bewirkt er alle Lebenstatsachen, nach innen (oder: nach oben) ermöglicht er die bewußten Vorgänge (Vorstellen, Denken, Erinnern u. a.). Durch die Kräfte des Ätherleibes geschieht der gesamte Aufbau im Organismus, erfolgt das Wachstum und jede Art von Regeneration, heilen Störungen aus, wird die Fülle aller notwendigen Prozesse impulsiert. So dürfte man ihn auch den Organismus der Funktionen nennen. Denn durch ihn kommen die Funktionen – seien es die ätherischen selbst, seien es die vom Astralischen oder die vom Ich aus angeregten – in der Schicht des leiblichen Daseins zum Durchbruch. In dieser Weise verfügt der Ätherleib mit seinen Kräften nach allen Seiten, weil er an der Erfüllung sämtlicher Aufgaben des leiblichen und des seelisch-geistigen Daseins beteiligt ist. Er baut sich aus vier – vom Kosmos gegebenen – Qualitäten auf: Wärmeäther, Lichtäther, chemischer Äther,

Lebensäther. Jede Ätherart hat ihre besonderen Eigenschaften, ihre eigene Wirkenssphäre, ihre genaue Orientierung zur physischen Organisation und ihre bestimmte Beziehung zu den höheren Wesensgliedern. Die vier Ätherelemente sind die eigentlichen Leib-Geist-Vermittler. Durch sie kann sich ein Ich im Menschenleib halten und mit der Außenwelt kommunizieren. Die Universalität des Ätherleibes allmählich zu begreifen, ist eine der vordringlichsten Aufgaben der Menschenkunde. So sehr wir auch mit unseren Vorstellungen gegenüber der Wirklichkeit zurückbleiben, so sehr hilft uns jedes echte Bild vom Organismus, den Ätherleib in seinem Wirken zu verstehen. Darum genügt es für das Verständnis des Ätherleibes an dieser Stelle nicht, nur die verschiedenen Merkmale des Ätherischen aufzuzählen. Erst im Erfahren der ganzen Menschenkunde werden wir nach und nach einen gesättigten und vollinhaltlichen Begriff vom Ätherischen gewinnen.

Eine spezielle Beschreibung des Ätherleibes ist nur bedingt möglich, weil derselbe mit den übrigen Wesensgliedern auf das engste verflochten ist. Wir rücken daher mit unserem Verständnis für das Ätherische um so mehr vor, je tiefer wir in die Geheimnisse der anderen Daseinsschichten eindringen. Darum dürfen wir uns hier auf die wenigen Andeutungen beschränken. Wir werden auf manche Eigentümlichkeiten des Ätherischen in den weiteren Betrachtungen stoßen und wollen sie so viel als gegeben dann charakterisieren.[37]

Wie verhält sich das Ätherische zu den oben genannten Organisationsprinzipien? Wir sagten, daß zur Entstehung und Erhaltung einer in sich geschlossenen Einzelheit, eines Ganzen im Organismus, alle Wesensglieder nötig seien. Desgleichen bei Ganzheiten und überdies bei der Einheit. Allerdings beteiligen sich die Wesensglieder dabei in sehr verschiedener Weise. Ein Ganzes kann nur werden, wenn die vier Entitäten miteinander ein Gemeinsames intendieren. Doch glauben wir auf Grund der Schilderungen Rudolf Steiners annehmen zu dürfen, daß namentlich das Ätherische die Bildung eines Organes (einer Einzelheit, eines Ganzen) beherrscht. Bei der Konfiguration der Ganzheiten treten die Kräfte der anderen Wesensglieder in den Vordergrund. Noch mehr gilt das für das Zustandekommen der Einheit, für das wir bereits das Ich als überwiegend Wirkendes nannten. Das Ich könnte jedoch nicht aus seinem Wesenskern heraus das Vielgestaltete und Vielverschlungene zur Präsenz bringen, würde der Ätherleib nicht von unten herauf den Zusammenhang vorbereiten. Das Ätherische ist das eigentliche Medium, durch das die Gestaltungsmächte und Funktionskräfte von Astralleib und Ich sich verwirklichen.

Bedenken wir weiter, wie der Ätherleib selbst innerhalb des Gefüges der Wesensglieder ein Ganzes darstellt und als solches durch Faktoren bestimmt wird, die außerhalb seiner selbst liegen. Auch das, was wir innerhalb des Leiblichen als Ganzheiten ansprechen, treffen wir in der ätherischen Schicht ebenfalls an: die einzelnen Ätherarten können wir als Ganzheiten verstehen, die sich im Wechselspiel zwischen innen und außen formieren. Und das harmonisierende Prinzip der Einheit drückt sich im Ätherischen durch den Impuls der Individualisierung aus. Wenn Rudolf Steiner sagt: Der Mensch hat einen individuellen Ätherleib, so heißt das: Das Ätherische, das aus den Weltenkräften heraus Organe und Funktionen bildet und versorgt, ist in seiner menschlichen Erscheinung ein eigenständiges, einmaliges Wesen, eine Einheit in sich, ein Mikrokosmos.

Wir sind uns durchaus bewußt, wie wenig das Bisherige hinreicht, den Menschen in seiner ganzen Realität zu fassen. Die Vorstellungen von den drei Prinzipien sind nur Annäherungsbegriffe, die Gegebenheiten zu ordnen. Wir lenken mit ihnen den Blick auf das Äußere des Leibes. Sprechen wir vom Ätherleib, von seinen Funktionen, von seinen Qualitäten, von seinem Beteiligtsein am Aufbau der Organe, am Ablauf der Prozesse und an der Erhaltung der Einheit (Ich-Mensch), dann wenden wir uns einem Element zu, das der Sinnes-Beobachtung nicht zugänglich ist, das aber in das Physische unausgesetzt hineinwirkt, solange das Leben dauert. Folgen wir seinen äußeren Spuren, so sind wir uns darüber im klaren, daß wir die Ergebnisse des ätherischen Wirkens vor uns haben, nicht aber das Ätherische selbst.

Bis hierher können wir den Gedanken rein aus philosophischem Antrieb nachgehen. Zur Aufnahme dessen, was nun sachlich und methodisch sich durch die Anthroposophie anschließt, bedarf es eines Aufschwunges. Die ätherischen Funktionen lassen sich niemals aus dem Körperlichen – sei es das Wäßrige, das Feste, die Wärme, sei es die Eiweißorganisation oder anderes – denkerisch ableiten. Dafür ist höhere Erkenntnis notwendig, zu der Rudolf Steiner einen Weg wies. Was er durch sie an Grundtatsachen der geistigen Welt schilderte, ergänzt unser Wissen vom Physischen nach der geistigen Seite hin. Dadurch wird unser Beobachten geschärft und wir vermögen mit den bereicherten Vorstellungen den Wirkungen des Ätherischen im Leiblichen nachzuspüren.

Allerdings braucht es Mut, Konsequenz und Entschlußkraft, sich von Meinungen zu lösen, die man bisher als wissenschaftliche Überzeugung vertreten hat und die der unvoreingenommenen Aufnahme des Neuen entgegenstehen. Ohne eine solche Korrektur bleiben die anthroposophischen Wahrheiten unfruchtbar. Unser Wahrheitssinn verlangt nach dem realen Geistigen, nicht nach intellektuell Erdachtem. Von unserem inneren Verhalten hängt es ab, wie weit uns die geisteswissenschaftlichen Inhalte in der Erkenntnis des Menschen bringen.

Mit anderen Worten: Wir wollen nicht in irgendeinem nebelhaften Geistigen „schwimmen". Wir versuchen, uns einläßlich mit den geisteswissenschaftlichen Befunden bekannt zu machen.

Rudolf Steiner zeigt, daß im Menschen bestimmte Polaritäten walten. Was bedeuten sie für den Menschen? Können wir sie definieren? Oder nur umschreiben? Eine Polarität ist nichts Physisches. Sie ist eine Gesetzmäßigkeit in einer bestimmten Wirklichkeitsschicht. Zum Beispiel: Im Gegenüber von Blutsystem und Nervensystem sieht Rudolf Steiner eine Polarität des Organismus. Das heißt: Blut und Nerv werden durch ein höheres Prinzip in gegenseitige Spannung und Abhängigkeit gebracht. Dadurch entsteht im Ausgleich etwas Neues: ein Funktionelles, das über die Kräfte des Blutes wie des Nerven hinausgreift. Durch das polarische Wirken dieser beiden Systeme kommt eine Ganzheit zustande, die, obwohl sie nicht Gegenstand der Anatomie sein kann, erst die Basis für die Einheit des Leiblichen abgibt.

Mit den Polaritäten charakterisieren wir etwas Wesentliches vom funktionellen Organismus. Wir werden noch verschiedene Polaritäten genauer zu betrachten haben. Hier sollte lediglich ihr Charakter angedeutet werden. Der Begriff der Polarität zielt auf Gesetze, die das leibliche Dasein beherrschen. Die wirkenden Kräfte der Polaritäten haben wir in den Wesensgliedern zu suchen. Durch die Leibesorganisation schimmert ein geistiger Organismus hindurch, der das Spiel von Leben und Bewußtsein intendiert. Man kann an dieser Wesenswirklichkeit zweifeln und vor der Begegnung mit ihr Beweise verlangen. Diese lassen sich im irdischen Bereich nicht finden. „Theoretische Beweise, daß die charakterisierte geistige Welt wirklich ist, wird man vergeblich suchen; doch gibt es solche auch nicht für die Wirklichkeit der Wahrnehmungswelt" (Rätsel der Philosophie, Band II, Ausblick). Das sich einzugestehen fällt schwer. Dennoch gehört es zur Sicherheit des Erkennens.

V.

Das System des oberen und unteren Menschen
Das Herzgeschehen

Wir stehen vor der Aufgabe, uns adäquate Vorstellungen und ein Urteil über die Wirkungsweise des Ätherleibes zu bilden. Dabei beschreiten wir vergleichsweise einen ähnlichen Weg wie beim Erfassen physiognomischer Bilder, Gesten, Formen, Gestaltungen und Qualitäten. Unsere Fähigkeit, die Inhalte der höheren Erkenntnis zu denken, hat sich an einzelnen prägnanten Schilderungen zu üben. Zum Beispiel sind Rudolf Steiners Mitteilungen über das Ätherische so mannigfaltig und reich, daß uns viele Seiten des Ätherischen aufleuchten können. Das Denken nimmt eine Richtung, die es bisher nicht einschlug. Es reift zu einer vorher kaum erfahrenen Lebendigkeit und Sicherheit heran. Nicht ohne Anstrengung. Alte und neue Vorstellungen stehen im Widerstreit miteinander. So, wenn Rudolf Steiner sagt, daß im Ätherleib auch eine Art Gliederung herrsche, die sich der physischen Organ-Anordnung verwandt zeige. Aber die Grenzen der leiblichen Organe (deren Anatomie uns geläufig und als Bild zunächst allein zugänglich ist) sind nicht die Grenzen des Ätherischen! Das Ätherische, das in einer Organregion wirkt, flutet über die Oberfläche des leiblichen Organes hinaus. Das Ätherorgan ist größer als das physische Organ.

Solche Vorstellungen innerlich deutlich auszuzeichnen, gelingt nicht von vornherein. Das eine Bild zeigt das scharf umrissene leibliche Organ, streng in seiner Struktur. Das andere Bild weist hin auf ein ätherisches Organ, das jenes leibliche plastiziert, das, indem es größer ist als dieses, eine Sphäre um dasselbe bildet und durch diese mit der ätherischen Umgebung vielfach kommuniziert. Beide Bilder wollen bewußt vereinigt werden. Die innere Kraft dazu muß im Nachsinnen, im Auseinanderhalten wie im Zusammenfügen, wachsen.

Das physische Organ darf man als ruhend ansehen (vom Zirkulieren der Säfte und des Blutes abgesehen), das Element des ätherischen Organes hingegen ist die Bewegung. Kann man das leibliche Organ als etwas Lastendes charakterisieren, das der Schwerkraft unterliegt, so muß das ätherische als etwas Saugendes bezeichnet werden, das mit der Schwerkraft nichts zu tun hat. Jenes drückt nach allen Seiten, dieses hebt auf. In den Folgen von drückender und saugender Funktionalität konzentriert sich eine Seite des polaren Wirkens von physischem und ätherischem Sein, von irdischer und nicht-irdischer Struktur.

Um zu einer Urteilsgrundlage über das Ätherische zu kommen, haben wir mehrere Eigenschaften in einem Blick zusammenzufassen. Doch nicht in dem Sinne, daß uns die Summe aller Aussagen Rudolf Steiners schon zu diesem Blick oder Urteil befähige. Was als Gefahr dabei auftaucht, überwinden wir, wenn wir die Bilder vom Ätherischen an die Erscheinungen der Sinneswelt so nah als möglich heranführen, ohne sie jedoch mit diesen zur Deckung bringen oder vermengen zu wollen. Anders gesagt: Halten wir die imaginativen Bilder in der Gedankenform lebendig, in der sie gegeben sind, so legen sie uns das frei, auf was sie nur zeichenhaft deuten.

Gehen wir mit der Vorstellung vom Gesamtwirken des Ätherischen an das äußere Bild des Leibes heran, so geraten wir in ein Dilemma. Die leibliche Gestalt integriert ja aus der Zusammenarbeit aller vier Wesensglieder. Der Anteil, den eine Wesensschicht speziell daran nimmt, läßt sich mit der gewöhnlichen Vorstellungskraft nur schwer isolieren. Das Bild vom Ätherischen, das wir uns innerlich aneignen, paßt also zunächst nicht zum Gegebenen unserer Wahrnehmung. Wir sind gehalten, in einem höheren Sinne zu abstrahieren: Wir haben, wenn wir das ätherische Wirken im Leiblichen „wiedererkennen" wollen, von allem abzusehen, was durch die übrigen Wesensglieder zustande kommt. Bei dieser Aufgabe werden wir durch einige elementare Hinweise Rudolf Steiners gefördert. Zum Beispiel: Der Vorgang des Wachsens ist Ausdruck der ätherischen Kräfte. Oder: Der Ätherleib beherrscht alles Wäßrige. Er inkarniert sich im Flüssigen. Alles, was sich im Organismus in wäßriger oder flüssiger Form befindet, ist ätherisch durchdrungen und dadurch belebt. Es wird durch den Ätherleib zu einer geordneten Ganzheit, dem Flüssigkeitsmenschen. Wäßriges oder Flüssiges, das der mineralischen Stufe entspricht, gibt es im Menschen nicht. „Tot" wird es erst außerhalb desselben.

Einem bestimmten Wirkensfeld der ätherischen Funktionalität nähern wir uns, wenn wir gewisse Polaritäten der Leibesorganisation ins Auge fassen. Eine alles beherrschende Polarität waltet zwischen dem oberen und dem unteren Menschen. Sie kommt innerhalb des Ätherleibes zum Austrag und ist allein durch ihn möglich. Daß der physische Leib, der astralische Leib und das Ich dabei beteiligt sind, ist selbstverständlich, möge jetzt aber unberücksichtigt bleiben. Wir müssen zunächst ein Wesensglied herausgreifen, um die Art des Strebens in den Kräftesystemen überhaupt erkennen zu können. Blicken wir auf den Zusammenhang des oberen Menschen in der Eigenschaft, wie er sich dem unteren konfrontiert (und umgekehrt), so haben wir in ihm den Ausdruck vornehmlich für das Eingreifen des Ätherleibes vor uns.

Wenn Rudolf Steiner sagt: es besteht zwischen dem oberen und dem unteren Menschen eine Polarität, so liegt dem Folgendes zugrunde: Das Ätherische formt zwei Zentren, durch welche die einzelnen Organe je zu einem großen, komplizierten Funktionskreis zusammengefügt werden. In beiden Funktionskreisen ist das Verhalten des Ätherischen zum Kosmos, zur Erde und zu den anderen Wesensgliedern jeweils verschieden. Im Gegenüber der beiden Ganzheiten entsteht eine Spannung, durch die etwas hervortritt, was weder in der einen noch in der anderen liegt: das Funktions-Spiel zwischen Oben und Unten. Dieses Geheimnis des Organismus bleibt bei einer rein physischen Betrachtung unbeachtet. Wir spüren ihm nach und finden, daß es aus den Bedingungen des Leiblichen nicht verständlich ist. Wir wollen dieses Unverständliche aber nicht als Wunder hinstellen. Wir ahnen allerdings, daß wir das „Selbstverständliche", durch das der Organismus existiert, im Wechselspiel zwischen Physischem und Ätherischem geistig noch erst zu suchen haben.

Bei der Betrachtung des oberen und unteren Menschen gilt es, zwei Dinge zugleich auseinanderzuhalten und zu verbinden: die physischen Organe und die ätherischen Funktionen. Diese vereinen jene zu zwei Ganzheiten, schaffen dadurch zwei Kräftegruppierungen, die in bestimmter Relation zueinander stehen. Aus dem Mit- und Gegeneinander erwächst eine Dualität, die den Charakter einer Schicht des Organismus bestimmt. Sie ist unsichtbar. Ihre Existenz läßt sich, wie die aller Bildeprinzipien, an den Auswirkungen erkennen.

Die in dieser Hinsicht gemeinte Korrespondenz zwischen Organen des oberen und des unteren Menschen beruht nicht auf den nervalen Verbindungen, die über den Organismus verteilt bestehen, kommt auch nicht durch humorale Veränderungen oder durch Wechselwirkung bestimmter Hormone zustande, sie vollzieht sich allein durch das dual geordnete Wirken des Ätherischen. Das Gesamtgeschehen, die Ganzheit in dieser Daseinsschicht, braucht keine physische Vermittlung. Das Ätherische bildet Gliedgestalten, die das räumlich Getrennte überbrücken und die sich bald miteinander verbinden, bald voneinander lösen.

Im oberen Menschen kann nichts geschehen, was nicht eine Wirkung im unteren Menschen hätte. Und umgekehrt: Jeder Vorgang im unteren Menschen veranlaßt gleichzeitig (im Sinne der Gegenreaktion und des Gleichgewichtes) eine Änderung im oberen Menschen oder ist die Ursache, daß etwas als Folge dort eintritt. Präziser: Greift das Ätherische an dem einen Ort ein, so vollzieht es (notgedrungen) eine ausgleichende Geste im polaren Felde.

Die Harmonie der ätherischen Funktionen stellt sich durch die Spannung der Polarität immer wieder her. Die Ganzheit auf Grund der bewältigten Zweiheit ist ein Organismus in sich. Sie ist ein Ausdruck des Lebensleibes.

Lassen wir uns mit solchen Ideen darauf ein, die Andersartigkeit der organischen Tätigkeiten im oberen und unteren System zu beachten, so gelangen wir zu neuen Ansichten über bestimmte Abläufe, die zwischen den beiden Systemen spielen. So hat Rudolf Steiner eine Anschauung über das Herz vorgelegt, die von der üblichen abweicht. Die Berücksichtigung der Polarität von Oben und Unten läßt das Herzorgan von einem bisher nicht beachteten Aspekt aus erkennen. Die anatomisch-physiologischen Untersuchungen stellen das Herz als ein Impulszentrum hin, das analog der mechanischen Pumpe agieren soll. Dagegen zeigt Rudolf Steiner, daß das Herz primär keine solche Pumpe ist.[38]

Was aber ist das Herz im primären Sinne? Die primäre Aufgabe dürfen wir nicht im Physisch-Leiblichen suchen. Sie hängt mit den Prozessen von Oben und Unten zusammen, die vom Ätherischen intendiert und unterhalten werden. Das physische Herz ist als Organ und Funktionsort Ausdruck eines unsichtbaren Wirkungskomplexes, an dem das Ätherische seinen besonderen Anteil hat. Vom physischen Herzen können wir nicht erwarten, daß es eine dirigierende Macht nach oben oder nach unten hat. Es ist eingespannt in das Zirkulieren des Blutes, in das Stauen des Flüssigkeitsstromes, in das Entstehen und Verklingen der Rhythmen. Wenn Rudolf Steiner sagt, daß das Herz zwischen dem Oberen und dem Unteren ausgleicht, so bezieht sich das nur sekundär auf das physische Herz, das anatomische Gebilde. In diesem und durch dieses vollzieht sich Physisches, wodurch auch in dieser Schicht ein Ausgleich erfolgt. Das eigentliche „Ausgleichen" ist eine geistige Aktivität, die im Ätherischen zwischen den Polaritäten von Oben und Unten lebt. Es resultiert dort ätherisch nicht nur eine Spannung, sondern es bildet sich darüber hinaus eine Funktionalität, die fortgesetzt ein Harmonisieren von hier nach da und von dort nach hier einleitet. Dieses Elementare einer Mitte ist eine der Voraussetzungen der Leibwerdung. Dadurch, daß das Ätherische in die Organe des oberen und des unteren Menschen eingreift und aus diesen Vorgängen Leibliches entsteht, wird auch eine leibliche Mitte notwendig. Weil das Bewirkte oben und unten zum Ausgleich strebt, muß zwischen beide Systeme eine Bildung sich einfügen, die weder mit dem einen noch mit dem anderen direkt zu tun hat. Hier liegt die primäre Tätigkeit des „Herzens", der geistigen Herzstruktur: der „Mitte" im Ätherleib.

Physisch gesehen muß das Herz als ein Stauorgan betrachtet werden. Hier begegnen sich und kommen für einen Moment zur Ruhe die Prozeßfolgen des unteren Menschen (feste und flüssige Nahrungsaufnahme) und die des oberen Menschen (Atmung, Sinneswahrnehmung). „Diese Wechselwirkung besteht in ineinanderspielenden Kräften. Und dasjenige, was da ineinanderspielt, das ... staut sich vor seinem gegenseitigen Ineinanderspiel im Herzen" (I, 2).

Die Eigenschaft des Herzens, ein Stauorgan zu sein, hängt mit der Einschaltung zwischen den polarisch selbständigen Tätigkeiten zusammen. Durch andere Eigenschaften ist es an tiefer verborgenen Funktionskreisen beteiligt. Rudolf Steiner spricht von einer Tätigkeit im Herzbereich, die den Charakter einer Sinneswahrnehmung habe. Wenngleich jedem Organ diese Aufgabe des Wahrnehmens (für sich und für den Gesamtorganismus) zukommt, so nimmt doch das Herz eine besondere Stellung innerhalb des organischen Wahrnehmungsspiels ein. Es ist dazu da, „daß gewissermaßen die oberen Tätigkeiten wahrnehmen, empfinden können die unteren Tätigkeiten des Menschen... Ein Sinnesorgan zum inneren Wahrnehmen ist zuletzt das Herz" (I, 2). Im oberen Menschen ist alles daraufhin organisiert, daß Wahrnehmungen sich ereignen können. Sofern das Herz die Funktion des Wahrnehmens entwickelt, nimmt es teil an diesem oberen Prinzip. Der obere Mensch kann durch den Organzusammenhang Herz die Vorgänge des unteren Menschen wahrnehmen. Diese Sinnesaktion verläuft unterbewußt. Durch sie wird das Zusammenspiel von Oben und Unten erst möglich. Denn auf jede Wahrnehmung folgt eine Reaktion; hier überdies die Tätigkeit des kontinuierlichen Ausgleichens. Sie geschieht in rhythmischen Vorgängen. Das rhythmische Verhalten im Ausgleichen wird so durch die Beachtung der Polarität von Oben und Unten verständlich. Den Rhythmus selbst können wir nicht erklären. Er ist ein Urphänomen und muß als das Element, das Oben und Unten sowohl trennt als verbindet, erlebt und angeschaut werden.

In groben Umrißlinien zeigt die Herzanschauung Rudolf Steiners folgendes Bild: Die Tätigkeit des Herzens ist nicht treibender Faktor der Blutbewegung, sondern Ausdruck für den Ausgleich zwischen dem oberen und unteren Menschen. Die physische Herzaktion ist ein Geschehen sekundärer Natur. Die Zirkulation des Blutes beruht auf einer Kraft, die nicht analog zur Pumpenmechanik gedacht werden kann. Sie wird durch die Wesensglieder im gesamten Blutmenschen bewirkt; das Strömen wird nicht an einem Ort in Szene gesetzt. Am unterbewußten Wahrnehmen der Organe untereinander nimmt auch das Herz teil. Auf dieser Funktionsebene bildet es sogar einen Mittelpunkt der ausgebreiteten Sinnesvorgänge. Die Koordination von Oben und Unten erfolgt durch diesen Wahrnehme-Prozeß des Herzens. Auf diese Weise vermag das Herz die wichtige Aufgabe zu erfüllen: im dynamischen Ausgleichen von Oben und Unten die Mitte ständig neu zu gestalten. Dabei offenbart sich das Urphänomen Rhythmus. Von ihm werden Atemstrom und Blutstrom bewältigt und durch ihn ersteht die Mitte als ein geistig-physisches Zentrum. – Die unterschiedlichen Prozesse im oberen und unteren Menschen sind die eigentlichen Veranlasser der Blutbewegung. Obere und untere Funktionen sind grundverschieden voneinander; sie bilden in sich abgeschlossene Kreise. Im Zusammenspiel entwickelt sich ein dritter Kreis: das Herzgeschehen. Aus diesem wird die Bewegung des Blutes eine notwendige, geht aber nicht primär von ihm aus.

Wir beachten: Die oberen und unteren Prozeßaktivitäten fordern Ausgleiche und Vermittlungen, fordern eine dynamische Mitte zwischen den Polen. Das Herz ist in das, was von oben und in das, was von unten herangetragen oder verlangt wird, eingespannt, nimmt wahr und antwortet mit seinem Ausgleichen. Die Mächte, die die Organe des oberen und des unteren Menschen aufbauen, unterhalten und funktionskräftig sein lassen, sind zugleich die treibenden Elemente des Blutes. Das Blut wird nicht mit Hilfe eines Schlauch-Ader-Systems von einem Mittelpunkt durch den Körper überall hingepumpt. Es sind vielmehr die Organe und Funktionen, die es aktiv anziehen und wieder entlassen, es ansaugen und abstoßen. Der „Kreislauf" selbst entsteht dann durch die Spannung, welche die Dualität im Organismus schafft. (Damit zeigt sich, daß die Pumpen-Analogie nicht nur für das Herz eine falsche Vorstellung gibt, sondern auch für alle anderen Organe, insofern sie an den Aufgaben des oberen und unteren Systems beteiligt sind.)

Indem wir das Herz als Sinnesorgan ansprechen, gehen wir im Grunde über den Bereich der Oben-Unten-Polarität hinaus. Die isolierte Betrachtung einer funktionellen Schicht ist eben nur bedingt möglich. Das Herzgeschehen ist nicht ohne Dualität denkbar. Der lebendige Bezug zwischen Oben und Unten wiederum nicht ohne das Entstehen der Herzmitte. Aber sowohl Dualität als Herzmitte sind von anderen Einwirkungen abhängig, wären nicht möglich, wenn sich nicht noch Organisationsprinzipien hinzugesellten. Da wir es hier mit verborgenen Schichten des Organismus zu tun haben, die sowohl dem Bewußtsein als auch der unmittelbaren Anschauung entzogen sind, fällt es uns schwer, über die Einzelheiten hinausgreifende Bildekräfte da wirken zu sehen, wo wir gewohnt sind, in Abgrenzungen zu denken. Darum besteht wegen des zunächst mangelnden Überblicks die Versuchung, die von Rudolf Steiner sorgsam getrennt geschilderten Zusammenhänge und Schichten miteinander verquicken und zur Deckung bringen zu wollen. Was wir vom Umkreis der zweigegliederten Organisation lernen, ist zum Beispiel nicht mit der Idee der Dreigliederung zu erfassen. Sich bewußt zu sein, daß es sich bei der Dualität und bei der Dreigliederung um verschiedene Schichten des Organismus handelt, ist für das Verständnis des Menschen von großer Bedeutung.

„Alles dasjenige, was im Unteren vorgeht, hat sein Negativ, sein negatives Gegenbild im Oberen. Es ist immer so, daß man zu allem, was mit dem Oberen zusammenhängt, ein Gegenbild finden kann im Unteren" (I, 2). Diese grundsätzliche Formulierung Rudolf Steiners wird für manche Untersuchung leitend sein. Wir dürfen zur Verständigung über das „Negativ" wohl von Spiegelbildern sprechen, wenn wir damit zugleich etwas Aktives verbinden, das heißt wenn wir uns das Gespiegelte mit Aktionsfähigkeit begabt vorstellen. Der anatomisch-physiologische Befund der Spiegelung bestimmter Teile und Funktionen des Organismus in den peripheren Anteilen des Gehirnes kann eine Ahnung für das neu zu Erarbeitende vermitteln. Allerdings enthebt uns dieses Faktum nicht der Mühe, die Begriffe erst noch zu erweitern, denn die „Projektionen" bei dem Oben-Unten-Spiel müssen funktionell gedacht, nicht statisch oder materiell im Raum fixiert werden. Da verläßliche Punkte für ein irgendwie geartetes Sich-Projizieren, Sich-Spiegeln, Sich-Abbilden der Gliedmaßen und einzelner Stoffwechselaktionen im Nervensystem vorhanden sind, warum sollten in der funktionellen Schicht nicht ähnliche durch Wechselwirkung hervorgerufene Abdrücke existieren? Als gesetzmäßige, wenn auch flüchtige Einrichtungen nötig sein? Und werden nicht gleichfalls Entsprechungen des oberen Systems im unteren notwendig, im Funktionellen (dem Ätherischen) und schließlich auch im leiblich Gewordenen?

Die Schwierigkeit, die aufgeworfenen Probleme durchzudenken, besteht darin, daß man die Möglichkeit des Miteinanderwirkens von zwei Systemen einzig durch materielle Verbindungen, durch unmittelbaren Kontakt, direkte Leitung oder Substanzvermittlung (Hormone) zu erklären gewöhnt ist. Demgegenüber betonen wir, daß kein physisches Substrat in der Lage ist, die Koordination und Integration, die das Wesen des Organismus ausmachen, zu erzeugen. Das Impulsierende der korrespondierenden Vorgänge darf ebensowenig in elektrischen oder elektromagnetischen Phänomenen gesucht werden; denn auch diese gehören zu dem, was sekundär entsteht, nicht zu dem, was primär wirkt. Physisches kann nur der Anlaß für einen Prozeß, eine Funktion, eine zu entfaltende Dynamik sein, nicht aber Ursprung oder zielstrebende Potenz eines Geschehens. Das Funktionelle ist allem Physischen auf organischem Felde übergeordnet. Darin sehen wir das Signum des Lebens. Nur eine bewußte Entscheidung im Denken führt uns an dieser Stelle weiter. Denn sämtliche Prozesse des menschlichen Organismus sind der Ausdruck geistiger Kräfte: des Ätherleibes, des Astralleibes und des Ich-Prinzipes.

Das Zusammenspiel zwischen Oben und Unten ist ein ständiges Sich-Entsprechen der funktionellen Kräfte. Vornehmlich ist es der Ätherleib, der das Harmonisieren bewirkt und durch sein verschiedenes Eingreifen Oben und Unten das Gleichgewicht stets von neuem schafft. Jede Aktion auf der einen Seite wird zu einer Belastung auf der anderen und lockt damit eine Gegenaktion hervor. So findet ein fortgesetztes Äquilibrieren um eine Mittellage statt. Das Dasein ist Tätigkeit. Tätigkeit aber nie ohne Folge. Notgedrungen entflammt ein geheimer Kampf um den Ausgleich der Prozesse, die Oben und Unten in ihrem Umfang zu lenken und zu beschränken sind.

Ist der obere Mensch an einer Stelle tätig, so muß an einer entsprechenden Stelle im unteren Menschen etwas gleich Starkes geschehen, soll nicht das Gleichgewicht verlorengehen. Da die ätherischen Kräfte sich zum physischen Leib hinwenden, ist das Entsprechen – auch wenn es im Ätherischen entspringt – immer zugleich auch ein leibliches Ereignis. So erscheint ein Vorgang oben wie die Ursache eines Vorganges unten. Das ist er in Wirklichkeit aber nicht. Primär besteht vielmehr die ätherische Ursache oben, die eine ätherische Folge unten zeitigt. Beide – ätherische Ursache und ätherische Folge – prägen sich sekundär in das Leibliche ein. Was dort dann miteinander einen Komplex bildet, ist nicht durch sich selbst, sondern durch das Ätherische verbunden.

Es liegt in der Natur der Sache, daß die funktionelle Dynamik, die sich auf verschiedene Art im oberen und unteren System auslebt, im gesunden Organismus nicht auffällig in Erscheinung tritt. Selbstverständlich sind die Organe von den Ätherkräften aufgebaut. Aber nicht ausschließlich. Die anatomischen Strukturen sind stets Ausdruck aller vier Wesensglieder. Darum kommt es bei der ideellen Erarbeitung des funktionellen Organismus – solange die unmittelbare Anschauung des Ätherischen fehlt – darauf an, die einzelnen Vorgänge weder einseitig leiblich noch einseitig geistig zu interpretieren. Das Bild, das wir uns bisher von den ätherischen Bildekräften gemacht haben, hilft uns, die Einseitigkeiten einer rein anatomischen oder einer rein psychologischen Betrachtungsweise zu überbrücken.[39]

Wir fassen das Bisherige zusammen: Der physische Leib besteht aus Einzelheiten. Ein einheitliches Gefüge bildet er nur, insofern in ihm die Gesetze der mineralischen Welt gelten. Er ist im Grunde ein unsichtbares Kraftsystem, wie es Rudolf Steiner mehrfach schilderte (Geheimwissenschaft, Okkulte Physiologie). Die physische Materie wird in seine Strukturen und Glieder hereingenommen und, solange der Zusammenhang währt, in ihnen festgehalten. Dadurch wird der physische Leib sinnlich sichtbar. Der Ätherleib bringt das Leben. Er ist ein geistiger Organismus mit eigener Gestaltung und eigener Ordnung. Er plasticiert die Organe des physischen Leibes. Seine Kräfte bezwingen die physischen Substanzen und führen sie an ihren Ort. Die Impulse des Ätherleibes und die Tendenzen des physischen Leibes finden sich während des Wachstums und der Entwicklung zu einer gemeinsamen Funktionalität zusammen. Diese immer wieder neu sich formende Ganzheit gliedert sich in ein oberes und unteres System. Durch die Orientierung zur Dualität wird ein ausgleichendes Element notwendig: das Herzgeschehen. Aber physischer und ätherischer Leib könnten für sich noch nicht den Zusammenhang Mensch konstituieren. Sie ergeben miteinander die verborgenste leibliche (und damit unterbewußte) Schicht, eine Funktionswelt, in welche die höheren Wesensglieder (Astralleib und Ich) umgestaltend eingreifen. Nun werden die verschiedenen Bewußtseinsstufen, die seelisch-geistigen Tätigkeiten, die menschlichen Eigenschaften (Aufrichten, Gehen, Sprechen, Denken, Erinnern u. a.) möglich. Astralleib und Ich leisten das, was in den Bedingungen des Physischen und Ätherischen noch nicht liegt. Auf die höhere Leistung, die Aktivität, die über der Lebensschicht waltet, will Rudolf Steiner besonders die Aufmerksamkeit lenken. Denn die Harmonie des Organismus geht daraus hervor. Sie basiert nicht auf einem passiven Zusammengehen der Funktionen und der physischen Teile. Bestimmte Vorgänge in einer Region müssen durch adäquate in einer anderen paralysiert oder „bezwungen" werden. Ein solches Entsprechen offenbart die höhere Ordnung. Die Gliederung in ein Oben und Unten wird zu einer Angelegenheit, die durch die Bedürfnisse der höheren Wesensglieder gefordert wird. Auf diese Weise entsteht die Wechselwirkung zwischen Leben und Bewußtsein. „Es müssen sich immer die Tätigkeiten des Oberen zu den Tätigkeiten des Unteren so verhalten, daß sie in einer gewissen Weise einander entsprechen, daß sie einander bezwingen, daß sie so zueinander verlaufen, wie sie...zueinander orientiert sind" (I, 2).

Aus einem solchen Überblick ergibt sich ohne weiteres die Erkenntnis, daß alle physiologischen Momente trotz ihres typischen Charakters individuell geprägt sind. Die äußere Physiognomie des Menschen setzt sich in eine innere fort und kann demgemäß auch in der Auseinandersetzung zwischen Oben und Unten abgelesen werden. Selbst in den Untergründen des organischen Lebens macht sich das Einmalige von Ich (und Astralleib) geltend. Denn in jedem Entsprechen, Bezwingen, Koordinieren und Orientieren innerhalb des oberen und unteren Systems spielt das Schöpferische des Ich in seiner Leibwerdung eine Rolle.

VI.

Die ideelle Organisation der Krankheitserscheinungen
Über die Bedeutung der Symptome

Die Rätsel, die der Mensch aufgibt, wollen nicht nur gedacht, sondern auch erlebt werden. Deshalb ist Rudolf Steiners Menschenkunde, wie wir gesehen haben, auf theoretische Weise kaum erfaßbar. Sie läßt sich nur in einem Erkenntniserlebnis erfahren. Erkenntniserlebnisse berühren jedoch stets das ganze Sein, mithin die eigene Existenz. In der Medizin sollte die wissenschaftliche Arbeit nicht von den Forderungen und Gegebenheiten, die das Leben stellt, getrennt werden. Was dort gilt, muß sich hier bewähren; was hier geschieht, behält dort sein Gewicht. Darum muß die Kluft zwischen Pathologie und Therapie, die aus der Diskrepanz von wissenschaftlicher Gesinnung, menschlicher Haltung und schicksalhafter Nötigung entstanden ist, überbrückt werden. Das geschieht, sobald das Studium des Menschen, die Menschen-Erkenntnis, zur zentralen Angelegenheit des Lebens selbst wird und nicht nur der Befriedigung wissenschaftlicher Bedürfnisse dient.

Wir versuchen nun, mit einigen Beispielen näher an den schon berührten Fragenkomplex heranzurücken: Wie kann die Erforschung der gesunden Funktionen die kranken Vorgänge aufhellen? Unter welchem Blickwinkel müssen die Krankheiten gesehen werden, damit aus ihrer Erkenntnis die Therapie – der Anstoß zur Wiedergewinnung normaler Verhältnisse – unmittelbar resultieren kann? Sollte nicht das Gesamtbild der Normalität ein verbindliches Vor-Bild von der Nicht-Normalität enthalten? Würde dann nicht der Rück-Weg vom Kranken zum Gesunden ein irgendwie „bekannter" sein? Könnte Therapie so ausgearbeitet werden, daß sie rückläufig mit der Pathologie zu tun hätte, ja diese im echten Sinne ergänzte, weil sie etwas über jenen Weg weiß, der den Anschluß an die Normalität herstellt? Macht nicht erst die Zusammenschau der normalen, der kranken und der heilenden Vorgänge das

Wesensbild vom Menschen vollständig? Das Geistige, das die leibliche Normalität bestimmt, muß sowohl in den krankmachenden als in den heilenden Elementen gleicherweise aufgesucht werden.

Wir vergegenwärtigen uns: Die oberen und unteren Prozesse entsprechen sich in ihrer Aktivität und Intensität, sie bilden wechselseitige Abhängigkeiten – primär im Ätherischen, sekundär im Physisch-Leiblichen. Ein nicht richtiges Entsprechen wird zum Anfang des Krankseins. Ein solches Kranksein kann nun sowohl im unteren als auch im oberen Menschen Symptome hervorrufen. Dieses Faktum macht die Symptomatologie so schwierig, weil es nicht mehr und nicht weniger verlangt, als den primären Sitz des Nicht-Mehr-Entsprechens zu bestimmen. „Man muß immer das eine im Unteren auf das andere im Oberen richtig zu beziehen verstehen, nicht darauf ausgehen, eine materielle Vermittlung zu wollen", sagt Rudolf Steiner und führt dabei eine Entgleisung und deren Polarität auf: „Nehmen wir den Hustenreiz und den wirklichen Husten, wie er zusammenhängt mit dem Oberen, also insofern er dem Oberen angehört, so werden wir dafür das entsprechende Gegenbild im Unteren in Diarrhoe haben" (I, 2). Bei dieser Konstellation haben wir zu bedenken, daß es sich um zwei Krankheitsereignisse handelt. Was der Organismus in dem einen System durch ein bestimmtes Symptom zum Ausdruck bringt, muß sich in dem polaren System völlig anders äußern. Die Symptome sind kräftemäßig jedoch von gleicher Konfiguration. Dabei brauchen die Krankheitserscheinungen nicht gleichzeitig aufzutreten. Die Korrelation zeigt zunächst nur an, daß die beiden Symptome einen Bezug zueinander haben innerhalb der Oben-Unten-Organisation.

Rudolf Steiner spricht bei Husten und Diarrhoe von Bild und Gegenbild. Mit anderen Worten: Die Kraft, welche eine krankhafte Äußerung bezwingen kann, tritt in ihrem Gegenbild auf den Plan. Was in dem einen System zum Kranksein tendiert, löst in dem anderen System eine Gegenreaktion aus. Das Gegenbild braucht nicht einmal zu erscheinen, bleibt sogar in den meisten Fällen latent. Wesentlich für das Verständnis der Konzeption Rudolf Steiners ist, einzusehen, daß jede Krankheitsbewegung eine Ausgleichsbewegung auf der Gegenseite herausfordert. Kein Symptom steht isoliert für sich da. Darum das Wechselvolle, die Unruhe und das Unbestimmte im Anbruch des Krankwerdens, das Diffuse der Beschwerden, ehe die Symptome sich zu einem Bild fixieren. Der Organismus sucht in Spiel und Gegenspiel auch bei einer Entgleisung das Gleichgewicht solange wie möglich aufrecht zu erhalten. Deshalb hat der Arzt aufzuspüren, welches Gewicht die einzelnen Symptome haben, auf welcher Stufe die Reaktion abläuft. Solange das Gleichgewicht zwischen Oben und Unten im Ätherischen trotz Schwankungen immer wieder erreicht wird, kann eine Störung symptomlos verlaufen. Erst wenn die Entgleisung im Funktionellen lange genug anhält oder als Extrem von vornherein so intensiv wirkt, daß der Leibeszusammenhang darunter leidet, kommt es zu einem „greifbaren" Symptom. Jede erkennbare Krankheit war vor ihrem Erscheinen über kürzere oder längere Zeit – von mechanischen Behinderungen und Insulten abgesehen – eine rein funktionelle, eine unsichtbare. Erst in einer späteren Phase verdichtet sich die Disharmonie zum leiblichen Symptom: Entzündung, Geschwulst, Deformation, Serumveränderung und anderem.

Das Beispiel soll andeuten, daß zu der einzelnen, manifest gewordenen Störung das Äquivalent aufzusuchen ist. Denn die sichtbare Störung ist nicht unbedingt mit der primären Veranlassung des Krankseins identisch. Sie stellt zumeist oder zuerst den Versuch des Ausgleichens dar. Eine Entgleisung, die dem Husten entsprechen würde, braucht sich innerhalb der Gegebenheiten des oberen Systems gar nicht zu äußern. Sie hat aber trotzdem ihre Folgen und erscheint unter Umständen in Form des Gegenbildes, als Äquivalent im unteren System: als etwas, was kräftemäßig der Diarrhoe gleichkommt. Das Symptom, das dann sekundären Charakter hat, weil es bereits eine Ausgleichsbewegung zu der funktionellen Störung ist, leitet selber zu einer neuen Gegenschwingung an, drängt in seiner Eigenschaft als Krankheitsregung auf Wiederherstellen der Harmonie. Die physisch sich äußernde Diarrhoe löst unbedingt eine Reaktion im oberen Menschen aus. Hier erfolgt eine neue Kräftegruppierung. Die Anstrengung wirkt sich wiederum auf den Ursprung der Störung aus. Die Entgleisung erfährt ihre Korrektur.

Alle Möglichkeiten der Krankheitsäußerung sind im Organismus ständig vorhanden. Der Organismus produziert in der Krankheit nichts völlig Neues, sondern zeigt an seinen Symptomen ein „Können", das im gesunden Zustand ausgeglichen, als verborgenes Agieren und Reagieren waltet oder der Potenz nach schlummert. Wie dieser Begriff das Entstehen von Bewußtsein und Selbstbewußtsein nicht nur mit umfaßt, vielmehr geradezu voraussetzt, soll in den folgenden Kapiteln näher berührt werden. An diesem Punkt der Betrachtung wollen wir festhalten: Das Wesentliche im Organisations-Spiel des Oberen und Unteren, das nicht auf einer materiellen oder kontinuierlichen anatomischen Verbindung beruht, vielmehr aus einem lebendigen Gegenüber von zwei in sich geschlossenen Funktionskreisen besteht, taucht in der Dynamik des Krankheitsablaufes wieder auf. Ja, es kommt hier deutlicher zum Vorschein als im normalen Leben.

Die Konkordanz – im höheren Sinne – der beiden Wirkenszentren Oben und Unten ist die Voraussetzung, daß das geheime Äquilibrieren des gesunden Zusammenhanges zu einem sinnvollen, zielstrebigen Ausgleichsuchen im kranken Zustand wird. Carl Gustav Carus (1789–1869) schwebte die Idee von einer ideellen Organisation der Krankheitserscheinungen vor.[40] Rudolf Steiner führt diese Idee ins Konkrete. Seine Schilderungen erhellen die Probleme weithin und im einzelnen. Was haben wir unter der ideellen Organisation der Krankheitserscheinungen zu verstehen?

Gegeben sind bei einem Krankheitsfall eine Reihe von Symptomen. Für den ersten Augenschein muten diese mehr oder weniger zufällig an, sowohl in der komplizierten Anordnung als auch in der Folge ihres Auftretens. Bei der einen Gruppe von Störungen ist die Buntheit und Flüchtigkeit der Zeichen charakteristisch, bei einer anderen finden sich ganz prägnante und immer gleiche von vornherein zusammen, um den Duktus der Krankheit zu bestimmen. Will man ein einzelnes Symptom in seinem Wert erkennen, so steht man vor zwei Fragen. Ist die kranke Äußerung nur sekundär Ausdruck des Mit-Beteiligtseins eines Organes, eines Gewebes? Oder gehört sie primär zum Wesen des Krankseins selbst?

Die Idee, die wir uns vom Organismus gebildet haben: daß dieser allein aus dem Geistigen einheitlich und sinnvoll wirkt, läßt uns auch die Erscheinungen im Kranksein als zielstrebige Aktionen auffassen. Sie können ebensowenig zusammenhanglos und ohne Koordination gedacht werden wie irgendeine normale Funktion. In beiden Fällen geschieht die Integration aus einem Höheren, nicht aber aus den Möglichkeiten der beteiligten Strukturen. Es tritt auf pathologischem Felde nichts auf, was nicht im Gesunden veranlagt wäre. Alles, was sich offenbart, hat einen deutlichen, ja notwendigen Bezug zur normalen Situation. Das Symptom ist etwas Peripheres. Das Zentrale, mit dem es zusammenhängt, verbirgt sich. Es zeigt nicht ohne weiteres, wie die Wirkungsart des Organismus insgesamt verändert ist. Oder allgemeiner gesagt: wie die Wesensglieder ihr Gleichgewicht verloren haben, wie sie in einem anderen Verhältnis miteinander wirken. Das Ergebnis der Disharmonie ist die Krankheit. Die ganze Daseinsweise weicht als solche von der normalen ab. Die Krankheitsäußerungen sind dabei nur Ausdruck der anderen Existenz. Nichts ist dem Organismus aufgepfropft. Alle Symptome gehen aus der Gesamttätigkeit der Wesensglieder hervor, welche die Krankheitslage bestimmt. Aus diesem Grunde hat man nichts Wesentliches in der Hand, wenn man die Symptome bloß summiert.

Die Symptome spielen im Reigen der übrigen, zum Teil noch normalen Funktionen. Sie bilden, weil sie selbst Prozeß-Charakter haben, mit ihnen eine neue Ordnung, eine Art Ganzheit. Währt der Zustand lange genug, so wird sogar die Stufe eines neuen Gleichgewichtes erreicht. Die ideelle Organisation der Krankheitserscheinungen entspricht genau dem, was wir als gesetzmäßigen Zusammenhang der normalen Lebensäußerungen erkannten. Die Mächte, welche die normalen und die kranken Funktionen auslösen, müssen identisch sein. Ihr Ursprung ist geistiger Natur und zum Menschen gehörig. Sieht man hinter den Symptomen einer Krankheit die aktive Nuance des Hervorbringens, sieht man diese auf gleicher Stufe wie das, was die normalen Funktionen zeitigt, dann kommt man mit dem Zentralen des Krankheitswesens in Berührung.

Der Begriff von der ideellen Organisation der Krankheitserscheinungen lenkt das Bewußtsein darauf, daß das Kranksein etwas mit dem Plan des Organismus, mit seinem Sinn, mit seiner eigenen Idee zu tun habe.

Das Suchen nach Gleichgewicht zwischen den Kräften des oberen und unteren Systems bringt bei jeder Störung Bewegung in das gegenseitige Bedingen. Ein Versagen in dem einen Zentrum veranlaßt stets eine „Gegenleistung" in dem anderen. Diese kann positiv gerichtet sein, sie kann sich aber auch negativ gebärden, um das neue Gesamtgleichgewicht (durch eine gleich starke Regulation gegenüber der Unregelmäßigkeit) herzustellen. Da jede organische oder funktionelle Äußerung außerhalb der normalen Verhaltensweise als krankhaft imponiert, so sehen die Schritte des aktiven Ausgleichens oftmals so aus, als seien sie die Ursache des Krankseins. Sie sind es aber in Wirklichkeit nicht. Jedes Symptom weist auf ein tieferliegendes Moment hin, aus dem es hervorstrebt. Wir können das Symptom nur nach seiner Wertigkeit fragen, danach, wie es in das Gesamtgeschehen einzustufen ist. Von der Vorstellung, daß Symptome das Krankheitsgeschehen verursachen, befreien wir uns. Aus den gleichen Gründen, aus denen wir eingesehen haben, daß Einzelheiten keine Selbständigkeit im Organismus besitzen.

Die Vorstellung, daß Krankheitssymptome Folgen nicht beliebiger, sondern gerichteter Reaktionen sind, wird uns um so einleuchtender und vertrauter, je vollständiger und klarer uns das Bild vom Ätherleib wird. Denn die Symptome werden zum größten Teil durch die Ätherkräfte hervorgerufen. Der Ätherleib ist bestrebt, alle Insulte auszugleichen oder aufzufangen, die auf die gesunde Funktionsschicht auftreffen. Das gelingt aber nur bis zu einem gewissen Grade. Ist nämlich die Störung anhaltender oder tiefgreifender Art, so müssen die Reaktionen stärker befestigt werden: sie treten damit leiblich in Erscheinung. Das für unsere Anschauung Entscheidende ist, daß das manifeste Krankheitszeichen bereits aus der Einheit des Organismus entspringt mit der Wendung, aus Ungleichgewicht ein neues Gleichgewicht zu schaffen. Diese Selbstheilung des Organismus folgt als nächster Schritt und vollzieht rückläufig die Auflösung der Störung durch ein polares Äquivalent.

Derartige Gedanken gehen unmittelbar in therapeutische Überlegungen über. Sieht man in den Symptomen aktive Leistungen, so ist der erste Antrieb zum Handeln bereits mit der Klärung der Frage gegeben: Wie lassen sich die Symptome in die Polarität einordnen? Wie sind sie in ihrem primären oder sekundären Charakter zu ergründen? Symptome sofort und unter allen Umständen bekämpfen, heißt, die vom Organismus zunächst selbst gewollte, ausgleichende Verschiebung der Funktionen ignorieren. Fordert die Krankheits-Situation unter Umständen ein vorübergehendes Bestehen-Lassen ihrer Äußerungen? Oder eine „Ergänzung" durch Anregen einer polarischen Tätigkeit, welche der Organismus aus irgendeinem Grunde bisher nicht vollziehen konnte?

„Husten immer unter allen Umständen zu bekämpfen, ist ganz gewiß nicht gut. Manchmal kann es sogar der Organismus nötig machen, vielleicht Husten künstlich hervorzurufen. Wenn die untere Organisation des Menschen irgendwie so ist, daß sie von der oberen Organisation nicht bezwungen werden kann, dann ist das, was als Hustenreiz auftritt, eine gesunde Reaktion des menschlichen Organismus, um gewisse Dinge, die sonst eindringen, nicht eindringen zu lassen" (I, 2). Der Husten ist hier als eine Aktion aufzufassen gegen etwas, was sich noch im Verborgenen abspielt. Die Unterbindung des Hustens würde dem Organismus die Möglichkeit nehmen, sich gegen eine bestimmte Störung zu wehren. „Er hustet aus dem Grunde, weil er in dieser zeitweiligen Disposition diese Schädlichkeiten nicht vertragen kann und sie sich fortschaffen will" (I, 2). Der Hustenreiz kann somit ein Anzeichen für einen Prozeß sein, der noch nicht an die Oberfläche gekommen ist (oder der es noch nicht bis zur leiblichen Verdichtung gebracht hat).[41] Seine Analyse – im geisteswissenschaftlichen Sinn – stößt auf eine Aktivität, die von der Einheit des Organismus getragen wird. Im Kranksein lebt sich ebenso eine schöpferische Aktualität aus wie im Gesundsein. Das gilt selbst dann, wenn die Krankheit etwas Negatives, ja „unzweckmäßig" Erscheinendes gegenüber der gesamten Lebenslage produziert.

Die aktive Tendenz jeder Art von Reaktion ist allen Symptomen gemeinsam. Aber nicht erst diese Eigenschaft verbindet sie zu einer „Krankheitseinheit". Die einzelnen Symptome brechen aus einer gestörten Einheit hervor und streben nach einer neuen Einheit hin. Das Wirkende im kranken Organismus ist ja auch das Wirkende des gesunden! Deshalb haben wir beim Kranksein ebenso auf die Ganzheiten und die Einheit zu achten wie beim Gesundsein. Das leitet uns vom Studium der Pathologie zu einer sinnvollen Erfassung der Therapie über. Darum konnte Rudolf Steiner, das Problem einengend, sagen: „Eine Krankheitserscheinung gehört in gewissem Sinne zur anderen Krankheitserscheinung dazu. Das bedingt dann, daß es ganz rationell ist, wenn durch andere Bedingungen des Organismus hervortritt so etwas wie eine Reaktion..., aber der Organismus selbst nicht die Kraft hat, diese Reaktion hervorzurufen, daß man ihm zu Hilfe kommt und sie dann gerade hervorruft, daß man dann gerade der einen Krankheit die andere folgen läßt" (I, 2).

Die Kunst des Heilens kann nur aus einem Vertrautsein mit den Strebekräften des Organismus, seinen gesunden und seinen kranken, erwachsen. Heilen ohne Erkenntnis ist ein Notbehelf. Der Name einer Krankheit genügt nicht für die Indikation eines Medikamentes.

Selbstverständlich nimmt die diagnostische Bemühung bei solchen Vorstellungen einen anderen Charakter an. Sie wird dabei nicht etwa weniger exakt. Vielmehr muß sie mit dem Differenzieren weiter als bis zu den üblichen Gruppierungen gehen. Denn jeder Kranke malt sein individuelles Bild. Die Diagnose soll nun nicht allein konstatieren, was ist, sondern auch, was werden soll. Ihr Ergebnis, ihr Urteil sollte neben der Feststellung der Krankheit zugleich die therapeutischen Möglichkeiten durchblicken lassen. Ja, als Ideal steht die Formulierung Rudolf Steiners vor uns: Jede Diagnose ist eine Frage, jede Therapie eine Antwort. Unter solchen Voraussetzungen ist das Aufsuchen der Diagnose

92

nicht eine einmalige Angelegenheit. Die Diagnose muß fortlaufend durch das, was geschieht, ergänzt werden; sie darf nicht bei einem Krankheitsnamen stehen bleiben. Das Heilen verschlingt sich unausgesetzt mit dem Erkennen des Krankseins in allen seinen Phasen, ist ohne dieses überhaupt nicht möglich. Und ein Erforschen des Krankseins ohne die unbedingte Absicht, zum besseren Heilen beizutragen, verfehlt gewiß die Wirklichkeit. Andererseits dürfen wir sagen: Das Studium des Verlaufes einer Heilung sollte – im Rückblick – stets auch eine Erhellung des pathologischen Feldes bringen.

Der Heilplan wird unter dem Aspekt der Polarität Oben-Unten komplizierter. Da der Organismus sich in Reaktion und Gegenreaktion äußert, da er mit seinen Symptomen bereits selbst den Ausgleich sucht und sich damit Heilung bringt, darf das Eingreifen von außen nur in den seltensten Fällen darauf abzielen, ein Symptom zu beseitigen. Vielmehr kann es wichtig sein, ein Symptom zunächst bestehen zu lassen oder sogar in seiner Tendenz zu verstärken. Unter Umständen gilt es auch, durch eine Regulation im Gegensinne, durch ein polarisches Element die Krankheitsäußerung aufzuheben.

Von diesen Überlegungen ausgehend wird es verständlich, warum Rudolf Steiner in seinen Vorträgen 1920 erwähnt, daß in der Heilkunst das Moralische mit der Erkenntnis eng verbunden sei. Beschreitet doch der Arzt in der Therapie oft Wege, die das Ziel nur indirekt erreichen. Eine Heil-Reaktion ist ja gleichsam ein erzwungenes Symptom, eine Art hinzutretender Krankheit. Diesen Wesenszug des therapeutischen Eingreifens sehen wir klar und wir wollen ihn nicht durch irgendeine intellektuelle Reserve verwischen. Es gibt kein Heilen – auch nicht das forcierte, das im sofortigen Beseitigen oder Unterdrücken der Symptome seine Bestimmung sieht –, das nicht den Organismus verändert, verändert in seiner Einheit, vor allem in der Beziehung des Seelisch-Geistigen zum Leibe. Die Verantwortung ist größer, als die Aufgabe scheint, die Gesundheit wiederherzustellen, das Leben zu erhalten. Sie erstreckt sich bis in die Existenz des anderen Ich! Darum ist Therapie ohne Anerkennung des Geistigen in jedem Menschen, ohne Respektierung der Freiheit des Hilfesuchenden überhaupt menschlich-ärztlich nicht leistbar.[42]

Rudolf Steiner bemerkt, wie die Symptome Hustenreiz und Halsschmerzen – als Ausdruck des oberen Menschen – im unteren Menschen die Neigung zur Verstopfung im Gefolge haben können. Eine im obigen Sinne veranlagte Therapie dürfte daher die Beschwerden in der Verdauungsregion erst dann angehen, wenn diese eine Zeitlang bestanden haben. Dann aber müßte die therapeutische Maßnahme das sekundäre Symptom der Verstopfung nicht nur gerade aufheben, sondern vorübergehend in ein Gegenteiliges verwandeln, um im oberen Menschen eine entsprechend starke Gegenregulation aufzurufen. „Es ist immer notwendig, daß man folgen lasse den Hustenerscheinungen solche Diarrhoe-Prozesse, auch den Halsschmerzen und dergleichen. Das weist eben darauf hin, wie man nicht darf dasjenige, was einfach im Oberen auftritt, als etwas für sich betrachten, wie man sehr häufig auch die Heilung desjenigen, was im Oberen auftritt, durch Vorgänge im Unteren suchen muß, wenn auch keine materielle Vermittlung, sondern nur ein Entsprechen da ist" (I, 2). Die Korrelation Husten-Diarrhoe ist also als ein Heilzusammenhang gedacht. Das therapeutische Äquivalent zum Husten liegt in der Diarrhoe, das pathologische in der Obstipation. Beide kranken Äußerungen, Diarrhoe und Obstipation, erweitern die Vorstellung über das Husten-Symptom, wie es mit den Reaktionen des oberen Menschen zusammenhängt. Das Prinzip der Polarität hilft uns, die rätselhaften Gesten der Symptome langsam lesen zu lernen.

Vorstellungen von Regulation und Gegenregulation, von Abwehr und Selbstheilung sind nicht neu. Neu ist aber die Interpretation, die Rudolf Steiner ihnen zu geben vermag.

Eine Reaktion geht immer aus der weisheitsvoll wirkenden Gesamtorganisation hervor. Sie ist fürs erste zu bejahen, weil sie sich grundsätzlich auf die Herstellung eines Gleichgewichtes innerhalb der Ganzheiten richtet, entweder unter Einbezug der Störung (chronischer Verlauf) oder unter Beseitigung derselben. Erst in dem Moment, wo sie das Ziel des Gleichgewichtes nicht erreicht, da die Störung zu mächtig und anhaltend ist, beginnt eigentlich das therapeutische Problem. Der Arzt muß seine Maßnahmen den Intentionen des Organismus angleichen. Er dürfte im Grunde nur das wollen, was der Organismus von sich aus anstrebt, aber nicht erreicht. Das Vertrauen in die Kraft des sich selbst gestaltenden Lebens sollte an den Exempeln wachsen, die jeder Krankheitsfall neu statuiert. Denn, was die wunderbare Struktur der Organe schafft, ist dieselbe Macht, die Störungen ausgleicht und überwindet. Diese Nuance des Arbeitens der Ur-Kräfte zu bemerken, gehört zu unseren weiteren Aufgaben.[43]

Es widerstreiten im Organismus zwei Momente: das immerfort Gesundende und das immerfort Kränkende. Beide Momente spiegeln sich auch in der kranken Situation wieder. Ein Symptom ist mehr von diesem Moment, ein anderes mehr von jenem bestimmt. Darum fragen wir als Therapeut, welchen Charakter ein Symptom habe. Was aus der Aufbauschicht heraus als Gegenbewegung zu einer Störung, einem Abbau, einer Überforderung entsteht, ist ein Geschehen in Richtung des Heilens. Was dagegen aus der Abbau-Schicht als Reaktion kommt, ohne ausgeglichen zu werden, ist als Symptom etwas anderes. Es zeigt einen Verlust, einen Mangel, ein Versagen an. Oberflächlich betrachtet könnte man meinen, daß solche Unterschiede der Symptome leicht zu erkennen seien. Dem ist jedoch nicht so. Denn das, was die Selbstheilung intendiert (und aus der Aufbauschicht stammt), kann sich anfangs auch negativ äußern. Spürt man tiefer dem Organismus-Streben nach, so kann sich das negative Gebaren durchaus als positiv enthüllen. Das Sinnvolle im Negativen wird durch das Zusammenspiel von Oben und Unten möglich.

So beschreibt Rudolf Steiner, wie die Abnahme des Körpergewichtes unter Umständen eine positive Äußerung, der Ausdruck einer höheren Absicht sein kann. Sie wird in einem solchen Fall zutiefst vom Organismus „gewollt". Das kann zu Beginn einer Tuberkulose gegeben sein: „Auch wenn Abmagerung zum Beispiel eintritt, so ist das auch nur ein Abwehrmittel. Denn der Prozeß, der dann vor sich geht, wenn man nicht abmagert, der ist vielleicht gerade dasjenige im Unteren, was vom

Oberen nicht bezwungen werden kann, so daß der Organismus sich dadurch wehrt, daß er abmagert, damit dasjenige, was nicht bezwungen werden kann, zeitweilig nicht da ist" (I, 2). Mit einer derartigen Analyse des Symptomes Abmagerung wird zugleich die therapeutische Haltung bestimmt: die Bejahung der Konsequenz, die der Organismus selber aufbringt. Die Absicht, das Gewicht zu heben, darf bei Respektierung der ideellen Organisation der Krankheitserscheinungen erst in einer zweiten Phase der Krankheit ausgeführt werden. „Es ist also außerordentlich wichtig, solche Dinge im einzelnen zu studieren, nicht etwa, wenn jemand einer Abmagerung unterliegt, ohne weiteres ihn einer Fettkur zu unterwerfen, denn diese Abmagerung kann ihren sehr guten Sinn haben in dem, was sich gerade zeitweilig im Organismus ausdrückt" (I, 2).[44]

Vergegenwärtigen wir uns die hauptsächlichen Gedanken noch einmal: Die Polarität von Oben und Unten bildet eine verborgene Wirkensschicht des menschlichen Organismus. Durch sie erfolgt das Verleiblichen des Dynamischen, des Funktionellen. Die Ganzheit dieses Bereiches kommt durch höhere Prinzipien zustande, als sie den einzelnen Organen des Kopfes oder des Rumpfes eignen. Das Obere und das Untere entsprechen sich im Großen der Kräfte und im Kleinen einzelner Prozesse und Organe. Das heißt: Einer Tätigkeit auf dem einen Felde steht eine gleich starke Tätigkeit auf dem anderen gegenüber. Einer Gestaltung hier muß eine Gestaltung dort entgegentreten, damit das Gleichgewicht bewahrt bleibt.

Die Harmonie zwischen Oben und Unten, die Grundlage für das leibliche, seelische und geistige Dasein, wird in jedem Augenblick neu errungen. Sie ist nicht von selbst da, denn sie wird durch jedes leibliche oder seelisch-geistige Tun gestört und muß wieder hergestellt werden. So entsteht fortgesetzt eine Spannung zwischen polaren Funktionen und Bildungen. In der Tätigkeit des Ausgleichens liegt das entscheidende Ereignis des Gesundseins.

Die Beziehungen zwischen Oben und Unten zeigen bei allem Konstanten, Präformierten und Gesetzmäßigen eine gewisse Labilität. Allein diese ist notwendig. Ohne sie könnte sich das Seelisch-Geistige im Leibe nicht entwickeln! Darum verläuft das Ringen um Harmonie kaum ohne Schwankungen. Allerdings ist von vornherein die Tendenz zum Ausgleichen der Störungen in das Spiel der Gesamtregulation einbezogen. Der Mensch verwirklicht sich ständig in dem Wechsel zwischen einem latenten Krankwerden und einem latenten Heilungsprozeß.

Im Kranksein verstärkt sich die Störung so, daß sie leiblich erscheint. Die gewöhnliche Gegenregulation „verdeckt" sie nicht mehr. Es melden sich Symptome, die dem Organismus nichts Fremdes sind, sondern Leistungen aus seinem Bestreben heraus, sich wieder ins Gleichgewicht zu setzen.

Symptome sind Zeichen eines neuen Entsprechens und Ausgleichens oder auch eines Nicht-Entsprechens und Nicht-Ausgleichens von Oben und Unten. Sie haben primären und sekundären Charakter. Primär, wenn sie die Störung direkt anzeigen; sekundär, wenn sie als Gegenreaktion die Störung indirekt verraten.

Ein Symptom ist niemals etwas Selbständiges. Es existiert nicht aus sich. Es leitet sich stets von etwas anderem her und hat immer eine Folge. Es ist in das gesamte Funktionsspiel des Organismus eingereiht, das wiederum durch sein Auftreten nicht unverändert bleibt. Darum hängen alle in einer Krankheit erscheinenden Symptome mit den übrigen Prozessen zusammen, ja bilden mit diesen eine Ganzheit.

Die ideelle Organisation der Krankheitserscheinungen stellt der Therapie bestimmte Aufgaben. Die Aktivität, die sich zwischen Störung und Reaktion entfaltet, muß im Heilplan berücksichtigt werden. Die Beachtung des Sinnvollen und Zielstrebigen im Organismus der Symptome und Funktionen ist Voraussetzung für jede rationelle Therapie.

Vor Beseitigung eines Symptoms suchen wir die folgenden Fragen möglichst zu klären: Inwiefern zeigt dieses eine positive Reaktion an? In welchem Umfang und wie lange sollte es gegebenenfalls bestehen bleiben? Verlangt die Krankheitsäußerung zu ihrer Auflösung eine polare Reaktion? Wie stark darf der therapeutische Eingriff sein? Wie weit seine Wirkung reichen?

Ein Symptom kann sich negativ geben, obwohl es in Wirklichkeit eine Geste der Selbstbewahrung ist. Sein Sinn läßt sich nur aus der Gesamtanschauung des Organismus und der ganzen Lebenssituation ergründen. Jedes Symptom hat unmittelbar mit dem Wesen des Menschen selbst zu tun. Es kann Zeichen des Aufbaus und des Abbaus sein, auf welchen beiden die Existenz des Ich ruht. Derart waltet in einem Symptom sowohl das krankmachende als auch das die Heilung bewirkende Element.

Die Erkenntnis des Wechselspiels zwischen Oben und Unten, so dürfen wir nunmehr sagen, vermag Pathologie und Therapie praktisch wie ideell zu einer gemeinsamen Angelegenheit zu verbinden.

VII.

Funktionelle Krankheitsbilder
Hysterie und Neurasthenie

Die Anthroposophie liefert keine philosophische Totalansicht. Sie vermittelt eine Anschauungsweise, die sich auf das Ganze des Lebens, der Welt und der Natur richtet. Niemals will sie das Ganze selbst sein. Ihre Aussagen enthalten in keiner Form irgendwelche Verabsolutierungen. Wer diese in ihr vermutete oder suchte, würde enttäuscht. Wer sie ihr unterlegt ohne Kenntnis ihres wirklichen Anliegens, begeht eine Ungenauigkeit, wenn nicht eine Unwahrhaftigkeit.

Rudolf Steiner zeigt Aspekte vom Geistigen, die im materialistischen Weltbilde fehlen. Was er schildert, ist ein Teil der Welt. Eben der Teil, durch dessen Aufhellung eine befriedigende Erforschung des Ganzen erst möglich wird. Zugleich entwickelt Rudolf Steiner eine für jeden besonnenen Menschen gültige Methode des geistigen Forschens. Eine Methode, die die Erkenntnis der ganzen Wirklichkeit zum Ziele hat. Was als Methode, was an Darstellungen von Rudolf Steiner gegeben ist, greift den allgemeinen wissenschaftlichen Aufgaben nicht vor. Diese erübrigen sich nicht, sie werden jedoch durch das Wissen vom Geistigen vertieft und ergänzt. Gerade weil die Anthroposophie kein Totalwissen repräsentieren will, kann sie mit ihren Ergebnissen jeder Forschung dienen. Eine Lähmung des Enthusiasmus für das Erforschen des physischen Feldes ist bei richtiger Aufnahme der okkulten Tatsachen ausgeschlossen.

Die naturwissenschaftliche Methode ist für ihr Gebiet notwendig und unumstritten. Die geisteswissenschaftlich-anthroposophische ist es ebenso für ihr Gebiet. Man muß nur einsehen, daß die bisher unbeachtete geistige Seite der Wirklichkeit zu den Realitäten gehört, wenn Urteile und Ansichten nicht auf den Bereich ihrer Zuständigkeit beschränkt bleiben.

Rudolf Steiner sieht in der Aufklärung der Oben-Unten-Beziehungen einen Weg, bestimmte Bedingungen des Krankseins zu verfolgen und zu verstehen. Das gilt insbesondere für die im Funktionellen verbleibenden Störungen, die ihrem Charakter nach schwer greifbar sind. Ordnet man sie in das normale funktionelle Wirken ein – indem man sie unter dem Aspekt der Oben-Unten-Polarität sieht – so erscheinen sie in einem neuen Licht. Ihre sorgfältige Beobachtung wird zu einer Schulung für die Erkenntnis der organisch fixierten Erscheinungen. Der Übergang vom funktionellen Versagen oder vom negativen funktionellen Wirken bis zur leiblichen Läsion muß gesucht werden. Denn ein Defekt, ein Sekretionsausfall oder eine überschüssige Produktion sind Endereignisse. Sie sagen selbst nichts über die Ursache, den Beginn und die Entstehungsweise der Veränderung aus. Darum steht das Studium des Funktionellen am Anfang der anthroposophischen Medizin.

Funktionelle Störungen beschäftigen sowohl die psychologisch als auch die somatisch orientierte Medizin. Die durch die Anthroposophie befruchtete Heilkunde steht vermittelnd zwischen den beiden Arbeitsrichtungen. Auf der einen Seite kann sie durch das Wissen von den Wesensgliedern die psychische Situation umfassender und differenzierter beachten, auf der anderen Seite bestrebt sie sich, in den flüchtigen Symptomen des Leibes Offenbarungen der verborgen wirkenden Grund-Kräfte des Organismus zu erblicken. Nachdem Rudolf Steiner konkret die Schicht des Funktionellen charakterisiert hat, ist es möglich, funktionelle Krankheitszustände als solche abzugrenzen. Von dort aus bahnt sich dann ein Zugang zu den organischen wie zu den Geistes-Krankheiten an.

In jedem organischen Zusammenhang steht das Funktionelle im Vordergrund. Deshalb liegt es dem Verständnis nicht fern, wenn Rudolf Steiner von Störungen spricht, die allein im Dynamischen ihre Ursache haben und in ihm verbleiben. Der Begriff von rein funktionellen Krankheiten ist nicht unbekannt. Unbeachtet ist aber der Gedanke, daß die negativ sich gebenden Prozesse mit der normalen Funktionsschicht zu tun haben, und darum innerhalb der Ganzheit aller Funktionen beurteilt werden müssen.

Rudolf Steiner hebt zwei solche Störungen besonders heraus: die Hysterie und die Neurasthenie. Beide sind Ausdruck bestimmter Entgleisungen, gewisser Reaktionsarten in der Schicht des Dynamischen. Das heißt: Der Ätherleib wird in seinem Wirken vom physischen Leib oder vom Astralleib und Ich beeinträchtigt oder erhält von ihnen nicht die notwendige Unterstützung. Er steht nicht in richtiger Konkordanz mit den anderen Wesensgliedern, so daß er seine Aufgaben im oberen oder unteren Menschen teilweise nicht erfüllen kann.

Die Korrespondenz zwischen Oben und Unten beginnt zu stocken. Die Relationen verschieben sich. Die wesensgemäße Kontinuität zwischen beiden Systemen wird unterbrochen. Der Kontakt nach außen, wie er aus der Tätigkeit des Funktionellen, oben anders als unten, sich ergibt, leidet not und kann nicht mehr mit der genügenden Intensität erfolgen. Solches Versagen im Prozessualen führt demgemäß zu einer Änderung der Erlebnis- und Verhaltensweisen. Es konfiguriert den Menschen bis hinein in die Äußerungen seiner Existenz, seines Temperamentes, seiner Gemütslage.

Bei der Konzeption von im Funktionellen verbleibenden Störungen betreten wir ein Gebiet, wo das Urteil über „krank" und „nicht krank" ungemein schwierig wird. So handelt es sich bei den erwähnten Beispielen nicht so sehr um akute Abläufe als um chronische Zustände. Die Disharmonie wirkt sich mehr oder weniger in den konstitutionellen Elementen aus. Die Grenzen verwischen sich. Die Pathologie der funktionellen Störungen korrigiert die Vorstellungen von der physisch-leiblichen Konstitution. Der Begriff Konstitution ist zu erweitern, er hat die Struktur des geistigen Aufbaus mit einzubeziehen. Denn jegliche Erscheinungsweise des Menschen (leiblich, seelisch oder geistig) beruht darauf, in welcher Art sich die Wesensglieder zusammenfinden. Das aber drückt sich am unmittelbarsten in der genannten Funktionsschicht aus: in dem Verhalten der Oben-Unten-Polarität.

Wir dürfen vielleicht sinngemäß so formulieren: Der physisch-leiblichen Konstitution liegt eine ätherisch-geistige zugrunde. Von dieser geht die lebendige Gestaltung aus. Darüber hinaus lebt sie sich noch in einer Weise dar, die physisch nicht zum Ausdruck kommt: im rein Funktionellen. Die normale ätherisch-geistige Konstitution spiegelt sich im harmonischen Verhalten zwischen Oben und Unten. Die Neigung zum Neurasthenischen oder Hysterischen offenbart bestimmte Tendenzen des Funktionellen. Was sich als flüchtiges Symptom zeigt, physisch oder somatisch, subjektiv oder objektiv, ist von dorther veranlagt. Es ist selbst etwas Peripheres und deutet auf eine veränderte Ausgangslage der oberen und unteren Tätigkeiten hin. Die Dissoziation ruft nach einem neuen Gleichgewicht. Dieses stellt sich mit Hilfe der flüchtigen abnormen Äußerungen vorübergehend ein.

Die vom Normalen abweichende Polarität der Aktionen und Reaktionen im oberen und unteren Menschen wird bei dem hysterischen und neurasthenischen Verhalten zu einem Dauerzustand. Das Versagen führt zu einer neuen Ganzheit. Diese bildet nun das individuelle Gleichgewicht. Da die Unregelmäßigkeit sich zunächst auf die Prozesse Oben und Unten und ihre gegenseitigen Beziehungen beschränkt, bieten die Abweichungen im einzelnen Fall so wenig objektiv Greifbares in Hinsicht auf das Somatische.

Die „Normalität" im Funktionellen schließt immer einen individuellen Modus, den persönlich geleisteten Ausgleich, in sich ein. Wir haben uns vorzustellen, wie im Dynamischen das Individuelle einen ungleich stärkeren Ausdruck findet als im Leiblichen, wo wir ihm in allem Physiognomischen der Oberfläche begegnen. Je mehr wir im Funktionellen auch die individuellen Züge sehen, desto mehr nähern wir uns dem Verständnis des Zusammenhanges von gesunden und kranken Zuständen. Die Berücksichtigung des Funktionellen mit seinen individuellen Spielarten (bis hin zu den Extremen Hysterie und Neurasthenie) leitet in die Tiefe der Krankheitsursprünge. Die Erkenntnis beginnt bei der Beachtung der ätherisch-geistigen Konstitution, in der das funktionelle Versagen urständet.

Daß das Funktionelle bei jedem Menschen einen eigenen Charakter annimmt und damit schon Abweichungen vom sogenannten Normalen in sich schließt, hängt mit dem Ich-Prinzip zusammen, das den Ätherleib durchdringt. Der Ätherleib hat seinen Ursprung im Welten-Äther, ist selbst Abbild des Kosmos. Das verleiht ihm seine universale Struktur. Aber die Entfaltung seiner Kräfte wird durch ein Ich metamorphosiert. So lebt in jeder Dynamik, in jedem Prozeß zugleich etwas Allgemeines und etwas Besonderes. Auf die Abwandlung des Allgemeinen zum Besonderen im Organismus der Funktionen haben wir vornehmlich zu achten, wenn wir die Bedingungen des Krankwerdens aufsuchen wollen.

Der Mensch trägt das Ätherische in einer individualisierten Gestalt in sich. Er besitzt einen Ätherleib, wie er einen eigenen physischen Leib hat (Grundlegendes, 3. Kap.). Im Ätherischen, das beim Menschen in zwei Wirkenszentren (Oben und Unten) gegliedert ist, findet alles, was das Individuum angeht, seinen Niederschlag. Hier ruhen die Keime des Krankseins noch in der „Normalität". Hier wirkt sich letzten Endes alle Korrespondenz zwischen Innenwelt und Außenwelt aus, hier begegnen sich Leibliches und Geistiges unmittelbar. Jegliches Versagen nach dieser oder jener Richtung ist Anfang zu einer Krankheit.

Wir vergegenwärtigen uns: Im Kranksein, das in der Schicht des Funktionellen bleibt, ist das Gleichgewicht zwischen dem oberen und dem unteren Menschen beeinträchtigt. Es läßt sich unter dem Aspekt der Polarität von Oben und Unten begreifen. Ausgangspunkt ist immer die eine oder die andere Region. Erst in der Folge wird die entgegengesetzte in Mitleidenschaft gezogen.

Wie kommt es zu einer solchen Störung? Wo setzt das Versagen ein? Sind Differenzierungen möglich?

Der Grundvorgang: Das Funktionelle erfüllt bestimmte Aufgaben im oberen und unteren System. Werden diese in der veranlagten Intensität nicht geleistet, so wird das Entsprechen der polaren Tätigkeiten zum Nicht-Entsprechen. Die Regulation des Ausgleichens setzt alsbald und mit Notwendigkeit ein. Die Wechselwirkung zwischen Oben und Unten metamorphosiert sich, um das Mißverhältnis zu kompensieren. Kommt der „geheime" Ausgleich nicht zustande, weil die Störung stärker und anhaltender ist, so macht sie sich subjektiv und objektiv bemerkbar, bis sich das neue funktionelle Verhalten auch im physischleiblichen Felde fixiert.

Mit dem Versagen des einen Systems beginnt die Störung, mit der Gegenregulation durch das andere setzt sie sich fort und führt im Andauern zu einer Dissoziation zwischen Oben und Unten.

Aus dieser Perspektive sind Rudolf Steiners Begriffe von funktionellen Krankheiten, wie Hysterie und Neurasthenie, zu fassen. Obwohl das eine Bild (Hysterie) mit dem unteren Menschen, das andere (Neurasthenie) mit dem oberen originär zusammenhängt, leidet bei beiden der ganze Funktionsorganismus. Von dorther wird die Vielfalt der Symptome verständlich. Auch der vordergründige Eindruck des konstitutionell Bedingten.

Im unteren Menschen – dem Stoffwechselpol – liegt die Notwendigkeit, äußere Substanzen aufzunehmen und zu überwinden. Im Anschluß an die Überwindung wird ein Aufbau vollzogen, der auf verschiedene Weise den einzelnen Organen dient. Die Aufgaben werden nur dann voll und ganz erfüllt, wenn der Ätherleib (und mit ihm, das heißt durch seine Vermittlung, auch die höheren Wesensglieder) den gesamten unteren Funktionskreis innig durchdringt. Das Ätherische des unteren Menschen muß in diesem organischen Wirken voll aufgehen. Schaltet sich das Ätherische in die Verdauungs- und Stoffwechselvorgänge ungenügend ein, so wird die äußere Nahrung nicht vollständig überwunden – im weitesten Sinne gemeint. Die funktionellen Kräfte, die eigentlich für die Überwindung des Äußeren bereit wären, ziehen sich dann vor der Fremdheit des Aufgenommenen noch mehr zurück, statt sich zu erhöhter Aktivität zu entzünden. Der Funktionskreis als ganzer erlahmt; die nun mehr oder weniger richtungslosen Impulse verselbständigen sich. Die Präzision im Austausch zwischen Oben und Unten geht verloren. Leib, Seele und Geist korrespondieren „falsch" miteinander.

Bei der obigen Beschreibung ist zunächst daran gedacht, daß das initiale Versagen sich auf das Funktionelle beschränkt. Die Begriffe von Fremdheit und Überwindung beziehen sich also auf die ätherischen Qualitäten.[45] Rudolf Steiner stellt dar, daß die Nahrung nicht nur als physischer Stoff, sondern auch in ihrem geistigen Teil überwunden werden muß. Mit dem Eiweiß, das genossen wird, sind noch ätherisch-geistige Imponderabilien des Ausgangsorganismus verbunden. Sie dürfen nicht in das Innere der menschlichen Organisation übergehen. In einem eigenen Ätherstoffwechsel wird die Ätherizität der Natursubstanzen abgestoßen. Im Abstoßen werden die verschiedensten inneren Kräfte zur Tätigkeit aufgerufen. Hier berühren wir ein Geheimnis des Lebens: Die Aufnahme des Fremden, die Überwindung des Fremden, das Abstoßen des Fremden werden zur Quelle des lebendigen Spieles im Organismus und seiner Entwicklung.

Der Ätherleib kann das fremde Ätherische, das vornehmlich den Eiweißkörpern anhaftet, nicht assimilieren. Er kann das Eiweiß eines anderen Organismus nicht wie die selbst aufgebaute Leibessubstanz durchdringen. Eiweiß, das nicht restlos überwunden wurde, das heißt in seinem Ätherzusammenhang nicht ganz aufgelöst werden konnte, irritiert den Gesamtorganismus und muß durch eine besondere Anstrengung sobald wie möglich beseitigt werden.

Versagt das ätherische Wirken im unteren Menschen, so macht sich ein bestimmter Symptomenkomplex geltend. Rudolf Steiner reiht diesen in die Nähe der Hysterie ein. Unter den geschilderten Voraussetzungen hat sich allerdings der Gebrauch dieser Krankheitsbezeichnung zu wandeln. Da der hysterische Formenkreis am auffälligsten die Folgen dieser funktionellen Störungen deckt, leiht er den Namen für eine Symptomengruppe, die an und für sich einen größeren Bereich absteckt als das im klinischen oder psychiatrischen Sinne gemeinte Bild der Hysterie. Rudolf Steiner bemerkt ausdrücklich und einschränkend, daß der Terminus Hysterie nur für gewisse Züge dieser in einer bestimmten Richtung laufenden funktionellen Krankheiten exakt sei, daß aber der gemeinsame Nenner der Störungen zur Wahl des Namens berechtige. Vielleicht geschah dies, um einmal mehr auf konstitutionelle Gegebenheiten der Gegenwart hinzuweisen. Wohl sind Extreme der Hysterie heute seltener als in jener Zeit, als ihre klassische Beschreibung erfolgte, aber die Tendenz zu jener hier in Rede stehenden funktionellen Störung ist weit verbreitet. Das Wichtige ist, daß die neue Sicht der Krankheitsvorgänge gerade bei der Hysterie, die durch ihre Symptome dazu verleitet, sie psychologisch zu interpretieren und zu behandeln, auf etwas Verborgenes aufmerksam macht, das zum Bereich des leiblichen Geschehens gehört. Wir brauchen deshalb an dieser Stelle die psychologischen Schilderungen nicht zu revidieren, sondern haben ihnen lediglich die funktionellen Bedingungen hinzuzufügen. Aus dem Zusammenhalten beider Fakten ergeben sich wie von selbst die medizinischen Gesichtspunkte.[46]

Den verschiedenen Abarten krankhafter Äußerungen auf diesem Gebiet liegt die gleiche Ausgangssituation zugrunde: Die auf die Nahrung und deren Verarbeitung zu richtenden funktionellen Kräfte vermögen die notwendigen Aufgaben nicht zu Ende zu bringen. Im unteren Menschen machen sich dadurch Vorgänge bemerkbar, die vorübergehend den Charakter des äußerlich Fremden tragen. Sie sind bei der Verdauung – durch das innere „Anfassen" der Nahrung, durch die Spannung zwischen Oben und Unten – nicht überwunden oder, wie Rudolf Steiner sagt, nicht genügend „durchätherisiert". „Es zeigt sich ein solcher Vorgang, weil nicht gleich der physische Leib voll ergriffen wird von solchen Unregelmäßigkeiten, zunächst in dem, was man eben das Funktionelle nennen könnte, dem Ätherleib, dem Archäus" (I, 2). Die dann auftretenden flüchtigen Erscheinungen im Seelenleben haben ihre Ursache in jenen zwischen Regelmäßigkeit und Unregelmäßigkeit wechselnden Prozessen des Ätherischen. Die oberen Ätherqualitäten sind nicht stark genug, das im unteren Menschen von außen intendierte Geschehen zu „bezwingen". Die Stoffwechselvorgänge, bedrängt durch die nicht überwundenen Kräfte und Substantialitäten, beginnen, sich partiell aus dem Gesamtspiel herauszulösen. Sie verselbständigen sich in gewissem Umfange. „Die eigentlich hysterischen Erscheinungen im engeren Sinne sind ja nichts anderes als ein Bis-zur-Kulmination-Treiben dieses unregelmäßigen Stoffwechsels" (s. o.). Das Kranksein, wenngleich es im Funktionellen bleibt, resultiert aus dem Versagen gegenüber der Außenwelt, aus der Schwäche, diese im Aufnehmen voll zu überwinden. Das Ganze beruht auf einem Mangel der Intensität der Prozesse sowohl des unteren als auch des oberen Menschen. Deshalb tauchen Symptome auf, die einmal mehr mit dem unteren System zusammenhängen und sich leiblich äußern, ein anderes Mal sich mehr mit dem oberen System verbinden und sich seelisch ankündigen.

Die geisteswissenschaftliche Aufhellung der funktionellen Störungen, wie sie vom unteren Menschen ausgehen, zeigt also folgendes: Die Verdauungs-, Wiederaufbau- und Absonderungsvorgänge werden vom Ätherisch-Geistigen unterhalten. Der Prozeß des Überwindens beschränkt sich nicht nur auf das Physische der Nahrung, sondern erstreckt sich auch auf die mit ihr verbundenen Imponderabilien. Grundgeste: In der Auseinandersetzung mit dem Fremden wird im Inneren des Organismus eine dem Äußeren entsprechende Eigentätigkeit erregt. Diese spielt innerhalb der ganzen Oben-Unten-Schicht. Da das untere Geschehen vom oberen System funktionell beantwortet werden muß, ist der ganze Mensch an den Ernährungsvorgängen beteiligt. Unregelmäßigkeiten resultieren in dem Moment, wo der Fremdheit der Nahrung nicht gleich starke Kräfte im unteren System entgegentreten und die entstehende Situation vom oberen System nicht bezwungen, nicht durchätherisiert werden kann. Was sich symptomatisch zeigt, manifestiert sich physisch noch nicht, das heißt, vorerst entsteht keine organische Läsion daraus. Es bleibt anfangs bei momentanen Dysfunktionen. Obgleich der Symptomenkomplex sich im ganzen Organismus äußert, geht er aus den Bedingungen des unteren Menschen hervor, aus dem partiellen Versagen bei der Auseinandersetzung mit der Nahrungswelt.

Bezeichnend für den ganzen Formenkreis ist die Flüchtigkeit der Erscheinungen (der halb leibliche, halb psychische Ausdruck der Symptome). Die Buntheit aller Äußerungen beruht aber nur auf einer Ursache: dem Versagen einer bestimmten vitalen Tätigkeit. Der Ursprung der Hysterie liegt nicht im Seelischen. Er liegt im Funktionsorganismus, der in seiner Gesamtheit den Grund sowohl für das unterbewußte wie für das bewußte seelische Leben bildet.[47]

Die Art dieser Krankheitsschilderung drängt dazu, entsprechende Wege zum Beheben der Störung zu finden. Direkte therapeutische Empfehlungen können hier nicht gegeben werden, denn ein typisches

Mittel würde dem individuell veranlagten Kranksein nicht gerecht. Der Einblick in das Geschehen zeigt uns jedoch die Richtung, in welcher die Beeinflussung von außen erfolgen kann. Die therapeutische Aufgabe wird aus der Kenntnis der Entgleisung sichtbar: Die Stoffwechselfunktionen, soweit sie die Überwindung, Verwertung und Ausscheidung der Nahrungssubstanzen zu leisten haben, müssen in differenzierter Weise energisiert werden. Unabhängig von den oft undurchschaubaren subjektiven Beschwerden sind die Punkte des Mangels und der Fehlleistungen aufzusuchen, um adäquate Maßnahmen einzuleiten.[48]

Wie verhält es sich nun mit der Möglichkeit einer Dysfunktion im oberen Menschen? Ist überhaupt eine Polarität im funktionellen Versagen zu denken? Oder erschöpft sich alles Kranksein dieser Kategorie in der geschilderten Situation? Worin wäre die Entsprechung – als gegensätzliches Krankheitsbild gemeint, nicht als Gegenregulation – zu suchen? Gibt es ein Faktum im Oberen, das dem Nicht-Überwinden des Fremden im Unteren gleichgesetzt werden kann?

Wir werfen deshalb die Fragen nach der polaren Störung auf, weil wir glauben, daß durch ihre Klärung zugleich unsere Kenntnis jenes anderen Bildes gefördert wird. Blicken wir noch einmal auf den unteren Funktionskreis: in ihm werden mehrere Aufgaben erfüllt. Im Zusammenfügen der einzelnen Vorgänge manifestiert sich die Ganzheit dieses Systems. In ihr als dem Dominierenden drückt sich schließlich jedes Versagen aus, auch wenn es nur von einem Teil des Systems ausgeht. Der Krankheitsausdruck wird durch die Ganzheit symbolhaft. Die Dysfunktion verliert ihre unmittelbare Beziehung zu der einzelnen Fehlleistung, weil sie von der Ganzheit verarbeitet wurde. Auf diese Weise kommen wir zu der vereinheitlichenden Formulierung: Das prozessuale Versagen im unteren Menschen charakterisiert den hysterischen Symptomenkreis. Diesem ganzen Komplex steht nach Rudolf Steiners Schilderung ein ähnlicher im oberen Menschen gegenüber. Auch hier können wir die einzelnen Tätigkeiten nicht isolieren, nicht nur einen Vorgang als pathognomonisches Äquivalent der Nicht-Überwindung im Unteren bezeichnen. Der Ausfall an einer Stelle geht ebenso in dem

Dominieren und Symbolisieren der Ganzheit des oberen Systems unter. Verschiedenste funktionelle Mängel tauchen unter im neurasthenischen Syndrom.

Was geschieht durch den oberen Menschen? Es finden statt: Wahrnehmung und Atmung einerseits, Vorstellen und Fühlen andererseits; jene nach außen gerichtet in der Begegnung mit der Umwelt, diese nach innen gewendet in der Entfaltung des seelisch-geistigen Daseins. Der obere Pol ermöglicht durch seine Konstitution und seinen Funktionskreis (zu dem die Wechselwirkung mit dem unteren gehört) dem Menschen, ein bewußtes Leben zu führen, in Vorstellen, Denken, Erinnern, Fühlen, Empfinden innerlich präsent und tätig zu sein, seiner selbst gewiß zu sein und geistiger Inhalte gewahr zu werden. Der Reichtum dieser ganzen Welt wird zur Existenz des Ich. All das beruht darauf, daß das Geistig-Seelische hier in der Weise mit dem Leiblichen (und dem Funktionellen) korrespondiert, daß es sich vom organismischen Wirken weitgehend freihält. Im unteren Menschen verbraucht sich alle Intensität des Daseins im organischen Tun. Im oberen Menschen herrscht das Gegenteil: Das Seelisch-Geistige distanziert sich, ja nimmt sogar das Ätherische mit in diese Distanz.

Die den Leib plastizierenden Prinzipien – die Wesensglieder – nehmen Oben im Laufe des Wachstums und der Reife eine andere Stellung zu dem von ihnen Geschaffenen ein als Unten. Auf dieser anderen Orientierung, der verschiedenen Relation der Wesensglieder, beruht überhaupt der Gegensatz der beiden Systeme. Wenn wir nun danach ausschauen, wie Oben eine Entgleisung entstehen könnte, so vermuten wir sie in der Art, daß der Vorgang der Distanzierung aufgehoben wird und sein Gegenteil sich geltend macht. Die Hinwendung der seelisch-geistigen und ätherischen Qualitäten zum organischen Prozeß – über ihr Maß hinaus – bedeutet in diesem System das Signum beginnenden Krankseins. Darauf weist Rudolf Steiner hin, indem er einen solchen Ablauf, eine solche Verkehrung ein „Negativ der unteren Prozesse" nennt. Die Dynamik der oberen Funktionen erstarrt in sich und versinkt dabei in einen Zustand, der normalerweise nur im unteren Menschen bestehen darf. Natürlich geschieht dann im oberen Menschen nicht das gleiche wie im unteren, auch wenn die krankhaften Prozesse einen verwandten Charakter annehmen. Darum der plastische Ausdruck „Negativ". In diesem Negativ des Ätherwirkens sieht Rudolf Steiner die Ursache der sogenannten Neurasthenie: „Man hat also in der Neurasthenie ein Funktionieren des Oberen, das zu stark die Organe des Oberen in Anspruch nimmt, so daß dasjenige, was eigentlich vermittelt durch das Herz von oben aus im Unteren geschehen soll, schon im Oberen geschieht, schon da abgemacht wird, so daß die Tätigkeit nicht hinunterdringt, vermittelt durch die Stauung im Herzen, in die untere Strömung" (I, 2). Die organisch-vegetativen Vorgänge werden auf Kosten der Aktivität und Gestaltung in der Sinneswahrnehmungssphäre vermehrt. Der seelenvolle Kontakt der Innenwelt mit der Außenwelt reißt ab. Aus der Dissoziation erwachsen die Eigenheiten des neurasthenischen Verhaltens.[49]

Die Störung bleibt nicht auf den oberen Pol beschränkt. Einmal nicht wegen des Wechselspiels der Systeme, zum anderen nicht, weil wesentliche Vorgänge im unteren Menschen unmittelbar mit dem oberen verbunden sind. Es treten Veränderungen im Stoffwechsel ein, die darauf beruhen, daß das Spiel zwischen dem organisch verankerten Ätherischen und dem bedingt freien Ätherischen unterbrochen wird, weil der ätherische Strom, der sich im Oberen zu stark engagiert, nicht genügend von oben nach unten fließt.

Auch dieses Beispiel einer neuen Krankheitsauffassung regt unmittelbar therapeutische Überlegungen an. Denn aus dem Entwurf der Bilder läßt sich gewissermaßen ablesen, was zu geschehen hat, um das „Verkehrte" in seine Richtung zurückzubringen. Auf der einen Seite handelt es sich darum, den Sinneswahrnehmungsprozeß zu verstärken, die seelisch-geistigen Vorgänge zu intensivieren; auf der anderen, die dissoziierten Funktionen im unteren Menschen zu harmonisieren und wieder mit dem oberen zu verbinden.

Bei beiden Darstellungen funktioneller Entgleisungen innerhalb der „Lebensschicht", dem Wesenhaften, das zwischen der äußerlich erscheinenden Physis und der seelisch-geistigen Innenwelt vermittelt, ist jener Moment ins Auge gefaßt, wo das ständig äquilibrierende Wechselspiel zwischen Oben und Unten gerade beginnt, aus dem Gleichgewicht zu geraten. Dieser Anfang prägt, wenn er in einen Dauerzustand übergeht, schließlich seinen physischen Ausdruck. Bevor die Physis in Mitleidenschaft gezogen wird, kann sich der Organismus über lange Zeit in einem relativen, neugeschaffenen Gleichgewicht auch mit der Störung scheinbar gesund halten. Je nach Veranlagung, Dauer und Intensität der Irritierung bleibt es entweder bei rein funktionellen Äußerungen – neurasthenischer oder hysterischer Natur im erweiterten Wortsinn – oder es resultieren Deformationen, Defekte, Stockungen, Entzündungen in den Organen und Geweben. Der Weg in die Schicht des leiblich Gewordenen wird durch die normale Ätherleibstätigkeit vorgezeichnet. Der Ätherleib ist es, der die Strukturen der Gewebe und Organe lebendig erhält und der die Aufbaustoffe in die physische Urform drängt. Wie sollte er nicht sein verändertes Verhalten den sichtbaren Organen mitteilen. Das, was zunächst im Ätherischen als Anflug des Krankseins verbleibt, „das ergreift“, so sagt Rudolf Steiner, „indem es gewissermaßen in seinen Kräften dichter wird, das Organisch-Physische.“ Und er stellt dann weiterhin fest, „daß dasjenige, was zuerst nur als hysterische Andeutung vorhanden ist, in verschiedenen Unterleibserkrankungen physische Gestalt annehmen kann, gewissermaßen, wie nach der anderen Seite in Halskrankheiten, Kopfkrankheiten die Neurasthenie organische Gestalt annehmen kann“ (I, 2).

Das Studium der Krankheiten hat also mit der Betrachtung des Funktionellen zu beginnen. Denn das Funktionelle ist immer der primäre Vorgang gegenüber dem Geschehen, das wir im kranken Organ konstatieren. Darum betont Rudolf Steiner, „daß es viel wichtiger ist, die äußere Physiognomie des Krankheitsbildes zu beobachten, als durch die Autopsie die defekt gewordenen Organe. Denn was die Autopsie in den defekt gewordenen Organen zeigt, sind doch nur Folgeerscheinungen“ (s. o.). Selbstverständlich schließt solch eine Forderung keine physische Untersuchungsmethode aus. Sie will allerdings ernsthaft daran erinnern, daß die Ergebnisse von chemischen Analysen, mikroskopischen Beobachtungen, Röntgenuntersuchungen, Sektionen nichts darüber aussagen, wie das eigentliche Krankheitsereignis zustande kam. Jede leibliche Veränderung geht aus dem verborgenen Wirken des Ätherischen hervor. Darum muß jede Abweichung vom Normalen bis in jene Schicht verfolgt werden, in der das Funktionelle den Organismus konstituiert und am Leben erhält. Bei den beiden Entgleisungen handelt es sich um Veränderungen, die mit der Struktur des oberen und des unteren Systems verknüpft sind. Sie sind auf diese Weise typisch und ihr Verständnis kann zur Klärung mancher Krankheiten beitragen. Bestimmte Formen des Krankseins sind verstehbar, sobald die Physiognomie des oben oder unten gestörten Wechselspiels berücksichtigt wird.[50]

Ordnen wir die Gedanken zu einer Übersicht: Die Herztätigkeit geht aus der Art hervor, wie das obere und untere System miteinander wirken. Zwischen beiden Polen herrscht eine Spannung, die ständig nach Ausgleich strebt. Die Beherrschung dieser Spannung ist der Ausdruck des gesunden Organismus. Sie wird durch die Kraft des Funktionsorganismus erreicht. Astralleib und Ich impulsieren das Ätherwirken oder hindern es. Sobald auf einer Seite eine Aufgabe nicht oder über ihr Maß hinaus vollzogen wird, verschiebt sich das Gleichgewicht des Ganzen. Die funktionellen Krankheiten beruhen auf solcher gestörten Wechselwirkung zwischen dem unteren und oberen System im Ätherischen. In erweitertem Sinne rechnet Rudolf Steiner die eine Form des Krankseins zur Symptomengruppe des hysterischen, die andere zu der des neurasthenischen Komplexes. Wird die Störung im Funktionellen nicht überwunden oder stellt sich nicht unter Einbezug der Unregelmäßigkeit ein neues individuelles Gleichgewicht her, dann verdichten, das heißt verleiblichen sich die Abweichungen. Es resultieren Deformationen und Defekte im Leiblich-Organischen. Diese organisch gewordenen Störungen können wiederum sekundär den Gesamtorganismus schädigen, sowohl in funktioneller als auch in leiblich-organischer Hinsicht. Der Übergang von der funktionellen Äußerung zur organischen Läsion verbirgt sich der unmittelbaren Beobachtung. Wird jedoch die mechanistische Theorie von der Herzaktion ideell überwunden, so ist die Möglichkeit gegeben, von der leiblichen Erscheinung, von der organischen Läsion zur Dynamik ihrer Funktionen vorzudringen. Von hier aus kann dann der therapeutische Akt – im Denken und im Handeln – sinnvoll einsetzen.

Die Revision der Herzanschauung bedeutet einen schöpferischen Ansatz für die Heilkunst.

VIII.

Die Dreigliederung des Menschen

Mit der Betrachtung der Polarität des oberen und unteren Menschen richten wir unser Augenmerk auf bestimmte Seiten des funktionellen Geschehens im Organismus. Dabei sehen wir Ganzheiten, die sowohl für sich, als auch gegenseitig sich fordernd und stützend, existieren. Als wichtiges Ereignis im Ausgleichen zwischen dem Zusammengehörigen erkennen wir den Funktionskreis des Herzens. Alle Kräfte, welche die funktionelle Organisation, die Einheit in der Dualität, unterhalten, strömen aus dem Inkarnationswillen der Wesensglieder. Ich, astralischer Leib, Ätherleib und physischer Leib streben zielgerichtete Tätigkeiten an und offenbaren sich in einem polaren Wirken. Damit fügen sie den Grund für den weiteren Aufbau. Zur Vollendung der irdischen Erscheinung des Menschen gehören noch andere Prinzipien der Verwirklichung.

Bei unseren Studien bewegt uns vornehmlich die Frage: Wie verhält sich das Seelisch-Geistige – als inneres Dasein mit nicht-leiblichen Inhalten – im Spiel des Gesamtorganismus? Ist es überhaupt beteiligt? Oder existiert das Leibliche gerade deshalb so, wie es sich gibt, weil ein direkter Kontakt mit dem nicht-leiblichen Inneren besteht? Bietet die Anschauung des oberen und unteren Systems genügend Anhaltspunkte für solche Beziehungen? Sind unter Umständen doch noch andere Ganzheiten des Organismus zu berücksichtigen?

Von der Abhängigkeit des Seelisch-Geistigen vom Leiblichen wissen wir im allgemeinen. Die Tatsache als solche ist evident und bedarf keiner Begründung. Hingegen ist die Frage bezüglich einer umgekehrten Abhängigkeit – des Leiblichen vom Seelisch-Geistigen – vorderhand dunkel. Dennoch müssen wir ihr nachgehen. Der Einfluß des Seelisch-Geistigen auf das Leibliche ist bekannt. Doch wird er selten in exakter

Weise beachtet, weil das Seelisch-Geistige nicht als selbständige Realität erfahren wird.

Rudolf Steiners Menschenkunde läßt sich in einen Hauptsatz zusammenfassen: Der ganze Mensch ist durchseelt und durchgeistigt. Anders ausgedrückt: Das innere Wesen des Menschen durchdringt die gesamte leibliche Organisation. Diese ist in allen Teilen für die Entfaltung des inneren Menschen notwendig.

Zum anderen bildet die Leiblichkeit des Menschen kein einfaches Naturgeschehen. Sie kann nicht ohne das Seelisch-Geistige existieren. Ihre Fortschritte (und Rückschritte) gegenüber den Naturreichen erfolgen allein durch das Eingreifen des Seelisch-Geistigen. Seelisch-geistiges Wesen und leibliche Organisation bedingen einander in ihrem Dasein.

Es gehört zur Unvollkommenheit logischen Urteilens gegenüber der Wirklichkeit in der Medizin, wenn die Fähigkeiten von Denken, Fühlen und Wollen, alle bewußten Vorgänge, ausschließlich einem Organisationsteil – dem Zentralnervensystem – zugeordnet werden. Sofern das Seelisch-Geistige überhaupt mit dem Leibe zu tun hat – und das zeigen die Zustände von Wachen und Schlafen, von Gesundsein und Kranksein –, so kann ein Bezug nur zu der Gesamtheit des Leiblichen bestehen. Kein Glied kann, vernunftgemäß betrachtet, ausgeschlossen sein.

Die gegenseitige Abhängigkeit des physischen und des geistigen Menschen voneinander läßt sich nicht unmittelbar beobachten. Was immer sich äußerlich zeigt, ist bereits Wirkung oder schon Wirkendes als Reaktion. Richten wir jedoch die Aufmerksamkeit auf bestimmte Gliederungen, so hellt sich das Zeichenhafte im Bereich der Wirkungen langsam auf. Mit der funktionellen Organisation des oberen und des unteren Menschen erfassen wir das Ineinandergreifen von Innenwelt und Leiblichkeit noch nicht vollständig. Wo diese beiden sich begegnen, entsteht Kampf. Dieser Kampf zwischen Nicht-Leiblichem und Leiblichem vollzieht sich auch in der Schicht der Dualität. Jedoch wird er hier weder entzündet, noch im eigentlichen Sinne ausgetragen. Er urständet auf einer anderen Ebene. Das Konfrontieren und Verknüpfen,

das gegeneinander und miteinander Weben, das Absetzen und Überwinden zwischen Geistigem und Physischem schafft noch einmal besondere Gestaltungen auf verschiedenen Stufen.

Die Äußerungen der Oben-Unten-Polarität künden von der in den
Tiefen des Organismus wirkenden Lebensschicht. Wo aber das innere
Dasein unmittelbar die Leiblichkeit für sich beansprucht, um irdisch
existent zu werden, entsteht ein Zusammenhang, den wir erkenntnismäßig von der Polarität zu trennen haben. Rudolf Steiner schildert diese
höhere Ordnung als „Dreigliederung des menschlichen Organismus".
Der „obere und der untere Mensch" zeigen das Wirken des Funktionellen
auf der unteren Stufe des leiblichen Aufbaues. Dagegen offenbaren die
Glieder von Nervensystem, ryhthmischem System und Stoffwechselsystem das seelisch-geistige Dasein in seiner Differenzierung bezüglich
seiner Hinwendung zum Leibe.[51]

Die konkrete Begegnung des Seelisch-Geistigen mit dem Leiblichen
und des Leiblichen mit dem Seelisch-Geistigen ist das Rätsel der Men-
schenkunde. Es ist nicht lösbar, solange man in der Geistigkeit des
Menschen nur eine Sublimierung eines organischen Prozesses sieht. Der
Gedanke, daß Geistiges unmittelbar die Bildung des Leibes intendiert,
macht uns manche Erkenntnismühe. Sieht man von den schöpferischen
Qualitäten des Seelisch-Geistigen ab, so bleiben alle Auffassungen und
Deutungen des Leib-Seele-Verhältnisses unbefriedigend. Und es ist
gleichgültig, ob man von Parallelismus oder von Kausalität spricht. Die
Interpretation geht dabei nicht über die Beliebigkeit einer Theorie
hinaus und trifft nicht das Zentrum des Rätsels. Die Bilde- und Funktionskräfte des Leibes müssen im Geistigen gesucht werden. Die Einzelheiten des Innenlebens sind in ihrer Verknüpfung mit den Einzelheiten des Leibes zu ergründen. Wie das Herüber und Hinüber zu erforschen sei, darüber möchte die Idee der Dreigliederung Auskunft
geben.[52]

Indem wir Seele und Geist derart mit dem Organismus vereint denken, so daß dieser vollkommen beseelt und durchgeistigt erscheint,
rücken wir an das Problem der Leibwerdung anders heran, als wir es tun,

wenn wir Gehirn und Nerven allein für die bewußten Leistungen verantwortlich machen. Unsere bisherige Ansicht vom Leibe muß sich wandeln, wollen wir das Wirken des Seelisch-Geistigen begreifen. Organe, Gewebe und Säfte können niemals als in sich selbständig vorgestellt werden. Sie sind in ihrer Prägung, Anordnung und Erhaltung ein Ergebnis der physischen, der ätherischen, der astralischen und der Ich-Gestaltung. Dieses ist der eine Gedankenvollzug, um die Ansicht vom Leibe zu revidieren. Zum nächsten müssen wir einen Sprung wagen: Das Kräftespiel der geistigen Entitäten, das den Leib schafft, ist dasselbe, was das innere Dasein hervorbringt. Aufbau und Abbau des Leibes werden aus den gleichen Regionen impulsiert, aus denen heraus der seelisch-geistige Wesenskern lebt. Damit sprechen wir ein Gesetz der menschheitlichen Evolution aus. Die leibliche Erscheinung ist eine Folge der seelisch-geistigen Realitäten. Sie erweist sich als eine von Seiten des Höheren notwendige Entwicklung.

In gleicher Weise berücksichtigen wir die andere Tatsache: Solange sich der Wesenskern inkarniert hält, kann das Seelisch-Geistige mit der gewöhnlichen Intensität seines Bewußtseins nicht ohne den Leib existieren. Es ist in den Funktionen des Leibes und durch dieselben irdisch da, obwohl jene Funktionen erst von den Grundkräften der Wesensglieder gezeugt werden. Bei dem gegenseitigen Abhängigsein kann man nicht nach primären Ursachen fragen. Das eine Sein ist durch das andere. Jede Formulierung, die noch eine Nuance von äußerem Anheften einer seelisch-geistigen Qualität an ein körperliches Etwas enthält, verfehlt die Eigenheit der menschlichen Existenz. Das überragende Erkenntnisereignis, zu dem wir durch Rudolf Steiners Anthroposophie gelangen, ist der Ausblick auf eine schöpferische Gestaltung des Leibes durch das Seelisch-Geistige.

Rudolf Steiner charakterisiert die wichtigsten Aktionen des inneren Lebens als Vorstellen, Fühlen und Wollen. Die drei Seelenbetätigungen sind relativ selbständig, jedoch als Teile eines geistigen Organismus miteinander verwoben. So wirkt im Denken verborgen ein Willenselement mit, wie im Wollen zugleich ein Vorstellungselement untergründig waltet. Die Grundkräfte der Seele entzünden sich im Arbeiten am Leibe. Der Leib aber muß erst in drei besonderen Gliedern veranlagt und aufgebaut sein, ehe die drei inneren Qualitäten durch ihn bewußt und selbstbewußt ins Dasein treten können. Wir bemerken also, daß im Aufbau des Leibes ein höherer Sinn liegt. Nicht nur im Hinblick auf die äußere Form, sondern gerade im Hinblick auf die innere Wirklichkeit. Demzufolge kann es nicht nur Prozesse in Richtung des Aufbaus geben. Sie müssen aufgehalten werden. Abbau setzt ein, sobald die bildenden Mächte sich vom Leiblichen abwenden, um geistig tätig zu sein.

An dieser Stelle haben wir unseren bisher entwickelten Begriff vom Ätherleib zu ergänzen. Der leibliche Organismus und das seelisch-geistige Dasein werden vom Ätherleib getragen und sind durch ihn miteinander verbunden. Ohne Ätherleib könnten Astralleib und Ich-Prinzip keinen irdischen Leib zusammenfügen und erhalten. Was wir zunächst mit der allgemeinen Formel ausdrückten, daß das Geistige den Leib bildet, bedarf nun der Differenzierung.

In gewisser Hinsicht erläutert Rudolf Steiner das Wirken des Ätherischen als eine Vermittlung zwischen dem nicht-räumlichen Geistigen und dem räumlich erscheinenden Physischen. Dem Ätherleib fällt dabei eine doppelte Aufgabe zu. Nach der einen Seite erfüllt er diese mehr aktiv, nach der anderen mehr passiv. Indem er die Kräfte aus dem Umkreis der Erde aufnimmt, schafft er im Menschen einen individualisierten Mikrokosmos. Aufbau, Wachstum und Reifung sind hier die Leistungen. Im Inneren ist er berufen, Werkzeug zu sein für das, was Seele (astrale Organisation) und Geist (Ich-Prinzip) im Menschenleib tun wollen. Dergestalt ist der Ätherleib in seinen eigenen Tendenzen beschränkt. Er kann nicht nur die Impulse seiner makrokosmischen Herkunft ausleben. Die geistigen Wesensglieder bestimmen ihn von vornherein für eine höhere Funktion.

In der Embryonal- und Wachstumsperiode arbeitet das Ätherische anders als in der Zeit abgeschlossener Reife. Stufenweise unterliegt es gewaltigen Metamorphosen. Zu Beginn des Lebens geht es voll im leiblichen Organisieren unter. In dem Grade, als das Bewußtsein sich regt, wird es vom Seelisch-Geistigen für das Entfalten der inneren Fähigkeiten beansprucht. An den Inzisuren der Jahrsiebente lassen sich die wichtigsten Stadien dieser Wandlungen ablesen.

Der Ätherleib muß also in einer zweifachen Natur gesehen werden. Ein Teil der ätherischen Kräfte wird vom organischen Aufbau abgezogen, um für die Gestaltung des inneren Lebens verfügbar zu sein. Ein anderer Teil bleibt dem organischen Leben treu. Dabei bewahrt das Ätherische im leiblichen Bereich wie im seelisch-geistigen seine Eigenheit, das plastische Vermögen. Die Fähigkeit leiblichen Bildens kehrt sich um in jene andere, Erlebnisse und Wahrnehmungen in innere Bilder umzusetzen. Durch die Kräfte des Ätherleibes, sowohl die Welt der Organe zum Leben zu erwecken, als auch die innere Welt des Geistes zu ermöglichen, kann das Ich-Wesen mit der physischen Welt korrespondieren.

Nunmehr können wir unser Problem näher bestimmen: Die Beziehung des Seelisch-Geistigen zum Physischen ist keine direkte sondern eine indirekte. Der Ätherleib übernimmt die Rolle des Vermittelns zwischen Leiblichkeit und Geistigkeit. Erkennt man diese seine Funktion nicht, so bleibt der ganze Komplex der Leib-Seele-Fragen dunkel. Das Seelisch-Geistige fällt dann aus dem medizinischen Problemkreis heraus. Die Lehre vom Lebensleib – von den Bildekräften, vom Ätherischen – klärt nicht nur die vitalen Phänomene. Sie enthält zugleich den Hauptansatz für die Psychologie und damit auch für einen Teil der Physiologie.

Wir sehen im Ätherleib das wesenhafte Prinzip, das die Leiblichkeit für das Geistige aufschließt. Das Leben hält zugleich die Kräfte verfügbar, durch welche das innere Sein zustande kommen kann. Dadurch vermag sich das Individuum in einem menschheitlich veranlagten Leib zu offenbaren. Nun brauchen wir gewisse Fragen der Menschenkunde nicht länger mehr zu umgehen. Wir fragen anders in dem Augenblick, wo uns das Geistige als konkrete Bildemacht faßbar wird. Warum die Kompliziertheit des menschlichen Leibes? Ist diese durch die Äußerungen des Geistigen bedingt? Wir suchen dann die Probleme, die mit dem Seelisch-Geistigen zusammenhängen, nicht unabhängig vom Leibe zu lösen, sondern wir betrachten sie überall mit demselben verbunden. Damit erhalten die Fragen nach der Konstitution des Leibes und nach der Struktur der Seele und des Geistes erst ihre Voraussetzung.

Es ist ein unermeßliches Verdienst Rudolf Steiners, daß er die Rätsel des Menschseins nie einseitig leiblich und nie einseitig geistig interpretiert, daß er sie als Zusammenklang beider Welten klarzulegen versucht. Immer wird das Körperliche in seiner geistigen Bedeutung, das Geistige in seiner leiblichen Aufgabe gesehen. Damit steht die Idee der Dreigliederung vielschichtig vor uns. Wir werden sie daher auch von mehreren Aspekten aus betrachten. Einleitend haben wir die Gesetzmäßigkeiten des Ätherischen hervorgehoben, um die Gefahr zu vermeiden, daß wir den Gedanken der Dreigliederung nur als eine Art Parallelismus nehmen. Es trifft nur die halbe Wahrheit, wenn man bloß den Leib dreigegliedert betrachtet, ohne sich gleichzeitig vorzustellen, daß diese Dreigliederung des Leibes durch die Grundkräfte der Seele im Einklang mit dem Ätherischen geschaffen wird. Phänomenologisch ist es wohl berechtigt, grob einteilend von Sinnes-Nerven-System, rhythmischem System und Stoffwechsel-Gliedmaßen-System zu sprechen. Man verlegt sich jedoch den Weg zum Konkreten, wenn man die „ausführend" wirkenden Kräfte beiseite läßt.

Die Aussage, daß der Leib aus drei besonderen Gliedern besteht, setzt uns vom anatomischen Gesichtspunkt aus in Erstaunen. Haben wir es nicht im Organismus zwar mit verschieden gestalteten, aber doch gleichrangigen Organen zu tun? In einer Systematik, die das Physische voranstellt, geraten die Organe und Systeme einfach nebeneinander. Dabei gibt es keine Möglichkeit zur Wertung des Einzelnen. Der Grund für die Einheit des Ganzen ist in den Teilen nicht zu finden. Darum erkennen wir in der Dreigliederung als wichtigstes Prinzip, daß ihr Urbild nicht dem Physischen entstammt. Die Idee ist ein geistiger Schlüssel zum Verständnis der Leiblichkeit und des seelisch-geistigen Vermögens innerhalb dieser Leiblichkeit.

Kehren wir noch einmal zum Bilde des Ätherleibes zurück. Rudolf Steiner schildert, wie in ihm die Tendenz herrscht, die Form einer Kugel anzunehmen. Im Menschen muß jedoch dieses Streben gehemmt werden. „Eigentlich haben wir fortwährend mit Bezug auf unseren Ätherleib damit zu kämpfen – natürlich geschieht das alles im Unterbewußtsein –, die Kugelform zu überwinden. Der menschliche Ätherleib, so wie er nun einmal ist, ist sehr angepaßt in seiner Form, in seiner Gestaltung dem menschlichen physischen Leib. Er hat nicht so feste Grenzen, er ist in sich beweglich; aber wir können in ihm auch unterscheiden eine Kopfpartie, eine Rumpfpartie, undeutlich die Gliedmaßenpartien, da verschwimmt der Ätherleib" (2. 2. 1924). Danach wird die Neigung, das kosmische Urbild nachzuahmen und festzuhalten, durch die höheren Wesensglieder paralysiert. Der Äthermensch wird quasi an eine dreigeteilte Gestaltung herangedrängt. Das Formende, das den Menschen verwirklicht, kommt aus einem anderen Bereich als dem des Ätherischen. Die höheren Geistprinzipien gliedern sich physischen Leib und Ätherleib zu drei Regionen ihrer Wirksamkeit.

Indem wir uns vergegenwärtigen, wie sich der Ätherleib durch höhere Kräfte sein Formstreben modifizieren lassen muß, begegnen wir einem mehr äußeren Moment des geistigen Plastizierens. Gehen wir nun auf ein inneres Moment der Verwandlung zu, so stoßen wir auf die entscheidenden Probleme der Dreigliederungsidee: Der Ätherleib, der ursprünglich im organischen Leben vollständig aufgeht und darin verharren möchte, wird im Lauf der Entwicklungsetappen von der Richtung dieser Tätigkeit durch die höheren Menschenkräfte abgelenkt. Er wird zur Metamorphose gezwungen.

Die Metamorphose trifft den Ätherleib stufenweise. In drei Regionen vollzieht sich die Befreiung aus der organischen Sphäre in verschiedener Intensität. Und die Beanspruchung durch das Seelisch-Geistige geschieht jeweils in mehr oder weniger großem Ausmaß. Drei Leibesbereiche entstehen so durch das Bleiben des Ätherischen im Organischen und das Lösen von demselben. Das Eingreifen des Höheren bestimmt den Zustand des Ätherischen und damit den Aufbau des Leiblich-Physischen. Im Sinnes-Nervensystem wird das Ätherische am weitesten vom organischen Wirken befreit und zum seelisch-geistigen Tun verwendet. Die Eigentümlichkeit des Stoffwechsel-Gliedmaßen-Systems dagegen beruht darauf, daß das Ätherische zum großen Teil im Organischen gebunden bleibt und nur fakultativ abgehoben wird. Wir stellen uns also zwei Funktionsgestalten des Ätherischen vor: ein mit den organischen Vorgängen verbundenes Ätherisches und ein freies Ätherisches, das dem inneren Dasein zur Existenz verhilft. Zwischen beiden webt ein zu jeder Zeit nach der einen oder anderen Seite verfügbares Element. Die höheren Menschenkräfte entwickeln Bewußtsein und Selbstbewußtsein im Vorstellen, Fühlen und Wollen, indem sie auf dreifache Art das Ätherische des Gesamt-Organismus metamorphosieren. Eine solche Konzeption von den Bilde-Entitäten gibt der Bearbeitung des Leib-Seele-Problems eine völlig neue Wendung.[53]

Indem der Mensch denkt, fühlt und will, erlebt er verschiedene Grade seines Bewußtseins und nimmt dabei die leibliche Organisation auf stets andere Weise in Anspruch. Jeder geistige Akt facht ein neues Geschehen an. Die Art der Beanspruchung des Leibes durch das Entfalten des Bewußtseins bestimmt das ganze menschliche Sein. Jede Lebensäußerung trägt damit das Zeichen eines geistigen Ursprungs. Rudolf Steiner präzisiert: „Der Leib als Ganzes, nicht bloß die in ihm eingeschlossene Nerventätigkeit, ist physische Grundlage des Seelenlebens. Und wie das letztere für das gewöhnliche Bewußtsein sich umschreiben läßt durch Vorstellen, Fühlen und Wollen, so das leibliche Leben durch Nerventätigkeit, rhythmisches Geschehen und Stoffwechselvorgänge" (Von Seelenrätseln). Die seelisch-geistigen Leistungen stehen nicht allein für sich da. Desgleichen führen die körperlichen Vorgänge kein Sonderdasein. Beide Welten wirken miteinander und füreinander. Für diesen Tatbestand fehlen vorerst entsprechende Begriffe. Großartig ist das Gesamtproblem beleuchtet: Der Leib existiert nicht für sich, jede seiner Strukturen ist am Werden des Innenlebens beteiligt.

Selbstverständlich bewegen wir uns noch in einem allgemeinen Rahmen, wenn wir die drei Grundkräfte des Seelenlebens den drei Hauptsystemen des Leibes zuordnen. Bei solchem Zuordnen überwinden wir jedoch bereits eines der Hindernisse für eine reale Betrachtung des Menschen. Wer die Aufmerksamkeit nicht allein auf die Gehirn-Nervenorganisation lenkt, wenn es gilt, innere Vorgänge in ihrer Verbindung zum leiblichen Dasein zu verfolgen, sondern auf die Gesamtgestalt, für den spricht alles Faktische eine neue Sprache. In diesem Sinne ist die Idee der Dreigliederung ein fruchtbarer Ansatz für die Beurteilung der leiblichen und geistigen Relationen. Bis zur Deutung der Symptome bei Krankheiten wird es möglich, den Konnex von innerem und äußerem Leben zu gewahren.

Etwas haben wir noch zu erinnern. Die Idee der Dreigliederung setzt insgesamt neue Begriffe vom Menschen voraus. Vernachlässigt man das, so stellt man die leiblichen und seelischen Kategorien nur nebeneinander nach Maßgabe bisheriger Anschauungen. Außer einer neuen Nomenklatur wäre damit nichts gewonnen. Denn Wahrnehmen und Denken auf der einen Seite, Sinnes- und Nervenvorgänge auf der anderen sind zwei Welten, die logisch nicht miteinander verknüpft werden können. Erweitern wir den Begriff vom Sinnes-Nerven-System unter Zuhilfenahme der Vorstellungen über das Ätherische, so sehen wir auf den Bereich, wo der eigentliche Übergang von außen nach innen stattfindet. Das Nervensystem wird von denjenigen Kräften gebildet, die es später zu den intellektuellen Operationen fähig machen und benützen. Ohne den Blick gleichzeitig auf das Ätherische zu richten, das heißt auf die das Organ bildenden Kräfte, bleibt die Zuordnung des Nervensystems zum Ablauf des Denkens unfruchtbar. Gleiches gilt von der Relation des Fühlens zu allen rhythmischen Prozessen des Organismus und des Wollens zu den Funktionen des Stoffwechsels.

Die Einteilung des Leibes in drei Glieder birgt eine Gefahr des Simplifizierens. Rudolf Steiner hat darum mit Nachdruck darauf hingewiesen, daß den drei Gliedern drei Funktionskreise zugrundeliegen, die mehr oder weniger als Richtkräfte anzusehen sind. Sie wirken selbständig und konzentrieren sich in den drei Regionen des Organismus. Ausschlaggebend ist aber, daß sie sich gegenseitig durchdringen, in Wechselwirkung treten, ja Gegensätze bilden und nach Ausgleich streben. Derart erstreckt sich jede der drei Hauptfunktionen über den ganzen Organismus. „Faßt man diese Differenzierung des Menschen in die Prozesse des Nerven-Sinnessystems, des rhythmischen Systems und des Stoffwechsel-Bewegungssystems ins Auge, so muß man dann finden, wie der Mensch so konstituiert ist, daß diese drei Systeme zwar in bezug auf ihr Funktionieren durchaus voneinander verschieden sind, daß sie aber an jeder Stelle der menschlichen Organisation sich durchdringen... Hier hat man nötig, bei jedem Organ zu unterscheiden, inwiefern an dem Funktionieren dieses Organs beteiligt ist der Nerven-Sinnesprozeß, der rhythmische Prozeß, der Stoffwechsel-Bewegungsprozeß. Denn alle drei Formen sind nun an jedem Organ des Menschen beteiligt" (2. 9. 23).

Man darf sagen: Im Aufbau eines Organes spiegelt sich etwas von der Gesamtorganisation wieder. Gleichzeitig verschafft sich darin ein Funktionskreis besonderen Ausdruck. Gerade die Aufdeckung dieses Zusammenhanges, daß alle drei Funktionskreise in einem leiblichen Gebilde tätig sind, einer jedoch den Vorrang erhält, macht die Vorstellungen von dem einheitlichen Wirken der Drei möglich. Damit wird auch eine Brücke für das Verstehen des Seelenlebens gebaut. Vereinen sich in ihm doch auch die verschiedenen Qualitäten miteinander und verbinden sich wiederum insgesamt mit der Leiblichkeit. „Stoffwechseltätigkeit ist im ganzen Organismus vorhanden; sie durchdringt die Organe des Rhythmus und diejenigen der Nerventätigkeit. Aber im Rhythmus ist sie nicht die leibliche Grundlage des Fühlens, in der Nerventätigkeit nicht diejenige des Vorstellens; sondern in beiden ist ihr die den Rhythmus und die Nerven durchdringende Willenswirksamkeit zuzueignen" (Seelenrätsel). Das gleiche Verhältnis gilt für die anderen Funktionen. Eine bestimmte seelische Fähigkeit kann sich nur dann in genügender Weise leiblich verankern, wenn die übrigen Funktionen mitspielen. Es genügt nicht, daß das Nervensystem eine Tätigkeit entwickelt, die dem Vorstellen entspricht. Gleichzeitig müssen ein rhythmisches Geschehen und ein Stoffwechselprozeß ablaufen, weil das bewußte Vorstellen stets von Empfindungs- und Willensaktionen begleitet wird.

Entscheidend für unsere physiologischen und psychologischen Untersuchungen sind die Korrelationen, die wir in den drei Hauptkategorien leiblich und seelisch-geistig zusammenfassen. Alles, was den Charakter des Vorstellens hat, hängt mit der Funktionalität des Nervensystems zusammen. Alles, was mit dem Charakter des Fühlens auftritt, urständet in rhythmischen Vorgängen. Und alles, was sich als Wille äußert, basiert auf Stoffwechseltätigkeit. Bei diesen Umschreibungen halten wir im Bewußtsein, daß wir mit ihnen keine theoretische Darstellung geben wollen. Was auf der einen Seite als seelisch-geistige Tätigkeit erscheint, auf der anderen als physiologischer Ablauf, erkennen wir als absolut wesensverschieden. Erst im unsichtbaren Bereich sind die beiden Seinsweisen durch bestimmte ineinandergreifende Vorgänge innig verknüpft. Nervenprozesse identifizieren wir nicht mit Denkprozessen. Aber wir sehen, daß mit dem Denken etwas geschieht, was zugleich das Prozessuale des Nervensystems zu wirken veranlaßt. Dieses Ineinsgehen der Kräfte in verschiedenen Tätigkeits-Schichten wird möglich, weil die Macht, die ein Organ benutzt, die gleiche ist, die es gebildet hat. Hier wird ersichtlich, daß wir mehr als ein Schema brauchen. Wir wagen den Schritt von der Anthropologie zur Anthroposophie. Die Idee fordert einen Umbruch im Denken, weil sie aus der okkulten Wirklichkeit geschöpft ist.

Rudolf Steiner macht darauf aufmerksam, daß die spezifischen Nervenvorgänge (also das Funktionelle, das mit keiner Form des Stoffwechsels oder des Rhythmus zu tun hat) physiologisch schwer zu beobachten sind. „Denn, wo Nerventätigkeit stattfindet, da ist Vorstellen des gewöhnlichen Bewußtseins vorhanden. Der Satz gilt aber auch umgekehrt: wo nicht vorgestellt wird, da kann nie Nerventätigkeit gefunden werden, sondern nur Stoffwechseltätigkeit im Nerven- und andeutungsweise rhythmisches Geschehen" (Seelenrätsel).

Innerlich wird das Tun, das sich im Denken entfaltet, als eine selbstbewirkte Angelegenheit erlebt. Äußerlich (leiblich) spielt sich im Nerven etwas ab, was zunächst nicht beobachtet werden kann. Das mit dem Organismus verbundene Gegenstück des Denkens entzieht sich der direkten Wahrnehmung. Was man sinnlich faßt, sei es durch Anschauung, sei es durch physikalische oder chemische Methoden, ist stets Ausdruck von einem Wandel des an dieser Stelle vorhandenen Stoffwechsels oder von einer Metamorphose der rhythmischen Funktionen. Der spezifische Prozeß, der mit dem nervösen Substrat zusammenhängt, während ein Denkvorgang stattfindet, darf mit den Substanzveränderungen und rhythmischen Phänomenen nicht identifiziert werden. Im Intelligenzakt wird ein Geistiges beansprucht, das mit der Konstitution des Nervengefüges verbunden ist, das aber von diesem abgehoben wird, so daß sein Gebrauch äußerlich unsichtbar bleibt. Das Denken geschieht durch das vom organischen Nervenleben befreite Ätherische. Es ist das Ätherische, das einmal an den Nerven mitbildete und darum mit diesen in Kommunikation steht. Es wird gleichsam beim Denken an die Gestalt der Nerven herangedrängt, um sich an ihren Strukturen zu „spiegeln“. Dieser Spiegelungsvorgang ist das leibliche Gegenbild des Denkens. Weil er im Ätherischen verläuft, kann er äußerlich nicht beobachtet werden. „Anatomie und Physiologie müssen zu der Erkenntnis kommen, daß sie die Nerventätigkeit nur durch eine Methode der Ausschließung finden können. Was im Nervenleben nicht sinnlich beobachtbar ist, wovon aber das Sinnesgemäße die Notwendigkeit seines Vorhandenseins ergibt und auch die Eigenheit seiner Wirksamkeit, das ist Nerventätigkeit“ (Seelenrätsel).

Darauf beruht das Geheimnis des Nervensystems: daß seine Funktionalität außerhalb der Beobachtungssphäre liegt. Die Nervenphysiologie zeigt überall die Grenzphänomene auf. Sie umstellt damit die Vorgänge des Denkens. Allein sie kann dasjenige, was die Nerven vermitteln und wodurch das Denken möglich wird, äußerlich nicht nachweisen.

Die geistige Natur des Vorstellens und Denkens unterliegt keinem Zweifel. Das sollte auch auf dem medizinischen Forschungsfelde bemerkt und entsprechend einbezogen werden. Ebenfalls ohne Zweifel ist das dem Leibe zugewandte Geschehen, das durch die Art des Aufbaus vom Nervensystem möglich wird. Wir sehen uns wiederum vor das Paradoxon gestellt, auf das Bestimmteste die leibliche Voraussetzung des Denkens zu betonen und gleichzeitig das Geistige als den eigentlichen Tätigkeitsquell ansehen zu müssen.

Wir fassen das Bisherige noch einmal zusammen. Das Nervensystem bildet die Grundlage für Vorstellen und Denken. Das wesenhafte Tun, das sich in ihm auslebt, läßt sich materiell nicht verfolgen. Die physisch konstatierbaren Veränderungen im Nerven hängen mit den Vorgängen des Bewußtseins selbst, mit Fühlen und Wollen zusammen, welche Vorstellen und Denken immer begleiten. Vorstellen und Denken an sich sind Akte, die leiblich mit rhythmischen und Stoffwechselvorgängen nichts zu tun haben. Sie greifen lediglich in den ätherischen Teil des Nervensystems ein. Somit kommen wir zu drei fundamentalen Begriffen: 1. Das Vorstellen ist vom Nervensystem abhängig. 2. Die Nerventätigkeit kann in ihrem spezifischen Charakter (das heißt in ihrer Aufgabe bezüglich des Vorstellens) äußerlich nicht beobachtet werden. Sie kann nur durch die Methode der Ausschließung bewiesen werden. 3. Das Vorstellen selbst ist rein geistiger Natur.

Die Geist-Natur des Vorstellens wird im gewöhnlichen Erleben nicht bewußt. „Alle Vorstellungen, die von der Seele auf eine äußere Sinnes-Wirklichkeit bezogen werden, sind innere Geist-Erlebnisse, deren Leben herabgedämpft ist" (Seelenrätsel, 1. Kap.). Erfahren wird nur ein schattenhaftes Bild der Wirklichkeit. Der Gedankeninhalt ist nicht mehr die volle Realität. Indem die ursprüngliche Geist-Natur der Vorstellungsgestalten abgelähmt wird, kann sich das Ich im Denken selbst erleben. Würde das reale geistige Sein nicht zum Gedanken abgeschattet, so würde das Ich-Bewußtsein im Leibe bei der Aufnahme geistiger Inhalte gestört, ja ausgelöscht werden. Wenn der Mensch sich Gedanken hingibt, sie aufnimmt und verknüpft, erlebt er eine Form seiner eigenen Geistes-Gegenwart. Die Geist-Natur der Umwelt in Imaginationen ohne Einbuße des Ich-Erlebens gewahren zu können, dazu bedarf es einer Steigerung des Bewußtseins und der Erkenntnisfähigkeit.

Auch bei dem Vorgang der Wahrnehmung erfolgt eine Ablähmung der geistigen Qualitäten, die an die Sinne heranfluten. Der eigentliche Wahrnehmungs-Gehalt, den das Ich empfängt, ist geradeso geistiger

Natur wie der Inhalt der Vorstellungen. Der äußere Gegenstand wird durch das Besondere der Sinnestätigkeit zum Inhalt des Bewußtseins verwandelt, den wir Wahrnehmung nennen. Diesen Verwandlungsakt bewirkt das Ich. So ist das Auge als Organ wohl am Entstehen des Wahrnehmungsbildes wesentlich beteiligt. Es selbst kann aber kein Bild in der bewußten Seele hervorrufen. Was substantiell und funktionell im Sinnesorgan geschieht, hat nichts mit dem seelisch-geistigen Ereignis zu tun, das als Wahrnehmungs-Inhalt bewußt wird. Die Veränderungen im Sinnesorgan sind, entsprechend denen im Nerven, der Anteil am Geschehen, der mit dem geistigen Akt der Wahrnehmung nur sekundär zu tun hat. In der Wahrnehmung lähmt das Ich vermittels der Sinnesorgane einen äußeren geistigen Vorgang ab. Durch die Ablähmung wird in der Seele der Inhalt erfahren, den die Sinne direkt zu vermitteln scheinen.[54]

Dem Vorstellen und Denken liegt ein Ablähmungsprozeß zugrunde, der gegenüber demjenigen in den Sinnesorganen verstärkt ist. Der Nerv „macht" keine Gedanken. Die Ich-Kräfte, welche die Gedanken fassen, müssen um einen geistigen Inhalt zum Bewußtsein zu bringen, sich gegenüber dem Leben im Nervensystem und gegenüber dem geistigen Weben in der Welt behaupten. Der Mensch dringt mit seinem Denken an das Wesen der Dinge heran. Um sich jedoch als Ich-Wesen zu bewahren, kann er das Geistige der Welt nur abgeschattet aufnehmen. Gelangte das Geistige unmittelbar an ihn heran, so würde es sich als Imagination, Inspiration und Intuition kundgeben. Durch die Tätigkeit in den Sinnen, Nerven und in den übrigen Organen wird jenes Geistige abgeschwächt, abgelähmt zu den gewöhnlichen Tatsachen des Seelenlebens.

Die Art, in der das Ich der Welt gegenübertritt und die durch den Leib, den das Ich aufbaut, ermöglicht wird, sie bestimmt den Umfang der bewußten Erlebnisse. Das Korrelat zu den primär geistigen Aktionen ist in der Schicht des Organismus zu suchen, die sich der unmittelbaren Anschauung entzieht. Deren Existenz ist aber durch die Bilde-Prozesse des Leibwerdens evident.

Dieser vom physischen Aspekt negative Begriff muß durch einen geistigen Vollzug ergänzt werden. „Zu einer positiven Vorstellung über die Nerventätigkeit kommt man, wenn man in ihr dasjenige materielle Geschehen sieht, durch das im Sinne des ersten Kapitels dieser Schrift die rein geistig-seelische Wesenhaftigkeit des lebendigen Vorstellungsinhaltes zu dem unlebendigen Vorstellen des gewöhnlichen Bewußtseins herabgelähmt wird. Ohne diesen Begriff, den man in die Physiologie einführen muß, wird in dieser keine Möglichkeit bestehen, zu sagen, was Nerventätigkeit ist" (Seelenrätsel, 4. Kap., 6). Demgemäß haben wir, bevor wir etwas über das Nervensystem aussagen, erst zu prüfen, in welcher Weise Seelen- und Geistfähigkeiten an seinen Funktionen beteiligt sind. Was sich materiell am Nerven untersuchen läßt, gehört in das Gebiet des Stoffwechsels. Die in der Seele entstehenden Wahrnehmungs- und Vorstellungsbilder, alle Inhalte des Denkens, sind rein geistiger Natur. An dem Seelen-Vorgang nehmen Sinnesorgane, Nerven und Gehirn nur sekundär teil. In der nervösen Substanz erhält der Stoffwechsel die Richtung des Abbaus. Dieser Abbau ist aber nicht die Ursache der geistigen Ereignisse von Wahrnehmung und Denken. Er wird dadurch eingeleitet, daß sich das Seelisch-Geistige vom Leiblichen befreit, um im Geschehen der Wahrnehmung und des Denkens bewußt zu existieren. Das Ich-Bewußtsein entzündet sich am Leibe, indem es den Abbau intendiert. Der Gehalt des Innen-Seins als solcher hat mit dem leiblichen Abbau nichts zu tun. Er wird geistig empfangen und geistig verarbeitet.

Das Willensgeschehen ordnet Rudolf Steiner direkt und ausschließlich den Vorgängen des Stoffwechsels zu. Wir gestehen uns ein, daß die Zuordnung einleuchtend ist, daß ihre gedankliche Durchdringung dennoch nicht ohne weiteres gelingt. Geht es doch nicht um eine Theorie vom Menschen, bei der man aus heuristischen Gründen berechtigt wäre, diese oder jene Gegenüberstellung von seelisch-geistigen Dingen und leiblichen Fakten probeweise zu wählen. Wenn Rudolf Steiner sagt, daß die Aktivität des Willens mit den Substanz-Verwandlungen zusammenhängt, dann meint er konkret die Gesetze, unter welchen geistige

Impulse in die physischen Verhältnisse eingreifen. Der Impetus des Willens, wie er vom Ich in verschiedenen Graden unbewußt, bewußt und selbstbewußt erlebt wird, setzt sich unmittelbar in Beziehung zu den Vorgängen des Leibes. Diese Vorstellung, die wir als eine der bedeutendsten in der geisteswissenschaftlichen Menschenkunde ansehen: daß ein geistiges Prinzip ein körperliches Ereignis veranlaßt oder auslöst, macht sowohl dem philosophischen als auch dem naturwissenschaftlichen Denken größte Schwierigkeiten. Das Geistige ist mächtig, das Leibliche aufzubauen, zu formen, zu ändern, zu dirigieren, ja selbst zu vernichten. Bemerken wir hier nicht den Abgrund, den wir mit unseren Gedanken zu überbrücken haben, so betrügen wir uns um das Erlebnis der Wahrheit, das uns in einer wesenhaften Erkenntnis des Menschen begegnet.

Das Seelisch-Geistige als Willensnatur steht direkt in Beziehung mit den Prozessen des Stoffwechsels, mit Aufbau, Abbau und Verwandlung. Ja, wir wagen noch einen weiteren Schritt in der Erkenntnis dieser direkten Beziehung: die Aktivität des Stoffwechsels wird allein durch die Willensstrebungen entfacht und unterhalten. Die Stoffwechselfunktionen laufen nicht für sich ab. Sie werden vom Seelisch-Geistigen impulsiert, sofern dieses Seelisch-Geistige sich als Wille äußert. Die Annahme, daß dem Willen ein Weg zu den „Erfolgsorganen" gebahnt wird, bietet denkerisch nicht minder Schwierigkeiten als die von Rudolf Steiner beschriebene Abhängigkeit zwischen Stoffwechsel und Willensgeschehen. Die Interpretation der sogenannten motorischen Nerven als Träger des Willens widerspricht dem Charakter der Nervenfunktionen. Die zu den Erfolgsorganen hinziehenden Nerven leiten weder den Akt des Wollens noch den der Bewegung primär ein. Auch die Nerven in der Gliedmaßenperipherie erfüllen nur die ihnen eigentümliche Aufgabe: der Wahrnehmung zu dienen. Ohne Wahrnehmung der Stoffwechselsituation, der Gestalt und des Zustandes der Gliedmaßen ist die Entfaltung des Willens nicht möglich. Die Verwirklichung des Willens in den Gliedern ist etwas völlig anderes als das, was in ihrer Wahrnehmungssphäre vorgeht. Das Wollen geschieht unvermittelt. Ja, es initiiert direkt einzelne Phasen des Stoffwechsels. Durch das Wahrnehmen in den Gliedmaßen und das Wahrnehmen der Außenwelt (vermöge der Tätigkeit des Seelisch-Geistigen in den Sinnen und in den Nerven) werden die Voraussetzungen zum Willens-Geschehen geschaffen, nicht aber der Wille selbst intendiert! Das Ich kommt durch die Wahrnehmungsvorgänge vor und nach dem Willensimpuls zum halbbewußten, bewußten und selbstbewußten Miterleben dessen, was sich ereignet. Der Wille selbst, wie er als geistige Potenz in den Stoffverwandlungen lebt, dringt nicht in die Helligkeit des Tagesbewußtseins. Was vom Willen denkend erfaßt wird, hat stets Vorstellungscharakter. Die Willenskräfte selbst bleiben unter der Schwelle des Bewußtseins, ebenso wie das Stoffwechselgeschehen, in das sie eingreifen.

In entsprechender Weise liegen die Verhältnisse von Empfindung und Gefühl zum rhythmischen System. Die Hinwendung zum Leiblichen, das unmittelbare Eingreifen der seelisch-geistigen Qualität in den bestimmten Funktionskreis, ja, das Erzeugen und Aufrechterhalten dieses Funktionskreises durch das Fühlen, bleibt innerlich und äußerlich unerkannt. Auch bei der Zuordnung von Rhythmus und Gefühlswelt denken wir nicht an zwei Seinsweisen, deren Vorgänge parallel gerichtet sind, sondern an Realitäten, die einander gegenseitig bedingen. Und was uns von den Gefühlen bewußt wird, gehört wiederum bereits dem Gebiet der Vorstellungen an. „In Wahrheit liegt die Sache so, daß die gesamte Gefühlswelt unmittelbar in die rhythmische Organisation eingreift... und das Nervensystem dient nur dazu, der Vermittler zu sein, daß wir über unsere Gefühle und Empfindungen Vorstellungen und Gedanken haben können. So daß also in Atmung und Blutzirkulation die Gefühlsimpulse unmittelbar eingreifen. Nur für das, was wir als Vorstellung haben über die Gefühle, sind die organischen Vermittler die Nerven" (3. 9. 1923).

Was wir uns bis hierher vergegenwärtigten, sehen wir nicht im Rahmen von Hypothesen. Unsere Anschauung, die auf die ganze Wirklichkeit zielt, hat für die medizinische Arbeit innere Konsequenzen. Wir stellen uns die Kommunikation des Seelisch-Geistigen mit dem Leiblichen nicht in irgendeiner unbestimmten Weise vor, sondern wir denken sie konkret als ein unmittelbares Kontaktnehmen. Darum erscheint uns die richtige Differenzierung der Beziehungen zwischen den verschiedenen Seelenfähigkeiten und den Gliedern des Leibes als ein so brennendes Problem auf medizinischem Gebiet.

Es gibt normalerweise keinen isolierten leiblichen Vorgang. Ein jeder ist von geistigem Tun durchdrungen und deshalb immer mit unterbewußten, bewußten oder selbstbewußten Erlebnissen verknüpft. Die Seelenfähigkeiten Denken, Fühlen und Wollen realisieren sich innerhalb des Leibgefüges, in den Funktionen der Sinne und Nerven, des Rhythmus und des Stoffwechsels. Ja, die Kommunikation ist der eigentliche Antrieb für die Vorgänge im Nervensystem, im rhythmischen Geschehen und im Stoffwechselgebiet.

Diesem Gedankengang werden wir nur dann aufgeschlossen für eine neue Erkenntnis folgen, wenn wir uns darüber Klarheit verschafft haben, daß es der Wesenskern des Menschen selbst ist, der sich durch den Leib direkt offenbart: im Wahrnehmen, im Vorstellen, im Fühlen, im Wollen, im Aufrichten (Bewegen). Bei all diesen Prozessen dringen die Ich-Kräfte unmittelbar an die Leiblichkeit heran und verändern sie. Durch diese Arbeit am Leibe entstehen die verschiedenen Grade des Bewußtseins. Der Leib zeugt kein Bewußtsein und keine Handlung. Allein die Ich-Geistigkeit bewirkt alle äußeren und alle inneren Ereignisse im Lauf ihrer Inkarnation.

Die Idee der Dreigliederung des Menschen hellt den Zusammenhang von Geist, Seele und Leib auf. Sie gibt auf manche Fragen Antwort. Sie wirft allerdings, indem sie tiefer in das Verständnis des Menschenwesens hineinführt, auch neue Fragen auf. Darin zeigt sich aber gerade ihre Fruchtbarkeit. Sie bedeutet auf medizinischem Feld deshalb unermeßlich viel, weil Innenwelt und Leiblichkeit nicht länger beziehungslos nebeneinander, oder nur durch theoretische Überlegung verbunden, angeschaut zu werden brauchen.

Die Einheit des Organismus geht aus dem Zusammenklingen der drei Hauptfunktionen hervor. Doch ist das Zusammenklingen nur möglich, weil die seelisch-geistigen Kräfte in ihren drei Offenbarungen mit den Hauptfunktionen verknüpft sind. Die leiblichen Glieder kämen nicht zu einer geordneten Wechselbeziehung unter sich, ja könnten keine Gemeinsamkeit, keine Einheit bilden, würden sie nicht aus dem höheren Bereich integriert.

Indem wir anerkennen, daß das Seelisch-Geistige die gesamte Leiblichkeit durchdringt, können wir den Menschen als ein dreigegliedertes Wesen ansehen. Die Harmonie des Seelisch-Geistigen und des Leiblichen erwächst aus ihrem unmittelbaren Miteinandersein. Aufbau und Abbau, Inkarnation und Exkarnation als Taten des Seelisch-Geistigen werden zum Schlüssel für das Geheimnis von Innenwelt und Leiblichkeit und damit für die Erkenntnis der Dreigliederungsgesetze.

Die Idee der Dreigliederung läßt sich nicht zu Ende denken, ohne daß allgemeine Urteile gründlich revidiert werden. Dabei leuchtet das Wissen vom Primat des Geistigen allem voran. Die Auffassung von qualitativ verschiedenen Nerven erweist sich als absolut hinderlich zur Erklärung der Tatsachen. Das Herz als isoliertes Organ zu betrachten, das mit einer automatisch-vegetativen Pumpfunktion ausgestattet ist, erscheint vom Aspekt des einheitlichen Organismuswirkens widersinnig. Das rhythmische System ist umfassender und muß aus höheren Impulsen lebend vorgestellt werden. Ebenso werden wir aus Einsicht dazu gedrängt, unsere Meinung über den Stoffwechsel zu ändern. Nicht die Eigenheit der einzelnen Stoffe macht das Lebensspiel. Das Lebensspiel als ein übergeordnetes bestimmt Wert und Nutzung der Stoffe. Wir vermögen durch die Dreigliederungsidee die materialistischen Interpretationen zu überwinden, die sich mit der naturwissenschaftlich ausgerichteten Anatomie und Physiologie eingestellt haben. Allerdings sind wir gehalten, unser Erkennen zu aktivieren, wenn wir das Neue der Gedanken fassen wollen.

Weil wir mit der Idee der Dreigliederung den Organismus nicht äußerlich einteilen, sprechen wir durch sie zugleich auch Bildegesetze des Menschenwesens aus. Denn indem wir uns an die innere geistige Ordnung herantasten, fragen wir weiterschreitend: Wie prägt sich in den drei Gliedgestalten die Evolution aus? Wie kommt es im Organismus zu Gegensätzen? Zu einzelnen Gliedern? Wie zum Zusammenspiel? In welcher Folge traten die verschiedenen Funktionskreise auf? Spiegelt sich von der Entwicklung etwas in der Dreigliederung?

Rudolf Steiner schildert die kosmisch-irdische Entwicklung des Menschen aus den Urzeiten. Die menschliche Evolution begann bereits auf planetarischen Vorstufen der Erde. Die allererste Anlage von Organen im Menschenkeim ging in Richtung von Bildungen, die heute zur Sinnes-Organisation gehören. In weiteren Entwicklungsabschnitten folgten Anlagen von Organen des rhythmischen Systems und noch später von solchen des Stoffwechsels. Erst in den fortgeschrittenen Stadien der Erdentwicklung wurden die Gliedmaßen ausgebildet, die innig mit dem Stoffwechselsystem verbunden wurden und mit diesem zu einer Ganzheit verschmolzen.

Die drei Glieder – Sinnes-Nerven-System, rhythmisches System, Stoffwechsel-Gliedmaßensystem – sind eigentlich Ausdruck von großen Evolutionsabschnitten der Erde und des Menschen. Sie bewahren etwas aus der Urzeit. Das gegenwärtige Entwicklungsergebnis besteht in dem Zusammenklang der nacheinander entstandenen Bilde-Einheiten. Beachten wir diesen Aspekt der Genese, so scheint uns die Idee der Dreigliederung die Hauptprobleme der Menschenwerdung mit zu umfassen. Der Blick auf die Evolution zeigt, daß dem Zusammenwirken der drei Glieder ein Werden zugrundeliegt, das sich über mehrere Epochen erstreckt. Eine Begründung der Dreigliederung kann somit an den Stufen der Entwicklung abgelesen werden.

Das Licht, das diese geisteswissenschaftliche Idee auf den Aufbau des Organismus wirft, wird sofort verdunkelt, wenn die Evolution unbeachtet bleibt, wenn die Ätherleibsmetamorphose nicht erkannt wird oder wenn nicht gesehen wird, daß Leib, Seele und Geist während der Inkarnation sich zu einer gemeinsam strebenden Bildemacht vereinen. Mit anderen Worten: Es ist nur dann geistig real, von drei leiblichen Gliedern zu sprechen, wenn gleichzeitig die dreifach sich entfaltenden seelisch-geistigen Qualitäten mitgedacht werden. Keines der drei leiblichen Glieder kann als solches isoliert bestehen. Zum Sinnes-Nerven-System gehört der innere geistige Zusammenhang von Wahrnehmen, Vorstellen und Denken dazu. Zum rhythmischen System die Seelen-äußerung des Fühlens. Zum Stoffwechsel-Gliedmaßen-System das Willensgeschehen. Das Leibliche ist nur ein Teil der Realität. Zur Ganzheit eines Gliedes gehört sowohl Aufbau und Abbau als auch das korrespondierende seelisch-geistige Tun und Vermögen. Das Leibliche existiert nicht ohne das Nicht-Leibliche! Indem wir nach dem Verbindenden der Wesens-Schichten in einem Funktionszusammenhang suchen, finden wir auch das Prinzip des gemeinsamen Wirkens aller drei Glieder, durch das der Mensch ja erst wird.

Wir machen uns also die Idee der Dreigliederung nicht nur als sinnvolle Einteilung des leiblichen Organismus und des seelisch-geistigen Menschen zu eigen, vielmehr lernen wir, den Menschen als solchen uns ganz neu vorzustellen. Denken wir konkret die Zusammengehörigkeit der leiblichen Gliedgestalten mit ihren entsprechenden seelisch-geistigen Tätigkeiten, so gewinnen wir ein Bild vom Menschen, das von der Wissenschaft bisher unbeachtet blieb. Das leibliche Glied bildet mit dem seelisch-geistigen eine Daseinsstufe, die weder von dem einen noch von dem anderen allein hervorgebracht und beherrscht wird. Das ist das Kernstück der Dreigliederungsidee. Der Aussage liegt das Geheimnis der menschlichen Entwicklung zugrunde: Was ein Organ im Innersten bildet, hat zugleich die Macht, es zu benützen und es zum Gegenstück der seelisch-geistigen Tätigkeit umzuwandeln. Das ätherische Wesensglied macht jene Verwandlung und Vereinigung möglich. In der Entstehungsepoche dient es dem plastischen Bilden. Und indem es später von dieser Aufgabe schrittweise befreit wird, übt es die vermittelnde Funktion zwischen Geistigem und Physischem aus.

Derart haben wir uns Begriffe von der Einheit und Ganzheit des Menschen erworben. Das Sinnes-Nerven-System ist in leiblicher Hinsicht eine Ganzheit. Die Ganzheit ist durchgreifender und umfassender vorzustellen, als das anatomische Bild es ausdrückt. Sie könnte aber als solche nicht wirken, wenn sie nicht in die seelisch-geistige Tätigkeit eingebettet wäre und mit ihr eine gemeinsame Bilde- und Funktionsmacht darstellte. Drei solche Ganzheiten haben miteinander zu tun. Sie könnten nicht miteinander Kontakt nehmen, würden sie nicht in eine Einheit eingeschlossen sein. Das Zusammenklingen in der Einheit wird allein durch den Inkarnationsimpuls möglich. In ihm lebt die zentrale geistige Kraft, um dem Individuellen, dem Ich, die Erden-Organisation zu bereiten.

Wenden wir nunmehr den Blick auf die vorausgegangene Betrachtung zurück. Wir lernten zwischen dem oberen und unteren Menschen unterscheiden. Wie aber verhält sich jenes Bild zu dem jetzt Dargelegten? Sind wir berechtigt, beide Konzeptionen – oberer und unterer Mensch, dreigegliederter Organismus – nebeneinander bestehen zu lassen?

Mit der Dualität des oberen und unteren Systems begreifen wir die Offenbarung der unterbewußten Lebensschicht. In die Lebensschicht greift das wache, bewußte Dasein nur indirekt ein. Oben und Unten umgrenzen große Funktionskomplexe, die durch ihr polares Zusammenstreben den Boden für das gesamte Lebensspiel geben. Die drei Organisationsglieder – Sinnes-Nerven-System, rhythmisches System, Stoffwechsel-Gliedmaßen-System – bauen auf diesem Vorbereiteten auf. Die Idee der Dreigliederung erfaßt das über die Lebensschicht hinaus differenzierte organische und seelisch-geistige Dasein. Die Idee der oberen und unteren Organisation umspannt das Wesen des allgemeinen Lebens im Aufbau des Menschen. Darum übergreift die duale Organisation auch die Gebiete heterogener Organsysteme: oben die Sphären der Sinnestätigkeit, der Nerventätigkeit, der Atemtätigkeit; unten die Regionen der Blutzirkulation, der Blutbildung, des Stoffwechsels, der Gliedmaßen. Ihr Wirken liegt vor der Differenzierung der Leiblichkeit und vor dem Herauslösen der Bildekräfte für das Seelisch-Geistige.

Wir dringen also mit den Begriffen vom dualen System und von der Dreigliederung in ganz verschiedene Schichten des Organismus vor. Sprechen wir von dem oberen und unteren Menschen, so betrachten wir etwas, was auf das Uranfängliche des Organismuslebens zielt: Eine Funktion oben steht immer in Korrelation zu einer Funktion unten. Das seelisch-geistige Innensein in seiner Verbindung zum Leiblichen fassen wir damit noch nicht. Wir denken dann auch noch nicht so sehr an bestimmte Organe, da die impulsierenden Elemente dieser Schicht von den Organgrenzen unabhängig sind. Trotzdem müssen wir um der Verständigung willen den Blick auf Organregionen und Funktionen lenken. Obwohl damit Einzelheiten in den Vordergrund treten, ist das Einzelne als solches noch nicht gemeint. Erst mit der Idee der Dreigliederung kommen wir an das Einzelne heran. Die drei Systeme dürfen aber nun, weil sie aus einem Differenzierungs- und Scheideprozeß hervorgehen, nicht nur leiblich gesehen werden. Zu jedem körperlichen Teil gehört eine seelisch-geistige Gliedgestalt. Der leiblich differenzierte Mensch ist der geist-fähige Mensch.

So ahnen wir, in welchem Umfang Rudolf Steiners Idee von der Dreigliederung das medizinische Denken befruchten kann. In der Heilkunde fehlt der Begriff des geistfähigen Menschen. Physiologie und Anatomie der Zukunft haben das Faktum der ätherischen Bildetätigkeit und ihrer Metamorphose aufzudecken. Die Dreigliederung zeigt einen Weg. Die geisteswissenschaftlichen Gedanken entheben uns nicht der speziellen Forschungs- und Erkenntnisarbeit. Sie setzen aber da an, wo unberechtigt aufgehört wurde.

IX.

Metamorphosen des Ätherleibes
Beziehungen des Seelisch-Geistigen zum Leiblichen

Wir machen uns fortschreitend mit der Idee vertraut, daß das seelisch-geistige Vermögen innerhalb der Leiblichkeit und durch dieselbe zustande kommt. Das Ich erlebt sein irdisches Dasein im Tun an den Leibesorganen. Was das Ich an seelisch-geistigen Verrichtungen vollzieht, wird nur durch Inanspruchnahme bestimmter Kraftgefüge möglich, die zugleich mit der Bildung des Organismus zu tun haben. Rudolf Steiners Darstellungen über die Beanspruchung des Leibes durch den Menschengeist, über die Offenbarung des Ich durch das Inkarniertsein lenken unsere Aufmerksamkeit auf größere Zusammenhänge des Menschen mit der Umwelt. Wir sahen, wie der Leib durch die Tätigkeit geistiger Kräfte aufgebaut wird. Hat die Bildung eine bestimmte Stufe erreicht, so gehen die aufbauenden Prozesse eine Verwandlung ein. Die Bildekräfte werden dann zum Werkzeug der inneren Existenz. Die Organsysteme unterscheiden sich in bezug auf ihre Äther-Struktur darin, daß die Verwandlung in verschiedenem Maße geschieht. Die Bildekräfte werden regional stärker oder schwächer vom organischen Wirken abgehoben. Auf diese Weise ist der Mensch gegenüber vergleichbaren Organisationen in den Naturreichen durch die höchste Beanspruchung der Bildekräfte für das innere Leben charakterisiert. Die geistigen Kräfte des Tieres stehen in einem anderen Verhältnis zum Leibe, als es beim Menschen der Fall ist. Der Mensch emanzipiert mehr von den ätherischen Kräften für sein Innensein als das Tier. Das Seelische der Tiere erschöpft sich hauptsächlich, wenn auch nicht ganz, in der Organisation des Leibes, in ihren Bedürfnissen und in ihrer Erhaltung. Der Mensch distanziert sich von einem Teil seiner Organe, um höhere Funktionen zu entwickeln. Seine Organe sind dadurch, verglichen mit denen der Tiere, nicht nur anders gestaltet, sie sind in leiblicher Hinsicht sogar weniger vollkommen. Es geht, allgemein gesprochen, den menschlichen Geweben ein plastisches Vermögen verloren, das das Tier auszeichnet und das sich bei diesem in reicheren Regenerations- und Reproduktionsmöglichkeiten und extremen Leistungsfähigkeiten eindeutig kundgibt.

Die niederen Organismen offenbaren in ihrem mühelosen Wachstum, ihrer Vermehrung und Wiederherstellungskraft geradezu bildhaft die plastizierenden Eigenschaften des leibzugewandten Ätherischen. Je höher eine Organisation, desto mehr geht von dem Prinzip des reinen Aufbaus in andere Bildungsarbeit über. Ein Rest des plastischen Könnens bleibt auch dem Menschen erhalten. Seine Fähigkeit der Selbstheilung ist dem alles leistenden Regenerationsprinzip der niederen Organismen verwandt. Allerdings machen die Vorgänge des Selbstheilens Metamorphosen in den einzelnen Lebensepochen durch. Die Betrachtung der Natur-Bilder, die uns die niederen Evolutionsstufen zeigen, führt zu Problemen, die mit medizinischen Dingen unmittelbar zusammenhängen. Wir haben dabei jedoch zu beachten, daß nicht nur die Differenzierung der Organe die primitiven Bildekräfte aufbraucht, sondern daß gerade die schrittweise Entwicklung zur Aufhellung des Bewußtseins beim Menschen die ursprünglich omnipotente Bildesubstanz verändert und in ihrer plastischen Fähigkeit reduziert. In diesem Sinne verstehen wir Rudolf Steiners Bemerkung: „Schaue ich also auf die niederen Organismen hinaus, so muß ich mir sagen: das, was da drinnen steckt, was die plastischen Kräft sind, das ist dasselbe, was ich auch in mir trage, aber ich habe es aus meinen Organen herausgenommen, habe es für sich, und denke und fühle und will mit denselben Kräften, die da draußen plastisch tätig sind in der niederen Organismenwelt" (I, 3).[55]

Das ist ein neuer Gesichtspunkt für die Medizin. Er kann zum Leitmotiv der Therapie werden. Was der Therapeut der Außenwelt entnimmt, ist von Bildimpulsen geschaffen, die der Mensch auch in sich hat, die er aber auf andere Weise verwendet. Im Krankheitsfall, wo offenbar eine Diskrepanz zwischen Bildnertätigkeit und Bewußtseinsleistung herrscht, kann das, was von verwandten Bildimpulsen gezeugt ist, Anregung zur Heilung werden. Um diesem Leitmotiv konkret folgen zu können, haben wir uns im einzelnen mit der Evolution vertraut zu machen. Denn erst bei wirklicher Klärung des genetischen Zusammenhanges von Mensch und Naturreichen ist therapeutische Kommunikation denkbar. Für den Bereich des Ätherischen hat Rudolf Steiner die hier waltenden Gesetzmäßigkeiten am ausführlichsten geschildert. Der menschliche Organismus nimmt zu Beginn seines Erdenseins alle Bildepotenzen der Welt in sich auf. Was sich als Einzelheiten in der Natur offenbart, wird in ihm zu einer höheren Ordnung aufgerufen. So läßt er sich auch mit dem pflanzlichen Wesen ein. Aber er überwindet es und macht etwas anderes daraus als die Natur. Sein Menschenbewußtsein gründet auf dieser Umwandlung. Ähnliches geschieht mit dem tierischen Wesen.

In Pflanze und Tier leben sich Form- und Daseinswille bis zum Ende aus; alle plastizierenden Kräfte erschöpfen sich in der äußeren Erscheinung. Der Mensch ist veranlagt, diese Entwicklungsmöglichkeiten in sich verfügbar zu halten. Sie wirken alle in ihm, jedoch nicht bis zu ihrem Gestaltungsziel. Was er im Fluß des ursprünglichen Strebens aufhält, gebraucht er zum Entfalten seines seelisch-geistigen Lebens.

Kämen die Bildekräfte mit den Tendenzen, wie sie in den Pflanzen und in den Tieren anschaubar werden, im Menschen voll zum Austrag, so wäre seine Existenz überhaupt nicht möglich. Das Menschsein ist gefährdet, sobald eine Tendenz in den Vordergrund rückt und sich als solche verwirklichen will. Nichts darf im Menschen dem Äußeren gleich werden! Deshalb wird bei oberflächlicher Betrachtung der reale Konnex von Mensch und Natur nicht gleich ersichtlich. Denn die äußere Welt offenbart die Beziehungen erst dann, wenn das Wissen vom Ätherischen das Dunkel der Evolution auflichtet. Die plastischen Kräfte der Natur sind dem Menschen nicht abhanden gekommen. Er besitzt sie insgesamt, bringt sie aber auf höherer Stufe zum Wirken. Seine Höher-Entwicklung trat ein, als er Bildekräfte vom organischen Prozeß befreien und zum seelisch-geistigen Werkzeug umzuwandeln vermochte. Der Mensch ist mit allen Wesenskräften der Natur innig verbunden; er lebt mit ihr aus dem gleichen kosmischen Ätherquell. Sein Weg über die Natur hinaus ist der Weg nach innen. In der Verwandlung der Bildekräfte lernen wir ein Schöpfungsgeheimnis des Menschen kennen.

Die Verwandtschaft des Menschen zu Pflanze und Tier ist eine rein geistige. Deren äußere Gestaltungen sind Bilder von etwas, was der Mensch in sich verbirgt. Das Zeichenhafte dieser Bilder zu lesen, will die Anthroposophie Auskunft geben. Wir sehen von vornherein von äußeren Vergleichen ab. Wir finden aber in jeder Pflanze und in jedem Tier eine Tatsache, die in geprägter Gestalt eine Evolutionsstufe festhält, an welcher der Mensch auch einmal Anteil hatte. Darum interessieren uns alle Gebilde in der Natur auf das genaueste. In ihnen liegt das Material für die Erkenntnis des Menschenwerdens ausgebreitet. Hier stehen wir an dem entscheidenden Punkt, der uns berechtigt, an Therapie mit Natursubstanzen zu denken. Das Verwandte ist befähigt, im Spiel des Lebens Kräfte zu wecken und zu stärken. So erfahren wir, indem wir das allgemeine geisteswissenschaftliche Feld einengen, um zum medizinischen vorzudringen, wie uns das Wissen vom Ätherischen in der Natur und im Menschen zur Aufgabe wird.

Alles Schöpferische, alles Lebendige ist Ausdruck des ätherischen Wirkens. Die ganze Natur wird von den Kräften und Mächten des Ätherischen durchdrungen. Es urständet im Umkreis der Erde und in den kosmischen Weiten. An dieser Unermeßlichkeit hat der Mensch teil. Seine Entwicklung besteht darin, daß er sich die Qualitäten des ätherischen Makrokosmos zu eigen macht. Er vereinigt als ein ätherischer Mikrokosmos alle Bildungsimpulse der Welt in sich. Er fügt die Ätherkräfte zu einer Ganzheit, die sich zum Teil in seiner leiblichen, zum Teil in seiner seelisch-geistigen Struktur auslebt. Auf diese Weise gestaltet der Mensch sein Ätherisches zu einem individualisierten Wesensglied, dem nichts außerhalb seiner gleich ist.

Rudolf Steiner schildert, wie sich das Ich-Wesen in einer Phase des vorgeburtlichen Daseins (der Präexistenz) aus den verschiedenen Richtungen des kosmischen Umkreises die Ätherelemente holt, um einen individuellen ätherischen Leib zu gewinnen. Dieser vom Ich gestaltete Ätherleib spiegelt oder erinnert alles Leben der Welt. Funktionell trägt er in seinem Wesen als Keim all das, was die Natur in ihre Geschöpfe zerstreut, was sich in den Jahreszeiten und in den rhythmischen Phänomenen der Erde kundgibt. Aber das Menschen-Äther-Wesen ist mehr und anderes als die Summe der ätherischen Qualitäten in seinem irdischen und außerirdischen Umkreis. Vom Ich und vom Astralleib beherrscht und durchleuchtet wird es der Boden für die Entfaltung der seelisch-geistigen Fähigkeiten des Menschen auf Erden. Dieser Aufstieg – nach innen – ist das Neue innerhalb der irdischen Schöpfung. Darum versagt jedes nur äußere Vergleichen. Ein inneres hingegen stößt auf den realen Zusammenhang von Mensch und Welt.

Die Anthroposophie weist die Stellung des Menschen an seinem Welten-Platze auf. Er ist nicht die „Krone der Schöpfung" in bezug auf den Leib. Das Höchste ist die Vereinigung des Leibes mit dem Seelisch-Geistigen. Dieser tätige Zusammenklang ist das über die Natur Hinausgehende!

An die Gedanken der Genese knüpfen sich unmittelbar solche über das Wesen von Krankheit und Heilung an. Das Bild von der Schöpfung, in welcher der Mensch nicht isoliert steht, zeigt uns in all seinen Zügen, wie das Menschwerden ein unausgesetztes Ringen um Gleichgewicht zwischen Natur und Übernatur ist, wie in der Natur Heilendes sich findet und wie im Menschen selbst die Ursache zum Kranksein liegt.

Die Metamorphose der Bildekräfte verläuft nach bestimmten Gesetzen. Sie zieht sich durch das ganze Leben hin. Die hauptsächlichste Umwandlungsarbeit wird in der ersten Lebenshälfte geleistet, namentlich in den Jahren bis zur Reife. In den großen Rhythmen, wie wir sie in den Lebensperioden von Jahrsiebent zu Jahrsiebent beobachten, drücken sich die einzelnen Phasen der Metamorphose aus. An ihren Wendepunkten wird besonders deutlich, was sich im Intervall schon vorbereitet hat. Die Cäsuren im Lebenslauf (Zahnwechsel, Geschlechtsreife u. a.) sind Zeichen, wie das Leibliche in Inneres und das Innere in Leibliches umgesetzt wird. Die Pflanze ersteht von Knoten zu Knoten, läßt auf die Kraft der Ausdehnung den Impuls des Zusammenziehens folgen. Der Mensch schreitet von Stufe zu Stufe seiner Bildung, indem er das Leibliche gestaltet und das Seelisch-Geistige entwickelt, das eine vollendet, das andere durch Wandlung erreicht, jenes unterhält im Zurückwenden, dieses neu erobert im Entziehen. Im Pflanzenreich schafft der Kosmos im Ätherelement durch Zusammenziehen und Ausdehnen; im Menschen wirkt die Ich-Kraft durch Hinwendung und Entzug. Das alles erfolgt in Stufen, Übergängen und Abweichungen. Manche Einzelheit hat Rudolf Steiner genauer beschrieben. Dieses oder jenes Detail gibt uns Aufklärung über die Gesetzmäßigkeit des Ganzen und verhilft uns zu exakten Vorstellungen.

In der Embryonalzeit und während der frühen Kindheit beschäftigen sich die Bildekräfte allein mit dem Wachstum und dem Aufbau. Es beginnt dann ein weiter und schwieriger Weg bis zur vollen Reife, weil die Bildekräfte nach und nach vom Körperlichen abgewendet und für das seelisch-geistige Tun verfügbar werden müssen. Diese Metamorphose nach innen schafft erst den Menschen. In der Gestalt wird er vorbereitet. Die Werde-Epoche entscheidet damit über die ganze spätere Lebensart. Jegliche Störung in der Verwandlung der Bildekräfte prägt sich in der leiblichen und seelisch-geistigen Konstitution aus. Die Metamorphose kann zu früh oder zu spät einsetzen. Sie kann für bestimmte Lebensabschnitte zu stark oder nicht genügend vorangetrieben sein. In jedem Fall, wo der Ausgleich innerhalb des Ätherischen zwischen leiblicher und innerer Zuwendung nicht richtig stattfindet, wird Krankheit veranlagt.

So sehen wir, wie eine Seite des Krankheitswesens mit der Menschenbildung zu tun hat. In jedem Augenblick des Lebens müssen die Voraussetzungen der Gesundheit erst geschaffen werden. Ein zu starkes Vergeistigen der Bildekräfte untergräbt das Leben der Organe; ein ungenügendes Inanspruchnehmen läßt die Eigenkräfte der Organe überwiegen, während entsprechende seelisch-geistige Fähigkeiten verblassen. Zum Erleben des vollmenschlichen Seins gehört die Verfügbarkeit des Seelisch-Geistigen ebenso wie die Intaktheit der leiblichen Organe. Das Kranksein ist nichts absolut Fremdes. Es zeigt an, daß die Metamorphose in irgendeiner Form versagt hat. Darum ist die Normalität auch keinesfalls selbstverständlich. Sie wird durch die stete Überwindung dessen erreicht, was im Extrem als Krankheit erscheint.

Ein solcher Blick auf die tieferen Kräfte des Daseins, die als Gesundheit und als Krankheit erfahren werden können, lenkt unsere Aufmerksamkeit auf die Natursubstanzen, insofern sie für den Menschen Heilingredienzien liefern können. Die Natur hat den Schritt nach innen nicht getan. Aber sie ist in der Evolution mit dem Menschen gegangen. Was er für seinen Aufstieg nach innen verwandte, hat sie in äußeren Bildungen verwahrt. Damit stehen wir vor der Möglichkeit, die Naturdinge therapeutisch zu handhaben. Denn die Differenzierung der Leiblichkeit und die davon abhängige Gliederung der seelisch-geistigen Innenwelt spiegeln sich in der Natur auf anderer Stufe wieder. „Es besteht ein vollständiger Parallelismus zwischen dem, was wir innerlich-seelisch erleben, und dem, was in der äußern Welt gestaltende Naturkräfte, gestaltende Naturprinzipien sind" (I, 3).

Der Terminus Parallelismus kann Mißverständnisse hervorrufen, wenn man nicht darauf achtet, was als parallel betrachtet werden soll. Der Vergleich von Mensch und Natur liegt zwar nahe, ihr genauer Bezug jedoch nicht ohne weiteres auf der Hand. Eine Verallgemeinerung des obigen Satzes würde zu einem simplen Anthropomorphismus führen, der medizinisch nicht weiterhilft. Nirgends in der Anthroposophie ist ein Anhalt dafür gegeben, daß in naiver Weise Analogien von Welt und Mensch gesucht würden. Im Gegenteil. Erst die gesteigerte Beobachtung und der Umgang mit den Ideen der kosmisch-irdischen Evolution versetzen uns in die Lage, an das Geheimnis der Parallelität heranzutreten. Was als Fakten „zusammengeschaut" werden soll, befindet sich auf verschiedenen Stufen des Daseins. In der Natur sind es die einzelnen Bildungen, im Menschen sind es die seelisch-geistigen Fähigkeiten, die bildmäßig in Parallele zueinander gesetzt werden. Allerdings werden nicht allein die seelisch-geistigen Dinge zum Vergleich herangezogen, mit ihnen muß das entsprechende Organisch-Leibliche, dem ein Teil der Bildekräfte entzogen ist, verbunden gedacht werden. Auf der einen Seite steht ein schöpferisches Prinzip, das sich in einzelnen Bildungen ausgibt. Auf der anderen Seite ist dieses Prinzip gespalten: in eine Tätigkeit plastischen Organisierens und in ein seelisch-geistiges Vermögen. Demnach sind die Parallelbeziehungen, von denen Rudolf Steiner spricht, sinnlich nicht sichtbar und theoretisch nicht beweisbar. Die Gesetzmäßigkeit, von der die Parallelität kündet, liegt in den Werde-Kräften, die Natur und Mensch gleichermaßen innewohnen. Pflanzen und Tiere sind nicht direkt vergleichbar mit dem Menschen und seinen Organen. Keine Einzelheit des Menschen darf als solche mit einer äußeren Naturgestalt parallelisiert werden. Es sei denn, man berücksichtigt zugleich das Seelisch-Geistige. Im Menschen wirkt das Ätherische nur zu einem Teil leib-zugewandt. Der übrige Teil wird für das Innere beansprucht. Anders in der Natur, wo das Ätherische allein dem Plastizieren und Erhalten dient. Im Seelenleben spiegelt sich darum etwas von der Natur. In der Natur etwas vom Seelenleben. Dort ein geistiges, hier ein physisches Ereignis. Anthropomorphismus gehört somit überhaupt nicht in den Problemkreis. Der Gedanke von der Parallelität müßte vielmehr ohne Kenntnis von dem Ätherischen verworfen werden. Die Ätherlehre Rudolf Steiners verbindet die Naturkunde mit der Menschenkunde, bedeutet den Schritt von der Biologie zur Psychologie.

Die Naturreiche brauchen die ihnen zuströmenden Bildekräfte im äußeren Gestalten voll auf. Der Mensch läßt den Bildekräften nicht ihre ursprüngliche Richtung. Er hält sie vom ausschließlichen Streben nach Form- und Substanzbildung ab und führt sie einer höheren Bestimmung zu. Die Gesetze, die sich dabei geltend machen, sind – auf anderer Ebene – die gleichen, wie sie in der Natur walten. Die Psychologie müßte demgemäß sowohl den seelisch-geistigen Prozeß innerhalb des Menschen als auch den entsprechenden Naturvorgang außerhalb des Menschen schildern und deren direkte und indirekte Zusammenhänge aufklären.[56]

„Auf diesen Parallelismus muß man hinweisen und zeigen, daß der Mensch in der Außenwelt im Grunde genommen als Gestaltungsprinzipien das hat, was er innerlich als sein seelisch-geistiges Leben aus seinem eigenen Organismus heraus genommen hat, was daher bei seinem Organismus nicht mehr der Materie, der Substanz zugrunde liegt" (I, 3). Ein in solcher differenzierten Weise gemeinter Bezug rückt das Problem des Parallelismus an grundlegende Fragen der Methode heran. Es mag vorab unwichtig sein, ob sofort bestimmte Parallelen gezogen werden können. Wesentlich ist zunächst der freie Ausblick auf den Evolutionszusammenhang. Die Abklärung des Einzelnen bleibt dem schrittweisen Erobern durch geistige Einsicht vorbehalten. Die Forschung erhält durch die Formulierung des geistigen Tatbestandes einen neuen Antrieb. Und jede Art von Therapie erfährt durch die Aufhellung der geistigen Verbindung des Menschen mit der Natur eine Bestätigung. Das Ziel der wissenschaftlichen Arbeit, die Idee in der Erscheinung aufzudecken, erscheint nun auch für die Therapie erreichbar: aus der Erkenntnis unmittelbar das Handeln zu entwickeln. Die Psychologie bekommt dabei eine besondere Bedeutung für die praktische Medizin. Klärt sie Denken, Fühlen und Wollen in ihren Wurzeln auf, findet sie die Metamorphose der inneren Welt aus der ätherischen, sieht sie die Einheit von Geist, Seele und Leib als schöpferisches Geschehen, dann ist gerade sie berufen, durch den genetischen Aspekt die Verbindung zur Naturkunde herzustellen. Sie wird damit zur Hilfsdisziplin der Heilkunde. Das um so mehr, je deutlicher erkannt wird, wie bei jedem Kranksein ebensoviel Leibliches wie Seelisch-Geistiges beteiligt ist. Die Krankheiten werden richtig erfaßt, wenn ihre leiblichen und seelisch-geistigen Äußerungen bis in die ätherischen Veränderungen verfolgt werden. Von dort kann der Blick zu den Naturreichen gehen. Die Quelle der Heilmittel zeigt sich gewissermaßen hinter dem sich aufhellenden Menschenbild.

Die Metamorphose des Ätherischen vollzieht sich in bestimmten Rhythmen. Die Intervalle der Umwandlung sind die „biologischen" Zeitverhältnisse des Menschen. Sie durchziehen das ganze Leben. Die wichtigsten Veränderungen ereignen sich in den Phasen der Jahrsiebentperioden. Was sich im Zahnwechsel und in der Geschlechtsreife als grobe Umbruchs-Symptome zeigt, folgt aus dem innerlich streng geregelten Sich-Entwickeln in der Zeit. Tage und Jahre sind nicht indifferente Glieder einer Lebenskette, sie stehen unter der Gesetzmäßigkeit der ätherischen Zeitstrukturen. Da sich die Umkehrungen nicht ohne das Eingreifen von Astralleib und Ich-Prinzip vollziehen, sind diese an der Ordnung der Rhythmen maßgeblich beteiligt. In jedem Menschen läuft somit ein komplexes Zeit-Geschehen ab, in welches die Rhythmen aller vier Wesensglieder verwoben sind. Für den Aufbau des Leibes stehen jedoch die Äther-Rhythmen im Vordergrund.

Die von Astralleib und Ich angeregte und unterhaltene Umwandlung der Bildekräfte erstreckt sich über die ganze Menschengestalt. Die Metamorphose wird regional verschieden weit vorgetrieben. Sie hält auf verschiedenen Stufen an. Die Systeme des Organismus unterscheiden sich von diesem Aspekt aus darin, wieweit die Bildekräfte für das Leibliche anwesend oder für das Seelisch-Geistige verfügbar sind. Die Organe empfangen das Leben von den Bildekräften. Aber sie bleiben nicht in gleichem Maße versorgt wie am Anfang ihres Entstehens. Der heranwachsende Mensch beansprucht nach und nach einen bestimmten Teil der Gestaltungskräfte, um seine seelisch-geistigen Fähigkeiten vorzubereiten und seine innere Welt zu formen.

Blickt man auf ähnliche, mit dem Menschen vergleichbare Organglieder im Tierreich, so hat man vor allen anderen Gesichtspunkten diese fortschreitende Metamorphose einzubeziehen. Was äußerlich gleicher Art scheint, ist innerlich von unterschiedlicher Wertigkeit. Die vergleichende Anatomie muß berücksichtigen, daß analoge Organe nicht nur genetisch auf anderer Stufe stehen, sondern durch die jeweils verschiedene Bindung oder Verwandlung des Ätherischen sich voneinander unterscheiden. Dem Nervengewebe des Tieres sind beispielsweise die Bildekräfte nicht in dem Ausmaß entzogen wie dem des Menschen. Nicht nur fehlt den Organen des Tieres das tätige Eingreifen des Ich-Prinzipes, sie sind bereits von unten herauf anders konstituiert! Darum sind Tierexperimente im Hinblick auf die Erkenntnis des Menschen so schwer zu interpretieren, insbesondere dann, wenn sie zur Prüfung und Beurteilung von Arzneiwirkungen herangezogen werden.[57]

Bevor wir die Gedanken über die Metamorphose fortsetzen, wollen wir mit einigen Strichen das bisher nur erwähnte Wesensglied, den Astralleib, charakterisieren. Aus methodischen Gründen haben wir bisher eine systematische Beschreibung der Wesensglieder vermieden. Eine mehr oder weniger vollständige Aufzählung der Eigenschaften der vier Bildner würde wohl das Bedürfnis nach Übersicht und Einfachheit befriedigen, nicht aber das aus der Tiefe unseres Strebens kommende Suchen nach Wesenserkenntnis. Was die Wesensglieder sind, läßt sich nur nach und nach an den Ergebnissen ihres Tuns ablesen. Dem steht aber manches Hindernis entgegen. Denn ein Wesensglied wirkt niemals isoliert. Seine Prozeßfolgen sind immer mit denen der anderen verwoben. Die Möglichkeit zur Wesenserkenntnis wird wissenschaftlich verneint. Anthroposophie zeigt, daß Wesenserkenntnis erreichbar ist. Nicht nur in okkulter Erfahrung. Erreichbar bereits in dem ideellen Durchdringen der Welt und des Lebens.

Schon die Gegebenheiten des gewöhnlichen Bewußtseins enthalten Wesensmäßiges, geistig Konkretes. Der intellektuelle Prozeß schiebt nur hinweg, was ursprünglich essentiell vorhanden ist. Sowohl die Vorstellungen des naiven Realismus als auch die Abstraktionen der wissenschaftlichen Forschung haben ihr Recht zu ihren Teilen. Es haben aber auch die Gedanken jener Bemühung Berechtigung, die auf das Wesenhafte zuschreitet. Daß wir hier einen Bereich betreten, wo die Verständigung schwierig und mühsam wird, sollte nicht wunder nehmen. Läßt sich ein geistiges Faktum doch äußerlich niemals demonstrieren! Diese Einsicht führt uns bereits an die Wesenserkenntnis heran.

Wir sind genötigt, mit Hilfe der geisteswissenschaftlichen Begriffe das Rätsel eines Wesensgliedes zu umstellen. Was dieses selbst ist, kann nur in unmittelbarer Erfahrung – denkend oder okkult wahrnehmend – als Gegenstand ergriffen werden. Zunächst gewahren wir überall nur Wirkungen. Wir schließen dann nicht theoretisch auf die Urheberkräfte des Bewirkten. Wir wissen aber von ihnen in einem höheren Sinne, wenngleich dieses Wissen verschiedene Grade der Helligkeit hat. Durch Rudolf Steiner werden wir nicht etwa veranlaßt, über die gegebene

Wirklichkeit einen Schleier gedachter Dinge zu werfen. Vielmehr sind wir durch seine Ideen in der Lage, das Gegebene – in dem sich ja Wesenhaftes verhüllt – nach und nach in seiner geistigen und physischen Realität zu erkennen. Nichts kann uns die Arbeit an der Wesenserkenntnis abnehmen. Auch nicht die Anthroposophie. Aber sie macht uns das Dasein des Wesenhaften soweit bewußt, daß wir dessen Erkenntnis im einzelnen anstreben können. Deshalb sagen wir nicht, wenn wir einzelne Daten des Astralleibes zusammentragen, daß wir sein Wesen damit bereits fassen. Sie können nur Anhaltspunkte liefern. Für das, was wir im Auge haben, genügt keine Systematik. Wir nähern uns dem Ziel ehestens durch die Anschauung des Problems von verschiedenen Seiten aus. Alles, was wir bisher betrachteten, kann als Unterlage dienen, das Verständnis für das Wirken des Astralleibes vorzubereiten. Was wir an dieser Stelle über seine Funktionalität einfügen, soll helfen, weitere Annäherungsbegriffe zu bilden und sein Wesen deutlicher zu zeichnen. Im Grunde genommen gehört das Wissen der gesamten Menschenkunde dazu, um ein Wesensglied innerlich anschaubar zu machen. Darum werden wir nie mit der Erkenntnis des Menschen fertig, sondern heben stets neu an. Was uns bei jedem Schritt des Begreifens an Verständnis zuwächst, ist gleich wieder Boden für weitere Fragen, unabsehbar. Und doch ist das Ganze umgrenzt. Weil wesenhaft.

Durch den Ätherleib verwirklicht sich im Menschen das Leben. Durch den Astralleib wird der vitale Bereich soweit umgewandelt, daß sich das Bewußtsein realisieren kann. Das Ich-Prinzip schafft aus dem Zusammenhang der drei Schichten; dem Dasein des Physischen, dem Leben des Ätherischen und dem Bewußten des Astralischen das Selbstbewußtsein im Menschenleibe. Da alle Stufen der äußeren und inneren Existenz auf die höchste, die Ich-Fähigkeit, hinorientiert sind, können sie mit keiner in der Natur-Umgebung verglichen werden. Dennoch dürfen wir sagen, daß der Mensch die mineralische, pflanzliche und tierische Bildung in sich hereingenommen hat, ja diese in sich vereinigt. Wir sehen dabei nur von vornherein auch darauf, was die Daseinsarten voneinander scheidet. Darum können wir relativ leicht dem Gedankengang Rudolf Steiners folgen: Ebenso wie der Ätherleib des Menschen vergleichbar ist dem Ätherischen in der Pflanzenwelt, so steht der Astralleib des Menschen mit dem Astralischen im Tierreich in einer bestimmten Verwandtschaft. Aber der tierische und der menschliche Astralleib sind niemals einander gleich. Wenn auch beiden Organisationen dasselbe Prinzip innewohnt. Hier wie dort wird der Art nach das gleiche Niveau leiblichen Aufbaus erreicht. Blicken wir auf den ganzen Umfang der Erscheinungen im Tierreich, so erfahren wir in einem Bild, was das Bildeprinzip des Astralischen kann und was der menschliche Astralleib nicht kann, was er jedoch als Möglichkeit in sich trägt. Im Menschen kommen die Natur-Impulse nicht zum Austrag. Sie werden daran durch eine stärkere Kraft gehindert. Die Umgestaltung der vom Ätherischen vorbereiteten Leibessubstanz zum Werkzeug des Astralischen wird im Menschen alsbald fortgesetzt, um das Eingreifen des Ich zu ermöglichen.

Zu den neu zu erwerbenden Begriffen gehört vor allem folgende Vorstellung: Der Astralleib ist ein in sich geschlossener Organismus, der sich im Leiblichen eine eigene Organisation aufbaut und diese selbst wieder abbaut. Das ganze Leibesgeschehen wird durch die astralischen Kräfte strukturiert, wie es andererseits durch die physischen und ätherischen Kräfte bestimmt wird. Vornehmlich, das heißt unmittelbar, ist es das Luftelement, durch das der Astralleib sich inkorporisiert. Von der Gestaltung des Luftförmigen aus erfolgt dann die Anknüpfung an das übrige leibliche Funktionieren und Dasein. Die von den astralischen Kräften durchgestaltete Luft darf allerdings nicht mit dem Astralleib selbst verwechselt werden. Dieser ist eine rein geistige Entität, die mit den Gesetzmäßigkeiten der Sternenwelt verbunden ist. Wiederum haben wir – wie bereits an anderen Stellen unserer Studien – zu realisieren, daß ein Geistiges ein Physisches bezwingt. Falsch ist die Vorstellung, nach der wir mit unserem Geist und unserer Seele in einem fertigen Gehäuse sitzen. Wir schaffen mit Seele und Geist, die uns bewußt werden, unseren Leib, jenes Gehäuse, mit dem wir uns identifizieren.

Die Inkarnation kommt dadurch zustande, daß die Wesensglieder sich mit den Elementarzuständen der Erde (dem Festen, Flüssigen,

Luftigen, Wärmehaften) einlassen und diese an die Urform Mensch heranführen. Rudolf Steiner bringt uns diese, alles Menschliche beleuchtende Erkenntnis: physischer Leib, Ätherleib, Astralleib und Ich schaffen den Sinnesleib, indem sie mächtig sind, jedes Wesensglied auf seine Weise, die Elemente der irdischen Welt zu beherrschen.

Mittelbar verfügt das Astralische durch die Luftorganisation auch über die anderen Leibesstrukturen. Geistig nimmt der Astralleib mit dem Ätherleib und mit der Ich-Organisation unmittelbar Kontakt. Ich und Astralleib verbinden sich, als die höheren Wesensglieder, inniger miteinander; ihre Beziehung zu dem Ätherleib und dem physischen Leib, als den niederen Wesensgliedern, ist lockerer Art. Dagegen rücken Ätherleib und physischer Leib enger aneinander. Die Bewußtseinszustände von Wachen und Schlafen beruhen auf diesem paarweisen Zusammengehen der niederen und höheren Wesensglieder. Bei dem einen Vorgang wenden sich Ich und Astralleib gemeinsam intensiv dem physischen und ätherischen Leib zu, bei dem entgegengesetzten Vorgang wenden sie sich von ihnen ab.

Der Astralleib ist, wenn wir mit der Charakterisierung im Allgemeinen bleiben, der Seelenleib. Er modifiziert die Leiblichkeit so, daß sie zum Träger für das Seelenleben werden kann. Man darf im erweiterten Sinne sagen: Die astralischen Kräfte durchseelen die Substanzen, erheben sie vom Niveau des Lebens auf jenes Niveau, von dem aus seelische Vorgänge stattfinden können. Der gewaltige Umbruch vom vegetativen und animalischen Sein zum gleichzeitigen Da-Sein einer seelisch-geistigen Innenwelt geschieht dadurch, daß der Astralleib, von den Ich-Kräften verwandelt und individualisiert, den Ätherleib vollkommen umgestaltet. Auf die Metamorphose der Bildekräfte von leiblicher Zuwendung zu seelisch-geistiger Verfügbarkeit richtet sich ein Teil der Impulse, der Tätigkeiten des Astralleibes. (Damit weisen wir auf den Punkt, warum wir mit der Schilderung des Astralleibes zurückgehalten haben. Alle vorangegangenen Betrachtungen haben sein Wirken vorausgesetzt. Wir stehen vor der Notwendigkeit, das Analysieren unseres Verstandes zu überwinden, um das im Leben aus dem Zusammenwirken vieler

Kräfte Geschaffene als höhere Einheit zu erfahren. Ohne neue Begriffe keine neue Menschenkunde. Ohne diese Erweiterung wird aber die Entwicklung in der Medizin fragwürdig. Der Glanz unserer Gegenwart ist Schein. Nirgends wird trotz des wissenschaftlichen Fortschrittes die Tatsache des Geistigen in Mensch und Welt gesehen oder gar beachtet. Daß sie aus dem Bewußtsein nicht völlig eliminiert werde, darauf sind unsere Bemühungen gerichtet, wenn sie zunächst auch nur die Erkenntnisaufgabe vergegenwärtigen.)

Die Besinnung auf den Astralleib legt ein Charakteristisches frei, das allen vier Wesensgliedern eignet. Jedes Wesensglied hat eine auf den Aufbau und auf den Abbau gerichtete Seite und eine Seite, durch die, führend oder dienend, die seelisch-geistigen Vorgänge zustande kommen. Daß Rudolf Steiner auf eine derartige Doppelnatur der geistigen Strukturen hinweist, ist eigentlich ein Kriterium für die Wissenschaft vom Geiste, durch die wir eine genauere Kenntnis des Leibes erhalten. Funktionen und Stoffe sind vierfach gegliedert. Durch vier geistige Prinzipien. Die Innenwelt gründet sich auf diese elementare Vierheit des leiblichen Daseins. Das Seelisch-Geistige kann darin in seiner Eigenart existieren, weil jedes Wesensglied eine vom Aufbau und Abbau freie Seite verfügbar hat. Die Erkenntnis von der doppelten Natur der Wesensglieder ist für die Menschenkunde fundamental.

Nach dieser Einschaltung verfolgen wir die Metamorphose der Bildekräfte weiter. Rudolf Steiner lehrt, daß dem Nervensystem, verglichen mit allen anderen Organen, die meisten Bildekräfte genommen sind. In der Embryonalzeit und frühen Kindheit eilt das Gehirn-Nerven-System in leiblicher Hinsicht der Entwicklung voraus. Dabei influenziert es den Aufbau des übrigen Leibes. Im Laufe der Reifung bleibt das Sinnes-Nerven-System in bezug auf das Entwicklungstempo zurück, weil nun ein Teil seiner Bildekräfte von der plastischen Funktion abgehalten wird. Durch diesen Entzug wird das Nervensystem organisch weitgehend determiniert, während es für das Seelisch-Geistige den Widerpart zu den höheren Vorgängen bildet. Anderen Systemen wird weniger an ätherischen Kräften genommen. Sie dienen daher auch weniger den bewußten Wachleistungen. Je mehr und je tiefer das Ätherische im organischen Wirken verankert bleibt, auch über die Reifezeit hinaus, desto unbewußter verlaufen die mit diesen Bezirken verbundenen seelisch-geistigen Aktionen.

Zwei Vorgänge spielen also, intendiert durch die höheren Wesensglieder Astralleib und Ich: Der Ätherleib löst sich stufenweise und in den einzelnen Regionen verschieden stark aus dem leiblichen Zusammenhang heraus. Der vom Organischen abgekehrte Teil ändert die Richtung seines Wirkens. Er wendet sich nach „innen", wird Bildematerial für Seele und Geist. Damit hängt der gesamte Ätherleib sowohl mit den Impulsen zu bewußten und selbstbewußten Verrichtungen als auch mit denen zur Erhaltung und Gestaltung des Leibes zusammen. Die Ätherqualitäten müssen sich in diesem doppelten Beanspruchtwerden jeden Moment neu formieren. Man wird sich nur schwer ohne direkte Anschauung die genügende Beweglichkeit der Vorstellungen erwerben können, um jene Lebendigkeit im Fluktuieren der Ätherkräfte wirklich zu erfassen. Dennoch dürfen wir hoffen, wenn wir überkommene Meinungen fallen lassen, daß die Erstarkung des Denkens durch die Geisterkenntnis uns einmal der Wirklichkeit so nahe führen wird, daß wir zum ahnungsgemäßen Urteilen im Bereich des Ätherischen fähig sind.

Das organisch gebundene Ätherische und das für die seelisch-geistigen Prozesse bereite Ätherische kommunizieren miteinander. Aus dieser Kommunikation entspringen jene Einflüsse, die wir immer wieder erfahren, indem das Innere auf das Leibliche und das Leibliche (das Äußere) auf das Innere wirkt. Neben diesem Kommunizieren zwischen dem gebundenen und freien Ätherischen hat man sich vorzustellen, daß auch noch nach vollendetem Aufbau ein Teil des Ätherischen nach beiden Seiten hin funktionell tätig sein kann. Je nach Anspruch wird ein solches Ätherisches einmal dem Leibesgeschehen, einmal dem seelisch-geistigen Tun verbunden sein. Dieses Vermögen hat namentlich das Ätherische im unteren Menschen. Aus Rudolf Steiners Schilderung geht hervor, daß zum Beispiel die Drüsen in dem Augenblick absondern, in dem das Ätherische sich herauslöst (besser: veranlaßt wird, sich herauszulösen).

Gleichzeitig wird nun durch das frei werdende Ätherische ein seelisch-geistiger Vorgang möglich. Die Voraussetzungen werden somit, physisch wie geistig, durch die Eigenheit des Ätherischen geschaffen.

Im oberen Menschen nimmt das Ätherische eine andere Stellung zum Leibe ein als im unteren, weil die Metamorphose am weitesten vollzogen ist. Das Abheben der Bildekräfte ist ein endgültiges. Durch die Art des Herauslösens und das Ausmaß der Inanspruchnahme des Ätherischen durch Astralleib und Ich wird der obere Mensch zum Träger der bewußten Leistungen. Ein fakultatives Hinwenden des Ätherischen nach der einen oder anderen Seite ist nicht mehr möglich, es ist für das höhere Dasein bestimmt und festgelegt. Es bildet die Denk- und Wahrnehmungsorganisation. Indem diese entstehen, hinterläßt das Ätherische ein leibliches „Abbild". Die Organe werden aus dem Prozeß des Plastizierens entlassen; es bleibt in ihnen nur soviel an Ätherischem, als zur Aufrechterhaltung der Lebensvorgänge notwendig ist. Bei der Umwandlung der organischen Verhältnisse prägt das Ätherische Abbilder in die obere Leibesregion, die unmittelbar Spuren seiner Tätigkeit bewahren. Zum Begriff des frei wirkenden Ätherischen gehört die Vorstellung vom Abbild der ätherischen Funktionalität in dem verlassenen Organbereich.

Vier geistige Bildemächte schaffen den Leib. Das Ziel ihres Wirkens ist der individuelle Mensch mit seinem Geistvermögen. Jedes Wesensglied wird vom Ich-Impuls durchdrungen. In allen Funktionen kommt dies zum Ausdruck. Die Wesensglieder erfüllen leibliche und geistige Aufgaben gemäß dem Inkarnationsgeheimnis: einen äußeren (leiblichen) und einen inneren (seelisch-geistigen) Menschen zu vereinen. Dabei wenden sie sich einmal mehr dem leiblichen, ein andermal mehr dem geistigen Tun zu. Sie bilden eigene übersinnliche Organisationen. Auf diese Weise entstehen im Leibe vielfältig differenzierte Strukturen. Organe und Substanzen unterscheiden sich dadurch voneinander, wie sie als Bildematerial von den Wesensgliedern benutzt wurden.

Die Wesensglieder wirken im Leibzusammenhang auf primäre und sekundäre Weise. Im primären Tätigsein gehen sie mit ihren Kräften voll in den organischen Vorgängen auf. Im sekundären distanzieren sie sich.

Was daraus resultiert, nennt Rudolf Steiner ein „Abbild" (II. Medizinischer Kurs, Dornach 1921). Wenn der Ätherleib sich zum Beispiel aus einem organischen Felde herauslöst, so erhalten sich die Wege seines Wirkens, die Art seines Tätigseins. Im Leiblichen bleibt gewissermaßen ein ätherisches Strukturelement zurück: im Aufbau, in der Konfiguration, in der Bewegung des Wäßrigen. Dieses Abbildhafte ist nun (und dieser Gedanke ist der nächste Schritt) durchlässig für das frei wirkende Ätherische. Zugleich wird dadurch die Kommunikation mit der äußeren Welt und ihren Ätherqualitäten möglich. Das Ätherische kann dabei in den Abbildern fluktuieren, ungehindert vom organischen Prozeß. Die Abbilder werden zu selbständigen Funktionsträgern.

Grundsätzlich gilt: Alle Abbilder sind durchlässig für die Kräfte, die sie schufen. Die Wesensglieder machen sich durch sie relativ frei und bleiben dennoch mit dem Leibe vereinigt. Neben der abbildschaffenden Tätigkeit der Wesensglieder vollzieht sich ihr primäres Organisieren. Wir dürfen sagen: Die Grundkräfte der Wesensglieder spalten sich. Ein Teil widmet sich dem leiblichen Organisieren während des ganzen Lebens, ein anderer formiert im Leiblichen immer neue Strukturen, Abbilder. Ein weiterer Teil wirkt rein geistig, ist durch primäres Organisieren und Abbildtätigkeit vorbereitet und damit an die Leib-Erscheinung, an das irdische Da-Sein gebunden. Der gesamte Umkreis der Funktionen – gleich welcher Ebene – wird von diesem dreifachen Tun beherrscht: unmittelbares Wirken im leiblichen Aufbau, mittelbares Wirken durch vorgeschaffene Strukturen (Abbilder), freies Wirken rein innerlich.

Die Erweiterung der Heilkunst ist mit Hilfe solcher Einsichten möglich. Die Erkenntnis wird wesenhaft, sobald sich das Bewußtsein nicht nur auf die physische Realität stützt, sondern gleicherweise auf die andere, die geistige, welche es wohl ahnt, aber aus Furcht, in ein Unbestimmbares zu geraten, leugnet.

Wir haben in der Darstellung einiger Gesetze hauptsächlich das Ätherische berücksichtigt. An ihm sind die Verhältnisse der leiblichen und der geistigen Beziehungen am ehesten zu übersehen. Rudolf Steiner gab hier die meisten Hinweise. Trotzdem bleibt unser Nach-Sinnen zunächst ein Tasten. Wäre es das nicht, so bewegten wir uns in Definitionen. Von diesen wüßten wir aber von vornherein, daß sie weder das Leben noch den Geist fassen. Dagegen erfahren wir im Mit-Denken staunend, daß Rudolf Steiners Schilderungen Keime sind, denen wir durch innere Arbeit den Boden zum „Aufgehen" bereiten. Stehen wir doch selbst in geistiger Realität darinnen. Durch unsere Erkenntnisbemühung nehmen wir, schrittweise bewußter, daran teil.

X.

Richtungen des Krankseins und des Heilens

Wir haben uns mit einigen Eigenschaften des Ätherischen in der Welt und im Menschen befaßt. Dabei steigt die Empfindung auf: Wenn das Ätherische die Ursache alles dessen ist, was erinnert wurde, dann muß sich unser Studium weiter ausdehnen, damit wir noch näher an medizinische Probleme heranrücken. Das Ätherische bildet den Urgrund des Lebens, des Aufbaus, des Gesundens, des Produktiven. Nun erhebt sich aber die Frage: Ist dieses Ätherische auch in den gegenteiligen Vorgängen darinnen? Hat der Ätherleib zum Beispiel etwas mit dem Kranksein zu tun? Verhält er sich dabei aktiv oder passiv? Oder ist er lediglich in die Folgen eingespannt? Zur Erhellung dieser Fragen haben wir uns einige Gedanken zu vergegenwärtigen, die das allgemeine Verhalten des Ätherischen betreffen. Wir suchten von verschiedenen Seiten, ein Verständnis der vier Wesensglieder zu gewinnen. Dabei sahen wir, wie der Ätherleib einen individuellen Charakter durch die ihn beherrschenden Kräfte erhält. Er selbst hat im Grunde eigene Impulse, Impulse kosmischen Ursprungs, die vom Zentralen des Menschen überwunden und verwandelt werden. Das Individualisieren des Ätherischen durch die höheren Wesensglieder Astralleib und Ich ist ein ständiger Prozeß, ein Geschehen, das sich durch das ganze Leben hindurchzieht. Die gesunde Leiblichkeit wird dem Ich nicht einfach zum Gebrauch „untergeschoben"; sie entsteht erst durch die Tätigkeit und das Gestalten des Ich. Sie geht hervor aus dem Ringen zwischen dem Ich-Willen zur Inkarnation und den Ätherkräften, die von sich aus danach verlangen, zum allgemeinen Äther des Umkreises zurückzukehren. Das mikrokosmische Äthergebilde muß im Physischen fixiert werden. Seine Loslösung bedeutet Tod. Seine teilweise Lockerung Krankheit. In der Tiefe des Organismus wirkt demnach eine Kraft, die sich gegen die

Eigentendenz des Ätherischen richtet. Das Ätherische im Menschen ist immer ein Bezwungenes. Darauf beruht ein Geheimnis des menschlichen Lebens. Die Urwesenskraft Mensch hält alle Ätherqualitäten zusammen und bändigt ihre unbegrenzte Intensität. Solange das erfolgt, kann der Ätherleib mit dem ätherischen Umkreis, in den der Mensch eingetaucht ist, nur kommunizieren. Diese Verbindung braucht er, ohne sie könnte er nicht bestehen. Wir bemerken also ein zweites Verhältnis des Menschen zu seiner Umgebung. Durch den physischen Leib korrespondiert er mit der physischen Umwelt, durch den Ätherleib hat er Anteil an einer ätherischen Welt. Bei beiden Kommunikationen muß er zuinnerst Gegenkräfte entwickeln, um die Einheit seines Wesens zu bewahren.

Das Ätherische – selbst ein nie Ruhendes – erleidet innerhalb der Gesamtentwicklung des Menschen große Wandlungen. Der Mensch – als Ich – erobert sich seinen Ätherleib in mehreren Abschnitten. In der Zeit der Vorgeburt vereint er die ätherischen Qualitäten des Kosmos zu einem Inkarnationsleib. Während der Embryonalzeit und frühen Kindheit drängt er die Ätherkräfte zum Aufbau, zum Plastizieren an die Erdenverhältnisse heran. Dann führt er die entscheidende Metamorphose zur geistigen Reife herbei. Ihrer Natur nach widerstreben die Ätherkräfte diesem Gang. Von sich aus wollen sie zu ihrem kosmischen Ursprung zurückkehren oder in plastischen und vitalen Schöpfungen andere Tendenzen verwirklichen. Diese Bilde-Neigungen rufen unausgesetzt nach Überwindung und Beherrschung. Allein in solchem Wirken und Gegenwirken entstünde kein seelisch-geistiges Tun. Es setzt nun eine Entwicklung ein, die das Ätherische dem bloßen organischen Wesen entreißt und es zu geistigem Verfügbarsein wandelt. Vereinigung, Überwindung und Wandlung sind die Stufen, durch die das Ich aus seinem Wesenskern heraus das ätherische Leben sich dienstbar macht. Das gesunde Menschsein erscheint uns abermals als ein dramatisches Geschehen. Rudolf Steiner prägte sogar den Ausdruck „Übergesundheit", um anzudeuten, wie selbst das Prinzip, das das Leben ist, noch der Gegenwirkung bedarf, um zur Harmonie von Seele und Leib beizutragen.

Der Ätherleib wird als ein Ganzes an die Kraftgestalt des physischen Leibes herangeführt. In einer Gegenbewegung wird er aus einzelnen Regionen aktiv herausgelöst, ohne jedoch dabei seinen eigenen universellen Strebungen folgen zu können. Hören die Kräfte des Gegenwirkens auf, tritt der Tod ein. Dann löst sich der menschliche Ätherleib im allgemeinen Äther auf. Während des Lebens dient das partiell Befreite zum Erfassen der Welt in inneren Bildern (Wahrnehmungen, Vorstellungen, Gedanken, Erinnerungen, Imaginationen).

Nach diesem Überblick können wir an die Fragen über das Kranksein und das Heilen neu herantreten. Gesundheit ist nichts Selbstverständliches. Das einzusehen ist für die Medizin von großer Bedeutung. Da das, was wir Gesundheit nennen, nicht von vornherein gegeben ist, muß es in jedem Moment aus Ungleichgewicht heraus geschaffen werden. Gleichfalls dürfen wir das Kranksein nicht als ein zufälliges Ereignis ansehen. Beide Zustände entstammen einem Kampf widerstrebender Mächte.[58] Unseren bisherigen Begriff von der Normalität haben wir zu ergänzen. Die Vorstellungen, die wir vom Ätherischen erlangen, verhelfen uns zu größerer Anschaulichkeit. Das normale Verhalten des Daseins umschließt die Bedingungen des Krankseins aus der Einheit des Menschenwesens. Es birgt darüber hinaus das Vermögen der Selbstheilung in sich. Sowohl der Verlust der Harmonie als auch ihre Wiederherstellung hängen mit dem Ätherischen zusammen.

Die innere Welt des Menschen entsteht, indem das Ätherische metamorphosiert wird. Von der Art der Metamorphose ist das Gesundsein abhängig. Der Mensch wird Mensch, indem er ein Innenleben entwickelt. Das ist allein durch die Inanspruchnahme des Ätherischen möglich. Der Richtung nach ist dieser Gebrauch des Ätherischen ein Schritt auf das Kranksein zu. Erfolgt nämlich kein Ausgleich, so ist der Keim einer Krankheit gelegt. Krankheit gehört zum Menschsein wie der Aufbau, wie die Selbstheilung.[59]

Das Ätherische im Menschen ist, wenn wir den Schilderungen Rudolf Steiners folgen, eine Organisation mannigfaltiger Impulse und Wirksamkeiten. Es fällt uns zunächst schwer, in ihr den umfassenden

Plan zu gewahren. Aber wie wir gewöhnt sind, den physischen Leib als ein Einheitliches trotz seiner geweblichen Differenzierungen zu sehen, so lernen wir vom Ätherischen die zeitlichen, räumlichen und qualitativen Eigenschaften in einer Gesamtordnung zu berücksichtigen. Erst solche Möglichkeit zum Unterscheiden gibt uns Sicherheit gegenüber den okkulten Aussagen. Der einfache Hinweis auf die Existenz eines ätherischen Daseins genügt für die medizinischen Aufgaben nicht.

In der Aufbauphase arbeiten die Ätherkräfte ungeteilt am leiblich-organischen Geschehen. In dieses lebendige Fluktuieren greift der Reifeprozeß ein. Er drängt dem ätherischen Arbeiten eine neue Richtung auf. Diese Nuance haben wir zu beachten. Nach „unten", zum Physisch-Leiblichen hin, ist das Ätherische durch die Form beschränkt, indem es mithilft, das menschliche Urbild zu verwirklichen. Nach „oben", zum Seelisch-Geistigen hin, wird es durch die innere Inanspruchnahme begrenzt. Das Ätherische gestaltet dabei einen eigenen Organismus aus. Diesen nennt Rudolf Steiner „Lebensleib". Vom Lebensleib ruht ein Teil in den Organprozessen, ein anderer Teil löst sich bei bestimmten Funktionen heraus, ein dritter ist von den Leibesvorgängen abgehoben, ja er wird gehindert, am Leibe zu wirken. Dieser Teil geht über in die nicht-leiblichen Prozesse. Er lehnt sich nur lose an das übrige ätherische System an. Die räumliche Leibesgestaltung gilt ihm nur noch als Zeichen seines einstmaligen Zusammenhanges. Für die Erweiterung der Menschenkunde ist es fundamental, durchschauen zu können, daß eine Bilde-Macht, durch die eine innere Welt entsteht, ursprünglich mit dem Entwickeln des Leibes, mit dem Aufbau seiner Organe zu tun hat. Daß also, mit andern Worten, das seelisch-geistige Leben buchstäblich aus der Gesamtorganisation herausgeholt wird.

Das differenzierte Herauslösen des Ätherischen aus dem Leibesaufbau und aus den organischen Vorgängen läßt eine rückläufige Verbindung zu den ursprünglichen Tätigkeiten vermuten. Das seelisch-geistige Verhalten wirkt auf das Leibesgeschehen durch das Ätherische, weil dieses immer wieder nach seiner Inanspruchnahme an „seinen Ort" zurückflutet. So kommt es kontinuierlich zu einer Beeinflussung nach unten in dem Maße, wie das Ätherische von oben benutzt wird. Wir sehen nun, in welchem Umfang der Ätherleib zwischen dem natürlichen und dem geistigen Leben vermittelt. Er verknüpft beide Daseinsweisen. Insofern durch ihn das Innenleben möglich wird, brandet dieses ständig in das organische Feld über. Tief im Unterbewußten findet der Wechsel von einem Gebiet zum anderen statt: Von der Lebenssphäre zum Seelisch-Geistigen, von den Bezirken des Bewußtseins zur Welt des Organischen.

Wir können uns jetzt bestimmtere Vorstellungen von einzelnen Grundformen des Krankseins machen. Das Verhalten des Ätherischen ist ausschlaggebend für alle Lebenszustände. Die Art und Weise, wie es veranlagt ist, wie es verwandelt wird, wie es selbst ausgleicht, spielt die entscheidende Rolle. Da dem Ätherischen die Aufgabe des Vermittelns zukommt, ist es verständlich, daß jede Disharmonie einen Niederschlag in ihm findet. Von sich aus ist das Ätherische kein krankmachender Faktor. Jedoch seine Einschaltung zwischen dem physischen Leib und dem Astralleib bringt es mit sich, daß es sowohl von dem niederen wie von dem höheren Wesensglied in die Lage versetzt werden kann, zu einer kranken Situation beizutragen oder zumindest völlig in diese verwoben zu sein. Aber selbst dort, wo das Ätherische als Krankheitsfaktor scheinbar dominiert, liegt die primäre Ursache der Störung außerhalb des ätherischen Bereiches. Wird zum Beispiel das frei verfügbare Ätherische vom Seelisch-Geistigen nicht genügend beansprucht, so irritiert es (als ein relativer Überschuß) die entsprechenden Organprozesse. Ja, darüber hinaus wird das Ungenützte das Bewußtsein hindern oder trüben und sich auf dieser Ebene in mannigfachen Symptomen bemerkbar machen. Viele Erscheinungen subjektiver wie objektiver Art, psychischer wie leiblicher Natur, wechselnden Charakters und von wenig strenger Lokalisation haben in diesem sekundären Fehlverhalten des Ätherischen ihren Ursprung.[60]

Eine andere Form des Krankwerdens – und sie ist die wichtigere und wird uns vornehmlich beschäftigen – hat einen unmittelbaren

Zusammenhang mit dem Entstehen von Bewußtsein und Selbstbewußtsein, von Denken, Fühlen und Wollen. Da all diese seelisch-geistigen Leistungen auf der Wandlung der Ätherkräfte basieren, hängen Gesundheit und Krankheit im Grunde genommen von der Intensität und Vehemenz des Ich ab, mit der es sich jenen Tätigkeiten zuwendet. Zeitpunkt und Grad der Äthermetamorphose können dabei in ein Mißverhältnis zum Ganzen geraten. Die Umwandlung kann zu stark werden, insgesamt oder beschränkt auf einzelne Phasen und bestimmte Regionen. Dem organischen Bereich wird dann zuviel entzogen und feinere Funktionen leiden Mangel. Das zeigt sich nicht gleich an der Oberfläche; besonders nicht, wenn es vorübergehend kompensiert werden kann. Oft tritt eine solche Störung erst in einem späteren Moment hervor. Jede Deformierung, jedes Versagen hat aber mit dieser zunächst flüchtigen Disharmonie begonnen. So kann selbst ein geringfügiges Symptom der Anfang einer tiefgreifenden Gleichgewichtsverlagerung sein bis hin zum groben Funktionsausfall und Organdefekt.

Der Richtung nach ist also der gewöhnliche Entzug der Bildekräfte für das geistige Leben bereits ein kränkendes Moment. Es kommt jedoch nicht zum Austrag, weil es in jedem Augenblick durch verbleibende Ätherkräfte in einer Gegenreaktion, die sich über den ganzen Ätherleib ausbreitet, überwunden wird. Das bewußte Sein setzt Insulte, die zur Krankheit führten, würden sie nicht ausgeglichen. Daß der Organismus bereits unter normalen Bedingungen fortwährend Heilungsprozesse vollziehen muß, das zu erkennen ist für unsere Auffassung der Lebenserscheinungen von grundsätzlicher Bedeutung. Denn nun erst sehen wir, warum die Voraussetzungen des Krankseins und die des Gesundseins sich polarisch gegenüberstehen. Beide Elemente durchdringen das menschliche Sein gleichzeitig. Das gibt allen Fragen eine bestimmte Wendung.

Überschreitet der Entzug der Bildekräfte eine gewisse Grenze, so wird einzelnen Organen zuviel entnommen und es bahnt sich eine Störung an, die funktionell nicht mehr ausbalanciert werden kann. Wir ahnen an dieser Stelle, wie das Krankheits-Symptom, so unscheinbar es auch sein mag, eine Vorgeschichte hat, die im einzelnen Fall nicht leicht zu rekonstruieren ist. Denn was wir an der „Oberfläche" beobachten, ist bereits Ergebnis des Äquilibrierens vielfältiger Kräfte. Das gleichzeitige Auftreten mehrerer Symptome, ihre Konstellation, verrät, wie stark der ganze Organismus beteiligt ist, um sich neues Gleichgewicht zu verschaffen. Wir sehen daran, wie das Wesenhafte des Krankseins hinter den Symptomen liegt, gewissermaßen eine Schicht tiefer. Mit anderen Worten dürfen wir sagen: Die Erkenntnis der Bildekräfte in bezug auf ihre geistig-seelische Verfügbarkeit trägt Wesentliches zur Krankheitslehre bei. Das seelisch-geistige Verhalten – in seinem ganzen Unterbewußten, bewußten und selbstbewußten Umfang, in seiner zeitlichen (biographischen) Struktur – entscheidet über Krankheit und Gesundheit des Leibes.

Zwei Formen des Krankseins zeichnen sich von dem jetzt eingenommenen Aspekt aus ab: Ein zu geringer Entzug der Bildekräfte charakterisiert die eine Form, ein zu starker Entzug die andere. Jene mit vorwiegend psychischen Veränderungen, diese mehr mit organischen Störungen. Ursache beider Entgleisungen ist, daß das differenzierte Organleben in seiner Existenz, in seiner Konstitution von der seelisch-geistigen Verfassung bestimmt wird. Das bezieht sich nicht so sehr auf Inhalte des Seelenlebens als vielmehr auf die Vorgänge, durch welche Inhalte im Innern erst aufgefaßt werden. Reißt das Tätigsein des wesenhaften Seelisch-Geistigen am Leibgefüge ab (Aufbau – Abbau, Aufnahme – Abgabe, Überwindung – Absonderung, Wachen – Schlafen und andere Vorgänge), so werden die vitalen Funktionen geschwächt, bis schließlich die Organprozesse degenerieren. Wird uns dieser Zusammenhang deutlich, so lernen wir verstehen, warum jede Krankheit mit einer Änderung des Bewußtseins verbunden ist (und sei es die harmloseste, das Symptom gewahr zu werden). Andererseits können wir mit dem Blick auf diese Konzeption Rudolf Steiners sagen, daß jede seelische und geistige Dissonanz, jedes Nicht-im-Einklang-Sein mit der Außenwelt, jedes Versagen des Bewußtseins von Änderungen im Leibesgeschehen begleitet ist.

Nachdem wir geistig diesen Standort gewonnen haben, wird uns die Symptomatologie zu einer differenzierten Kunde vom ganzen Menschen. Wir vermeiden nun, Symptome durch andere Befunde und Daten, die auch nur wieder Symptome darstellen, zu „erklären". Ein Symptom weist uns dann den Weg zu bestimmten Dingen, zu den Korrelationen der leiblichen und der seelisch-geistigen Seite. Die Analyse der Krankheiten wird weder ausschließlich leibliche noch ausschließlich seelisch-geistige Verursachungen aufdecken. Erst im Zusammenhalten beider Seiten kann das „abgelesen" werden, um was es sich wesenhaft handelt. Den Hintergrund eines jeden Symptomes bildet immer die Situation, daß die Begegnung von innerer Welt und leiblichem Sein verschoben, aufgehoben oder chaotisiert ist. In der Bemühung um ein Urteil haben wir uns – auch wenn die unmittelbare Anschauung des Ätherischen fehlt – ständig zu vergegenwärtigen, wie die Wirklichkeit jene beiden Bereiche miteinander verbindet. Die Existenz der einen Welt ist nicht ohne die Existenz der anderen möglich. Diese Einsicht in das gegenseitige Bedingen gewährt eine neue Anschauung vom Kranksein, besonders im Hinblick auf den Heilungsvorgang. Die Therapie bringt die Anregung zu einem andersartigen Zusammenklang der an sich vorhandenen Funktionsmächte. Die Wiederherstellung wird zur Angelegenheit der eigenen Kräfte des kranken Menschen. Was sich dabei polarisch zum Krankheitssymptom aus der Tiefe heraus offenbart, in den Stadien des Gesundens, gehört in dieser Sicht unmittelbar zum Forschungsbereich der Pathologie.

Im Prinzip hängen alle Krankheiten mit einem Mangel oder einem Zuviel an Bildekräften zusammen. Dennoch werden wir in der Interpretation zurückhaltend sein und nicht von vornherein die ganze Pathologie unter eine Regel stellen wollen. Kommt es uns doch weniger auf eine Systematik an, auch nicht auf ein Schema zur Erleichterung der Überschau, sondern auf das Erfassen von Realitäten. Findet auch jede Art von Kranksein ihren Niederschlag in der Bildesphäre, so werden wir dennoch nicht von hier aus allein den Entwurf einer geisteswissenschaftlichen Pathologie wagen. Wir versuchen ihn von immer anderen

Punkten aus, weil jedes Kranksein alle Schichten des Organismus betrifft. Nur allzu bald bemerken wir, daß die Erhellung einzelner Krankheitsbilder ein stets besonderes Eingehen auf die verschiedenen Gesetzmäßigkeiten des Organismus notwendig macht. Wollen wir das Krankheitswesen doch nicht aus einer vorgefaßten Meinung oder von einer festgefügten Theorie her erklären; dringen wir doch darauf, durch die Erkenntnis der kranken Situation auch Auskunft über die Kompliziertheit des Normalen, des Seelisch-Geistigen und des Leiblichen, zu erhalten. Daß die Pathologie ein Schlüssel zur Menschenkunde sein kann, ist eine der fundamentalen Orientierungen, die die Anthroposophie vermittelt.

Nach dieser Einschaltung blicken wir noch einmal auf die Metamorphose der Bildekräfte und deren Störungen und fragen nach dem Heilprinzip. Wir sagten, daß die Ich-Kräfte den Ätherleib im Übermaß beanspruchen oder sich in ungenügender Weise mit ihm einlassen können, so daß dieser entweder seine eigenen Impulse geltend macht oder seine Reduzierung anzeigt. Von dieser Grundvorstellung aus tasten wir uns zu entsprechenden Gedanken über therapeutische Möglichkeiten vor. Werden dem Organismus zuviel oder einseitig Bildekräfte entzogen, so dürfen wir fragen: Kann dieser Entzug durch etwas aus dem außermenschlichen Bereich ausgeglichen oder rückgängig gemacht werden? Wie lassen sich die Bildekräfte der Natur in ihrer Verwandtschaft zum Menschen im einzelnen erkennen? Unter welchen Bedingungen können sie benützt werden, um die kranke mikrokosmische Welt Mensch anzuregen, sich zu restituieren, sich wieder harmonisch zu ordnen? Diese Fragen stellen wir, weil wir real ein Bild von der gemeinsamen Evolution von Mensch und Welt vor Augen haben. Das therapeutische Problem rückt nun in den Mittelpunkt unseres Erkenntnisbemühens.

Das angedeutete Heil-Erfordernis – den Mangel zu ersetzen – gründet auf der Tatsache, daß der Mensch von einer bestimmten Phase seiner Evolution ab die Naturwege verließ. Kranksein ist der Tribut für die Höherentwicklung. Deshalb haben wir therapeutisch die Aufgabe, den Tribut auszugleichen, die momentan falsch vollzogene Höherentwicklung zu korrigieren, das nicht im richtigen Maß Verwandelte zu kompensieren. Durch Wieder-Hereinnahme dessen, was der Mensch zugunsten des Geistes überging, um in einer inneren Welt zu existieren, wird vorübergehend der Prozeß des Absetzens von der Natur rückgängig gemacht. In dem nun abermals einsetzenden Darüberhinausschreiten regt sich im Menschen die Kraft, sich neu zu formieren. Bei der Therapie mit Substanzen aus dem Pflanzen- und Tierreich werden dem Organismus Bildekräfte zugeführt (und zugemutet!), die ihm im Augenblick mangeln. „Wir kommen ihm zu Hilfe, indem wir ihm das zusetzen, was wir ihm erst, damit wir Mensch geworden sind, genommen haben" (I, 3). Das Vorgehen ist in diesem Fall so, daß zunächst für das Minus im leiblichen Bereich ein Ausgleich geschaffen wird. Es wird ein Überschuß von Bildekräften an jene Stelle geleitet, die durch die individuelle Geistigkeit Not litt. Allerdings kann ein äußerer Naturvorgang nicht unmittelbar etwas ersetzen, was in einer völlig anderen Tätigkeit verbraucht wurde. Da jedoch die Heilsubstanz eine Affinität zu bestimmten organischen Funktionen und Bildungen besitzt, wird eine Ausnahmesituation herbeigeführt. Der Organismus wird aufgerufen, das fremde Physische und Ätherische zu überwinden, es sich in Metamorphosen zu eigen zu machen. Alle Wesensglieder beteiligen sich daran, auch die höheren, die eigentlich Anlaß waren, daß die leiblichen Zusammenhänge untergraben wurden. Das Ich kommt in die Lage, auf andere Weise als vorher sich mit dem Aufbau der Organe zu beschäftigen. Der „heilende Naturvorgang" lockt Tätigkeiten hervor. Je stärker seine Fremdheit von außen ist und diese trotzdem auf Grund der Genese dem inneren Verlust entspricht, um so mehr Kräfte fließen den kranken Bezirken zu. Hält die „Beschäftigung" mit dem Heilmittel lange genug an (das heißt: ist seine Wirkung in der Überwindung ausreichend), so erhält die Gesamtorganisation ein neues Gleichgewicht. Das Wechselspiel zwischen seelisch-geistigem Innenwirken und organischem Leibeswirken vollzieht sich wieder in Harmonie, Abbau hält dem Aufbau die Waage und umgekehrt.

Wir folgern allgemein: Das Geschehen der Heilung wird niemals direkt induziert. Wählen wir einen Naturvorgang, so tun wir das unter dem Gesichtspunkt der Parallelität bei der Genese von Naturwelt und Menschenwelt. Aber unmittelbar enthält das Bild des kranken Organes keinen Hinweis auf das entsprechende Heilmittel in der Natur. Wir haben deshalb für den Ausblick das gestörte Verhalten des Seelisch-Geistigen einzubeziehen. Vom Innenleben her ist erst die Sicht nach draußen zu den Natursubstanzen frei. Und dennoch dürfen wir sagen: Diese oder jene Pflanze hat das in sich, was diesem oder jenem Organ an Bildekräften entnommen ist. (Aus solchen Zusammenhängen werden alte Pflanzennamen wie Lungenkraut, Milzkraut u. a. verständlich.) Aber die einzelne Pflanze selbst kann niemals ein einfacher Ersatz für ein menschliches Organ sein. Würde sie nicht die Kräfte der Wesensglieder auf sich lenken, und damit auf den Organ-Ort, dem sie ihrer Natur nach zustrebt, so wäre an eine spezifische Heilwirkung überhaupt nicht zu denken.

Bevor wir Erwägungen über Therapie anstellen, haben wir uns ein-läßlich darüber zu verständigen, was eigentlich sie bewirken soll. Leicht stellt sich die Vorstellung von einer Korrektur ein: als müßte hier oder dort, mechanisch oder chemisch, etwas geändert werden (unter Um-ständen nach dem Vorbild der Reparatur einer komplizierten Maschine). Was wir hingegen im oder am Organismus tun können, ist lediglich An-regung zu einer von ihm selbst ausgehenden Tätigkeit. Das gilt sogar im Bereich des physischen Stützsystems, wo scheinbar alles nach mecha-nischen Gesetzen abläuft. Bei der Besprechung des Aufrichtens erwähn-ten wir, daß andere Kräfte am Skelett wirken als sie im Irdischen vor-handen sind. Auch bei einer Fraktur sind wir nicht in der Lage, etwas Organisches direkt hervorrufen zu können. Wohl schaffen wir mit der Reposition die Voraussetzungen für ein gutes anatomisches Resultat. Auf die Heilung des Knochenbruches selbst können wir direkt nicht Einfluß nehmen. Sich darüber klar zu sein, was die Therapie kann und was sie nicht kann, ist für die geisteswissenschaftliche Arbeit nötiger als für die rein naturwissenschaftlich-medizinische. Denn diese achtet wenig auf das Eigene, das Wesenhafte des Organismus, sie sieht vor allem auf die Änderungen der leiblichen Bedingungen, auf die Resultate. Wir möchten jedoch nicht bei den Wirkungen stehen bleiben, sondern durch die Erkenntnis des Wirkenden, des Wesenhaften, zu einer langsam überschaubar werdenden therapeutischen Praxis gelangen. Wir sind uns bewußt, daß, wenn Therapie überhaupt möglich ist, diese mit Gesetzen zusammenhängt, die mit der ganzen Struktur des Menschen zu tun haben. Darum bringen uns die Gedanken über das Wesen des Menschen auch auf den Weg bei unserem Suchen nach Heilmitteln. In diesen sehen wir die Möglichkeit, auf innere Prozesse durch Verwandtschaft und Gegensatz Einfluß zu nehmen. Jedoch stets in dem Bewußtsein, daß der Organismus selbst es ist, der sich neu gestaltet oder zu anderem Verhalten einrichtet.

Durch solche Vor-Entscheidungen treten wir von vornherein an die Probleme anders heran als bisher. Das oben dargelegte pathogenetische Prinzip verlangt nach einem differenzierten therapeutischen Vorgehen. Es kommt zu der entscheidenden Frage: „Welche Kräfte in der außermenschlichen Natur sind ähnlich den Kräften, die den menschlichen Organen zugrunde liegen, die aber herausgezogen sind zur geistig-seelischen Tätigkeit?" (I, 3). Von der Antwort auf diese Frage hängt es ab, wie weit Therapie sinnvoll (rationell in einem höheren Sinne als dem von Zahlen, Statistiken und äußeren Beweisen) betrieben werden kann. Ob die Antwort heute schon in jedem Fall eine gültige sein wird, spielt eine untergeordnete Rolle. Das medizinische Streben sieht sich durch Jahrtausende hindurch immer wieder an einen Anfang gestellt. Sollte hier an einem bedeutsamen Erkenntnispunkt nicht das Bewußtsein vom Ziel, von der Aufgabe selbst, unser vordringliches Anliegen sein? Erst nach einer Korrektur der therapeutischen Absichten können wir nach spezifischen Heil-Ingredienzien umschauen. Wir sind dankbar für die „Zufälle", denen die moderne Medizin manches Heilmittel verdankt (beispielsweise alle Arzneien, die aus dem Pflanzenbereich stammen oder diesem nachgeahmt sind). Wir streben aber für die Zukunft nach einer fruchtbaren Methode, mit welcher Naturwelt und Menschenwelt in ihrem konkreten Zusammenhang ideell überschaubar werden. Die okkulten Aspekte, die Ergebnisse der Forschung Rudolf Steiners, führen uns zu einem verläßlichen Ausgangspunkt für unser Tun: sei es erkennend, sei es handelnd.[61]

Somit durfte Rudolf Steiner zusammenfassend sagen: „Sie sehen hier einen Weg, von der bloßen Probiermethode der Therapie zu einer Art Ratio in der Therapie zu kommen" (I, 3). Die Zuführung von Bildekräften – wir gebrauchen diesen Ausdruck unter der Voraussetzung, daß alles Beeinflussen von außen eine Anregung der eigenen Kräfte des Organismus darstellt – erscheint uns als erstes durchschaubares Heilprinzip. Durchschaubar: weil es unmittelbar aus der geistigen Struktur des Menschen und der Naturreiche abgeleitet ist und weil es die Vorstellung vom Kranksein ergänzt.

XI.

Überwindung der Naturprozesse im Aufbau des Organismus

Die Heilkunst ging ursprünglich von Mysterienstätten aus. In ihnen wurden alle Zweige des Kulturschaffens vorbereitet und die Menschen zu den entsprechenden Aufgaben herangebildet. Unsere Betrachtungen berührten bereits jenes historische Moment, daß das medizinische Denken und Tun in der Frühzeit der Menschheit aus anderen Voraussetzungen hervorging als in der Neuzeit. Mit jenen Vertretern, die noch mit der Mysterientradition verbunden waren, beginnt nicht die gegenwärtige Medizin, vielmehr hört mit ihnen eine alte Form des menschlichen Erkennens und Helfens auf.

Das Motiv, einem leidenden Wesen Linderung verschaffen zu wollen, ist durch alle Zeiten gleich. Die Methode des Forschens und Handelns wandelt sich jedoch. Auf diesen Prozeß werden wir aufmerksam, sobald wir fragen, wie das Auseinanderfallen der medizinischen Disziplinen rückgängig zu machen oder zu überwinden sei. Auf therapeutischem Gebiet vollzogen sich in unmittelbarer Gegenwart große Veränderungen. Eklatante Erfolge wirkten umwälzend bis in die Bewußtseinshaltung des Therapeuten hinein. In kurzer Zeit wurde stürmisch ein Weg genommen, der vom konsequenten Nihilismus zum kritikarmen Opportunismus in der Therapie führte. Auf ganz andere Weise entwickelte sich die Pathologie. Auch ihre Ergebnisse sind weit ausgreifend. Aber das, was hier zum Fortschritt wurde, dient nur untergeordnet oder nicht wesentlich zur Förderung der Therapie, um derentwillen allein jedes medizinische Fach bestehen sollte. Das spezielle Erforschen der kranken Zustände und das praktische Handeln zur Wiederherstellung der Gesundheit haben faktisch wenig miteinander zu tun.

Die Bedingungen, die jene Kluft zwischen Pathologie und Therapie entstehen ließen, können wir hier nicht darlegen, so interessant auch eine solche Thematik ist. Die Tatsache des Nebeneinander der beiden Gebiete ist offensichtlich, wir können uns mit dem Hinweis auf sie beschränken. Wir wollen uns daher dem zuwenden, was die beiden Gebiete wieder verbinden kann. Man wird mit einem gewissen Recht einwenden, daß die rationelle Stufe des wissenschaftlichen Arbeitens in der Medizin gerade das Vorrecht der Pathologie sei und ihr deshalb eine Sonderstellung zukäme. Damit dürfen wir uns nicht abfinden. Auch die Therapie muß auf eine Stufe gebracht werden, wo wirkliche Erkenntnis der Zusammenhänge das Tun dirigiert und nicht die Summe mehr oder weniger zufälliger Erfahrungen und der daraus abgeleiteten Regeln. Selbstverständlich fordert man gegenwärtig – und stellt es von vornherein als Voraussetzung hin – ein wissenschaftlich fundiertes Vorgehen in der Therapie. Aber das Methodische erstreckt sich gerade nicht auf den wichtigsten Teil der Therapie: auf das Finden der Arzneimittel. Diese Lage entscheidet allerdings über den Charakter der medizinischen Wirklichkeit. Man frage sich ernstlich, wie weit die geübte Methode fruchtbar ist! Die „neuen Heilmittel" gehen zum Beispiel überhaupt nicht vom Kranken und von der Natur aus. Sie werden dem Arzt einfach von einem Felde aus in die Hand gegeben, das im Grunde der Medizin fremd ist.

Selbst die Arzneimittel – auch diejenigen pflanzlicher Herkunft –, die aus dem überlieferten Heilschatz benutzt oder aus ihm neu hervorgeholt werden, stehen dem modernen Arzt fern. Das Erproben von Substanzen, die Beobachtung ihrer Wirkungen am biologischen Objekt, das statistische Auswerten der Befunde, das Aufstellen von Behandlungsschemata und Dosierungstabellen verlangen von ihm keine besonderen schöpferischen geistigen Leistungen. Aus dem intellektuellen Sich-Vergewissern, Folgern und Verhalten kann er niemals ein wirkliches Heilmittel finden. Auch im Therapeutischen wird ein Fortschritt nur durch das Erschließen neuer Erkenntnisse möglich. Das Heilmittel muß mit einer Methode gesucht werden, durch die der Zusammenhang des Menschenwesens und des Naturwesens sichtbar wird. Man mag beispielsweise noch so exakt die Therapie der Herz- und Kreislaufinsuffizienz mit Digitalis begründen, die Einzelheiten ihrer Wirkung bestimmen, Pläne für die verschiedenen Phasen der Erkrankung aufstellen, dennoch steht diese wissenschaftliche Arbeit außerhalb dessen, was ursprünglich Digitalis als Heilpflanze erkennen ließ. Mit der naturwissenschaftlichen Methode ist man in der Medizin nicht in der Lage, an das Pflanzenreich die entscheidende Frage zu richten, zu welchem Heil-Dienst diese oder jene Pflanze aufgerufen werden kann. Man kann mit ihr nur nachträglich – nach dem schöpferischen Akt des Entdeckens und Bestimmens einer Heil-Pflanze, der entweder aus altem Wissen vollzogen wurde oder durch neue Erkenntnisprinzipien erfolgte – das bestätigen und verifizieren, was auf anderen Wegen gefunden wurde. Wir wollen mit solcher Feststellung keineswegs echte Erfolge schmälern. Doch betonen wir, daß es uns darauf ankommt, eine Basis herzustellen, auf der die Heilmittel unmittelbar aus der Erkenntnis des Menschen hervorgehen. Nicht auf geistvolle Spekulationen, nicht auf den Zufall einer Arzneifindung, nicht auf das Ausprobieren alter Medikamente oder auf ein Übernehmen derselben von da und dort auf der Welt können wir uns in Zukunft verlassen! Fassen wir diesen Punkt nicht ins Auge – wenngleich auch nur als Fernziel –, so sind wir außerstande, über die reine Empirie (mit erst nachträglicher, scheinbar rationeller Beweisführung) und das bloße Theoretisieren über pathologische und therapeutische Probleme hinauszuschreiten. Wieweit ein solcher Schritt in Wahrheit beabsichtigt und auch vollzogen wird, entscheidet über die Bedeutung oder Bedeutungslosigkeit einer medizinischen Inauguration in der Gegenwart.

So viel Arzneien mit glänzenden Effekten in den jüngst vergangenen Jahrzehnten durch Zufall, Probieren und Experimentieren auch gefunden wurden, die Auffassung vom Menschen, die Art, ihn zu verstehen, hat sich nicht gewandelt. Nirgends – auch nicht auf dem Gebiet der Psychologie mit der Fülle des Beobachtungsmaterials – ist man an das Menschenwesen in seiner Existenz wirklich herangerückt. Auch nicht durch die Ergebnisse, die die Existenzphilosophie an der Grenze von medizinischer Psychologie und allgemeiner Anthropologie zutage förderte. Ein Fortschritt in der Heilkunst kann nur durch eine Verinnerlichung der Anschauung über den Anteil des Geistigen am Leben erfolgen. Solange man sich nicht Seele und Geist in ihrer individuellen Natur konkret als wirkende Potenzen vorstellt, bleibt man in der Medizin materialistisch gesinnt. In einer materialistischen Weltauffassung sind jedoch die eigentlichen Rätsel des Lebens nicht angreifbar, weil sie in einer Ebene liegen, die mit ihr überhaupt nicht erreicht wird. Weder das Gesundsein noch das Krankwerden ist allein aus den Bedingungen des Leiblichen zu verstehen. Wesenhaft wirkt das Geistige am Hervorbringen beider Zustände. Ehe nicht jene Lebensäußerungen ihrem ganzen Umfang nach als leibliche, seelische und geistige Probleme gefaßt werden, besteht keine Möglichkeit, die Therapie aus einer sinngebenden Pathologie abzuleiten.[62]

Wenn das Kranksein aus dem Ureigensten des Menschen hervordrängt, gleicherweise wie das gesunde Lebensspiel, wenn beides auf dem Boden erwächst, der das Bewußtsein trägt, wenn dergestalt Leibliches und Nichtleibliches, Irdisches und Nichtirdisches miteinander verwoben sind, dann haben wir auch das Verhältnis von Mensch und Natur anders als bisher zu denken. Rudolf Steiner hat den Ursprung von Mensch und Natur, Erde und Kosmos anschaulich geschildert. Durch seine Kosmologie finden wir im Menschen den Schlüssel zur Pforte der Naturgeheimnisse, in den Naturdingen die Lösungen der menschlichen Rätsel. Das große Gewebe des Wechselverhältnisses in seinen Einzelheiten zu ergründen, gehört zum Arbeitsvorwurf der anthroposophischen Medizin. Alle Fragen der Therapie – und damit der Pathologie – beziehen sich darauf. Im Hintergrund jeder Untersuchung steht das Bild der Welt-Genesis, wie es Rudolf Steiner in der „Geheimwissenschaft im Umriß" entwarf.

Um in der Therapie zu einer Ratio zu gelangen, welche aus der Erkenntnis des Krankheitsvorganges abgeleitet ist, haben wir den gemeinsamen Ursprung von Mensch und Welt zu berücksichtigen. Unsere Frage: Wie kann es im Naturwesen Heilprozesse für den Menschen geben? drängt eigentlich auf eine Antwort im positiven Sinne. Denn könnte sie nicht gefunden werden, das heißt könnte der Zusammenhang des Menschen mit den Einzelheiten der Natur nicht aufgedeckt werden, dann wäre die Maxime, die Therapie aus der Pathologie zu entwickeln, gar nicht erfüllbar. Darum lenkt Rudolf Steiner die Aufmerksamkeit bei der Darstellung des Krankheitswesens darauf, in den pathologischen Erscheinungen Ähnliches oder Verwandtes mit Naturvorgängen zu sehen. Im Kranksein werden Schichten entblößt, die im Gesundsein verdeckt bleiben. In der Betrachtung kranker Prozesse hat der Blick das mit einzufangen, was in der Natur – als das genetisch Entsprechende – frei sich offenbart.[63]

An Hand der Metamorphose der Bildekräfte haben wir uns sowohl pathogenetische als auch therapeutische Prinzipien vergegenwärtigt. Dabei gelangten wir indirekt zu den außermenschlichen Tatsachen. Sofern wir in der Therapie mit Substanzen der Natur nicht nur ein Verfahren sehen, den kranken Organismus zu ungewöhnlichen Reaktionen zu „reizen", sondern eine Möglichkeit, ihn zu sinnvollen Vorgängen zu veranlassen, tragen wir gerade durch die Therapie mit ihren Aufgaben zur Vertiefung der Naturkunde bei. Und diese vertiefte Naturkunde ergänzt, weit genug gefaßt, die Pathologie.

Im Kranksein dringt der Mensch entweder zu weit in seine leiblichen (natürlichen) Gegebenheiten ein, oder er verläßt diese zu sehr und der Organismus sinkt auf Stufen zurück, die in Parallele zu Naturprozessen gesehen werden können. In beiden Fällen führt das Kranksein zu einem für das Ich fremden Zustand, den dieses Ich aber überwinden muß, wenn es inkarniert bleiben will. In dieser Wiederherstellungsarbeit entdecken wir eine Geste, die schon den Anfang der Evolution bestimmte: die einzelnen Naturzustände zu besiegen. Das Überwinden des „Fremden" (des nahezu wieder zu Natur Gewordenen) gelingt jedoch nicht immer aus eigenen Kräften. Dann muß das außermenschliche Fremde in der Natur, das dem Fremdprozeß im kranken Menschen entspricht, herangezogen werden, um das Ich zu einer ungewöhnlichen Leistung zu impulsieren. Man könnte auch sagen: Wenn der Krankheitszustand anzeigt, daß das Ich einem innerlich fremd Gewordenen nicht gewachsen ist, bietet das ähnlich Fremde in der Natur den Antrieb zum Gegenspiel.

174

Indem wir die Natur erforschen, um uns Wesenhaftes vom Menschen zu veranschaulichen, ja indem wir umgekehrt hervorheben, durch Krankheitsvorgänge des Menschen Aufschluß über die Natur zu bekommen, geraten wir an den Punkt, wo wir, durch den Gegenstand selbst genötigt, uns sagen: Die Naturprozesse enthalten etwas, was sie befähigt, Veranlasser sinnvoller Heilungsvorgänge zu sein. So sehr wir auch diesem allgemeinen Satz zustimmen, empfinden wir doch, daß zur Erfüllung der praktischen Aufgabe, innere organische Zustände durch äußere Ingredienzien zu beeinflussen, manches Rüstzeug nötig ist. Allerdings bemerken wir hier noch, daß wir die Zustimmung zu dem als wahr Erkannten nicht mit der ausstehenden Erarbeitung der Einzelheiten verwechseln.[64]

Wir ahnen nun, daß im Grunde die ganze Anthroposophie zur Erweiterung der Heilkunst gehört und Detailkenntnisse nicht ausreichen. Würden wir uns nur auf einige allgemeine Gedanken beschränken und glauben, damit eine Belebung der Medizin verwirklichen zu können, so müßten wir uns bald eingestehen, daß dies für die Forderungen des Alltags nicht ausreicht. Wir würden lediglich eine Art Empirismus mit naturphilosophischem Überbau begründen.

Studieren wir die Natur im Hinblick auf das Werden des Menschen, so tun wir das in der Erwartung, daß uns die Erkenntnis des anderen Seins Unterlagen für das Verständnis des im Menschen verborgen Wirkenden gibt. Wir zielen also nicht darauf, das Sinnenfällige am Menschen in Konkordanz zum Sinnenfälligen der äußeren Bildungen zu setzen. Das hieße die Idee mißverstehen. Auf den konkreten Zusammenhang von Mensch und Natur stoßen wir überhaupt nur, wenn wir die Bildekräfte berücksichtigen. Überall, wo wir diesen Ansatz versäumen, geraten wir in eine unwirkliche Welt naiven Phantasierens. Der Mensch nimmt teil an der Natur, ja repräsentiert die höchste Stufe der Erdenschöpfungen. Aber er ist in keinem Teil den Einzelheiten in der Natur gleich. Er führt das Verwandte zu einer anderen Wirkung, zu einem außer ihm nicht vorhandenen Ergebnis. Die Realität des Menschengeistes leuchtet aus jedweder Erscheinung seines Seins hervor.

Stellen wir einzelne Fakten von Mensch und Natur einander gegenüber, um Aufklärung über Geheimnisse des einen wie des anderen Wesens zu gewinnen, so ist das wissenschaftlich nur berechtigt unter der Voraussetzung der kosmisch-irdischen Evolutionslehre. Welche Verwandtschaft besteht nun zwischen dem Pflanzenreich und der menschlichen Organisation? Sind reale Beziehungen zwischen einzelnen Pflanzen und bestimmten Funktionskreisen im Menschen aufzudecken? Daß wir mit diesen Fragen nicht auf etwas Substantielles, auf organisch Gewordenes zielen, geht aus den obigen Betrachtungen genügend hervor. Eine Pflanze wie die Kamille ist im Menschen nicht wiederzufinden. Aber sie wächst aus einem kosmisch-irdischen Funktionszusammenhang heraus, der ihre Inhaltsstoffe, ihre Farben und ihre Formen prägt. Und dieser ganz bestimmte, einmalige Funktionszusammenhang in der außermenschlichen Welt hat auch eine Beziehung zum Menschen. Irgendwann in der Entwicklung hat eine Konkordanz bestanden. Die gegenwärtige Organisation trägt dieses Entwicklungsmoment noch in sich. Die Funktionskräfte bewahren es in ihrem verborgenen Wirkensspiel. Darum besteht die Möglichkeit einer Therapie.

Aus Rudolf Steiners Kosmologie geht hervor, daß das Bildeniveau der Pflanzennatur einmal Zustand des Mensch-Werdens war. Dieser Zustand wurde überwunden, ist aber im Menschen als funktionelles Vermögen erhalten geblieben. Ja, in einer bestimmten Wirkensschicht erfolgt ständig ein Wechsel zwischen einem Hinneigen zum Pflanzenwesenhaften und einem Überwinden dieser Lebensstufe. Wir können deshalb, um uns leichter zu verständigen, diesen noch nicht näher bestimmbaren Teil, der räumlich wenig begrenzt ist, vielmehr dem ganzen Organismus angehört, als das „Pflanzenwesenhafte im Menschen" bezeichnen. Wir meinen mit dem Ausdruck jene Entwicklungstatsache, daß der Mensch in seinem Werdegang die pflanzliche Stufe einmal durchmachte, sie sich dann aber „einverleibte", um sie prozessual fortgesetzt zu überwinden. Der Terminus deutet also hin auf das allgemeine Evolutionsprinzip des Durchganges durch tieferstehende Bildungen und der Auseinandersetzung mit diesen auch in späterer Zeit. Da im Menschen die Entwicklung weiterschreitet, die Übergänge dabei verdeckt, ja überwunden werden, in der Natur aber die einzelnen Stadien als Endgestaltungen bestehen bleiben, haben wir die Möglichkeit, diese oder jene organische Leistung des Menschen durch die Kategorien in den Naturreichen zu charakterisieren. Rudolf Steiner bemüht sich gerade an diesem Punkt um die Vermittlung klarer Begriffe. Er gebraucht mehrere Wendungen, um die Korrelationen von hüben und drüben genügend zu erklären. So sagt er einmal, daß der menschliche Stoffwechsel in einem „negativen Verhältnis" zu dem steht, „was draußen in der Natur, in der Pflanzenwelt vorgeht" (I, 4). Das negative Verhältnis drückt sich darin aus, daß die Pflanze einer Tendenz folgt, die der Mensch in gewisser Beziehung aufhebt. Der Kohlenstoff bildet dort die Grundmaterie, das Strukturelement oder das „Gerüst", hier wird er Anlaß zu Überwindungsprozessen: „Wir sind umgeben, indem wir von Pflanzen umgeben sind, von Organismen, von Formgebilden, deren Wesenheit auf der Konzentration des Kohlenstoffes beruht. Vergessen Sie nicht, daß dasjenige, was dieser Bildung zugrunde liegt, auch im menschlichen Organismus auftritt, daß aber der menschliche Organismus in seinem Wesen es hat, diese Bildung in der Bildung gewissermaßen in einem weitergehenden status nascendi aufzuheben, zu zerstören und die entgegengesetzte Bildung an deren Stelle zu setzen. Wir haben den Anfang dieses Prozesses in uns in dem, was ich in diesen Tagen den unteren Menschen genannt habe" (I, 4).

Dieser Vergleich von Pflanze und Mensch ist in seiner Auswertung komplizierter, als es auf den ersten Blick scheint. Wir müssen dazu eine Reihe von Vorstellungen erwerben. Viel hängt für eine fruchtbare Verständigung davon ab, ob die Begriffe mit der entsprechenden Anschauung sich verbinden lassen. Sehen wir hin auf das, was Rudolf Steiner berührt: Ein Wesenszug der Pflanze ist, den Kohlenstoff zu konzentrieren und in bestimmte Synthesen überzuführen, um dadurch Festigkeit zu erreichen. Der Blick, der von diesem vitalen Vorgang sich zum Menschen wendet, bemerkt bei ihm den Anfang etwa gleicher Prozesse, aber er sieht auch, daß diese im Entstehen schon aufgelöst, ja in ihr Gegenteil verkehrt werden. Der quasi entgegengesetzte Bereich wird angestrebt. Das Vermögen, durch das die Pflanze ihre Chemie vollzieht, ist auch im organischen Spiel des Menschen vorhanden. Aber in ihm darf das, was in der Pflanze zu einem Abschluß kommt, nicht bis zu den gleichen Endgliedern der Substantiierung getrieben werden. Der Prozeß wird abgebrochen. Deshalb bezieht sich unser Vergleich – hier etwas im Pflanzengebiet, dort etwas im menschlichen Zusammenhang – gar nicht auf die Verwandtschaft oder Ähnlichkeit, sondern auf etwas, was sich wie positiv und negativ gegenübersteht. Hätten wir keine Kenntnis von den frühen Phasen der Evolution, wo die jetzt im Menschen ineinandergerückten Bilde-Epochen noch getrennt waren, so wären wir nicht in der Lage, bestimmte Vorgänge im Menschen mit solchen auf pflanzlichem Niveau „parallelisieren" zu können.

Der obige Vergleich lehrt uns: Frühe Stufen der Genese sind auch heute im Menschen wirksam. Sie verbergen sich der unmittelbaren Anschauung, weil die fortschreitende Entwicklung sie zudeckt. In der Natur halten einzelne Bildungen jene Entwicklungsphasen fest. An ihnen ist deshalb – vergleichend das Frühere mit dem Gegenwärtigen – etwas abzulesen, was der Mensch nicht offenbart, weil er es überwindet. Festhalten auf der einen Seite, Überwinden auf der anderen sind die Funktionsgesten. Prozesse heben an, erhalten aber durch einen übergeordneten Impuls eine andere Richtung. So wie die Pflanze das Mineralische in den Bereich des Lebens aufnimmt, so verwandeln der tierische und der menschliche Organismus die vom Leben durchdrungenen Substanzen und heben sie auf eine höhere Stufe des Seins. Physiologisch wichtig sind jeweils die Übergänge von einer Ebene zur anderen. Wie sie geleistet werden, bestimmt den Grundzug des Aufbaus.

Die verwandelte Substanz erscheint gegenüber ihrer Ausgangsstufe als eine völlig andere. Das ganze Geschehen mutet wie eine Entfremdung an. Das Umgeschaffene setzt sich ab und tritt dadurch zwangsläufig in Gegensatz zum Vorausgegangenen. Von diesem Entfremdungsprozeß sagt Rudolf Steiner: „Verfolgt man nun das Substantielle der Erdenstoffe in die Ätherbildung hinein, so muß man sagen: diese Stoffe nehmen überall da, wo sie in diese Bildung eintreten, ein Wesen an, durch das sie sich der physischen Natur entfremden. In dieser Entfremdung treten sie in eine Welt ein, in der ihnen das Geistige entgegenkommt und sie in sein eigenes Wesen verwandelt" (Grundlegendes, 1. Kap.). Immer dann, wenn eine Substanz auf ein anderes Niveau gehoben werden soll, setzt jener Entfremdungsprozeß ein. In dem Moment, wo der Ätherleib die Substanzen aus dem aufsteigenden Stoffstrom ergreift, werden diese gegenüber ihrem Ursprung entfremdet. Der Vorgang wiederholt sich dann auf höherer Stufe noch einmal. Die der pflanzlichen Stofflichkeit vergleichbare, vom Leben ergriffene Substanz darf ja nicht als solche im Menschen existieren. Die „pflanzliche Materie" – als Funktionsebene gemeint – entsteht nur für einen Augenblick innerhalb des Aufbaus. Sie wird von den astralischen Kräften erfaßt, durch die sie anders gestaltet und damit ihrem bisherigen Niveau entfremdet wird. So entsteht eine Substanz, die zu mehr als dem bloßen Leben dient.

Im unteren Menschen betätigen sich die Aufbaukräfte potentiell in einer Weise, die die Pflanze bestimmt. Aber ein Pflanzlich-Wesenhaftes kommt nicht zur Verwirklichung. Die Tendenz, welche entgegenwirkt, ist stärker. Synthesen nach Art der Pflanzenchemie werden im Entstehen schon in andere übergeleitet. „Wir setzen den Kohlenstoff ab, beginnen gewissermaßen aus unseren eigenen Kräften heraus den Prozeß des Pflanzenwerdens, und müssen uns, veranlaßt durch unsere obere Organisation, gegen dieses Pflanzenwerden wehren" (I, 4). Der ganze Organismus ist also beteiligt. Mit dem Hinweis auf die obere Organisation, von wo aus das Pflanzliche bekämpft wird, ergänzen wir den allgemeinen Begriff vom Überwinden der Pflanzenstufe durch differenziertere Vorstellungen vom menschlichen Funktionsorganismus. Wir setzen damit die Thematik über das obere und untere System fort. Aus der Veranlagung des unteren Menschen nehmen die Prozesse eine Richtung, die den Geschehnissen in den Naturreichen eingeschrieben ist. Durch die Konfrontation mit dem oberen Menschen und durch dessen Opposition wird dieses Funktionsstreben unterbrochen und eine höhere Stufe des Daseins aufgebaut. Wird das, was in den einzelnen Prozessen sich bildet, nicht auf nächster Stufe metamorphosiert, so bedroht es unmittelbar den Gesamtorganismus. Behauptet die obere Organisation sich nicht gegenüber dem, was aufsteigt, vermag sie die unteren Prozesse nicht zu zügeln, so führen die an und für sich notwendigen Aufbauphasen, die den Naturvorgängen gleichen, zu Äußerungen des Krankseins.

Indem das Blut den Sauerstoff von außen aufnimmt und durch den ganzen Organismus trägt, dringt es mit seiner Aktivität überall dorthin, wo das Entstehen des Pflanzenhaften aufgehoben werden muß. Zwischen der Aufnahme von Sauerstoff und der Abgabe von Kohlensäure liegt jenes Feld des verborgenen Wirkens, auf dem das Pflanzenwerden von einem höheren Impuls überwunden wird. Nennen wir in diesem Zusammenhang die physischen Exponenten der Atmung, Sauerstoff und Kohlensäure, Anfang und Ende einer weitgespannten Reaktionsfolge, so sind wir uns bewußt, daß beide Stoffe Träger von geistigen Aktivitäten sind. Sowohl die äußere und innere Einatmung als auch die innere und äußere Ausatmung sind Taten der geistigen Wesensglieder.[65]

Die Umkehrung der Pflanzenwerdekraft kann als Beispiel für ein generell wirksames Prinzip innerhalb des Organismus gelten. Vom Rätsel der Gegenaktionen haben wir an verschiedenen Punkten gesprochen. Hier stoßen wir auf eine Nuance, die einen Widerspruch in sich trägt. Das Zentrale im Menschen beginnt bestimmte Phasen des Aufbaues, um sie sogleich in ihr Gegenteil umzuwandeln. Es ist also nicht nur von Aktion und Reaktion die Rede, sondern auch von sich gegensätzlich verhaltenden Kräften. Derart sehen wir im Spiel der einander folgenden und gleichzeitig ablaufenden Tätigkeiten etwas wie einen innerorganischen Kampf. Wir wählen den Ausdruck Kampf, um hervorzuheben, wie Tendenz und Antitendenz sich verwirklichen.

XII.

Die Bedingungen zum Auftreten von Mikroorganismen Verlagerung der Funktionskräfte

Eine Besonderheit des Menschen drückt sich darin aus, daß jeder Prozeß einen Gegenprozeß fordert und daß beide wiederum in der Existenz der Einheit zusammengeschlossen werden. So sieht Rudolf Steiner in dem Auftrieb, den das Gehirn im Liquor erfährt, eine Tatsache, die für die gesamte innere Konstitution bedeutungsvoll ist. Der Mensch lebt nicht in der Eigenschaft der Schwere des Gehirnorgans, er vollzieht die hier spezifischen Funktionen vielmehr durch die Gegebenheit des Auftriebes. Immer wieder rief Rudolf Steiner diesen Vorgang, der nach überschaubaren physikalischen Gesetzen abläuft, ins Gedächtnis als ein Beispiel für die vom Organismus angestrebte Überwindung des Irdischen. Vorstellen und Denken mit ihren entsprechenden Bewußtseinsgraden werden erst durch das Außer-Kraft-Setzen der Schwere möglich. Im Auftrieb wird das Ich im Kopfbereich genügend frei, um an seinen Leibesorganen das Wach-Sein entwickeln zu können.[66]

Was Liquor und Gehirn wie ein Modell auf physischer Stufe demonstrieren – wenn man auf die Entwicklung von Leiblichkeit und seelisch-geistiger Fähigkeit sieht –, geschieht im ganzen Organismus. So wird die Stoffwechsel-Tendenz, die zu natürlichen Endgliedern drängt, zu pflanzlichen und tierischen Substanzen, an bestimmten Punkten aufgehalten und umgewendet. „Wie da die Schwere überwunden wird und wir nicht in dem physischen Gewichte unseres Organismus leben, sondern in der Aufhebung, in der dem physischen Gewicht entgegengesetzten Kraft, so ist es auch bei den anderen Prozessen des Menschen" (I, 4). Auftrieb, Verwandlung und Gegenprozeß sind Kunstgriffe, die der Mensch zur Realisierung seines Wesens im Aufbau des Leibes handhabt.

Wenn Rudolf Steiner postuliert, daß der Mensch nicht in den Prozessen lebt, „welche wahrgenommen werden als Prozesse, die auch in der äußeren Natur sind", sondern in der Aufhebung der Naturprozesse, dann sagt er damit unmißverständlich, wie er den Bezug zur äußeren Natur meint. Der Anblick der Natur belehrt uns darüber, was im Menschen nicht ist oder was in ihm gerade anders ist. Das eigentlich Menschliche wird in der Natur äußerlich nicht anschaubar. Die Aufdeckung der wahren Relation von Mensch und Welt gibt dem Erkenntnis Suchenden einen immensen Antrieb, die Natur in allen ihren Einzelheiten zu studieren, um den Menschen als das „andere Sein" verstehen zu können. So paradox die Aussage klingt, sie ist keine Theorie, sie ist vom Leben selbst genommen.[67]

Der Pflanzenprozeß wird in seinem Anfangsstadium überwunden, sofern zwischen dem oberen und unteren Menschen das richtige Wechselspiel herrscht. Besteht hier jedoch nicht das nötige Gleichgewicht, so nimmt die Vitalität auf der Kräfte-Stufe, die der pflanzlichen vergleichbar wäre, überhand, „so daß also durch eine zu geringe Gegenwirkung des oberen Menschen in dem unteren Menschen Kräfte tätig sein können, welche nicht aufhalten können den – ich möchte sagen – veranlagten und aufzuhaltenden Vegetationsprozeß, den Prozeß des Pflanzenwerdens. Dann ist auch die Gelegenheit zur Entstehung einer reichlichen Darmflora gegeben, und dann wird die Darmflora zur Anzeige dafür, daß eben der Unterleib des Menschen nicht in entsprechender Weise arbeitet" (I, 4).

Ein unvollkommenes Überwinden des Pflanzenwerdeprozesses bleibt somit nicht allein ein Faktum innerhalb des substantiellen Aufbaus (durch Bildung von Stoffen, die nicht im menschlich-organischen Sinne strukturiert sind), sondern es wird überdies zum Anlaß für das Dasein von Mikroorganismen. Mikroorganismen sind regulär im Darmlumen vorhanden und finden dort ihre Lebensbedingungen. Ja, sie sind sogar mit bestimmten Aktionen des Stoffwechsels verknüpft, so daß sie integrierend zum unteren Funktionskreis gehören. Darum kann durch eine Dysfunktion, ein falsches Unterbrechen und Umkehren gewisser Substanzvorgänge, ein anderes Milieu entstehen, das neuen Keimboden für Mikroorganismen gibt. Dann entsteht ein Sonderreich, wenn auch vorläufig nur für einen kleinen Bezirk. Eine solche Herausgliederung aus einer Ganzheit von Funktionen bildet für den Gesamtorganismus ein Fremdes. Gegen dieses Fremde muß er sich wehren. Je nach dem Grade der Kräfte, die die Überwindung und die Wiederherstellung des Gleichgewichtes fordern, kommt es zu Reaktionen, die mehr oder weniger auffallen und unter Umständen als Krankheit imponieren. Von diesem Gesichtspunkt aus müßte die Bakteriologie die Frage stellen: Warum werden bei Krankheiten, bei denen Mikroorganismen auftreten, gewisse Überwindungsprozesse nicht geleistet? Das Erscheinen „pathogener" Mikroorganismen hat sekundären Charakter. Die eigentlichen Ursachen liegen im Organismus selbst.

Mit anderen Worten: Entwickelt sich eine anomale Darmflora, so suchen wir den Grund dafür nicht in dem, was eigentlich nur diagnostisches Zeichen sein kann: daß sich bestimmte Bakterien über ihr Maß hinaus vermehren oder von außen eindringen und sich ansiedeln konnten. Das Vorherrschen einer Bakterienart drückt aus, daß entsprechende Gegenkräfte fehlen. Die primäre Ursache für diese Krankheitskategorie liegt im mangelnden Funktionieren des oberen Menschen gegenüber dem unteren. Das untere System erkrankt, weil in ihm durch ungenügende Gegenkraft von oben die Verhältnisse sich ändern, sowohl im Aufbau der Substanzen als in der Folge der Prozesse. Die innerorganischen Vorgänge werden selbst zum Anlaß, daß ein bestimmtes bakterielles Dasein in den Vordergrund rückt.[68]

Das Wechselspiel zwischen Oben und Unten kann verschiedene Störungen erleiden. Diese können von außen kommen oder auf einem abwegigen Verhalten des einen oder des anderen Systems beruhen. Oft ist es eine Verschiebung ihrer Kräfteverhältnisse, ein relatives Überwiegen des einen Poles oder ein Unterliegen des anderen, was zu krankhaften Äußerungen Anlaß gibt. Wie immer jedoch der Zustand in dieser Schicht des Organismus sei und wie sehr auch das obere und untere System Ganzheiten für sich sind, stets ist sowohl der eine wie der andere Teil in das Geschehen verwickelt. Innerhalb des funktionellen Webens gibt es, streng genommen, keine Lokalisation. Deshalb ist das Urteil über Anfang und Ursprung einer Störung immer nur „einseitig" richtig. Jeweilig gehört die komplementäre Seite dazu. Bei dem zuletzt skizzierten Krankheitsmodell, bei welchem der Pflanzenwerdeprozeß im Substanzaufbau an falscher Stelle angehalten und damit nicht richtig überwunden wird, liegt das Versagen beim oberen Menschen. Die Folgen treten jedoch im unteren auf. Hier machen sich nun stärkere Impulse als gewöhnlich geltend. Sie sind dem Gesamten abträglich. Fremdes gewinnt Raum und Mikroorganismen gedeihen. Dieser Begriff von Milieu-Entstehung und Keim-Ansiedlung setzt voraus, daß die Veranlassung der Störung im oberen System im Auge behalten wird.

Anderes entsteht, wenn die Schwäche den unteren Pol betrifft. Geht sie etwa von der Region aus, wo die Ausscheidung funktionell veranlagt ist (zum Beispiel die wässerige Absonderung), dann äußert sich das mangelnde Gegenwirken in Krankheitssymptomen an Organen des oberen Menschen. Es erweist sich, „daß beim Menschen die Tätigkeiten, welche sich nach unteren Niveaus hin abspielen sollen, zurückgestaut werden, wenn sie nicht dort sich abspielen können" (I, 4). Hier macht uns Rudolf Steiner mit einem neuen Krankheits-Prinzip vertraut, das uns allerdings nur dann fördert, wenn wir die Organe in ihrer geistigen Struktur sehen lernen. Daß ein Tätigkeitsimpuls, der an eine bestimmte Stelle des Organismus gebunden ist, an eine andere verlegt werden kann, ist als Möglichkeit vorstellbar, jedoch mit den üblichen Begriffen nicht exakt zu fassen. Wir bezeichnen wohl diese oder jene Erscheinung gegenüber einem normalen Vorgang als einen „vikariierenden Prozeß", wir sprechen auch von Anstrengungen des Gesamtorganismus, ein Organ zu regenerieren, oder wir nehmen eine Schädigung des Ganzen durch ein isoliertes Versagen an. Allein diese Umschreibungen gehen selten über das Konstatieren von dem hinaus, was ist, erfassen niemals konkrete Zusammenhänge, weil diese in das wissenschaftliche Bild des Menschen gar nicht eingezeichnet sind und deshalb unerkannt bleiben.

Differenzierte Vorstellungen von Verlagerung, Stauen und Zurückschieben können wir uns nach den vorausgegangenen Gedanken bilden, weil wir wissen, daß die funktionellen Kräfte in einem einheitlichen Organismus vereinigt und geordnet sind und sich in ihm je nach den Anforderungen in verschiedenen Richtungen ausgleichen. Wird eine Funktion gehindert, sich an ihrem Platz auszuleben, so treten im funktionellen Organismus Verschiebungen auf, die, sobald sie ein bestimmtes Maß überschreiten, sich als Störungen bemerkbar machen. Eine solche Bewegung denken wir uns zunächst unabhängig von den physischen Organen. Denn diese figurieren nicht im Vordergrund des Ausgleichstrebens. Sie spiegeln letztlich nur das Ergebnis dessen, was die geheimen Bildner schon vollzogen haben. Da unsere Überlegungen sich natürlich an die Anordnung der leiblichen Organe anlehnen – schon allein der Verständigung wegen –, kann es uns allerdings unterlaufen, daß wir beim Interpretieren jenes Prozesses, den wir als Verlagern bezeichnen, die Organe für das Geschehen verantwortlich machen statt der geistigen Kräfte. Diesen Irrtum vermeiden wir, wenn wir in jedem Fall über die Rolle, die das Funktionelle im Menschen spielt, im klaren sind.

Gehen wir nun auf Einzelheiten der genannten Störungen ein und stellen die Nierentätigkeit heraus. Die Nierenorgane sondern Flüssigkeit, Salze und andere Stoffe ab. Durch sie geschieht etwas Bestimmtes im leiblichen Bereich, das für den Gesamtorganismus wichtig, ja notwendig ist. Als physische Organe können sie in bezug auf den Wasser- und Mineralhaushalt nichts intendieren, auch von sich aus nichts hervorbringen, was vorher nicht irgendwie vorhanden war. Selbstverständlich sprechen wir trotzdem davon, daß die Nieren dieses oder jenes „machen". Denn höchst Differenziertes kann nur mit ihrer Hilfe ablaufen. Aber als einzelne Eiweißgebilde können sie von sich aus keine sinnvolle, schöpferische Aktivität entfalten, die für das Leben tragend und erhaltend wäre. Die treibenden Kräfte der Nierenfunktionen sind dieselben, die die Nierenorgane aufgebaut haben und sie erhalten und die von diesen anatomischen Orten aus in das Organismusspiel eingreifen.

Die einzelne organische Tätigkeiten antreibenden Kräfte können Wandlungen erfahren. Werden sie an einem Ort gehindert, sich zu äußern, so verlagert sich ihre Potenz. Sie werden zu einer Metamorphose ihres Wirkens gedrängt. Die Aktivitäten, die das Ätherische und das Astralische dort, wo die Nieren lokalisiert sind, am durchströmenden Blut entwickeln, kommen dann an anderen Stellen des Organismus zum Durchbruch. Sie werden „verschoben". Die auf die Ausscheidung gerichtete ätherisch-astralische Tätigkeit kann naturgemäß nur an einem Ort „neu" auftreten, wo leiblich eine Möglichkeit dazu veranlagt ist. Selbstverständlich erfolgen dann dort nicht die gleichen Absonderungen wie in den Nieren. Es bildet sich ein Abscheidungsprodukt, das den Gegebenheiten dieser Region und dieses Gewebes eigentümlich ist. Prozessual gesehen geschieht jedoch ein Adäquates, kräftemäßig sogar das Gleiche. Soviel ätherisch-astralische Kräfte für die Nierenaufgabe bestimmt sind, aber nicht verbraucht werden, soviel Absonderungstätigkeit entspringt am anderen Ort. Mit der gleichen Intensität, die in den Nieren herrschen sollte, werden außerhalb der Nieren Teile aus dem Blute herausgelöst und in Bezirken des oberen Menschen ausgeschieden. Eine direkte Abscheidung nach außen (nach Art der Nierensekretion) ist unmöglich, darum erfolgt eine Ansammlung nach innen. Innerhalb der wäßrigen Organisation verschiebt sich das Gleichgewicht.

Mit obigem Satz ergänzen wir unsere Vorstellungen vom Physisch-Leiblichen. Ebenso wie alle festen Bestandteile des Organismus in einem gesetzmäßigen Zusammenhang stehen, so wird auch alles Flüssige durch einen inneren gegenseitigen Bezug geregelt. Dieses Zusammenschließen alles Wäßrigen wird nicht durch einzelne Organe, die mit dem Wäßrigen zu tun haben, besorgt, vielmehr geschieht es durch die vereinigende Kraft des Ätherleibes, der sich in den flüssigen Medien des Organismus auslebt. Indem er sich überall mit dem Wäßrigen unmittelbar tätig verbindet, übergreift er die Grenzen aller Organe. Er treibt die Flüssigkeiten in die Bewegung, in das Strömen, er fördert sie hier und hemmt sie dort, er saugt im ganzen Organismus und in den einzelnen Regionen jegliches Wäßrige an, beherrscht und entläßt es. Auf diese Weise stellt er die geheime Verbindung des physisch voneinander Getrennten her.

Tritt in diesem Spiel eine Behinderung ein, etwa indem die letzte Phase, das endgültige Entlassen des Wäßrigen nicht geschieht, dann setzt zwangsläufig irgendwo eine Art Ausscheidung von Flüssigem ein. Allerdings unter den Bedingungen des organischen Vermögens der betreffenden Region außerhalb der Nieren. Im Hinblick auf die Funktionsgesten entdecken wir in beiden Fällen das Verwandte. Innerhalb der Vorgänge, die die Absonderung regeln, ist eine Dekomposition eingetreten. Das Flüssigkeitsquantum, das gewöhnlich die Nieren ausscheiden, wird dort nicht entlassen, weil die Kräfte zur Absonderung nicht einsetzen. Diese konzentrieren sich an einem andern Ort und vollziehen nun hier eine Art wäßriger Ausscheidung, die aber völlig anderer Natur ist als die durch die Nieren. Dennoch sind Ausscheidungen, wenn sie über den normalen Rahmen hinaus im oberen Menschen erscheinen, in Parallele zu setzen mit Absonderungen des unteren Menschen. Jedoch verlagert sich nicht die Flüssigkeit als solche, sondern die Kräfte, die das Absondern bewirken, verteilen sich auf andere Weise. Den Begriff der Verlagerung oder Verschiebung betrachten wir also in seiner Transparenz, das heißt unter Berücksichtigung des Funktionellen. Ausscheidungen im Pleuraraum setzen wir nicht gleich mit Absonderungen durch die Nieren. Die „falsche" Ausscheidung kommt in Gang, weil die funktionellen Kräfte, die das Ausscheiden innerhalb der wäßrigen Organisation normalerweise im unteren Menschen intendieren, jetzt an einem Ort des oberen Menschen sich konzentrieren.

Wir dürfen uns die Prozeß-Verlagerung durchaus räumlich, wie es das Wort bildhaft ausdrückt, vorstellen. Bei einer Pleuritis exsudativa kann eine ihrer Ursachen darin liegen, daß die Nierenfunktion quantitativ und qualitativ versagt. Die Absonderungskräfte, die in der Nierensekretion sich ausleben sollten, sind in die Region des Pleuraepithels verdrängt. Zu beachten ist die funktionelle Aktivität, die am Ort des greifbaren Krankheitssymptoms vermehrt ist, während sie am Ort der eigentlichen Ursache reduziert ist. Dem Produkt der Ausscheidung kommt dabei eine sekundäre Bedeutung zu. Es ist hier wie dort Ergebnis von Tätigkeit.

Ein Ansatz zur Therapie wird sinngemäß dort zu suchen sein, wo das Nachlassen oder die Behinderung einer Funktion zur Störung des

Gleichgewichtes führt. Die organische Vehemenz, die normal in der Nierenarbeit aufgeht, kann sich, wenn sie gehindert wird, nicht „unorganisch" verlieren. Zum Bild des Funktionsspieles gehört die Vorstellung, daß die verschiedenen Kräfte, über den Organismus verteilt, miteinander verbunden sind, sich gegenseitig stützen und ausgleichen. Eine nicht zum Ziel kommende Funktionskraft flutet an andere Stellen und erschöpft sich dort in verwandten Tätigkeiten. Ähnlichen Vorgängen liegen ähnliche Funktionskräfte zugrunde. Sie alle stehen in wechselwirkender Gemeinschaft. Eine Behinderung hier wird zum Überschuß dort. Die Therapie wird diese Gesetzmäßigkeit zum Leitbild ihrer Maßnahmen machen.

Vom anatomischen Aspekt aus kann man sich eine gegenseitige Beeinflussung getrennter Organbezirke nur durch die Vermittlung nervöser Elemente oder hormonartig wirkender Substrate denken. Das gegenseitige Beziehungnehmen von örtlich Getrenntem, namentlich in der Krankheit, ist als Faktum pathologisch-anatomisch bekannt und wird durchaus als Problem verfolgt. Jedoch versperrt die ausschließlich physische Deutung den Ausblick, den die Tatsache gewähren könnte. Mit der Idee von dem den leiblichen Organen übergeordneten Funktionsorganismus (dem Ätherleib mit seiner Korrespondenz zum Astralleib und zur Ich-Organisation) wird uns gerade durch jenes Faktum eine Erweiterung unserer Kenntnis vom Menschen möglich. Die funktionellen Kräfte erzeugen das leibliche Geschehen. Beobachten wir, daß in diesem sich etwas ändert, so sind sie es, die die Verwandlung bewirken.

Haben wir uns zu Beginn unserer Betrachtungen über das Entsprechen der Kräfte im oberen und unteren Menschen verständigt, so tasten wir uns nun an den Vorgang des Ausgleichens, des Verlagerns von Prozessen heran. Wir erfahren beim Nachdenken, wie die anatomischen Bilder, die stets auf Grenzen verweisen, daran hindern, das übergreifende Wirken von Prozessen zu erfassen. Andererseits sind die Funktionskräfte nicht beliebig im Organismus verschiebbar. Denn sie sind es ja, die die Organe aufbauen und plastizieren. Deshalb bleiben sie auch über die Reifezeit hinaus in bestimmtem Grade mit „ihrer Region" verbunden. Aber sie haben außerdem die Fähigkeit, unabhängig von ihrem Organort sich zu betätigen, weil sie untereinander im Austausch stehen. Wir haben uns ein ständiges Ineinanderwirken der Kräfte innerhalb des Ätherleibes vorzustellen. So das Funktionelle aufgefaßt, ist es nicht mehr weit zu dem Gedankenvollzug, der uns die Prozeßverschiebung, die Verlagerung, als eine wichtige Verhaltensweise jener unsichtbaren Organisation begreiflich macht.

Werden Funktionskräfte einer bestimmten Region durch irgendeinen inneren oder äußeren Anlaß an ihrer Entfaltung gehindert, so dringen sie nach verwandten Regionen, wo ihrer Vehemenz, sich zu verwirklichen, kein Hindernis entgegensteht. Das ätherische Geschehen ist in dauernder innerer Bewegung, ist ein fortgesetztes Tun. Es muß sich, solange es in den Inkarnationsverhältnissen gehalten wird, in leiblichen Vorgängen realisieren. Ist der ursprüngliche Tätigkeitsort dazu nicht mehr oder vorübergehend nicht geeignet, so drängen die Impulse zu anderen Funktionsaufgaben. Sie veranlassen an anderer Stelle eine Verstärkung der dort sowieso vorhandenen Tätigkeit, ja gewinnen schließlich die Überhand und produzieren etwas für diesen Ort Neues, Abwegiges. Zwar kann nur etwas gebildet werden, was in der Prozeßrichtung des vorhandenen Gewebes möglich ist. Aber die Veränderung des organischen Wirkens bringt zwangsläufig etwas hervor, was unter normalen Bedingungen nicht erscheint und was darum irritieren und zu einer sekundären Störung führen muß.

Auch hier achten wir auf die Nuance, mit der der pathologische Vorgang abläuft: Wie das Symptom sich verhält, wie sein Erscheinen sich ankündigt, wie sein Abklingen einsetzt. Immer sehen wir in ihm die aktive Leistung, entdecken an ihm eine quasi schöpferische Seite. Das ist ungemein wichtig im Hinblick auf eine sinnvolle Therapie. Denn das Erfassen des aktiven Momentes aller Äußerungen des Funktionsorganismus läßt in uns bereits therapeutische Ideen keimen. So lenkt der Gedanke von der Verschiebung der Kräfte konsequent zu der Anschauung, wie im therapeutischen Plan primäre und sekundäre Maßnahmen zu ergreifen sind, wie in die Dissoziation eine Gegenbewegung gebracht werden kann.

Mit der therapeutischen Entscheidung begeben wir uns in ein Differenzieren der Krankheitsbilder. Wir beschreiben nicht allein, daß etwas „Neues" (das Symptom) an einem Ort entstanden ist, sondern fragen: Wie konnte hier eine Änderung auftreten? Welche besondere Gegebenheit ging in anderen Regionen des Organismus voraus, wodurch die Krankheit an die Oberfläche kam? Dem Geschehen in der Tiefe beizukommen, wird zur Aufgabe der Therapie. Setzt sie dort an, so trägt sie über ihre konkrete Hilfeleistung hinaus durch das, was sie im Gegenspiel hervorruft, zur Aufklärung des Krankheitsgrundes entscheidend bei. Den Heilungsverlauf zu beobachten, kritisch das von außen (oder innen) Intendierte zu verfolgen, wird damit zu einer Angelegenheit, die erkenntnismäßig zum Feld der Pathologie gehört. Denn in dem Vorgang des Zurückverlagerns der Kräfte (der nur indirekt veranlaßt werden kann) spiegelt sich der krankmachende Prozeß in seiner Umkehrung. In dem Moment, wo sich die Funktionskräfte im Genesen neu fixieren, wird auch der ursprüngliche Ort der Erkrankung sichtbar. Auf diesem Wege gelangen wir zu einem indirekten Beweis vom Ausgang der Krankheit und zu einer ideellen Bestätigung unserer therapeutischen Konzeption (sofern diese nicht allein auf die Beseitigung eines Symptoms abzielt).

Indem wir die Einsichten aus der Pathologie und die Ergebnisse aus der Therapie gegeneinander abwägen, werden wir nach und nach die speziellen Veranlassungen der Krankheiten dieser in Rede stehenden Gruppe herausarbeiten. Das Leitmotiv sehen wir in der summarischen Charakterisierung des Problemkreises durch Rudolf Steiner: „Es werden diese Prozesse, die sich regulär in den unteren Teilen des Menschen abspielen sollen, zurückgeschoben in die oberen Teile, und man hat den Ursprung sogar von Ausscheidungen der Lunge und anderer nach oben gelegener Teile wie Rippenfell und dergleichen durchaus so zu verfolgen, daß man nachsieht, wie es sich mit den normalen oder abnormen Ausscheidungsprozessen des menschlichen Unterleibes verhält. Das ist außerordentlich wichtig, daß man dieses Zurückschieben der organischen Prozesse durch den Unterleib nach dem Oberleib ordentlich ins Auge faßt, daß also vieles, was im Oberleibe vor sich gehen kann, nichts anderes als die zurückgeschobenen Prozesse des Unterleibes sind" (I, 4).

Das „Zurück" weist auf eine Geste, die im normalen Lebensspiel nicht auffällt. Das Krankheitsgeschehen deckt eine Tendenz auf, die sonst überwunden wird. Durch diese Vorstellung bekommt der Begriff des Zurückverlagerns oder Zurückschiebens einen positiven Inhalt. Alle Gegebenheiten des oberen und unteren Menschen sind sowohl am gesunden als auch am kranken Zustand beteiligt. Wie wir an anderer Stelle vom Entsprechen, vom Bezwingen und vom Überwinden gesprochen haben, so hier vom Suchen des Gleichgewichts, vom Verlagern der Kräfte. Die Tätigkeit durch die Nieren in Richtung der Ausscheidung ist (nach dem für das Verständnis herangezogenen Bilde) eine solche, die weit in die Peripherie des Organismus gerückt ist. Eine derartige Bestimmung des Funktionsortes wird uns im Grunde erst durch das möglich, was wir im Versagen beobachten. Ausscheidungen von Lunge und Rippenfell treten auf, wenn die Kräfte des oberen Systems sich nicht behaupten können. Im normalen Geschehen drängen die oberen Kräfte die Prozesse des Absonderns in das Gebiet des unteren Menschen. Von dort aus möchten sich generell die Vorgänge über den ganzen Organismus ausbreiten. Was durch die Organe des oberen Menschen geschieht, ist somit gegenüber den Impulsen des unteren im einzelnen erkämpft. In der Erfüllung und Meisterung dieser Aufgabe bietet der obere Mensch die Grundlage für die bewußte seelisch-geistige Innenwelt.

XIII.

Erinnerungsgeschehen und organische Tätigkeiten
Das Heilprinzip der Bildekräftezufuhr

Der Symptomenkomplex einer Krankheit darf nicht dazu verleiten, ihn mit dem Wesen einer Krankheit zu verwechseln. Er spiegelt etwas an der Oberfläche, was selbst in der Tiefe verbleibt. Um diese Realität zu fassen, braucht es mehr als die Charakterisierung und Beschreibung dessen, was sichtbar wird. Indem wir solchen Problemen nachgingen, fanden wir, daß bestimmte Krankheitszustände (auch massiver Natur) an einem ganz andern Ort auftreten können als dem ihrer Verursachung. Der Symptomort braucht nicht identisch zu sein mit dem wirklichen Krankheitsort. Dieses Faktum brachte uns den Begriff des oberen und unteren Menschen näher. Das Wechselverhältnis der beiden Systeme im einzelnen abzuklären, will uns daher als notwendige Aufgabe der Medizin erscheinen. Es obliegt uns darum, die Beziehungen zwischen den Organen der oberen und unteren Organisation weiter zu differenzieren.

Der ganze Mensch ist durchseelt und durchgeistigt. Sein Wesenskern erreicht die verschiedenen Grade des Bewußtseins, indem er die Organe des oberen Menschen in anderer Weise als die des unteren gebraucht (das heißt: sie aufbaut und abbaut).

Die Aktivität des Vorstellens steht in Korrespondenz und Abhängigkeit zum Funktionsspiel des Sinnes-Nerven-Gehirnsystems. Dessen ganze Organisation wäre jedoch nicht möglich, könnte kräftemäßig nicht existieren, würden nicht entsprechende Gegenorgane im unteren Menschen vorhanden sein. Jede geistige Wachleistung fordert also nicht nur den einen Pol, sondern setzt den ganzen Menschen voraus. Die Beherrschung der Spannung zwischen Oben und Unten, der wechselnden Verhältnisse gibt allein den Grund, daß der Mensch höhere als nur organische Fähigkeiten entwickeln kann. Wir dürfen daher aus unseren Betrachtungen das Seelisch-Geistige (das Psychologische im weitesten

Sinne) nicht herauslassen, weil das Physiologische nicht ohne Einwirkung des differenzierten Seelisch-Geistigen abläuft, ja von diesem letztlich determiniert ist. Bewußtes Wahrnehmen, Vorstellen, Denken sind mit den Tätigkeiten des ganzen Leibes verflochten, wenngleich das Spezifische ihres Daseins durch die obere Organisation ermöglicht wird. (Auf Einzelheiten des wechselnden Spieles zwischen leiblich Funktionellem und geistig Funktionellem werden wir in unseren Studien immer wieder stoßen. Zunächst schalten wir eine kurze Betrachtung der Gedächtnisbildung ein, weil die dabei zu erörternden Gesetze Licht auf unsere physiologischen, pathologischen und therapeutischen Fragen werfen.)

Was geschieht, wenn aus dem Gegenwärtigen, aus einem bewußten Erleben (als Wahrnehmung, als Vorstellung, als Gedanke) die Fähigkeit zurückbleibt, Bestimmtes oder das Ganze in einer späteren Zeit zu erinnern? Wie wird es möglich, daß der Mensch Vergangenes „behalten" und innerlich quasi noch einmal hervorholen, ja unbeschränkte Male reproduzieren kann? (Von den feineren Wandlungen, die beim Erinnern eintreten, sei zunächst abgesehen.) Ist das, was gegenwärtig im Bewußtseinsfelde erscheint, dasselbe wie das, was künftig dem Gedächtnis wird entnommen werden können? Gibt es ein direktes Bewahren? Oder liegt dem Wechsel von Bewußtem und Unbewußtem, worauf das Erinnern beruht, etwas zugrunde, das intim mit dem Aufbau des Menschen zu tun hat? Sind die Organe, die das wache Bewußtsein vermitteln, zugleich auch die, durch die das Erinnern stattfindet? Werden gleiche Funktionen bei dem gegenwärtigen wie bei dem erinnernden Erleben beansprucht? Oder hat die ganze Leibesorganisation teil an der unbewußten Seite des Gedächtnisses? Daß der Vorgang, der uns beim Erinnern den Gegenstand bewußt ergreifen läßt, mit dem oberen Menschen zu tun hat, ist eindeutig. Wir nehmen den Erinnerungsgegenstand im Inneren wahr. Und jedes bewußte Wahrnehmen hängt mit der Sinnes-Nerven-Tätigkeit zusammen. Wir fragen uns jedoch: Ist die Art, wie wir gegenwärtig einen Inhalt im Bewußtsein ergreifen, dieselbe wie die, mit der wir die Potenz des Gedächtnisses entwickeln? Ist die uns bewußt werdende geistige Kraft zugleich befähigt, etwas wahrzunehmen (äußere Eindrücke, Vorstellungen) und die Wahrnehmung so zu verarbeiten, daß sie aus dem Unbewußten jederzeit wieder erfahrbar werden kann? Die Fragen lassen ahnen, daß wir unsere Begriffe zu überprüfen haben, sofern wir uns nicht begnügen, in dem Gedächtnisschatz nur passiv bewahrte, quasi aufgestapelte Abdrücke des Erlebten zu sehen.

Zunächst distanzieren wir uns von der Meinung, daß die Fähigkeit, ein in der Vergangenheit Wahrgenommenes, Vorgestelltes oder Gedachtes durch einen inneren Entschluß neu zu aktualisieren (oder am ungewollten Erinnern des „leer laufenden" Innenlebens teilzunehmen), allein durch das Substrat oder die Funktion der Nerven ermöglicht werde. Wir dürfen, ihrer Anlage gemäß, in den Organen des oberen Menschen nur den Grund für das Bewußtwerden von Gedächtnisinhalten suchen. Wie die Erinnerungen zum inneren Besitz werden, was mit ihnen in der „dunklen" Zeit geschieht, auf welche Weise sie von selbst auftauchen oder aktiv hervorgeholt werden können, darüber sagt die Beobachtung der Nerven-Sinnes-Organisation nichts aus.

Die eigentliche Fähigkeit der Erinnerung geht nicht aus der Tätigkeit des Nervensystems hervor. Der den bewußten Leistungen zugrundeliegende Teil des Gehirnsystems korrespondiert nur mit im Gegenwärtigen vorhandenen seelisch-geistigen Inhalten (oder exakter: mit den seelisch-geistigen Vorgängen, durch die Inhalte im Innern anwesend werden). Was darüber hinaus zu geschehen hat, damit das vor der Seele Stehende zu einer anderen Gelegenheit für einen „Rückblick" wieder verfügbar sei, das vollzieht sich durch die feinere Organisation des ganzen Leibes. Das zu Erinnernde verbindet sich mit den verborgensten Schichten der Organismusexistenz. Primär ist die Erinnerungsbildung ein rein geistiger Vorgang! Während der Wahrnehmung, die durch die verschiedenen Tätigkeits-Stadien zum Bewußtsein und zur Vorstellung gelangt, läuft parallel ein Geschehen, durch das der „Eindruck" dem gesamten Organismus „eingeschrieben" wird. Die Leiblichkeit erleidet in ihren geistigen Strukturen Veränderungen. Beim Erinnern werden diese Veränderungen zum Gegenstand eines neuen Gewahrwerdens, sie

194

veranlassen eine innere schöpferische Rekapitulation. Wahrnehmungs- und Vorstellungsbilder sind nur für den Moment des wachen Innewerdens existent, sie vergehen mit dem Bewußtsein. Die Bilder, die später als „Erinnerung" anschaulich werden, sind völlig anderer Natur und Herkunft. Auf diese fundamentale physiologische und psychologische Tatsache macht Rudolf Steiner 1904 in seiner „Theosophie" aufmerksam.[69]

Rudolf Steiner unterscheidet demgemäß zwischen einem Eindruck, der gegenwärtig etwas auslöst, was sich zum Bewußtsein hinbewegt und einem anderen Eindruck, der auch etwas bewirkt, was aber nicht zum Bewußtsein kommt. Der unbewußt bleibende Eindruck teilt sich dem geistigen Gefüge des gesamten Organismus mit. Dieser Vorgang, der unabhängig von den Funktionen des Nervensystems bleibt, bildet die Unterlage für das Gedächtnis. Zum Bewußtsein kommen dessen „Inhalte" später durch die Prozesse des oberen Menschen. Was dabei als Vorstellung auftaucht, ist gegenüber dem „Erinnerungszeichen" im Moment neu geschaffen, geradeso von der Seele gezeugt wie die Vorstellung, die sich unmittelbar an eine Sinneswahrnehmung anschließt.

Wir sehen beim Erinnerungsgeschehen wieder auf Wirkungen des geheimen Wechselspiels zwischen oberem und unterem Organismus. Nun drängt sich ein Problem auf, da wir keine Engramme im Gehirn annehmen: Wenn im Verlauf des Wahrnehmens und Vorstellens nicht nur die Organe des oberen Menschen Impressionen erleiden, sondern parallel damit auch die im unteren Menschen, muß dann nicht beim „Aufwecken" des Ruhenden während des Erinnerungsaktes etwas im Leibe vor sich gehen, das in gewissem Umfang mit dem Gedächtnis zusammenhängt? Rudolf Steiner geht bei der Beschreibung des Zusammenhanges von einem markanten psycho-physischen Beispiel aus: Gedanken, die ein irgendwie innerlich-äußerliches Verhältnis zu einem Organ haben, lösen Absonderungen aus. „Es besteht die Tatsache, daß in dem Augenblick, wo Sie Gedanken haben über ein bestimmtes Organ, besser gesagt Gedanken, die mit irgend einem bestimmten Organ zusammenhängen, eine gewisse Tätigkeit dieses Organes auftritt" (I, 4).

Die Korrelation zwischen Vorstellungstätigkeit und Sekretion ist hinlänglich bekannt. Rudolf Steiner will aber mit ihrer Erwähnung an einem überschaubaren Vorgang zeigen, daß jene Kräfte, die die Erinnerung ermöglichen, gleichzeitig mit organischen Prozessen zu tun haben. Ein Drüsenorgan sezerniert nicht deshalb, weil es von irgendeiner zentralen „Befehlsstelle" gesteuert wird. Seine Funktionen werden durch seine Bildekräfte geregelt; durch sie kommen alle Äußerungen in Gang. Die Bildekräfte greifen selbst in die Prozesse ein. Sie sind es, die sowohl das Sekretionsstadium als auch das Ruhestadium der Drüse beherrschen und bestimmen. Da sie zugleich in den seelisch-geistigen Verrichtungen eine Rolle spielen, ja primär den Boden abgeben, worin das Gedächtnis sich bildet, steht das Drüsengeschehen in indirektem Kontakt mit dem inneren Leben. Was sich an organischen Veränderungen ereignet, wenn im Seelenleben Unbewußtes bewußt wird, hat seinen Anlaß in der sich wandelnden Zuordnung der Bildekräfte. Werden bestimmte Bildekräfte für das Seelische beansprucht, so folgt organisch eine Ausgleichsbewegung. „Das, was in Ihren Gedanken auftritt, das ist ganz in den Organen darinnen. Wenn Sie also einen Gedanken haben und irgendeine parallel gehende Drüsenabsonderung, so haben Sie die Tätigkeit, die dem Gedanken zugrunde liegt, die dem Denken zugrunde liegt, herausgeholt aus der Drüse" (I, 4).

Indem das Problem derart beleuchtet wird, gestehen wir uns ein, daß die okkulten Tatsachen unsere Ansicht von der Natur des Menschen keineswegs vereinfachen, sondern uns eher aufrufen, das Forschen, auch gerade das empirische, nach einigen Seiten zu ergänzen. Wir ahnen, daß sich das Dunkel der organischen und geistigen Tätigkeiten und ihre gegenseitige Abhängigkeit nach und nach aufhellen wird. Daß wir uns genötigt sehen, Vorurteile und simplifizierende Annahmen aufzugeben, nimmt uns nicht wunder.

Fassen wir noch einmal die Problematik zusammen: Dem Bewußtwerden von Wahrnehmungen und Vorstellungen liegt eine geistige Aktivität zugrunde, die sowohl im Bereich des Leiblichen, als auch in dem des rein Seelisch-Geistigen bestimmte Vorgänge intendiert. Die

Möglichkeit zum späteren Erinnern des Gegenwärtigen beruht ebenso auf einem geistigen Tun, das aber anderer Natur ist. Ist das bewußte Ergreifen von Wahrnehmungen und Vorstellungen an die Organisation der Sinne und des Gehirns gebunden, so ist jene andere Tätigkeit der Erinnerungsbildung mit den Funktionen des übrigen Leibes verknüpft. Sowohl bei dem einen wie dem anderen Vorgang ändert sich etwas im Leibesgeschehen neben dem, daß sich im bewußten und unterbewußten Innenleben etwas ereignet. Gibt das Gedächtnis Erinnerungen frei, richtet sich leiblich etwas neu ein. Das Elementare des Aufbaus wird unterbrochen, weil Bildekräfte abgezogen und innerlich beansprucht werden. Es folgt sogar partiell ein Abbau, indem Absonderungen in Gang kommen. Bis zu dem Moment, wo das Dunkel des Gedächtnisschatzes durch das Erinnern erhellt wird – vom Empfang der Impression und ihrer unterbewußten Verarbeitung bis hin zu ihrer Bewahrung – senken sich die Kräfte der Erinnerungsbildung in die plastischen Funktionen des Leibes ein. Werden die geistigen Kräfte aufgerufen, „Eindrücke" für den Rückblick frei zu geben, so setzt leiblich durch das Abwenden der Bildekräfte ein abbauender oder absondernder Prozeß ein. Bevor die Kräfte, die an der inneren Welt mitgestalten, in das Bewußtseinsfeld treten, wirken sie unterhalb der Schwelle des Bewußtseins in plastischen Bildefunktionen. Es „offenbart sich der imaginativen geistigen Anschauung die bildsame (plastische) Kraft als ein Ätherisch-Geistiges von der einen Seite, das von der andern Seite als der Seeleninhalt des Denkens auftritt" (Grundlegendes, 1. Kap.).

Ein Drüsen-Organ ist in der Phase der Ruhe anders konstituiert als in der seiner Tätigkeit. Das Ätherisch-Geistige, das seinen Aufbau besorgt, verharrt nach dieser plastischen Arbeit in dessen Funktionskreise, nimmt jedoch verschiedene Richtungen des Wirkens an. Die äußere Passivität – das Nicht-Absondern – beruht auf einer aktiven ätherischen Leistung in leiblicher Hinsicht; die äußere Aktivität – das Absondern – auf einem passiven ätherischen Verhalten. Die Sekretion erfolgt dann, wenn sich bestimmte Ätherkräfte aus der Drüse herauslösen, um für die erinnernde Tätigkeit zur Verfügung zu sein. Sich einem Organ verbinden und sich wieder lösen charakterisiert das Spiel der „freien" (dem Seelisch-Geistigen dienenden) Ätherkräfte. So entstehen die verschiedenen Grade von Unterbewußtem, Bewußtem und Selbstbewußtem im seelisch-geistigen Bereich, die mannigfaltigsten Abbauvorgänge und Absonderungen auf leiblichem Niveau. Indem der Mensch seine Erinnerungen (das Material seiner Gedanken und Empfindungen) aus den verschiedenen Regionen des Körpers „entnimmt", ist er durch die Art seines Innenlebens selbst der Initiator seiner leiblichen Funktionen: der Absonderung, der Ausscheidung, ja selbst der inneren Sekretion. „Dieses Absondern ist verhindert, das heißt, dasjenige, was sonst von der Drüse entlassen wird, bleibt mit der Drüse vereinigt dadurch, daß der Gedanke es vereinigt hat" (I, 4).

Ergebnis unserer Betrachtung: Die Kräfte, durch die das Erinnern möglich wird und die unabhängig vom bewußten gegenwärtigen Wahrnehmen den Eindruck des wahrgenommenen Gegenstandes auf ihre Weise bewahren, verbinden sich intensiv mit dem Dasein der Organe. In dem Augenblick, wo etwas aus dem Gedächtnis zum bewußten Auffassen gelenkt wird, distanzieren sich die Erinnerung bewirkenden Ätherkräfte von dem leiblichen Hingegebensein. Darum geschieht im Ablauf des Erinnerns etwas Organisch-Leibliches, ändert sich etwas im Leibeszusammenhang, weil die Kräfte des Unbewußten eine Metamorphose eingehen, um Gedächtnisinhalte in der Seele zu vergegenwärtigen. Was einmal vor dem Bewußtsein stand, einmal wahrgenommen wurde, erscheint in der Erinnerung als ein von neuem Geschaffenes, das geradeso bewußt gefaßt wird wie jener Sinnesgegenstand und die an ihn sich knüpfende Vorstellung. Nicht das längst verblaßte alte Wahrnehmungsbild wird erneut angeschaut – das auf irgendeine geheimnisvolle Weise abgelegt wäre, um später hervorgezogen und irgendwie „beleuchtet" zu werden – sondern es tritt eine Tätigkeit ein, durch die, auf verwandte Art wie bei dem konkreten Sich-Gegenüber-Befinden von Ich und Erscheinungswelt, der Inhalt der Erinnerung im Bewußtsein auftaucht. Ebensowenig wie sich bei der Wahrnehmung eines Baumes in der Seele ein Baum-Bild befindet, das mit der physischen Natur des Baumes irgend etwas zu tun hätte, ebensowenig häufen sich materielle Abbilder von den Erlebnissen zur Gedächtnissubstanz, sondern hier wie dort wird durch Tätigkeit geistig etwas im Inneren geschaffen. An den Vorgängen, die das Wieder-Vergegenwärtigen einleiten, erlebt das Ich Ähnliches wie an den Prozessen der Sinne und Nerven, die äußere Eindrücke vermitteln, indem sie diese ablähmen. Entscheidend: Das Erinnerungsphänomen beruht nicht auf Engrammen im Gehirn oder auf einem Verwahren von „Negativen" irgendwo, sondern auf Tätigkeiten, die denen ähnlich sind, welche die anwesende Welt zum inneren Miterleben, Miterfahren, Mitwissen gelangen lassen. So wie das von der Seele in der Gegenwart Erfaßte und Erfahrene nicht mit dem äußeren Sein identisch ist, so ist auch der im Bewußtsein auftauchende Gedächtnisinhalt nicht mit dem identisch, was durch ätherische Funktionen veranlagt und belebt wird. Beide Male handelt es sich sowohl leiblich wie seelisch-geistig um Tätigkeiten und Vorgänge, bei welchen ein Inhalt zum Bewußtsein kommt, wobei jedoch dieser Inhalt etwas völlig anderes ist als das, wodurch er möglich wird. Hier wie dort ist der Inhalt ein geistiges Ereignis, mit dem sich das Ich wesenhaft einläßt. Das Ich lebt in der Farbe, es wird sich dieses Lebens bewußt durch die Tätigkeiten an und in den Sinnesorganen. Es erinnert die Farbe durch jene Tätigkeiten, die – analog den ausgelösten Prozessen in den Sinnen – in der Tiefe des Organismus bei der ersten Impression veranlaßt wurden und sich nun wiederholen. Die „wahrnehmenden" Prozesse in den Sinnen bewirken Abbau; die „erinnernden" Prozesse im Leibesorganismus Absonderungen. Dort in der Geste ein Ablähmen, hier ein Entziehen, ein Abheben der Bildekräfte. Der Inhalt des Bewußtseins ist jedoch weder dieser noch jener Prozeß, er ist immer ein wesenhaft Geistiges.[70]

Die uns schon vertraute Begriffsbestimmung von der leiblichen und geistigen Wertigkeit der Bildekräfte und von der Entnahme der Bildekräfte aus dem Organzusammenhang erfährt an dieser Stelle eine Differenzierung. Was äußerlich als Parallelprozesse erscheint, ist innerlich eine Folge von Tätigkeiten, die sich gegenseitig bedingen und tragen. Das Strukturelement der Erinnerungsgedanken spiegelt die geistige

Seite der leiblichen Organisation. Das, was in Denken, Fühlen und Wollen seelisch erlebt wird, war unterbewußt an der organischen Gestaltung beteiligt. Indem die Seele in einem fortwährenden Auf und Ab des Erinnerns sich bewegt, flutet und lebt, geschieht unausgesetzt ein Lösen und Binden des Ätherischen im organischen Sein. Dergestalt entspricht der Vielfalt unserer Bewußtseinsmöglichkeiten die Vielfalt unserer organischen Prozesse. Jede seelisch-geistige Leistung beansprucht in diesem Sinne ein anderes organisches Feld. (Es stützt beispielsweise sich das Mathematisieren, das in großem Umfang mit den Kräften des Gedächtnisses arbeitet, auf andere leibliche Gegebenheiten als das relativ leichte Erinnern äußerer Ereignisse und Gegenstände.)

Nach diesem allgemeinen Gedankengang wenden wir uns wieder Vorstellungen über die primäre Verursachung bestimmter Krankheitsvorgänge zu. Obwohl wir nicht gleich in der Lage sind, alle Verknüpfungen lückenlos aufzuzeigen, einen äußeren Beweis für das Nach-, Mit- und Gegeneinander unbewußt-geistiger und leiblicher Vorgänge zu bringen (wir also den Kreis streng genommen nicht schließen), glauben wir uns dennoch befugt, die Gesetzmäßigkeit, auf die wir gestoßen sind, an besonderen Zuständen nachzuprüfen.

Blicken wir auf die Darmorganisation als einen Teil des Leibes, der, so ungewohnt die Vorstellung sein mag, ebenso wie jeder andere Teil mit der seelisch-geistigen Innenwelt zu tun hat. Anwesenheit, Art und Verbreitung der Mikroorganismen im Digestionstrakt sind weitgehend von den Absonderungen der Drüsen abhängig. Der Sekretionsimpuls ist aber der Ausdruck bestimmter innerer Vorgänge. Unterhalten, Begrenzen und Überwinden der Prozesse, welche die Mikroorganismen da sein lassen, dürfen wir nicht als Angelegenheit der leiblichen Verfassung deuten. Das Seelisch-Geistige, das im wachen Bewußtsein auf der Inanspruchnahme von Erinnerungen basiert, ist selbst das tätige Prinzip, das bis in die leiblichen Gegebenheiten hinein wirksam wird. Die Drüsen funktionieren nicht durch irgendwelche automatischen Regulationen eines vegetativen Systems, sondern durch ihre Abhängigkeit von der Entfaltung des Seelenlebens. Der leibliche Prozeß wird entweder aufgehalten oder frei gelassen. Er hat keine Selbständigkeit. Im steten Wechselspiel reifen die Keime, die aus den Bildekräften innerlich geistige Gestaltungen erstehen lassen.

Bewußtes Wahrnehmen, Vorstellen, Denken werden möglich, weil die ätherischen Kräfte vom leiblichen Wirken abgehoben werden können. Vergleichen wir unter diesem Aspekt Mensch und Natur, so finden wir den Menschen in seinen Teilen unvollkommener als die einzelnen Glieder der Naturreiche. Seine Vollkommenheit liegt in der Integration des Auseinanderstrebenden, seine Höherentwicklung in der Metamorphose des Ätherischen vom leiblichen zum seelisch-geistigen Wirken. Die Natur verausgabt alle plastischen Kräfte im Hervorbringen der Gestaltenfülle. Der Mensch behält plastische Kräfte für seine Innenwelt zurück. Dieser Unterschied ist es, der uns veranlaßt, in der Natur Heilmittel zu suchen. In diesem Sinne begegnen wir Rudolf Steiners Formulierung: „Hier bekommen Sie einen Begriff von der Verwandtschaft desjenigen, was in den Blüten, in den Blättern waltet, mit demjenigen, was in Ihnen selbst vorgeht, wenn Sie eine Darmflora entwickeln, der Sie nun nicht die Bildungskräfte lassen, sondern der Sie sie wegnehmen, indem Sie, wenn Sie sie nicht wegnehmen würden, kein denkender Mensch wären. Sie nehmen Ihrer Darmflora das weg, was draußen die Flora hat. – Nicht minder ist es so der Fall bei der Fauna..." (I, 4).[71]

Also nicht nur im Bereich der Phytotherapie bedienen wir uns des Kunstgriffes, ein adäquates Mehr an fremden (außermenschlichen, aber genetisch verwandten) Bildekräften zuzuführen, sondern auch dort, wo wir uns an das Tierreich wenden. „Ebensowenig wie man ohne Einsicht in diese Dinge zu einem Zusammenhang zwischen dem Menschen und dem Pflanzen-Heilmittel kommen kann, ebensowenig kann man, ohne ein Bewußtsein davon, daß man als Mensch wegnimmt seiner eigenen Darmfauna die Kräfte, die draußen in der Tierwelt formgebend sind, einen richtigen Begriff bekommen von der Anwendung der Heilsera" (I, 4).[72]

Der Gedanke vom Ausgleich der Bildekräfte, von ihrer „Zufuhr" zur Einleitung der Selbstheilung, schlägt gleichzeitig eine Verständnisbrücke zu bestimmten Krankheitskomplexen. Eine „Infektion" kommt zustande, weil bisher nicht vorhandene Bedingungen für das Gedeihen von Mikroorganismen eingetreten sind. Das geschieht durch Änderungen in der Organisation der Bildekräfte. Entweder ist, wie wir gesehen haben, der obere Mensch nicht stark genug, den unteren zu beherrschen, oder es haften die (relativ) freien Ätherkräfte des unteren Menschen zu stark am organischen Vorgang, statt in seelisch-geistigem Tun „verbraucht" zu werden. Das Serum des Tieres steht nicht in dem Maße unter dem Gesetz der Äther-Metamorphose wie das menschliche. Es ist Träger stärkerer und gebundenerer Bildekräfte. Wird es in den Menschen eingeführt, so muß dieser sich dagegen wehren. Das kann aber nur mit ähnlichen Kräften erfolgen. Darum werden gerade die Bildekräfte, die eigentlich Ursache der Erkrankung waren, aufgerufen, die fremden Bildekräfte – den Überschuß – zu überwinden. Im Anstoß zur Überwindung liegt die Heilkraft des Tierserums. Die Phytotherapie führt Bildekräfte direkt zu, die Serumtherapie fordert Bildekräfte zur Überwindung heraus. Beide Heilweisen werden durch die Kenntnis und Erkenntnis des Ätherleibes aufgehellt. „Sie sehen daraus, daß eine Ratio, eine Systematik dieser Dinge erst möglich ist, wenn man so den Zusammenhang des Menschen mit seiner Umgebung wirklich ins Auge faßt" (I, 4), das heißt, die zweifache Natur des Ätherleibes in physiologischer und psychologischer Hinsicht verstehen lernt.

XIV.

Vorgänge im Ätherleib
Die Aufgaben des Lichtes

Der Mensch verbindet irdische und kosmische Prozesse, leibliche und geistige Vorgänge in sich zu einer höheren funktionellen Einheit. Sein Organismus – dessen Aufbau, Erneuerung, Gestaltung und Abbau – ist Folge vielfältigen geistigen Wirkens. Er findet sich allseits von der Natur umgeben, die offenbar ein ganz anderes Prinzip verkörpert. Wie ist nun aber bei diesem Gegensatz und bei solcher Auffassung von Mensch und Natur Therapie denkbar? Kann sie mit irdischen Dingen überhaupt angestrebt werden? „Wie können wir eine Wechselwirkung, die hinführt vom Kranksein zum Gesundsein, hervorrufen zwischen dem, was wir als Wechselverhältnis bewirken zwischen dem kranken Organismus und seiner physischen Erdenumgebung?" (I, 1). Vermag ein Physisches (als Substanz oder als Prozeß der Umwelt) die Heilung im Menschen, der aus dem Geistigen sich gründet, beeinflussen oder hervorlocken?

Derartige Fragen können wir gewiß nicht ohne weiteres beantworten. Wir werfen sie auch nicht auf, um sie gleich durch fertige Antworten zum Schweigen zu bringen. Vielmehr wollen wir den Widerspruch, der in ihnen zum Ausdruck kommt, voll empfinden. Vielleicht, daß dieser dann zur Lösung ihres Rätselgrundes beiträgt. Das Faktum induzierter Heilprozesse besteht ja! Darum beunruhigt uns das Problem, ob und inwieweit es eine echte Affinität irgendeiner natürlichen Ingredienz zu einer menschlichen Funktion gibt. Oder gar zu ihrer gestörten Äußerung, zu einem bestimmten Krankheitszustand? Lassen sich die Schritte der Evolution in Einzelheiten verfolgen, daß der ursprünglich gemeinsame Gang von Mensch und Naturbildungen transparent wird? Oder haben wir jegliche Art von Therapie als unspezifisch anzusehen und müssen sie als solche im Rahmen reiner Empirie belassen? Kann die

Bemühung um Therapie jemals die rationale Stufe der Wissenschaft erreichen? Solche Fragen drängen sich ernsthaft auf und dürfen nicht umgangen werden. Denn wie wir zu Beginn unseres Suchens nach Heilmitteln und Heilwegen die Fragen stellen, entscheidet darüber, ob sich die Absicht im Konkreten bewegt. In dieser Situation dürfen wir nicht mißverstanden werden. Es geht um sachliche und ideelle Begründung des Handelns in der Heilkunst, nicht um weltanschaulich gefärbte Erklärungsversuche. „Man denkt", so sagt Rudolf Steiner 1920 zu den Ärzten in Dornach, „daß es sich hauptsächlich darum handeln müsse für eine Vergeistigung der Medizin, an die Stelle der materiellen Mittel geistige zu setzen. Aber so berechtigt das auf gewissen Gebieten ist, so unberechtigt ist es in seiner Gänze; denn es handelt sich vor allen Dingen auch darum, auf geistige Art zu erkennen, welcher Heilwert in einem materiellen Mittel stecken könnte, Geisteswissenschaft also schon anzuwenden auf die Bewertung der materiellen Mittel" (I, 1).

Bei dem gemeinten Impuls geht es also darum, im Menschen das im einzelnen gegliederte Leibliche mit dem differenzierten Geistig-Seelischen prozessual vereint zu sehen und seine ihm verwandten Bildekräfte im Spektrum der Natur aufzusuchen. Denn es sollen nicht psychische, pädagogische, spirituelle Maßnahmen in den Vordergrund rücken, um die bisher übliche Arzneitherapie zu ersetzen. Im Gegenteil. Es wird eine erweiterte Arzneitherapie angestrebt aus der Erkenntnis des geistigen Bandes, das Mensch und Natur unsichtbar verknüpft. Schauen wir von diesem Punkt aus auf die aufgeworfenen Fragen, dann sehen wir, daß wir neue Wege einzuschlagen haben, um den Wert eines materiellen Mittels zu erkennen.

Der menschliche Inkarnationswille verwirklicht sich in dem Maße, in dem er sich die Umwelt zu eigen macht und sie überwindet. Das gilt sowohl in physischer als auch in geistiger Hinsicht. Wir bemerken die Aufgabe und die Fähigkeit des Ver-Innerns, des Überwindens, des Sich-Gegenüberstellens auf sämtlichen Stufen des menschlichen Daseins. An allen Welterscheinungen, mit denen der Mensch nur irgend in Berührung kommt, entzündet sich dieses Spiel seiner Kräfte. Das gilt für die ponderablen wie für die imponderablen Dinge. Das Beobachten und Abklären der Vorgänge der letzteren Art bereitet allerdings Schwierigkeiten, weil sie über den Sinnesbereich hinausgehen. Darum versucht Rudolf Steiner an Hand von auffälligen biologischen Erscheinungen die Überlegung auf größere Zusammenhänge zu lenken, als sie üblicherweise berücksichtigt werden, um eine denkend-sinnende Betrachtungsweise zu wecken. Ein Beispiel für die Konsequenz umsichtig beurteilter Tatsachen: Das Lebensmilieu für die Tuberkelbazillen ist beschränkt. Schon das gewöhnliche diffuse Sonnenlicht zerstört es. Im kranken Menschen finden die Bazillen augenscheinlich ihre Daseinsbedingungen. Was lehrt solch eine Erfahrung? Unter welchen Umständen können Tuberkelbazillen im menschlichen Organismus überhaupt anwesend sein? Warum halten sich so relativ leicht vom Licht zerstörbare Mikroorganismen gerade im menschlichen Organismus? Müssen nicht bestimmte Voraussetzungen eintreten? Spielt das Licht dabei eine Rolle? Kommt es in der innermenschlichen Organisation überhaupt zur Wirkung? Oder erschöpft sich seine Aufgabe darin, an der Haut chemische Prozesse, Umsetzungen und Reize zu intendieren, denen in der Tiefe des Gewebes bestimmte Reaktionen folgen?

Rudolf Steiner schildert zur Aufklärung dieses Komplexes, wie das Haut-Organ nicht die unmittelbare und einzige Grenze des Menschen nach außen hin ist. Das Hautgebilde schließt viele innerhalb seiner Hülle ablaufende Vorgänge nach außen ab. Von ihm wird sowohl das Innere behütet und vor der Außennatur geschützt, als auch vor dem Sich-Ergießen nach außen zurückgehalten. Die Nahrungs-Substanzströme, die an die Peripherie drängen, müssen in den verschiedenen Hautschichten Halt machen, bildlich gesprochen: Sie werden hier zu einer Umkehr gezwungen und erleiden dabei bestimmte Veränderungen. Dieser Charakter der Haut, funktionelle Aufgaben nach zwei Seiten hin erfüllen zu müssen: Schutz und Abwehr gegenüber der Umwelt, Begrenzung gegenüber der Innenorganisation, spiegelt sich in mancher Hautkrankheit wieder, worauf wir in späteren Studien eingehen wollen. Aber an der Haut und in der Haut spielen nicht nur leibliche Vorgänge (Sinnestätigkeit, Stoffwechselgeschehen, Blutzirkulation, Substanzverschiebungen, Substanzeinlagerungen, Abbau, Regeneration und Gewebedifferenzierung). Da sie – wie alle Organe – durch die geistigen Bildner geschaffen und erhalten wird, finden durch ihren Zusammenhang und in ihrem Bereich ebenso höher geartete Tätigkeiten statt wie überall im Organismus. Auch hier kann sich die geistige Ortsbestimmung nur wie sinnbildlich an den physischen Bezirk anlehnen. Die Haut hat auf diesem höheren Niveau im unsichtbaren Bereich ebenfalls Hüllennatur und Grenz-Charakter. Der Mensch ist nicht nur als Leibeswesen von einer physisch-irdischen Umgebung abgegrenzt. Auch geistig-ätherisch steht er als Individuum einer Elementarwelt gegenüber und hat sich in dieser Umwelt als Selbst zu bewahren. Obwohl die Grenze, wie Rudolf Steiner betont, nicht eine so scharfe ist wie im leiblichen Felde, ist doch eine Trennung von drinnen und draußen vollzogen und das Eigene vom Fremden durch „Hüllen" geschieden. An einer Qualität möge das verborgene Spiel zwischen Austauschen und Abschließen, das zu unserem Leben gehört, näher betrachtet werden.

Wir sind als Menschen vom Licht umgeben, sind sowohl im äußeren als im inneren Dasein darauf angewiesen, es in genügender und richtiger Weise zu empfangen. Ohne Licht können wir nicht existieren, ebensowenig wie wir uns ohne Luft, ohne Wasser, ohne feste Substanzen irdisch verkörpert halten können.[73] Rudolf Steiner schildert, in welcher Weise das Licht beim Aufbau des Menschen eine Rolle spielt: Ein Lichtelement wirkt, webt und strahlt als Teil des menschlichen Ätherleibes. Dieser innere Licht-Äther ist dem äußeren Licht-Äther verwandt, der die Licht-Farben-Erscheinungen in der Welt bedingt. Das innere Lichtleben hat sich mit dem äußeren Lichtdasein ins Gleichgewicht zu setzen. Ja, es findet eine aktive Hinwendung von innen nach außen in diesem Bereich statt. Indem der Mensch allseits der äußeren Lichtfülle ausgesetzt ist, hat er sein eigenes Lichthaftes zu bewahren und zu gestalten, daß es in der Auseinandersetzung mit der äußeren Licht-Welt nicht unterliegt. Die Konfrontation der „Licht-Leiblichkeit" mit ihrem Außenelement erstreckt sich über die ganze menschliche Gestalt, vollzieht sich an ihrer gesamten Oberfläche. Nicht nur die Augen empfangen das Licht. (Sie sind Träger des Wahrnehmungsvorganges. Sie haben das äußere Lichtwesen abzulähmen, sie verhindern durch ihre Organisation, daß es als solches ins Innere dringt. Durch diese Ablähmung im Wahrnehmungsakt wird das Ich sich des Farben-Lichteindruckes bewußt.)

Der ganze Mensch öffnet sich („augenhaft" im Bilde) dem Licht. An der Peripherie, die nicht mit dem Hautabschluß zusammenfällt, weil der Ätherleib den physischen Leib überragt, findet so eine Begegnung statt von etwas Innerem und etwas Äußerem, beide von gleicher Natur, jedoch das eine individualisiert, das andere kosmisch. In diesem Berühren liegt hier wie dort Aktivität. Dem Hereinstrahlenden muß mit Kraft und Intensität entgegengewirkt werden. Jedoch bleibt es nicht bei diesem Konfrontieren, bei welchem im Ätherleib geradeso Impulse geweckt werden wie im Stoffwechselsystem während des Verdauungsvorganges, sondern es kommt zur direkten Aufnahme von Licht. Hierbei herrscht wiederum das allgemeine Gesetz der menschlichen Existenz: Das Äußere kann nicht ohne Wandlung verinnerlicht werden. Die Aufnahme des Lichtes geschieht in einem feinen Prozeß, der dem in den Sinnesorganen ähnlich ist. Damit nimmt die Grenze, die gesamte Peripherie, Sinnes-Charakter an. Aber in diesem Vorgang des Licht-Hereinnehmens wird nicht nur, wie in den Augen, das Äußere abgelähmt und zurückgehalten (wodurch die Möglichkeit der bewußten Wahrnehmung geschaffen wird). Das Licht wird metamorphosiert, erfährt eine Umwandlung. Es wird aktiv ergriffen, verändert, individualisiert und schließlich dem eigenen Ätherischen „einverleibt". Insofern die Peripherie am Sinnesprozeß teilnimmt, ist sie an der Lichtmetamorphose tätig. Dieser Hinweis auf ein unsichtbares peripheres Sinnesgeschehen befriedigt noch nicht ganz, weil er zu sehr und allgemein auf etwas Leibliches rekurriert, selbst bei Zugrundelegung erweiterter Sinnesbegriffe. Wir benötigen noch andere, näher an das Problem heranführende Vorstellungen.

Licht ist eine Ätherkraft, sagt Rudolf Steiner. Die Phänomene des Aufhellens, des Tagwerdens, des Beleuchtens, des Strahlenden der Sonne, des Licht-Seins überall, wo die Finsternis überwunden ist, des Entstehens der Farben beruhen auf bestimmten Ätherkräften. Wir nennen sie Licht. Sie sind jedoch nicht nur das ausstrahlende und sich ausbreitende Helle (gegenüber dem Dunklen), sie sind mehr als das. Sie zeigen nur unter anderem auch diese uns bekannte Seite. In Wirklichkeit geht ihr elementares Wirken über den Bereich hinaus, den wir durch unsere Augen als Lichterscheinung wahrnehmen und so bezeichnen.[74] Allem sinnlich wahrgenommenen Licht (dem physischen, irdischen Licht) liegt ein Ätherisches zugrunde, das Rudolf Steiner „Licht-Äther" nannte, um es gegen die Qualitäten anderer Äther-Zusammenhänge (Wärme-Äther, Chemischer Äther, Lebens-Äther) abzugrenzen. Mit dem Licht-Äther der Welt kommuniziert der Mensch. Er trägt selbst in seinem Äther-Leib einen Teil der Licht-Äther-Kräfte. Vermöge dieser (durch die Individualisierung verwandelten kosmischen) Kräfte kann er zu der äußeren Erscheinung Licht in Beziehung treten. Der Mensch baut seinen Leib so auf – nach allen Richtungen und auf allen Stufen –, daß er durch ihn (deutlicher formuliert: daß er von ihm aus) mit den kosmischen und irdischen Qualitäten, Ingredienzien und Entitäten selbst und direkt Kontakt nehmen kann. „Er muß die Welt ergreifen können durch sich", bemerkt Rudolf Steiner schlicht und eindringlich (27. 6. 1924, Dornach. Heilpädagogischer Kurs).

Der Mensch erwirbt sich die Licht-Äther-Kräfte im vorgeburtlichen Leben und bringt sie vermöge seines Ätherleibes mit dem durch die Vererbung geschaffenen Leib in Verbindung. Durch das Verinnern des Licht-Wesens hebt sich der Mensch von den Bildungen des höheren Tierreiches ab. Ja, er unterscheidet sich hinfort von der tierischen Gestaltung durch eine eigenständige Licht-Bildung. Mit der Überwindung der Tierstufe entwickelt sich die Fähigkeit, im Inneren Lichtprozesse zu verselbständigen. Die Lichtätherkräfte werden zu einem integrierenden Teil der Funktionalität im oberen Menschen. Von dort strahlt das innere Licht-Sein aus. Im unteren Menschen konzentrieren sich – polarisch zu dem Ergreifen jenes ätherischen Elementes – die Kräfte, die den Tierwerdeprozeß kontinuierlich überwinden. Verwandlung des Tier-Seins und Aufbau einer inneren Licht-Organisation fügen sich zu einer Ganzheit, sind damit Ausdruck eines Evolutionsschrittes.[75] Und weil das Hinausschreiten über die Tierstufe eine aktive Leistung war und ständig wieder ist, so ist das innere Licht-Äther-Sein von tätiger Impulsion durchdrungen. Rudolf Steiner spricht sogar in dieser Richtung über ein ursprüngliches Erzeugen von Lichthaftem. Das Licht wird nicht nur passiv eingeschlossen, sondern begegnet einer schöpferischen Aktualität. Der menschliche Bildeprozeß schafft originär Licht-Äther und entwickelt in der Ätherschicht Vorgänge, die auf anderer Stufe denen vergleichbar sind, die bei der Substantiierung des Organismus ablaufen.

Wie also der Mensch einen Substanz-Entstehungs-Prozeß unterhält, ihn durch die Nahrungsaufnahme anregt und entzündet, so entwickelt er einen Licht-Bildungs-Prozeß in sich, der durch ein tätiges Empfangen der äußeren Lichtwelt aktiviert wird. Durch die Gestaltungen des oberen Menschen kommt das innere Licht-Ätherische dem äußeren Licht-Ätherischen entgegen. Bei diesem Miteinander-Spielen, Begegnen von individuellen und kosmisch-irdischen Impulsen, darf keine Vermengung eintreten. Jedes direkte Eindringen äußeren Lichtes in die innere Licht-Organisation richtet Unheil an. Rudolf Steiner nennt die Folgen solcher Störung eine „Vergiftung". Eine äußere Entität muß stets von einer entsprechenden inneren abgewehrt, sie darf nur relativ eingelassen werden. „Jeder Äther", schildert Rudolf Steiner in einem Zusammenhang über die vier Äther-Arten (II, 2), „der von außen wirksam ist und nicht an der richtigen Stelle haltmacht, sondern stärker den Menschen durchdringt, als er ihn durchdringen sollte, ist für den menschlichen Organismus Gift, hat eine vergiftende Wirkung." – Wie vom oberen Menschen im wesentlichen der Licht-Bilde-Strom ausgeht, so muß auch von hier gesorgt werden, daß inneres und äußeres Licht zwar zusammenwirken, aber nicht ineinander verfließen, sich nicht miteinander vermengen. Beides wird nach dem Spiel des Sich-Berührens wieder getrennt: „Indem wir, sei es durch das Auge, sei es auch durch die Haut, entgegenstehen dem äußeren Lichte, ist überall aufgerichtet gewissermaßen die Scheidewand zwischen dem inneren originären Licht im Menschen und dem äußerlich einwirkenden Lichte. Das äußerlich einwirkende Licht hat eigentlich nur die Bedeutung einer Anregung zur Entstehung des inneren Lichtes. Indem wir also das Licht von außen auf uns einfließen lassen, lassen wir uns selber anregen zur Entstehung des inneren Lichtes" (I, 11).

Zusammenfassend dürfen wir sagen: Der Mensch birgt eine geheime Lichtorganisation, die mit dem Lichtwesen der Welt korrespondiert und von diesem unausgesetzt Impulse für das eigene Sein und Weben empfängt. Dieses Wechselwirken spielt im Felde des Ätherischen, denn das innere sowie das äußere Licht sind Kräfte-Entitäten in der Ätherwelt. Der Licht-Äther im Menschen muß sich, solange die Inkarnation währt, gegenüber dem Licht-Äther seiner Umgebung behaupten. Die Licht-Kommunikation ist daher teils Abwehr, teils Metamorphose des Äußeren. Es entwickelt sich, wie überall, wo sich der Mensch mit dem Elementaren verbindet, ein Miteinander und Gegeneinander. „An der Grenze zwischen uns und der Außenwelt geschieht aber mit diesem Lichte, also mit etwas rein Ätherischem, etwas sehr Bedeutsames: es wird umgewandelt. Und es muß umgewandelt werden" (I, 4).

Der Mensch überwindet die Schwere. Er hält den Pflanzenwerdeprozeß auf und läßt die Tendenz zur tierischen Gestaltung nicht zu Ende kommen. Im Grunde existiert er in der Umkehrung der Grundkräfte der Naturreiche. So nimmt es nicht wunder, wenn die okkulte Physiologie davon spricht, daß das Ätherische im Menschen das äußere Ätherische – das Fluidum der elementarischen Welt – braucht und sucht, es aber verwandelt, ehe es dieses in sich aufnimmt. Dem heranflutenden Licht strömt das innere Licht entgegen. An der Peripherie wehrt der Lichtorganismus das äußere Element ab und läßt nur den Teil herein, den er sich zu eigen machen kann. Ebenso wie die Nahrungsstoffe im Aufnehmen grundlegend verändert werden, so erleiden auch die Ätherqualitäten, soweit sie innermenschlich nötig sind, eine Verwandlung. „Und, suchen wir daher das Licht im Menschen, so muß es etwas anderes sein, so muß es eine Metamorphose des Lichtes sein. Wir finden in dem Augenblicke, wo wir die Grenze des Menschen nach innen überschreiten, eine Metamorphose des Lichtes" (I, 4).

Innerhalb der Hautgrenze befinden sich nicht allein die spezifischen Gewebe und Organe, spielen nicht nur die bekannten Funktionen, sondern es walten im Ätherischen gegenüber der äußeren Natur noch besondere Kräfteverhältnisse. Damit haben wir wieder etwas aufgenommen, um den Begriff vom Ätherleib zu differenzieren.[76]

Vom richtigen Funktionieren des „Äther-Wechsels" hängt das Gesundsein in gleichem Maße ab wie vom physischen Stoff-Wechsel. Der Ätherorganismus ist in Gefahr, sobald ein Licht-Mangel einsetzt, die Licht-Aufnahme ungenügend wird oder die Verwandlung der äußeren Qualität nicht ausreichend vor sich geht. Eine solche ätherische Insuffizienz prägt ihre Folgen ins Physische. Aufbau und Erhaltung der Gewebe leiden darunter. Die Disposition zu bestimmten Krankheiten wird geschaffen: „Wenn sich nun der Tuberkel-Bazillus im Menschen wohl befindet, während er am Sonnenlicht sofort krepiert, so bezeugt eine solche Tatsache, wenn man sie richtig wertet, einfach, daß in dem Umwandelungsprodukt des Lichtes, das im Innern des Menschen auftritt, das Lebenselement dieses Bazillus schon ist, daß also, wenn er darinnen zu viel gedeiht, mit diesem umgewandelten Lichte es irgendwie nicht richtig stehen muß" (I, 4). Die Kraft des inneren Lichtwesens ist nicht stark genug, die Mikroorganismen zu beherrschen. Der innere Lichtäther des Gesunden wirkt durch die Auseinandersetzung mit dem äußeren Sonnenlicht auf die ubiquitär vorhandenen Bazillen ein und zerstört sie.[77]

Die Umstände, durch die die Metamorphose des Lichtes nicht ausreichend gelingt, wo also das Umwandlungsprodukt des äußeren Lichtes dem Organismus nicht Genüge leistet, können verschiedener Art sein. Entweder hat der Kranke durch seine Lebenssituation nicht genügend Kontakt mit dem Sonnenlicht oder er ist mit seinen Kräften nicht in der Lage, das an ihn heranstrahlende Licht aufzunehmen. Der Ausgleich zwischen dem Sich-Befinden im Sonnenlicht und dem Verarbeiten des Sonnenlichtes erfolgt mangelhaft. Herrscht eine solche Diskrepanz, so ist der Organismus genötigt, vorzeitig auf Reserven des im Innern gespeicherten und bereits umgewandelten Lichtes zurückzugreifen. „Das

bitte ich Sie durchaus zu berücksichtigen, daß der Mensch einfach dadurch, daß er Mensch ist, fortwährend aufgespeichertes metamorphosier-
tes Licht in sich hat. Das ist nötig zu seiner Organisation" (I, 4). Rudolf
Steiner vergleicht den die Licht-Reserven angreifenden unsichtbaren
Vorgang mit dem der Abmagerung, bei der gespeichertes Fett zum
Energieverbrauch aufgezehrt wird. Das Vergleichsbild ist ungemein
plastisch. Es macht uns die Vorstellung von einer Lichtreserve und
deren krankhafter Verwendung anschaulich.

Das Licht zieht durch die Sinnesorgane ein. Durch seine obere
Organisation setzt sich der Mensch mit dem äußeren Element ausein-
ander. Hier wird die Metamorphose eingeleitet und dirigiert. Die
Speicherung des – nun inneren – Lichtes erfolgt durch Tätigkeiten der
unteren Organisation. Der ganze Organismus beteiligt sich also an
dem Licht-Äther-Wechsel. Alle Organe benötigen für den Ablauf ihrer
Funktionen Licht-Äther-Kräfte. Steht nicht genügend Licht für die
Organe des oberen Menschen zur Verfügung, die, obwohl sie das Licht
direkt von außen empfangen, in dieser Eigenschaft mehr oder weniger
Durchgangsorte sind, so geraten sie in Gefahr, zu erkranken, weil sie
als Aufnahmeorgane in ihrer Struktur besonders auf die Lichtqualitäten
angewiesen sind. Ausgleichend kann das Fehlende dem Unteren entzogen werden. Dann bleibt das Krankheitsmoment zunächst verdeckt.
Geht aber diese Inanspruchnahme der gespeicherten Licht-Kräfte über
das Maß hinaus, das die unteren Organe selbst benötigen, so kommt es
(polar zur eigentlichen Veranlassung) zu einer Erkrankung im unteren
Menschen. Das Erscheinungsbild ist dann – ätiologisch gesehen – sekundärer Natur. Die Krankheit absolvierte bereits unoffenbare Stadien – im
Bestreben des Organismus, mangelhafte Funktionskräfte zwischen Oben
und Unten auszugleichen –, ehe sie äußerlich manifest wurde.[78]

Grundsätzlich neu für die medizinische Anschauung ist der Gedanke,
daß die Organisation des Menschen aus der Realität ätherischer Qualitäten aufgebaut wird. Der Mensch könnte überhaupt nicht in einer Welt
des Lichtes leben, trüge er nicht selbst Lichtwesenhaftes in sich. Dieses
eigene „Licht" befähigt ihn, sich in und an den äußeren Offenbarungen

des Lichtes zu behaupten. Aber es dient ihm nicht nur dazu, sich nach außen wenden zu können. Das Auge entzündet sich am Lichtwesen der Welt und wird zum Wahrnehmungs- und Bewußtseinsorgan des Ich. Jedoch dringt das Licht noch tiefer als in die Schichten des Auges ein; es ist außerdem da, um an den Organen zu formen und zu gestalten. Das Bild, das die äußere Natur vor uns hinstellt: wie die Sonnenfülle die Pflanzenwelt hervorzaubert, darf erkenntnismäßig als eine reale Vorstellung für das Wirken der Licht-Organisation des Menschen gelten. Die Organe sind – ebenso wie die Pflanzenformen hervorsprießen im äußeren Licht – hervorgeholt aus dem Wesenhaften des inneren Licht-Äthers. Ein jedes Organ auf seine Art. Licht-Äther-Kräfte schaffen die Gestaltbilder der Organe. Was äußerlich als leibliches Organ erscheint, geht aus einem lichthaften Weben, Strahlen und Formen hervor. Rudolf Steiner sagt dazu unmißverständlich: „Dadurch, daß man die Wissenschaft zu einer solchen Abstraktion erhoben hat, hat man gar nicht die Möglichkeit gehabt, das in der entsprechenden Weise zu berücksichtigen, daß dieser Nerven-Sinnesmensch, durch den ja zum Beispiel das Licht eigentlich doch eindringt und die mit ihm verbundene Wärme, mit dem inneren Leben zusammenhängt, weil die Imponderabilien, die da eindringen mit dem Licht, in den Organen metamorphosiert werden müssen, und die Imponderabilien ebenso organbildend sind wie dasjenige, was in dem ponderablen Reiche existiert" (I, 4).

Deutlich werden hier drei Bereiche herausgehoben: 1. Das Nerven-Sinnes-System hat für den Aufbau des ganzen Organismus Bedeutung, es erfüllt nicht nur eine Aufgabe für sich. 2. Das Licht, das an die Sinnestore heranflutet und eingelassen wird, bringt noch weitere Ätherkräfte mit, so die der Wärme. (Licht als Terminus für die menschlich-physiologischen Verhältnisse meint stets eine Summe von Äther-Entitäten, nicht nur das als Licht Erscheinende.) 3. Die Imponderabilien, die Äther-Qualitäten (die inneren vom Ich umfaßten und die von außen aufgenommenen, verwandelten) sind organbildend. Das Irdisch-Substantielle hat seinen Anteil am Bilden der Organe, indem es diese mit Materie ausfüllt. Die Konfiguration der Organe stammt aber nicht aus den Gesetzen des Stofflichen. Material gebendes Prinzip und plastizierendes Prinzip vereinen sich zur Gestaltung der Organe (III, 3). Bei diesen Prozessen spielen die Licht-Äther-Kräfte eine besondere Rolle, erfüllen eine spezielle Funktion im Dienste des plastizierenden Prinzips. Eine Störung in der Aufnahme und Verarbeitung des Lichtes muß zwangsläufig von Grund auf die Organbildung untergraben.

Mit diesen vorerst nur im allgemeinen verbleibenden Gedanken läßt sich andeutungsweise eine Anschauung sowohl für die konstitutionellen Momente der Tuberkulose als auch für ihre Lokalisation, ihre Verlaufsformen und Stadien gewinnen. Vor allem geraten wir durch solche Erwägungen in unmittelbare Nähe therapeutischer Fragen. Zum Beispiel, wie etwa in diesem ganzen Komplex der Licht-Kräfte im Falle des Krankseins einzugreifen sei?[79] Auf welche Weise lassen sich die organischen Kräfte anregen, den gestörten Wechselprozeß mit dem Sonnenlicht neu zu ordnen? „Dieses Entziehen des metamorphosierten Lichtes muß man paralysieren mit dem, was aus den Heilmitteln kommen kann" (I, 4), gibt Rudolf Steiner als therapeutische Richtung an. Ein derartiger Ansatz zur Therapie geht aus den skizzierten Tatsachen hervor. Die medikamentöse Therapie mit Substanzen, die entweder selbst eine Art „Lichtträger" sind (Phosphorus) oder in die Lichtmetamorphose eingreifen können, hat das auszugleichen, was durch den Entzug des gespeicherten Lichtes oder durch den Mangel an genügend verwandeltem Licht oder an Lichtaufnahme als Folge entstand.[80]

Unter solchen Aspekten sehen wir die therapeutischen Möglichkeiten auf einer rationellen Stufe des Wissens. Die einzelnen Schritte des Heilens sind in bestimmtem Umfang „verstehbar". Dennoch bleibt die Therapie letztlich dem Verstand verschlossen ebenso wie der Mensch selbst als Wesenserscheinung. In ihren echten Bezügen erhebt sie sich zur Heil-Kunst. In dieser ist – wie in jeder anderen Kunst – durch den Intellekt allein nichts vollziehbar. Eine über das Verstandesbemühen hinausgreifende Therapie darf, ohne die Realität zu verlieren, sich darauf stützen, daß der Mensch in seiner Gestalt und in seinen Funktionen aus unmittelbarer Schöpfungsaktualität hervorgeht. Jede Form einer Wesens-

Erkenntnis vom Menschen übersteigt die bloßen Verstandeskräfte. Erkennen, Erfahren und Wissen bedeuten bereits konkretes Begegnen mit dem Geistigen. Ohne die Bereitschaft, ein künstlerisches Anschauen walten zu lassen, verlieren sich die Momente des Schöpferischen aus dem Blickfelde. Mit der allein auf gegenständliches Einzelwissen bauenden Methode der naturwissenschaftlich-medizinischen Richtung wird das Wesenhafte überhaupt nicht zugänglich. Ihre Gegenstände sind nur Folge von geistigen Ereignissen und haben als solche nur sekundäre Bedeutung.[81]

Wir wollen den Prozeß der Lichtverwandlung noch von einem anderen Gesichtspunkt aus verfolgen. Rudolf Steiner gibt nämlich diesbezüglich einen Hinweis, der uns methodisch von besonderer Bedeutung zu sein scheint: Jener innermenschliche Vorgang hat ein bestimmtes Abbild in der Natur. Die Lichtorganisation im Menschen zeigt in ihrer Struktur und Dynamik eine ähnliche Ordnung, wie die des physischen Stoffwechsels im Vogelleibe! Mit dieser Bemerkung, die darauf abzielt, den Blick an Erscheinungen in der Natur zu schulen, um Bilder für die inneren (ätherischen, astralischen) Tätigkeiten des Menschen zu gewinnen, wird an etwas Grundsätzliches gerührt. Innermenschliches Kräftewirken und gestaltendes Schaffen haben Gegenbilder in den Naturschöpfungen, wo sie als physisch verdichtete Formen anzutreffen sind.[82]

Auf manchen Wegen haben wir versucht, menschliche Funktionen mit bestimmten Erscheinungen in den Naturreichen in Beziehungen zu setzen. Dabei erfuhren wir, wie ganz selbstverständlich, daß die Relation von Mensch und Natur keine einfache ist. Der Mensch steht auf anderer Stufe als irgendeine der Naturbildungen. Er ist durch seine Geist-Entwicklung über sie hinausgeschritten. Das, was in Urzeit einmal auf gleicher Erscheinungshöhe stand, was ähnlichen Einflüssen in dieser oder jener Epoche ausgesetzt war und was darum gewisse Durchgangsformen des Menschen bewahrt, kann heute nicht auf der Ebene des Leiblichen mit dem Mensch-Sein verglichen werden. Die Relation hat sich verschoben. Sie wird erkenntnismäßig aber fruchtbar erfaßt, wenn die Bildetätigkeiten berücksichtigt werden. Die Entwicklungspotenzen, die in den einzelnen Naturgebilden zur Offenbarung in äußeren Formen drängen, ruhen oder schaffen im Menschen auf höherer Stufe. Nur ein Teil von ihnen wendet sich dem leiblichen Plastizieren zu. Und auch dieser Teil gestaltet das Niedere vollkommen um, damit das Nicht-Leibliche zu wirken vermag.[83]

Bei der Vogelorganisation werden Dickdarm und Blase nicht ausgebildet. Diese Eigenheit offenbart als funktionelle Geste ein unentwegtes Aufnehmen und kontinuierliches Ausscheiden ohne Ablagerung, Stauung oder Ansammlung, somit etwas völlig anderes als die physische Entsprechung im Abdomen des Menschen. Der Vogel lagert Nahrungsreste in Organen nicht ab. Er kann auch die wäßrige (und mineralische) Absonderung nicht stauen. Geschähe es, so würde er krank. Der Mensch hingegen treibt seine Bildung auf der leiblichen Ebene weiter als der Vogel. Er schafft Organe wie Dickdarm und Blase, die bestimmte Prozesse notwendig machen. Sie werden funktionell zu Widerständen im unteren Menschen, durch deren Überwindung als Ausgleich im oberen Menschen die Möglichkeit zu geistig-seelischen Verrichtungen entsteht. Im Ätherischen liegen dagegen andere Verhältnisse vor, wenigstens für bestimmte Bereiche. Der Flüchtigkeit des Ausgleichens zwischen Aufnahme und Ausscheidung beim Vogelgeschlecht (ein funktionelles Extrem repräsentierend) entspricht jene innermenschliche Fähigkeit der Licht-Metamorphose, die physisch nicht fixiert ist, obwohl sie zur Erhaltung der leiblichen Organe notwendig ist. „Wir haben einen physischen Dickdarm und eine physische Blase, aber wir sind Vögel in bezug auf unsern Ätherleib, was diese Organe anbetrifft. Die sind tatsächlich im Kosmos dynamisch nicht vorhanden. Da sind wir darauf angewiesen, daß wir unmittelbar, indem wir das Licht empfangen, es auch verarbeiten und die Ausscheidungsprodukte wiederum abgeben" (I, 4).

Im Gewahrwerden des differenzierten Naturbildes lernen wir, uns den Vorgang des Lichtwechsels in einzelnen Phasen zu veranschaulichen.[84] Das Licht der Umwelt wird vom Menschen an seiner ätherischen Peripherie zum Teil abgewehrt, zum Teil aufgenommen. Das Aufgenommene wird sofort verarbeitet, ja grundlegend verwandelt. Was von dem Hereingelassenen nicht verinnerlicht werden kann, um im momentanen Funktionsspiel des Lichtwesens aufzugehen oder als Licht-Reserve im Organismus bewahrt zu werden, wird nach außen gewendet. Auch das, was durch die Metamorphose entsteht und nicht gebraucht wird, muß abgeschieden werden. Ein Zurückhalten oder Stauen der einzelnen Übergänge des zu assimilierenden Lichtes würde als ein Fremdes die Organisation des Lichtes chaotisieren. Ätherisch gibt es keine der Blase und dem Dickdarm adäquaten „Organe", um die Entitäten, die nicht in die zentrale Organisation übergehen oder diejenigen, die nach dem inneren Prozeßgang ausgestoßen werden müssen, vor ihrer Ausscheidung zu sammeln, wie es im physisch-leiblichen System der Verdauung und der wäßrigen Absonderung geschieht, ja erfolgen muß. Das Flüchtige in den Licht-Vorgängen charakterisiert eine Verhaltensweise des Ätherischen. Der Ätherleib verbindet sich mit seiner – der ätherischen – Umgebung viel inniger als der physische Leib mit der physischen Umwelt. Die ätherische Grenze ist fließend. Das Hereinfluten des Lichtes und das Ausstoßen des Lichtes, das nicht zu eigen gemacht wurde, erfolgt kontinuierlich durch das Eingebettetsein in den Umkreis.

Der Makrokosmos zeigt die einzelnen Funktionsgesten des Mikrokosmos Mensch in isolierten Gestaltungen. Verschließt sich diese Relation auch zunächst dem gewöhnlichen Anblick, so besteht sie dennoch und ist auffindbar, sobald die feinere Organisation des Menschen berücksichtigt wird. Rudolf Steiners Verdienst ist es, gezeigt zu haben, an welchem Ort die Urbilder von menschlichen Funktionen zu suchen und wie die verschiedenen Ebenen aufeinander zu beziehen sind. Die Flüchtigkeit eines Vorganges wie der des Ernährungs- und Verdauungszyklus, der die physische Organisation des Vogels auszeichnet, waltet im Menschen auch, aber auf einer Stufe, die im Ätherischen liegt.

So zeichnet sich eine neue Aufgabe des Arztes ab: Die Einblicke, die das Mikroskop gewährt, durch einen anderen Ausblick zu ergänzen, im Anschauen der Natur Beziehungs-Bilder zum Menschen zu finden. „Denn alle wirklichen Prozesse, die uns angehen im Menschen in seinem Gesund- und in seinem Kranksein, die können wir viel besser studieren im Makroskopischen als im Mikroskopischen. Wir müssen nur im Makrokosmos die Gelegenheiten aufsuchen, um diese Dinge zu studieren" (I, 4).

Wir halten als vorläufige Ergebnisse fest: Der Mensch trägt in sich eine individuell gestaltete Organisation aus dem Wesen „Licht". Er setzt sich durch sie mit dem aus dem Kosmos an die Erde heranfluten-den Lichte auseinander und erhält sich in diesem Wechselspiel, um darin den Grund zu seiner Gesamt-Existenz zu legen. Die so vom Ich einbezogene Funktionskraft des Lichtes trägt wesentlich zur Gestaltung der Organe bei. Andererseits verfügt das innere Licht über die Potenz, die Bedingungen für das Überhandnehmen bestimmter Mikroorganismen nicht aufkommen zu lassen. Das sind einige wenige Züge aus der Physiologie des Lichtes. Seine Wirkung ist umfassend, ist Quelle des Mensch-Seins. Im oberen Menschen wendet sich die Licht-Innerlich-keit nach außen, um im Gegenspiel zu erstarken, sich zu regenerieren und um das äußere Licht zu verwandeln. Im unteren Menschen unter-drückt sie die Tendenz zur Ausbreitung der mikroorganismischen Fauna und Flora. Die Intensität oben bestimmt das Maß der verfügbaren Macht unten. Eine Seins-Gebärde des Licht-Leibes tritt hervor: Überwindung des Sinnes-Lichtes als Geste nach außen, „Durchleuchtung" der Organe als Geste nach innen. In der Gestaltung durch die essentielle Kraft des Lichtes wird der organische Aufbau zum Träger des Ich-Menschen. Verständnis des Krankseins in bestimmten Bezirken, Ahnung von der Möglichkeit des Heilens bahnt sich derart auf neuen Wegen an.

XV.

Das mineralisch-irdische Dasein
im Hinblick auf die Therapie

Die Evolution des Menschen und der Erde ging aus einer gemeinsamen Schöpfungsaktualität hervor. Durch dieses Faktum der Urphase in der Welt-Wirksamkeit gewinnt die Idee von der therapeutischen Beeinflußbarkeit des Menschen durch außermenschliche Dinge und Vorgänge konkrete Gestalt. Rudolf Steiner erforschte die genetische Konkordanz des Menschen mit den übrigen Daseinsreichen und gab Beispiele entsprechender Verknüpfungen. Dadurch sind wir in der Lage, Therapie nach sinnvollen Prinzipien nach und nach aufzubauen. Daß wir vorerst nur einige Zusammenhänge verfolgen können, erscheint selbstverständlich; das hält uns jedoch nicht ab, jene Richtung, welche die Idee von der Welt-Entwicklung weist, bei der Suche nach Heilmitteln einzuhalten. Bevor wir allerdings die Tatsachen des Kosmos, der Erde und des Menschen für die medizinischen Belange fruchtbar machen können, müssen wir uns mit einigen Grundvorstellungen der Evolutionslehre auseinandersetzen und die üblichen Welt-Ansichten korrigieren.

Der Meinung, daß das Irdische und das Kosmische aus einfachsten Bausteinen entstanden sei, stellt Rudolf Steiner eine andere Konzeption entgegen: „Nun, einer unbefangenen Betrachtungsweise ergibt sich aber durchaus nicht das Richtige dieser Anschauung, sondern man muß sich sagen: in einer gewissen Weise läßt sich überhaupt ebenso wie sich eine Art Evolution denken läßt von den Pflanzen hin durch die Tiere zum Menschen, sich wiederum eine Art Evolution denken von den Organismen, also von den Pflanzen hin zu den Mineralien, indem ihnen das Leben genommen wird" (I, 3).

Der Punkt, von dem aus die Linien zum Vergleich der verschiedenen Existenzbereiche zu ziehen sind, darf demgemäß nicht auf der

Stufe des Mineralischen gesucht werden. Von dort geht die Entwicklung nicht aus und nach aufwärts, etwa durch mannigfache Komplizierung zufällig sich zusammenfindender Teile. Die mineralischen Dinge sind vielmehr Ergebnis einer völlig anderen Bilde-Tendenz. Die entscheidende Wendung für die Gliederung in der Natur ist in einem Bereich zu suchen, wo das Leben eine alles beherrschende Rolle spielt. Von dort schreitet die Entwicklung sowohl nach aufwärts bis zum Menschen als auch nach abwärts bis zum Mineralischen. „Man kommt nur zurecht, wenn man die Evolution gar nicht so denkt, daß man vom Mineral heraufgeht über das Pflanzliche durch das Tierische zum Menschen, sondern wenn man den Ausgangspunkt in der Mitte nimmt und irgendwo eine Evolution denkt, die vom Pflanzlichen heraufgeht durch das Tierische zum Menschen, und eine andere Evolution, die hinuntergeht zum Mineralischen, wenn man also den Anfang nicht im Mineral setzt, sondern wenn man ihn mitten in die Natur hineinsetzt. So daß das eine entsteht durch eine aufsteigende, das andere durch eine niedersteigende Evolution" (I, 3).

Bestimmen wir so den „Anfangspunkt" des eigentlich Irdischen in diesem noch „unentschiedenen" lebendigen Bereich, dann sehen wir zugleich auf den Ursprung der Spannungen, die zwischen den einzelnen Natur-Bildungen und -Stufen bestehen. Die Tendenz, die nach aufwärts führt, tritt der anderen, die nach abwärts lenkt, diametral gegenüber. Zwischen den Erscheinungen, die von der Lebensstufe abrücken und denjenigen, die in steigendem Maße differenziert von Lebens- und Seelenkräften durchdrungen werden, walten gewisse Korrelationen. Den Entwicklungsschritten im Lebendigen entsprechen bestimmte Gestaltungsprinzipien im Mineralischen. Die genetische Verknüpfung ist so eng, daß Rudolf Steiner geradezu von spiegelbildlichen Vorgängen spricht, um das Miteinander der Impulse in der auf- und absteigenden Entwicklung zu betonen. „Dadurch aber wird man dazu kommen, einzusehen, daß, indem man von der Pflanze zum Mineral hinuntergeht und namentlich zu dem ganz besonders bedeutsamen Mineral, dem Metall, daß da in der niedergehenden Evolution Kräfte auftreten können, die nun in einem ganz besonderen Verhältnis zu dem Spiegelbild, der aufgehenden Evolution stehen" (I, 3).[85]

Hier stehen wir, wie an mancher anderen Stelle der geisteswissenschaftlichen Weltauffassung, vor der Aufgabe, Begriffe umzuformen, um die Wissensinhalte aufnehmen zu können. Daß wir uns ausreichende Vorstellungen über die Urphasen der Entwicklung erwerben, ist medizinisch von Wichtigkeit. Welche Bildegeste ist der mineralischen Welt, der wir Heilmittel entnehmen, eingeschrieben? Das geistige Bild der Erd-Vergangenheit weist auf einen Vorgang, der in der Gegenwart im Menschen noch abläuft: wenn aus dem lebendigen Eiweiß-Magma das Mineralisch-Unlebendige des Skelettsystems herausgearbeitet wird. In der Urzeit war der Anfang des Substanz-Werdens nicht das mineralische Sein. Jedes Mineral hat seine Lebens-Geschichte. Eine vom Kosmos vitalisierte Urmasse war das plastische Material aller Bildungen in einem bestimmten Abschnitt des Erdzusammenhanges. Bei der Entstehung des Mineralischen trat diesem vom Leben durchdrungenen Dasein ein Prinzip entgegen, das dieses Leben nach und nach zurückdrängte. Ein Absterbeprozeß mischte sich in das Entwicklungsgeschehen. Durch ihn wurde ein Teil der Ursubstanz vom Leben entblößt. Diese „neue" Stofflichkeit drängte zur Verdichtung und Kristallisation, in welchem Bereich die kosmischen Kräfte sich anders als in dem des Lebens äußerten. Durch ein Zurücknehmen und Überwinden des Lebens in der Urmasse und das dadurch veränderte Wirken des Kosmos auf diese Teile wurde die Erdkruste gebildet, kam das Gestein zum Vorschein, entstanden die Mineralien. Schauen wir in solcher Weise die leblosen Gestaltungen an, so stoßen wir gerade dann auf bedeutsame Fragen, wenn wir nach Grundlagen für die Therapie suchen. Hat jener Urvorgang heute noch eine Bedeutung bei einem mineralischen Heilmittel? Ist der Unterschied zwischen der Mineral-Therapie und der Pflanzen-Therapie vielleicht gerade in diesem Faktum greifbar? Kann ein Heilmittel etwas von seiner Entstehungs-Geschichte in den kranken Organismus hinübernehmen? Und etwa gleichsinnige Kräfte anregen? Lockt ein Mineral, das einerseits die absteigende Evolution verkörpert und das andererseits bestimmte Gestaltungskräfte in der Struktur festhält, im Menschen einen ähnlichen Zustand hervor? Oder löst es Gegenaktionen aus? Wie haben wir die Wirkungen der Substanzen aus dem leblosen Reich einzuordnen, wenn unser Urteil mehr erfassen möchte, als aus dem Verhalten oder Verschwinden einiger Symptome abzuleiten ist? „Kurz, die Frage stellt sich uns vor die Seele: was sind in den Mineralien für ganz besondere Kräfte vorhanden, die wir nur studieren können, wenn wir diese Bildungskräfte, die wir an den niederen Organismen studiert haben, hier studieren? Bei den Mineralien sehen wir sie auftreten in der Kristallisation. Die Kristallisation, die zeigt uns ganz entschieden etwas, was auftritt, wenn wir die niedergehende Evolution betrachten, was irgendwie nur im Zusammenhang stehen kann – aber nicht das Gleiche ist – mit dem, was auftritt an Gestaltungskräften, wenn wir die aufsteigende Evolution betrachten" (I, 3). Rudolf Steiner regt also an, den Blick zugleich auf die Ergebnisse der absteigenden und aufsteigenden Evolution zu lenken. Denn sowohl auf dem einen als auf dem anderen Felde ist etwas Gemeinsames charakteristisch: das Hinwegstreben von einem Mittelzustand. In Bild und Spiegelbild finden wir wechselweise die wirkenden Kräfte. Aber hier liegen entgegengesetzte Impulse zugrunde als dort, erregen darum als Heilmittel im Menschen unterschiedliche Reaktionen. Die Naturingredienzien stehen auf verschiedenen Stufen des Daseins, sie sind Ausdruck der Kräfte, die differenzierend aus den verschiedenen Weltregionen wirken.

Unter solchem Aspekt sind die Prinzipien des Heilens mit Substanzen neu durchzudenken. Heilmittel aus dem Pflanzenreich, so haben wir gesehen, führen Bildekräfte zu oder regen durch ihren (relativen) Überschuß vermehrte Tätigkeit der Bildekräfte an. Heilmittel aus dem Mineralreich entbehren gerade diese Bildekräfte. Sie werden sie darum direkt nicht fördern. Aber wie, wenn sie durch ihre genetische Prozeßgeschichte in der Lage wären, im Menschen einen Überschuß an Bildetätigkeit zu paralysieren? Die mineralische Substanz, die aus Prozessen des Absterbens, des Ablähmens, des Zurückweisens von Lebenstätigkeit hervorging, könnte sie nicht im Menschen jene Funktionen, die den rein plastischen Prozessen entgegenstehen, bestärken? Im Aufbau des Menschen ist die Gegenwart von Mineralischem, von Metallischem (von Spuren bis zu gröberer Anwesenheit) notwendig, um dem organisch-plastischen Wirken Widerpart zu halten. Ohne diese Polarität, in der sich alte Evolutionsvorgänge noch einmal konzentrieren, wäre die seelisch-geistige Existenz eines Ich im Leibe nicht möglich. Ebenso wie mit kosmisch-irdischer Notwendigkeit eine aufwärts und eine abwärts strebende Entwicklung einsetzte, so muß im Menschen das reine Bilden und Sich-Äußern des Lebens durch eine Gegenbewegung bezwungen werden. Beispielsweise ist Eisen eine von den Substanzen, die dem vegetativen Sein als die „Einhalt gebietenden" Kraftstrukturen gegenübertreten. Im Hinblick auf Bewußtsein und Selbstbewußtsein ist es im Blut eine Macht, die das Wirken des Lebensprinzips beschränkt, um jene zu ermöglichen. Rudolf Steiner nennt das Blut-Eisen in diesem Sinne sogar ein „Heilmittel", durch das sich das Ich im Leibe behauptet. Wird Eisen nicht in genügendem Maße im Funktionsspiel wirksam, so kann sich das Ich leiblich und seelisch-geistig nicht verwirklichen. Es kommt zu entsprechenden Symptomen. (Der Ausdruck Heilmittel für einen Normal-Prozeß befremdet fürs erste, weil er den Begriff der Krankheit im Normalen voraussetzt. Diesen herauszuarbeiten, gehört zu unserer Aufgabe.)

Rudolf Steiner bezeichnet die Frage nach dem Grund für das Auftreten des Eisens im Blut als eine „Kardinalfrage der ganzen medizinischen Wissenschaft" (I, 3). Das Eisen vollzieht im Blut Vorgänge, die wir, um ihre Richtung, ihren Charakter zu treffen, mit den Prozessen beim Überwinden von Krankheit vergleichen. Gewiß ist der Blutprozeß durchaus als normal anzusehen, aber er ist es erst durch die Anwesenheit des Eisens. Rudolf Steiner lenkt mit seiner betonten Fragestellung nach der Bedeutung des Eisens im Blut die Aufmerksamkeit auf bisher unbeachtete Zusammenhänge. Es befriedigt die Erkenntnis nicht, wenn nur konstatiert wird, daß Eisen in einer gewissen Form und Menge vorhanden ist und bei diesen und jenen Reaktionen die Hauptrolle spielt. Das Problem ist tiefer zu fassen. Was wäre, würde das Eisen nicht eingreifen? An diesen Punkt führt Rudolf Steiner, wenn er vom Blut sagt, daß es durch das Eisen korrigiert werde.

Eisen strebt im Menschen danach, Eigenschaften metallischer Wirksamkeit geltend zu machen. Es steht damit im Gegensatz zur plastischen, nach aufwärts steigenden Lebensäußerung. Das Blut müßte sich als solches auflösen, würden nicht die Kräfte des Eisens einstrahlen. Die kosmisch-peripherischen Impulse, die durch das Ätherische in das Blut einströmen, würden überstark im Bilden der Lebens-Substanz wirken und diese über ihren organischen Bezirk hinaustreiben, ja schließlich aus ihrem Zusammenhang heraussaugen. Ein solches Übermaß heißt aber für das Blutorgan Zerstörung, Auflösung. In den konfigurierten Organen finden die Bildekräfte ihre Begrenzung durch die Ur-Gestalten derselben. Im Blut dagegen muß das Eisen, das von der Lebensströmung nicht nur nicht aufgenommen wird, sondern selbst diese abweist, die flüssige Organmaterie durchdringen und strahlend umgrenzen. Durch diese dem Lebens-Eiweiß-Geschehen gegenübertretende Eisenstrahlung ist das Blut befähigt, sich als ein einheitlich Wirkendes allen Organen zuzuwenden. Nun erst wird die äußere und innere Atmung möglich. Das Hinzukommen des Eisens – in einer Form, die dem Niveau des Mineralischen in der Natur vergleichbar ist (als ein Sein, dem das Leben genommen wurde) – zur lebend-flüssigen Substanz konstituiert das Blut zu einem Organ und damit zu jener Ganzheit, die sich als ein System in den Gesamtorganismus einfügt und diesen durch ihre besondere Art, die abwärts und aufwärts gerichtete Entwicklungstendenz in sich zu vereinen, zentral beherrscht.

Wir dürfen nunmehr den Gegensatz von physisch-mineralischen Stoffen und Eiweiß-Substanzen als Lebensträger als sinnvoll anschauen. Das Spiel zwischen dem Leben und einem Gegenprinzip sucht fortgesetzt nach Gleichgewicht. In der Eisen-Eiweiß-Konstitution des Blutes sehen wir die Kulmination dieses Spieles. Das Blut kann dem Organismus nach den verschiedenen Funktions-Richtungen hin dienen, weil es gleichsam einen Urzustand des Irdisch-Schöpferischen verkörpert. Indem aber das Blut den Anfang der Leibessubstanz-Bildung macht (im Ringen um Gleichgewicht zwischen plastischem Aufbau und strahlend-metalli-schem Begrenzen), ist es zugleich das Organ, das gegenüber allen anderen sich abschließenden Organen die Harmonie herstellt. In dem Maße, wie es durch das Eisen von seiner „Schwäche" (ein Übermaß der Bildekräfte auf sich zu vereinen) geheilt wird, fängt es die Wirkungen aller Organe und Systeme auf, ja gleicht darüber hinaus deren krankmachende Ten-denzen aus. Darum steht das Eisen an so überragender Stelle gegenüber allen anderen physisch-mineralischen Substanzen, die im Organismus vorkommen. Es nimmt von vornherein durch seine „Heil-Aufgabe" diese Sonderstellung ein. Seine Kraft überstrahlt die Blut-Örtlichkeit und wendet sich allgemein sowohl gegen ein übermäßiges Wirken des Plasti-schen als auch gegen den Zerfall der Eiweißsubstanz, weil ihm gemäß seiner Evolutionsbestimmung, seinem Entwicklungsgehalt, die Anti-tendenz gegenüber den aufwärts gerichteten Impulsen und ihren Ver-wandlungen eingeschrieben ist. So bedeutet die Anwesenheit des Eisens im Blut funktionell ebensoviel für den oberen wie für den unteren Menschen. Dort steht es dem Abbau, hier dem Aufbau als eine von den Ich-Kräften beherrschte Macht gegenüber. Wesentlich erscheint bei allen Vorgängen: Eisen nicht als Substanz im Vordergrund zu sehen sondern seine Funktionalität. Mit dieser hat die Ich-Kraft zu tun. Sie unterhält den Eisen-Prozeß und stellt ihn den gesamten Organismus-wirksamkeiten entgegen. In solcher Beherrschung des Irdischen schafft sich das Ich die Grundlage für ein körperliches Dasein.

Wenn Rudolf Steiner in dem Durchsetztsein des Blutes mit Eisen eine Geste erblickt, die den Heilvorgängen gleicht, so ergibt sich daraus, daß die animalischen und vegetativen Vorgänge hinsichtlich des spezi-fisch Menschlichen in eine Richtung des Krankmachens geraten, sobald sie nicht in Schranken gehalten werden. Mit dem „Begrenzen" als Funktion charakterisieren wir in großen Zügen den Sinn der mineralisch-physischen Substanz. Darum begegnen wir beim Menschen, der die Ich-Bewußtheit realisiert, einer Auseinandersetzung zwischen einem pla-stisch-aufbauenden und einem ablähmenden Prinzip, einem Geschehen, das zur Krankheit führte, wäre nicht das Heilende zugleich gegeben.

Damit haben wir das Problem berührt, inwiefern Krankes im Gesunden und Heilendes im Normalen vorgebildet ist und glauben, von dieser Seite aus etwas für das Verständnis der mineralischen Tätigkeit im Menschen wie auch für die Therapie mit mineralischen Substanzen gewonnen zu haben.

Mit der Aufnahme des Mineralischen in die Lebenszusammenhänge wird die Ich-Funktionalität vorbereitet. Der Ich-Mensch kann sich durch Vermittlung der Kräfte aus der abwärts gerichteten Evolution gegenüber dem vegetativ-animalischen Aufbau im Gleichgewicht halten. Er lebt in der Polarität, die durch die auseinanderstrebenden Entwicklungen gegeben ist. Ist diese gestört, nach der einen oder anderen Seite, so wird das eigentlich menschliche Existieren unmöglich. „Übergesundheit" verhindert ebenso das Ich-Bewußtsein, die Selbst-Wahrnehmung und die Ich-Tat wie das Kranksein. Die Verbreitung des Mineralisch-Metallischen im Organismus spiegelt darum die innere – auf den Leib bezogene – Ich-Tätigkeit wider. Sie zeigt damit zugleich auch an, wie die Wirksamkeit einer Therapie mit mineralischen Substanzen zu denken ist. Wo wir diese anwenden, beabsichtigen wir, zwischen dem Leiblichen und dem Seelisch-Geistigen ein neues Gleichgewicht herzustellen. Die Ich-Tätigkeit wird durch das entsprechend zugeführte Mineralische unterstützt, indem das Fremde sie aufruft, intensiver am irdischen Bildungsimpuls teilzunehmen.

Rudolf Steiner lehrt in seiner Kosmologie, daß der Ich-Mensch sich erst in dem Stadium der Erd-Entwicklung verankern konnte, als das Mineralisch-Metallische, das „Irdische" schlechthin, entstand. Diese Korrespondenz von Ich-Geistigkeit und physisch-irdischer Umwelt gibt sowohl der Pathologie als der Therapie manchen wichtigen Aspekt. Um hier zu maßgebenden Beziehungen zu kommen, ist es vorab nötig, nach den hauptsächlichsten Bilde-Tendenzen innerhalb des Mineralischen und des Metallischen zu fragen. Einen entscheidenden Moment der Entstehungsbedingungen haben wir berührt, allein die Differenzierung in dem abwärtsstrebenden Schöpfungsgeschehen steht noch aus. Erst wenn diese Differenzierung des physischen Seins sichtbar wird, kann es gelingen, das Verwandte im Menschen-Bilde-Prozeß aufzusuchen und die Therapie zu befruchten.

Auf drei Prinzipien – Weltenkräfte – macht Rudolf Steiner aufmerksam. Sie durchdringen und impulsieren die Evolution, indem sie auf einzelnen Stufen der Natur in besonderer Weise sich realisieren. Sowohl in der Pflanzenwelt als auch in der mineralischen Welt offenbaren sich drei Grundtendenzen. In dieser als ein Nebeneinander, in jener als ein Miteinander. Selbst im Tier und im Menschen prägen diese drei Kräfte die einzelnen Glieder und Gestaltungen. In den drei Bildemächten, die wie Urwesenhaftes in die verschiedenen Entwicklungsphasen des Seins eingreifen, um zu gliedern und zu ordnen, sehen wir ein Einheitliches, das alle Schöpfungsaktivität durchzieht. In ihnen liegt das verbindende Element von der einen Daseinsstufe zur anderen. In dem Bereich der absteigenden Evolution, wo die Substanz sich vom Leben abkehrt und damit in Polarität zu den lebenden Bildungen des Pflanzen-, Tier- und Menschenreiches gerät, nennt Rudolf Steiner die drei Prinzipien des gestaltenden Wirkens: Salz, Merkur, Phosphor (Sulfur).[86]

Daß mit dieser Dreiheit kein Schema gemeint ist, sondern reale Faktoren bezeichnet sind, darüber haben wir uns in anderer Beziehung in vorausgegangenen Abschnitten verständigt. Neu ist für unseren Gedankengang die Vorstellung, daß eine Dreigliederung auch außerhalb der menschlichen Bildung Gültigkeit hat. Ja wir haben überdies Grund anzunehmen, daß jenes Gliedern durch drei Ur-Tendenzen in den verschiedenen Naturreichen aus gemeinsamen Bedingungen erfolgt. Unsere Erforschung der Welt schlägt damit einen vom Bild des Menschen erhellten Weg ein. Wir beschreiten ihn in der Absicht, die an sich beziehungslosen Einzelheiten der Natur in ihren größeren Zusammenhängen zu sehen und ihre Beziehung zum Menschen zu finden.

„Ich werde heute zunächst signifikante Anordnungen vor Sie hinstellen, die uns gewissermaßen angeben können, in welcher Weise die außermenschliche Welt in einer Art von Dreigliederung entspricht dem dreigliedrigen Menschen" (I, 5), so beginnt Rudolf Steiner die Betrachtung über die Grundbildetendenzen. Er lenkt dabei sogleich den

Blick auf Eigenschaften des Mineralreiches, auf die Löslichkeit und Salzbildung, auf das Besondere des Phosphorigen und des Merkurialen. Salz, Merkur, Phosphor repräsentieren die Ergebnisse jener Entwicklung, die sich aus dem lebendigen Urmagma abwärts wendete. (Eine Bemerkung schalten wir noch ein. Die Termini Salz, Merkur und Phosphor bedeuten mehr und anderes als das, was sie in üblicher Sprachwendung vermitteln. Als Salz-Prozeß wird zum Beispiel unter anderem die gewaltige Geste verstanden, die zur festen Erdgestalt führte. Nicht im chemisch-physikalischen Sinne dürfen deshalb die Bezeichnungen Salz, Merkur und Sulfur oder Phosphor in den folgenden Betrachtungen genommen werden.)

Dem Entstehen der festen Erde ging eine Evolutionsphase voraus, in der sich die zum irdischen Zustand drängende Substantialität in Lösung befand. Das Verfestigen mußte einen vom Kosmos influenzierten Lösungsprozeß überwinden. Erstes Stadium: lebendiges Weben und Sein im Urstoff; zweites Stadium: Ablähmen und Zurückweisen des Lebens, wirkendes Dasein im Flüssigen; drittes Stadium: Überwindung des allgemeinen Lösungszustandes, beginnende Kristallisation und Verfestigung bis hin zur Gesteinsbildung. Jeder Übergang von den vom Leben gezeugten und durchdrungenen bis zu den vom Leben befreiten Substanzen ist das Ergebnis einer schöpferischen Tätigkeit, ist ein aktives Werden.[87]

„Dasjenige, was sich in der Erde als Festes abgesondert hat, ist ja zu einem großen Teil im Grunde genommen zurückzuführen auf einen kosmischen Lösungsprozeß, der überwunden worden ist und abgetötet, abgesetzt hat die festen Teile. Und bloß an das mechanische Ablagern von Sedimenten zu denken, und darauf die Geognosie und Geologie zu gründen, ist ja eine Äußerlichkeit" (I, 5). Dem Dasein im Flüssigen wurde in einem bestimmten Moment vom weltschöpferischen Prinzip entgegengearbeitet. Das Irdische als Stofflichkeit ist nicht passiv entstanden. Die Kräfte des Auflösens, aktiv wirkend im flüssigen Element, in dem vom Leben durchdrungenen „Wasser", wurden von einer Macht, die aus einer anderen Welt-Intention als der bisherigen einsetzte, nach

228

und nach (und für einzelne Gebiete verschieden) zurückgedrängt, um eine neue Daseinsstufe, das Feste, in die Evolution einzufügen. Auch hier wieder das Entscheidende: die Aktivität, die dem Werden eines Zustandes zugrunde liegt. Das Leben wird abgelähmt, die Lösungsverhältnisse überwunden, die Verfestigungskräfte aufgenommen. Der Kampf zwischen dem kosmischen Lösen und dem die Erde bestimmenden Konsolidieren erfüllt die Entwicklungsphase, die wir hier nur kurz berühren.

Das Überwinden des wäßrigen Seins – mit seiner auflösenden Kraft – kennzeichnet nicht nur jenen langvergangenen Abschnitt der Erdgeschichte. Immer gegenwärtig spielen diese Vorgänge auch im Menschen eine wesentliche Rolle. Dieser muß sich mit den Lösetendenzen alles Wäßrigen, die in sämtlichen Prozessen seines Flüssigkeitsorganismus vorhanden und von ihrer äußerlichen Seite her als chemische Aktivität charakterisierbar sind, ständig auseinandersetzen. Seine Existenz gründet darauf, daß er als Mikrokosmos die Evolution wiederholt und im Wiederholen die eigene Gestaltung findet. Sein Knochen-System verdankt er einem Vorgang, der auf das Erde-Werden zurückweist. Die festen Substanzen, die verschiedenen Kalkverbindungen, lagern sich nicht einfach und zufällig aus dem zirkulierenden Blut ab, sie werden aktiv aus ihren Lösungsverhältnissen herausgenommen. Das Auskristallisieren des Salzhaften, das Trennen von der Lösungsphase, ist im Organismus eine Leistung, die von dem innersten Aufbauelement – dem Ich – vollzogen wird. Dabei sind ähnliche Kräfte als „Hilfen" am Werk wie bei jener frühen Erdphase, wo aus dem lebendigen Magma und aus dem flüssigen Sein das Feste tätig hervorgeholt wurde. „Da geht irgend etwas vor draußen beim Lösen, was der Mensch aus sich herausgesetzt hat. So daß es sich darum handeln wird, nachzuforschen, welche Beziehung Lösungsprozesse im außermenschlichen Kosmos zu den inneren Vorgängen des menschlichen Organismus haben" (I, 5). Überall dort, wo im Organismus Substanz in Formgebilde hineinplastiziert wird, wo also die stabilen Organe entstehen, ist die Herrschaft des Wäßrig-Lösenden für diesen Bezirk überwunden. Organische Materie lagert sich nicht einfach ab, sedimentiert von sich aus nicht aus den Gewebeflüssigkeiten heraus, um Stoff für Organe und Gewebe zu liefern. Sie wird differenziert aus dem Säftestrom ausgewählt und nach innen genommen unter Abweisen des Flüssigen und seiner chemischen Aktivitäten. In diesen Vorgängen spielt ein ständiger Kampf zwischen den Tendenzen der physischen und ätherischen Kräfte einerseits, den dirigierenden Impulsen des Astralleibes und des Ich andererseits. Das in jeder Weise aktive Lösungsmilieu sind die Gewebesäfte, sämtliche flüssigen Bestandteile des Organismus. Sie alle werden von den kosmisch-peripherischen Kräften des Erdenumkreises durchdrungen. Soweit überhaupt Organe konfiguriert werden, ist die Lösungsaktivität überwunden. Gewebesäfte, Lymphe und Blut bewahren den aus der Urzeit herrührenden Zusammenhang des Menschen mit bestimmten Impulsen des Kosmos.

Der Blick auf solche einzelnen Evolutionsgesten macht uns verständlich, warum die Aufnahme von Flüssigem und Salzhaftem für den Menschen lebensnotwendig ist. In „Wasser" und „Salz" konzentrieren sich, prozessual gesehen, Schwerpunkte seiner Entwicklung, seines Daseins. Ihre Bedeutung leuchtet auf, sobald wir ihren (hier nur kurz skizzierten) Ausgang berücksichtigen. In ihnen und durch sie wirken treibende und retardierende Kräfte des Aufbaus. Ihre Gegensätzlichkeit bestimmt das menschliche Sein ebenso wie das des Erdlebens. Der Mensch ist gesund, wenn sich das Verhältnis von fester Substantiierung (tätigem Herausnehmen der verschiedenen Substanzen aus ihrem Lösungsmilieu) und flüssigem Sein (aktiv in Lösung gehaltenem Stofflichen) das Gleichgewicht halten, so wie es der individuellen Verkörperung entspricht. Störungen in diesem Verhältnis betreffen sogleich das Zentrale des Menschen, angefangen von leichten Beeinträchtigungen des Befindens, leiblicher wie bewußtseinsmäßiger Art, bis hin zu schweren Krankheitszuständen. Immer sind es dabei die Ich-Kräfte, die sich in der Auseinandersetzung zwischen Festem und Flüssigem durchsetzen müssen. Man darf sagen: Die Ausgeglichenheit des Wasser- und Salzhaushaltes bestimmt den Grad der Gesundheit unmittelbar. Seine Verschiebung hat stets irgendein Kranksein zur Folge. Andererseits gibt es kaum Krankheiten, bei denen die Wasser- und Salzregulierung nicht in Mitleidenschaft gezogen wäre. Denn zwischen dem Hervortreten des Salzhaft-Festen und dem Lösen, zwischen dem Gerinnen der Substanz in die Form und dem Bewegen des Wäßrigen vollzieht sich der Aufbau der Organisation und ihre Erhaltung. Eine Entgleisung des Wechselwirkens dort wird nachgeordnet zu einer Läsion hier und umgekehrt. Die Deformation beginnt „vor" dem eigentlichen Organgeschehen in dem feinen Wechsel von Festem und Flüssigem, von Lösungsvorgängen und ihrem Gegenteil. Darum verraten die während einer Krankheit auftretenden Symptome, wenn sie Ausdruck des Wasser- und Salzverhältnisses sind – Durst, Ablehnung von Flüssigem, Salzbedürfnis, Widerwillen gegen Salziges – manches Tieferliegende vom Gesamtzustand, vom allgemeinen Befinden, weil sie mit den Elementen der Konstitution zusammenhängen.

In den ganzen Funktionsumkreis – Tätigsein im Auflösen, Bilden von Salzen, Behaupten des flüssig-bewegten Daseins, Strukturieren des Festen – sind alle Wesensglieder verwoben. Da das ganze Geschehen die Ich-Inkarnation vorbereitet, gruppiert es sich in der Hauptsache um das richtige Anwesendsein des Salzhaften. Das individuelle Seelisch-Geistige entfaltet sich an dieser Auseinandersetzung zwischen Flüssigem und Festem, zwischen Lebentragendem und Totem als an einem schöpferischen Spiel, zu dem alle geistigen Bildner das Ihrige beitragen. Darum gibt das Bedürfnis nach Salzhaftem oder nach Flüssigem etwas von der Situation kund, in der sich das Seelisch-Geistige gegenüber dem Leiblich-Physischen befindet. Zeigen die Äußerungen des Krankseins, die Bedürfnisse in der Nahrungsaufnahme mehr die Neigung des Organismus zum Verflüssigen, Verfließen oder zum Konsolidieren, zum Verfestigen? In welcher Richtung können bestimmte Symptome die Verhältnisse aufklären? Mit dem vom Körpergefühl zusätzlich verlangten Salz geschieht ja etwas Neues im Funktionskreis. Wird die Entgleisung dadurch verstärkt oder aber abgeschwächt? Das vom Durstempfinden geforderte Wasser regt vermehrte Auflösetätigkeit an. Geht solche Änderung im flüssig-bewegten Dasein auf Bahnen des Krankseins oder des Ausgleichens? Verbirgt sich etwa in den Symptomen exakt geäußerter Bedürfnisse das Spiel der Gegenregulation? In welchem Verhältnis mag dann die Symptom-Äußerung zur Gesamtstörung stehen?

Rudolf Steiner macht die interessante Bemerkung, daß Menschen, deren Geistig-Seelisches im unteren System sich zu stark mit dem Physisch-Ätherischen (das heißt mit dem Leibesgeschehen) verbinde, nach Salz verlangen. Die unteren Funktionskräfte, welche durch die zu intensive Aktivität von Ich und Astralleib zu einer Tätigkeit gezwungen werden, die allein dem oberen System angemessen ist, versuchen in einer besonderen Reaktion, sich in ihrer Eigenheit zu halten. Sie wollen – paradoxerweise – durch vermehrte Auflösetätigkeit (Bedürfnis nach Salzhaftem, Salz von außen) das dem oberen System zugehörige Geistig-Seelische verdrängen. Es besteht in diesem Fall kein eigentlicher Mangel an Salz. Dieses wird verlangt, um die Tätigkeiten des Lösens zu steigern, die polarisch zu der krankhaften „Erd-Bildung" (veranlaßt durch die zu starke Anwesenheit des Seelisch-Geistigen in diesem Bereich) verlaufen. Durch die Löseprozesse wird die „Erd-Bildung" am falschen Ort paralysiert. Mit anderen Worten: Indem der Kranke vermehrt nach Salz verlangt und dieses aufnimmt, bekämpft er im unteren System den Erdbildungsprozeß, der hier nur andeutungsweise wirken darf. Er facht mit der Befriedigung seines Begehrens nach Salz die Selbstheilung an, die das Verhältnis von Geistig-Seelischem und Physisch-Ätherischem neu zu ordnen strebt. Das Ankämpfen gegen den Erdbildungsprozeß bedeutet „im Grunde nichts Geringeres als ein Freimachen des unteren Menschen von dem Geistig-Seelischen, ein Hinaustreiben des Geistig-Seelischen aus dem unteren Menschen zunächst etwa in den oberen Menschen hinein. In allen Fällen also, wo eine Gier nach Salz vorliegt, läßt uns diese Gier nach Salz erkennen, daß sich in einer gewissen Weise der untere Mensch befreien will von der zu starken Wirksamkeit des Geistig-Seelischen in ihm, daß er diese Wirksamkeit des Geistig-Seelischen gewissermaßen nach dem oberen Menschen abfließen lassen will" (I, 5).

Die geisteswissenschaftliche Diagnose lautet also: Ich und Astralleib fachen im unteren Menschen Prozesse an, wie sie der Art nach für den oberen Menschen normal sind. In diesem kommt eine Tätigkeit, die dem Werden der Erde vergleichbar ist, zu Ende: die Kopforgane entstehen. Im unteren Menschen darf solche „Erd-Bildung" nur in statu nascendi vorhanden sein. Was darüber hinausdrängt, äußert sich in Formen, die nicht mehr normalen Funktionscharakter haben. Solche Symptome können bei den verschiedensten Krankheitszuständen auftreten, denn sie sind lediglich Ausdruck eines allgemeinen Verhaltens der Wesensglieder. In ihnen spricht noch nicht die Bestimmtheit differenzierter Veränderungen. Der Kranke empfindet Salzhunger, weil der untere Funktionskreis Salze lösen möchte, um sich durch ein gesteigertes Tätigsein im Auflösen von dem aufgedrungenen Prozeß des Ablagerns salzhaltiger Substanzen zu befreien.

Dieser Akt der Selbstheilung belehrt uns über das Wie des organischen Vermögens, sich wieder ins Gleichgewicht zu setzen. Obwohl Krankheitsmoment und Symptomausdruck einen gemeinsamen Ursprung haben, streben sie auseinander. Im angenommenen Fall kommt es zu Vorgängen, die am falschen Ort Salz ablagern. In einer Gegenbewegung wird aus dem Zusammenklang der inneren Funktionen Salz von außen gefordert. Also ein gleiches Element. Etwas, was auf ähnliche Weise entstanden ist, kann als ein Äußeres den kranken Zustand aufheben. Eine solche Heiltendenz, das Gleiche zu suchen, in das die Krankheitsprozesse verstrickt sind, beruht auf einer Gesetzmäßigkeit, die wir uns durch die Vorstellung vom unterschiedlichen Eingreifen der Wesensglieder Oben und Unten und von ihrem stets die Einheit neu herstellenden Wirken nahe bringen können. Ebenso wie sich Aufbau und Abbau radikal gegenüberstehen, vom Menschen jedoch für die höheren Aufgaben zusammengespannt werden, so treten auch krankmachende und heilende Faktoren ohne Übergang in die Erscheinung und streben nach entsprechenden Ausgleichen.

Die Überwindung eines inneren Vorganges, der sich aus der harmonischen Gliederung der Funktionen abspaltet, kann sich an einem ähnlichen von außen zugeführten Vorgang entzünden! Das verrät der Organismus selbst durch die Art, wie er sich wieder zurechtrückt und heilt. Bei unseren therapeutischen Absichten können wir für bestimmte Krankheitsgruppen diesem Vorbild folgen. Wir wählen dann einen Naturvorgang, der dem Krankheitsvorgang in seiner Geste ähnlich ist. Der eingeführte Naturprozeß spornt den Organismus zu ungewöhnlicher Tätigkeit an. Den dadurch aufgerufenen Kräften wird eine bestimmte Richtung des Wirkens gebahnt. Sie wenden sich nun gegen den krankhaften inneren Vorgang und überwinden ihn schließlich. Was derart Ergebnis der Selbstheilung nach innen ist, ist die Umkehrung der Reaktion auf das äußere Heilmittel.

Rudolf Steiner erwähnt, der Mensch verlange dann nach Salz, wenn er eine Tätigkeit entwickeln möchte, die sich der Salzbildung am falschen Ort entgegenzustemmen vermag. Das Sich-Hingeben an eine zusätzliche Auflöse-Arbeit kann nur im unteren Menschen stattfinden. Das Symptom der Gierigkeit nach Salz ist deshalb eine charakteristische Äußerung des unteren Menschen. Im oberen Menschen gibt sich das zu starke Hinneigen zur Salzentstehung anders kund und muß auch anders geheilt werden. Wenn der untere Mensch im Auflösen tätig ist, verharrt er sinnbildlich auf einer frühen Stufe der Gesamtentwicklung. Greift das Geistig-Seelische hier zu stark ein, erzwingt es dabei den späteren Entwicklungsschritt, so verdichten sich jene Vorgänge, die denen im oberen System gleichen. Das aber bedeutet Störung der Ganzheit.

Wir haben uns im bisherigen Gedankengang ganz im Allgemeinen bewegt. Die Prozessualität des Salzartigen soll nun durch das Verhalten einer bestimmten Substanz näher umschrieben werden. Rudolf Steiner schildert den Kalk als ein besonderes Beispiel des salzartig Physischen. Die Entstehung des Kalkes geht nicht zurück auf die Stufe des lebendigen Pflanzen-Wesenhaften, sondern auf die des tierischen Seins. Die Geschichte seines Abwärts-Weges spiegelt den Aufwärts-Weg des Lebendig-Animalischen. Kalk gehört als Prozeß zum ganzen Bereich des Tierwerdens. Sein „Ankommen" auf der mineralischen Stufe wurde durch das Abstreifen der animalischen Bildetendenz möglich. Darum bezeichnet Rudolf Steiner den Evolutionsakt der Kalkentstehung als eine Entanimalisierung. Nicht die Geste eines bloßen Abfallens von einem organischen Zusammenhang ist das Wesentliche dieses Substanzwerdens, sondern die des Herauslösens aus einem umfassenden Gesamtprozeß. Wieder stoßen wir auf ein schöpferisches Prinzip, durch das Wirkendes aktiv Gegenwirkendes hervorruft. Mit der Aufwärts-Entwicklung der Tierheit geht ein wichtiger Abschnitt der Erdbildung im Strukturieren des Kalkes parallel, als Gegenwirkung, als schöpferische Leistung. Aus riesigen tierischen Lebensprozessen traten die Kalkformationen der Erde hervor. Gewaltige Lebens- und Todesvorgänge spielten dabei zwischen dem Kosmos und der sich allmählich verfestigenden Erde. Diese Vergangenheit haftet dem gegenwärtigen Kalk als Potenz noch an. Er ist nicht nur die im Laufe der Zeit abgelagerte und durch Druck geschichtete, zusammengeballte Materie. In ihm bleibt die Geschichte seiner Bildung als Prozeß bestehen.

Tierische Eiweißprozesse haben den Kalk ausgeschieden. Außen- und Innenskelette sind das Ergebnis aktiver Funktionen des Tierelementes. Das, was während Urzeiten in jetzt nicht mehr vorhandenen Maßstäben im Großen geschah, vollzieht die Auster in ihrer gegenwärtigen Modalität in kleinem Ausmaß. Sie treibt aus ihrem flüssigschleimigen Eiweißzusammenhang das kalkhaltige Außenskelett in die Peripherie. Sie bedarf dieser Tätigkeit zu ihrem Dasein. Den kohlensauren Kalk kann sie nicht in ihrem Eiweißgefüge darinnen behalten. Rudolf Steiner pointiert diese Lebenstatsache, indem er der Auster einen höheren Platz in der Tierreihe unterstellt, wenn sie ihren Kalk nicht ausstieße. Die Auster vollzieht aber die Kalkausscheidung nach außen vollständig und plaziert sich dementsprechend als ein wenig differenziertes Wesen im Tierreich.

Was kann nun dieser besondere Kalk (als Ausdruck einer Prozeß-Geschichte, als bestimmter Vertreter vom Niveau des Mineralischen, als „Salz" im umfassenden Sinne) für den menschlichen Organismus bedeuten? Der Mensch hat Kalk in verschiedenen Verbindungen und

Zuständen in sich. Kalk ist sowohl in die Substanzen der Gerüste einge-
baut, als auch in den Gewebe- und Blutflüssigkeiten vorhanden. Die
Organismus-Ökonomie bringt ihn auf immer neue und andere Weise in
Berührung mit den Eiweißvorgängen. Wir gehen wohl nicht fehl, wenn
wir in seinem Anwesendsein eine Rolle vermuten, die, wo nicht gleich,
so doch ähnlichen Charakters ist wie jene des Eisens als Werkzeug für die
Ich-Funktionen. Jedenfalls werden wir durch Rudolf Steiner unter
anderem auf eine Kalkbedeutung aufmerksam gemacht, die uns zu dem
Vergleich mit der Eisen-Potenz berechtigt. Der im Blut gelöste Kalk
hat eine spezifische Aufgabe. Ehe diese erfüllt werden kann, muß erst
der Prozeß, der die Substanz Kalk in Lösung überführt und mit dem
Bluteiweiß zusammenbringt, geleistet werden. Das Vorhandensein
des Kalkes im Blut darf nicht als selbstverständlich hingenommen werden. Bei manchen Krankheitsmomenten wird das ohne weiteres evident.
Vor allem dann, wenn der Gehalt an Kalk sich vermindert und dabei
tiefgreifende Veränderungen des Gesamtorganismus und der Bewußt-
seinslage eintreten. Es verbirgt sich eine bestimmte Aktivität hinter dem
So-Sein. Rudolf Steiner schildert sie im Spektrum der Ich-Tätigkeiten.
Durch die Art, wie das Ich sich am Blut-Kalk engagiert und diesen in
der Schwebe zwischen organischem und mineralischem Niveau hält,
ist es in der Lage, Kräfte für das Denken zu entfalten. Eisen befähigt
zur Bewußtheit als solcher. Kalk zur Anwendung des Bewußtseins im
denkenden Tun. Aber weder „macht" Eisen einen Funken Bewußtsein,
noch Kalk einen einzigen Gedanken. Diese mineralischen Stoffe, die zur
irdischen oder physischen Stufe hintendieren, sind die Korrelate für die
höchsten Tätigkeiten, die allein (und diese Erkenntnis ist das Zentrale
der geisteswissenschaftlichen Menschenkunde) das Ich vollzieht. Durch
sie wird das Ich veranlaßt, sich mit dem Leibe auseinanderzusetzen, um
als irdisches Wesen seine Geistnatur zu verwirklichen. Die Fähigkeiten
des Menschengeistes sind also an die unterste Stufe des Erdendaseins
geknüpft.

Noch einmal wenden wir uns zum äußeren Natur-Bild, zu jener
eigenartigen Geste, wie sie dem Werden des Schalenskeletts innewohnt.

Die Auster stößt den Kalk ab. Sie erfährt ihr Sein in gerade diesem Tun, das die Substanz des Kalkes von der des Eiweißes scheidet. Vollzöge die Auster diese Trennung nicht, so würde sie sich auf den Entwicklungsschritt zubewegen, den der Mensch vornimmt, um unter Erdverhältnissen ein Höheres zu offenbaren. „Gewissermaßen zeigen die Kräfte, welche die Schale bilden und von innen nach außen leiten, den Weg, wie abgeführt wird aus der Auster dasjenige, was dann, wenn es sich mit ihrem organischen Wachstum verbinden würde, die Auster sehr gescheit machen würde, was die Auster eben zu einem sehr hohen tierischen Wesen gestalten würde. Das wird nach außen geleitet, das wird abgeleitet" (I, 5). Es geschieht also etwas – wie in einem Symbol –, was im Menschen ein reales Gegenbild hat. Er hält den Prozeß, welchen die Auster zu Ende führt, partiell auf. Ein Teil des Kalkes bleibt im flüssigen Eiweißmedium des Blutes und der Gewebesäfte, ein anderer Teil wird abgestoßen: zum Aufbau der Gerüste. (Dabei treten zwei Gesten hervor: im Kopfbereich die Tendenz zum Außenskelett, im übrigen Organismus zum Innenskelett; dazwischen ist in der Strukturierung der Organe hier die eine, dort die andere Form des Ausgliederns von Kalk vorherrschend.)[88]

Nun erhebt sich die grundlegende Frage: Welchen therapeutischen Wert hat Kalk? In welchem Sinn ist die Vorgeschichte der irdisch gewordenen Substanz bei der Therapie von Belang? Äußert sich noch etwas vom Vergangenen, wenn Kalk einer bestimmten Form in die gegenwärtige Prozeßwelt des Menschen hereingenommen wird? Der Austernschalenkalk bewahrt in sich, wie Rudolf Steiner lehrt, die Form-Geste seiner Entstehung. Er ist nicht nur die Substanz, die vom Lebensmäßigen und Astralischen abgesondert und „tot" ist, sondern an ihm haftet noch das Gestaltungsprinzip, das die Richtung zum Mineralisieren und Formen des Schalenskelettes gab. Wird ein solcher Kalk als Medikament in den Organismus gebracht, so wird er aus dem Zustand seiner Erstarrung und Ruhe befreit. Dabei kommt seine Werdegeste wieder zum Vorschein: Die Kalksubstantialität drängt an die Peripherie. Zunächst erregt sie bei ihrer Aufnahme den oben geschilderten Lösungsvorgang und ist als Salz-Modalität den Auflösekräften unterworfen. Dann aber beginnt sie, ihre eigene Bildetendenz durchzusetzen. Ein solches Hindrängen zur Peripherie kann jedoch nicht ohne gleichzeitige organische Tätigkeit ablaufen. Die höheren Funktionskräfte des oberen Menschen, die bei dem angenommenen Fall den unteren Menschen belasteten, werden veranlaßt, das Substanzgeschehen zu begleiten. Sie werden auf diese Weise nach dem Ort ihrer ursprünglichen Tätigkeit zurückgelenkt. Berücksichtigen wir die Hauptphasen der Arzneinwirkung, so dürfen wir sagen: Der Austernschalenkalk (Calcarea carbonica) strebt aus dem unteren Menschen heraus, weil er nicht in Lösung bleiben will, und erregt damit zugleich eine verstärkte geistig-seelische Tätigkeit in Richtung zur Peripherie und zum oberen Menschen. Die Eigenkraft der Gestaltung, die das Schalenskelett in sich birgt, läßt diesen Kalk im Organismus von einem relativen Zentrum weg zur Peripherie hintendieren. „In diesem von innen nach außen Treiben" betont Rudolf Steiner, liegt die Heilkraft, die arzneiliche Bedeutung.[89]

Das Problem ist noch nicht bewältigt. Wir nähern uns jedoch einer vorläufigen Lösung, wenn wir zwischen dem Selbstheilungsbestreben des Organismus und dem durch einen therapeutischen Akt eingeleiteten Heilvorgang unterscheiden. Die Einheit der Organisation zielt von sich aus danach, eine Art Gleichgewicht wieder herzustellen, wenn ein Funktionskreis durch Ausfall oder Verstärkung die harmonische Koordination störte. Nicht immer ist der Mensch – durch Blockierung seiner zentralen Kräfte, die selbst in das Krankheitsgeschehen eingetaucht sind – in der Lage, sich selbst zurechtzurücken. Er vermag es aber manchmal dadurch, daß er instinktiv Hilfe von außen sucht. Zum Beispiel bei der obigen Annahme, indem er in der Nahrung vermehrt nach Salz verlangt. Im Überwinden des Salzhaften werden Auflösevorgänge angeregt, die wiederum Gegenbewegungen zur Folge haben, insgesamt Änderungen setzen, welche auch die kranke Situation nicht unberührt lassen. Anders der Anlauf beim Eingreifen eines Heilmittels, das über den diätetischen Bereich hinausgeht. Wird (wie für den Austernschalenkalk geschildert) eine Substanz vom Niveau des Mineralischen eingeführt, so bringt diese ihre Eigentendenz auch im Organismus des Menschen zur Geltung, er muß sich mit dieser auseinandersetzen. Es spielt nun nicht allein der Vorgang des Lösens die vordergründige Rolle, sondern das Aktualisieren der Bildegeste, die in die Substanz eingeschrieben ist. In Gegenaktion zu dem von außen inszenierten Vorgang richtet sich der Organismus in seine ursprünglichen Gegebenheiten wieder ein. Also die originäre Selbsthilfe und die induzierte Heilung gehen zwei Wege.[90]

Mit solchen Bemerkungen wollen wir nicht theoretisieren. Es geht uns darum, Annäherungsvorstellungen zu erwerben, die die äußeren Fakten im Lichte der okkulten Befunde nach und nach verständlich machen. Denn das gehört zu der auf uns wartenden Aufgabe: das Tatsächliche vom geistigen Bilde her zu ordnen. In keinem Punkte will die anthroposophische Medizin etwas Fertiges bieten. Auch mit Wissen der geistigen Zusammenhänge bleibt uns die Entscheidung, entweder in der Zerstreuung der Einzelheiten, die dem Verstande einleuchten, unterzugehen, oder durch höheren Gebrauch des Denkens in der Vernunft das Allgemeine und Übergeordnete zu finden. Wir dringen dann zur Wahrheit vor, wenn wir die Idee zu den Fakten, ob physisch leibliche (sinnlich wahrnehmbar) oder geistige (okkult wahrnehmbar), hinzufügen. Auf diesem Arbeitsweg befinden wir uns, sobald wir okkulte Inhalte an medizinische Fragen herantragen, um zu einem geisteswissenschaftlichen Urteil zu gelangen. Ohne das eigene Erkenntnisbemühen würden die einzelnen Mitteilungen ebenso beziehungslos nebeneinander stehenbleiben wie die Wahrnehmungen, wenn ihnen das Denken nicht entgegenkommt, das die volle Wirklichkeit erst herstellt. (Siehe Rudolf Steiner: Grundlinien einer Erkenntnistheorie der Goetheschen Weltanschauung, 1886.)

Am Erscheinungsbild der Auster haben wir uns die Entstehung einer bestimmten Substanzart vergegenwärtigt. Kalk zeigt sich dabei – allgemein gesehen – als das Ende eines Entanimalisierungsprozesses und repräsentiert innerhalb des Mineralischen das „Salzhafte". Wie verhalten sich nun die anderen typischen Bildungen der physischen Stufe? Aus welchen Impulsen gehen Phosphor und Schwefel hervor? Ist die oben skizzierte Entwicklungsidee des Mineralischen auch auf sie anwendbar? Rudolf Steiner gibt zu verstehen, daß die beiden Substanzarten ebenfalls aus dem Zustand eines belebten und lebendig-animalischen Erdwesenhaften hervorgegangen sind, daß also auch ihnen die Vorgeschichte einer abwärts gerichteten Entwicklung anhaftet. Die hier notwendige Umkehr unserer bisherigen Vorstellungen macht uns einige Mühe: Mineralisches Sein entsteht nicht durch zufällige Konstellationen von Grund-Teilen, es verdankt seinen Ursprung einer höher gearteten Seins-Stufe. In ihm verbirgt sich immer ein Rückgang der Entwicklung. Diese Neuorientierung des Wissens rückt das Folgende dem Verständnis näher und läßt Gedanken zu sinnvoller Therapie keimen.

Die Vorgeschichte des Phosphors können wir uns nicht so greifbar wie die des Kalkes vor Augen führen. Die Prozeßgeste von Phosphor deutet auf eine Verinnerlichung, auf einen Vorgang, der etwas einschließt. Das tritt deutlich hervor, sobald Phosphor frei wirksam wird. Die Lumineszenz, die Neigung zur vollständigen Oxydation zeigen, wie er geneigt ist, das einmal in sich Konzentrierte wieder nach außen zu geben. Welch andere Erscheinungsweise als die des Salzes, das zur Form, zur Kristallisation drängt. Die Gegenüberstellung der beiden Kategorien macht etwas sichtbar, was die einzelne für sich nicht ohne weiteres verrät. Phosphorige Substanzen und Salzartiges verhalten sich zu den Imponderabilien Licht und Wärme polarisch. Das, was der Phosphor in sich trägt, ja, was ihn konstituiert, mangelt dem Salz. „Wenn“, so führt Rudolf Steiner an, „sich alles Salzartige gewissermaßen so verhält, daß es sich hingibt an die Umgebung, so liegt der Grund darinnen, daß alles Salzartige dadurch entsteht, daß die entsprechenden Substanzen entblößt sind, befreit sind von der inneren Wirkung der Imponderabilien des Lichtes und anderer Imponderabilien“ (I, 5). Das Salz hat also während seiner Entstehung, bei dem Vorgang der Aussonderung aus dem Flüssigen, aus der organisch-lebendigen Urstofflichkeit, das Imponderable (womit alle Ätherqualitäten gemeint sind) von sich abgestoßen. Die Beziehung der nun „toten“ Substanz zum Ätherischen ist durch die Verfestigung anders geworden. Sie ist nicht absolut verloren gegangen.

Das freie Fluktuieren und das direkte Eingreifen sind aufgehoben. Die Ätherqualitäten – generell gesprochen: die Imponderabilien – umfluten, umströmen und durchziehen zwar das Salzartige, jedoch gelangen sie in ihm zu keiner Tätigkeit, wie sie vordem im Urmagma herrschte. Sie sind für das Salz Außenwelt. Im Gegensatz dazu gehören die Ätherelemente beim Phosphor, beim Schwefel und bei den ihnen verwandten Substanzen zum Konstituierenden ihres Stoffes-Seins, zu ihrer Prozeßwelt. „Dasjenige, was das Salz von sich weghält, das trägt dieser Phosphor in sich. Die also dem Salze polarisch entgegengesetzten Substanzen sind diejenigen, die gewissermaßen das Imponderable, namentlich das Licht, aber auch anderes Imponderable, die Wärme und dergleichen verinnerlichen, es zu ihrem innerlichen Eigentum machen" (I, 5).

Die salzartigen Substanzen stoßen die Ätherkräfte von sich ab während der Vorgänge, die sie vom Lebensniveau nach abwärts führen. Die phosphorigen dagegen halten bestimmte Ätherkräfte fest, verdichten sie sogar noch und drängen sie vorübergehend zu einer Metamorphose ihres Verhaltens. Eine vollendete Polarität innerhalb der irdischen Stoffeswelt. Darum nimmt es nicht wunder, wenn Rudolf Steiner gerade bezüglich der Therapie auf diesen merkwürdigen Gegensatz aufmerksam macht, der etwas vom Heilwert der beiden Entitäten offenbart.

Die Geste der Verinnerlichung (in bezug auf die Imponderabilien) ist dem Phosphor eigen. Durch sie steht er im Spektrum der irdischen Substanzen an ganz besonderer Stelle. Sein Gang „nach unten" ist quasi nicht vollendet. Seine Herkunft verbirgt sich, weil das, was er verinnerlicht und was dadurch im Wesenhaften der Erde geschieht, sich nicht im Groben abspielt, wie etwa die Kalk-Abscheidung. Er bezeichnet, wo er im Mineralischen auftritt, mehr oder weniger die zurückgelassene Spur ausgebreiteter organischer Funktionen im Urwerden. In ihm haben wir die Konzentrationspunkte zu sehen, mit deren Hilfe die Entwicklung nach aufwärts stieg. Sprechen wir Phosphor als Heilmittel an, so meinen wir jene Funktionalität: einerseits das Verinnerlichen, andererseits das Freigeben der Imponderabilien. Sein ursprünglicher Charakter teilt sich dem Organismus mit. Er „verbrennt" allerdings dort nicht so,

wie es das äußere Agieren zeigt. Er ruft, indem er sich „hingibt", Tätigkeiten auf, entzündet Vorgänge, die das mit ihm eindringende Ätherische, das frei wird, zu bewältigen haben. Das bringt den Organismus
selbst verstärkt in die Richtung des Verinnerlichens der Imponderabilien.

Sehen wir beim Phosphor in der Gegenwart die Vehemenz seines
Wirkens, so haben wir bei seiner Entstehung im großen Erdprozeß
etwas wie ein Zurückhalten zu vermuten. Es werden die Imponderabilien in ihm aufbewahrt, gewissermaßen konserviert. Die ehemals vom
organischen Wirken benutzte Substanz wird bei ihrem Entlassen auf
die mineralische Stufe nicht völlig entblößt von den ätherischen Impulsen. Überdenken wir diese Eigenheiten, dann rücken alle Vorgänge, bei
denen Phosphor innerhalb des Organismus eine ausschlaggebende Rolle
spielt, in ein besonderes Licht. Phosphor ist dort vonnöten, wo zwischen
der vom Leben durchwirkten Substanz und Dynamik und den mineralisch-physischen Stoffen und Kraftsystemen vermittelt werden muß. Er
bietet sich durch sein Verhältnis zu den Imponderabilien dem Tätig-
Sein der höheren Wesensglieder unmittelbar als Werkzeug an. So ist er
gerade an den Übergängen und Verwandlungen der Leibessubstanz
beteiligt. Rudolf Steiner erklärt dies damit, daß die Ich-Geistigkeit in
bezug auf ihre irdische Verwirklichung sich gerade der flüchtigen Phos-
phor-Prozesse bedient und daß an jedem Punkt des Auftretens von
Phosphor ein Ausdruck jener Ich-Tätigkeit vorliegt. Durch die Phosphor-
Einschaltungen läßt die Organismus-Regie in gestuften Konzentrationen
Licht und Wärme wirken. Ätherkräfte werden im Lebensprozeß
sowohl verdichtet als freigelassen, werden durch das Phosphorgeschehen
fixiert, um im Bereich des chemischen Agierens und Reagierens verfügbar
zu sein. Die Ich-Tätigkeit, die sich durch den Astralleib und durch den
Ätherleib erstreckt, ist es selbst, die die Substanz Phosphor aus ihren
Lebensverbindungen herauslöst und zum mineralischen Niveau abwärts
drängt. In diesem Vorgang des „Phosphorisierens" schafft das Ich an
seiner physischen Gestalt (im Blut, im Gewebe, im Skelett). Entscheidend die Vorstellung: Die Ich-Funktionalität entbindet den Phosphor
aus der Lebensschicht und benützt das, was der Phosphor verinnerlicht,

für die Prozesse, die zwischen dem physischen System und dem Ätherleib ablaufen müssen, damit sie sich im Körper-Sein halten kann. Wir
blicken wieder auf eine Art des Ich-Konfrontierens mit der Substanz:
anders ist sie beim Eisen, anders beim Kalk, anders hier beim Phosphor.
Und jeweils handelt es sich um die Erregung des Leiblichen zur Ich-
Funktion, um die Anwesenheit des Ich im Leibe, um die Realisierung
des geistigen Daseins.

Wir gestehen uns ein, daß wir nach diesen Überlegungen einen
Sprung zu machen haben, wenn wir uns nun umschauen, welche Möglichkeiten des therapeutischen Einwirkens mit Phosphor gegeben sind.
Wir ahnen in diesem Fall, wie bei einer Substanz, die im Organismus
normalerweise so umfassende und komplizierte Aufgaben erfüllt,
Arzneiprüfungen nicht ausreichen, auch nicht Bilder von Vergiftungen,
um ihre „Angriffspunkte" aufzudecken. Denn zuerst ist im einzelnen
zu eruieren, inwieweit Phosphorprozesse in den betreffenden Funktionskreisen notwendig sind. Im Erfassen des Zusammenhanges der Phosphor-
Spuren wird sich nach und nach der therapeutische Bezug klären. Bei
kaum einer anderen Substanz sind wir für die Beurteilung ihrer Wirk-
samkeit so wie beim Phosphor darauf angewiesen, von vornherein die
Entwicklungsgeste zu berücksichtigen: Abwendung vom lebendigen
Sein nach abwärts zum Physisch-Toten, Verinnerlichung (Konzentrierung) bestimmter Ätherkräfte. Auf dieses Qualitative haben wir in der
Therapie zu achten. Ist beispielsweise das Hinstreben der höheren
Wesensglieder, besonders des Ich zum Physischen zu schwach, so kann
Phosphor mit seinen gespeicherten Wärme- und Lichtentitäten eine
Brücke zu dem schlagen, was durch physischen und ätherischen Leib
an Gliederung und Körpersein geschaffen wird. Es erfolgt also mit
der therapeutischen Phosphorgabe eine Verstärkung (oder Überwindung) einer im Organismus schon vorhandenen Funktions-Tendenz.
Prinzipiell wird gegenüber den organischen Vorgängen durch Phosphoranwendung nichts Neues intendiert. Und trotzdem ist Phosphor ein so
überragendes Heilmittel. Er ist es, weil er im physischen Dasein die
Tätigkeit des Ich symbolisiert.

Fassen wir zusammen: Lassen Ich und Astralleib in einem Krankheitsgeschehen in ihrer Intensität nach, sich mit den physischen und
ätherischen Funktionen zu verbinden, können phosphorige Substanzen
als Heilmittel dienen. Bei den verschiedenartigsten Krankheiten und
Konstitutionsanomalien kann diese Dissoziation zwischen den oberen und
unteren Wesensgliedern eintreten. Selbstverständlich denken wir nicht
daran, alle Fehlleistungen dieser Art mit Phosphor korrigieren zu wollen.
Aber Prinzipielles gewinnen wir für die Therapie, wenn wir die charakteristischen Gesten beachten. Hat man sich diese einmal zu eigen gemacht,
so sind die phosphorigen Qualitäten der Mineralien und der Pflanzen
leichter zu finden und in ihren therapeutischen Möglichkeiten abzugrenzen.

Rudolf Steiner erwähnt einige Begleitumstände bei dem Versagen von
Ich und Astralleib gegenüber den leiblichen Aufgaben. So zeigt gesteigertes
Träumen, „daß sich der astralische Leib gern absondert vom physischen
Leibe, mit seiner eigenen Tätigkeit beschäftigt". Wendet man bei solchen
Erscheinungen Phosphor an, so regen die frei werdenden Imponodera-
bilien Ich und Astralleib in vermehrtem Maße an, sich für die Leiblichkeit zu interessieren. „Man wird geradezu bei denjenigen Menschen, die
ein unruhiges Schlafleben haben, für die allerverschiedensten Krankheitszustände den Phosphor anwenden können, weil er die Tendenz hat, das
Ich und den astralischen Leib in den physischen Leib und in den Ätherleib in der entsprechenden Weise zurückzuführen" (I, 5).

Die Notwendigkeit, in der Praxis die Phosphortherapie zu differenzieren, wird von einer solchen Aussage nicht aufgehoben. Zunächst
geht es jedoch darum, die Wirkungsnuance der Qualität Phosphor
herauszustellen. Denn diese ist durch die rein chemische Interpretation
der Heilmittelwirkungen verloren gegangen, wodurch gerade auch eine
Therapie, die dem Phosphor bestimmte Indikationen zutraut, in Miß-
kredit geriet. Rudolf Steiner hält für das Substanzbild weiterhin für
wichtig, daß Phosphor im Organismus dazu neigt, Säuren und Salze zu
bilden. „Er drängt zu den unorganischen Substanzen hin, die in dem
Bereich der Ich-Organisation ihre Bedeutung haben. Er regt die bewußte Tätigkeit des Menschen an" (Grundlegendes, 13. Kap.). Also in

244

Phosphorsäure und in phosphorsauren Salzen sehen wir Gegebenheiten, die mit der leiblichen Vorbereitung des Menschen zur Helligkeit seines Bewußtseins zu tun haben. Wenn wir das konstatieren, meinen wir nicht das Psychologische dieser „hellen Seite". Wir sagen nur etwas über die Voraussetzungen, damit sich im psychischen Bereich überhaupt etwas abspielen kann. Phosphor liefert keine Gedanken. Aber daß der Mensch gegenüber dem Lebensgeschehen aufwachen kann und, in solchem Zustand sich haltend, Gedanken aufzugreifen vermag, das verdankt er der Substanz und Dynamik Phosphor. Die Ich-Kräfte richten sich auf alle Substanzen, die auf dem Wege sind, „mineralisch" zu werden; diese sind für sie eine Seins-Äußerung, die sie „bezwingen" müssen. Mit ihnen haben sie ein anderes Verhältnis einzugehen als mit den Eiweiß-Substanzen, die den plastischen Aufbau besorgen. In der Auseinandersetzung mit dem Mineralischen wird an einer Grenze gekämpft, wo es um bloßes Sein und Ich-Bewußtsein geht. Darum muß auch stets das Überschüssige, das Nicht-Bewältigte oder „Verbrauchte" des Mineralischen ausgeschieden werden. Die Spannung, die das Ich durch seine Gegenkraft an den physischen Stoffen und Kräften entwickelt, erstreckt sich vom Moment ihres Auftretens, ihres prozessualen Wirksamwerdens, bis hin zu ihrer Verwendung im Gerüst oder ihrer Ausscheidung nach außen. Sie umfaßt den ganzen Bereich des Abbaus und des Analysierens. Der dabei „frei" werdende Phosphor dient mit seinen Imponderabilien dem Ich-Inkarnieren von Stufe zu Stufe, bis er „erlischt".

Betrachten wir die „Ich-Angelegenheiten" von unten, so dürfen wir sagen: In den Phosphorprozessen sehen wir ein Bild der Ich-Wirksamkeit im Leibe. Sie sind Werkzeuge, Repräsentanten der Ich-Funktionen. Sie beteiligen sich bei nahezu allen chemischen Umsetzungen und bei den verschiedensten Reaktionen der Fermente, Enzyme und Katalysatoren und finden schließlich einen vorläufigen Abschluß ihrer Aktivität in der Knochensubstanz. Mit dieser Sinn-Gebung treffen wir allerdings nur dann die Wirklichkeit, wenn wir weder Phosphor mit der Ich-Tätigkeit selbst verwechseln, noch im physischen Ablauf mehr als ein Bild sehen. Wir befinden uns erkenntnismäßig wieder an einer Stelle, wo wir durch die Anschauung der Erfahrungswelt veranlaßt werden, uns zu entscheiden, ob wir Geistiges als konkrete Gestaltungsmacht im Irdischen wesend anerkennen können oder es als ein Zusätzliches, wenn auch Höheres, beurteilen, das sich aus der komplizierten Anordnung des Physischen ergibt.

Die Ich-Kräfte in ihrer Gesamtheit beherrschen die Phosphorprozesse, sie entfalten ihre Wirksamkeit durch sie. Demgemäß ergeben sich vielerlei Abwandlungen dieses Grundvorganges innerhalb des Organismus. Die Phosphor-Aufgabe ist im unteren Menschen eine andere als im oberen, weil die Ich-Hinwendung zum Leibe hier anders ist als dort. Im unteren Menschen hilft Phosphor die entscheidenden Änderungen im inneren und äußeren Stoffwechsel zu vollziehen, soweit sie vom Niveau der Ich-Organisation aus impulsiert werden. Im oberen Menschen geben die Phosphor-Funktionen dem Ich die Möglichkeit, sich vom physiologischen Geschehen zu distanzieren, relativ unabhängig vom Leibe zu sein, um das seelisch-geistige Innenleben zu begründen. Die mit dem Phosphor verbundenen oder von ihm eingeleiteten Aktionen sind darum oben und unten grundverschieden voneinander. Die Differenzierung ergibt sich durch die gegensätzlichen Leistungen: Oben durch das Tun, welches das Denken ermöglicht, unten durch das, welches für das Wollen Bedingung ist. Aber weder Gedanken noch Handlungen oder Bewegungen sind Phosphor-Ereignisse! Und doch kann sich der Wille ohne den unteren Phosphor-Funktionskreis nicht verwirklichen und das Erwachen zum Erfahren von Gedanken nicht ohne den oberen eintreten. Wir dürfen daher zusammenfassend sagen: Es gibt keine Ich-Funktion, die nicht mit einem Phosphor-Prozeß verbunden wäre. Weil das selbstbewußte Sein sich nur in Korrespondenz zum Leibe kundgibt, so geschieht nichts, zu dem Phosphor nicht ein Abbild fügte. Bei allem betätigt sich die leib-schöpferische Kraft des Ich zwischen den Polen der „Phosphoreszenz" im Blut und der Ablagerung von phosphorsauren Salzen im Knochen.

Bei den Überlegungen zur Therapie werden die hier nur angedeuteten Gedanken im Hintergrunde walten. Einiges Allgemeine sei diesbezüglich kurz erwähnt, speziellen Fragen können wir erst später nachgehen. Wir berührten, daß jede Therapie mit Phosphor die Tatsache zu berücksichtigen hat, daß dieser als Substanz im Organismus bereits eine differenzierte und physiologisch ausschlaggebende Rolle spielt. Darüber hinaus haben wir zu beachten, daß der in der Natur vorkommende Phosphor (beziehungsweise der aus seinen Verbindungen gewonnene) keine direkte Entsprechung im Menschen hat. Jener äußere Phosphor-Zustand ist ja durch die menschliche Evolution überwunden! Das Gegenwärtig-Mineralische steht weit ab vom Menschen. Was sich vergleichen läßt, ist nur die Verwandtschaft der Prozesse, die Vorgeschichte, nicht das Produkt selbst. Weil aber einerseits die Verwandtschaft von Prozeß-Richtungen, andererseits das Fernestehen von Mensch und Substanz vorliegt, dürfen wir annehmen, daß durch die Begegnung mit dem Ähnlichen und doch Fremden Heil-Tendenzen angefacht werden. Wird der Organismus von außen veranlaßt, mit dem schon Überwundenen und Verwandelten sich noch einmal auseinanderzusetzen, so stellt das für ihn eine Ausnahmesituation dar. Der gesunde Organismus wehrt sich gegen Phosphor mit charakteristischen Symptomen. Bei stärkerer Zufuhr wird er überwältigt, vergiftet. Der kranke Organismus hingegen reagiert zunächst anders, weil seine Phosphor-Funktionskreise gestört sind. Dort, wo die höheren Wesensglieder den Leib ungenügend durchdringen, bewirkt Phosphor in entsprechenden Dosen durch seine ihm innewohnenden Imponderabilien eine intensivere Verbindung zum Leib. Ja, man könnte sagen, Phosphor als Heilmittel durchsetzt den Organismus wie ein Ich-Phantom, das den realen Ich-Kräften überall entgegenkommt.[91] Darum nimmt es nicht wunder, wenn unter Umständen der kranke Organismus wesentlich höhere Dosen Phosphor bewältigt als der gesunde. Der Therapeut hat hier mehr als bei jedem anderen Medikament die Ausgangslage zu eruieren: Sollen die eigenen Phosphorprozesse verstärkt oder gedämpft werden? Sollen die höheren Wesensglieder intensiver in die leiblichen Vorgänge untertauchen oder mehr von ihnen abgehoben werden?[92]

In den Prinzipien Phosphor und Salz offenbaren sich zwei polarische Zustände der mineralischen Natur. Das Wesen dieser Polarität beruht auf der Beziehung zu den Imponderabilien. Darum spielt bei den Charakterisierungen in diesem Bereiche zunächst nicht der einzelne Stoff und seine chemisch-physikalische Einordnung die Hauptrolle, sondern sein Gesamtverhalten. Ohne die in der Chemie gültigen Daten zu ignorieren, ist es notwendig, das Allgemeine, die Grundtatsache des Phosphorigen und des Salzhaften zu klären, damit die Brücke zum Menschen gefunden werden kann. Aus den Eigenschaften der isolierten chemischen Elemente leuchtet die genetische Verwandtschaft mit dem Menschen nicht auf. Denn das einzelne Unorganische ist ja in sich nicht selbständig. Das Wissen von ihm bleibt stets Teilwissen. Es verzerrt in seiner endlichen Umfänglichkeit das Bild des Zusammenhanges. Die Einteilung des Elementen-Systems läßt das Verbindende nicht mehr erkennen. Wir aber werden durch das Mensch-Sein gedrängt, nach dem Ursprung dessen, was jetzt als tot erscheint, zu fragen. Im Menschen erfährt dieses Tote eine Verwandlung, eine Verlebendigung und gerät nach dem Erreichen der menschlichen Substanz-Stufe wieder zurück in den Bereich des Physischen, Mineralischen, wird wieder totes Dasein.

Geradeso, wie im Organismus bestimmte Funktionskreise, Gliederungen herrschen (so daß das Einzelne nicht willkürlich zu einer Vielheit zusammengeschoppt ist), so walten im Spektrum der chemischen Elemente gewisse Grundkräfte der auf das mineralische Niveau gelenkten Bildung (Entanimalisierung, Entvegetabilisierung). Rudolf Steiner deckt zu den beiden polarischen Grundkräften (Phosphor und Salz) noch eine dritte auf, die ebenso bedeutend wie jene das mineralische Reich durchdringt: die merkurialische. „So wie der Mensch ein dreigliedriges Wesen ist: Das Nerven-Sinneswesen, das Zirkulationswesen, das Stoffwechselwesen, so wie das Zirkulationswesen vermittelnd steht zwischen dem Stoffwechsel und der Nerven-Sinnestätigkeit, so steht vermittelnd in der äußeren Natur alles dasjenige, was in starkem Maße weder sich hingibt wie das Salzartige, noch auch in starkem Maße Imponderabilien in sich verinnerlicht, sondern was – ich möchte sagen – die Waage hält zwischen diesen beiden Tätigkeiten, indem es sich in der Tropfenform ausleben will" (I, 5). Wiederum hören wir, wie die Erforschung der Grundkräfte über den Aspekt des Physischen hinausgeht, ja von einer anderen Ebene aus ihre Begründung erfährt. Entscheidend bei der Idee von den drei Prinzipien in der mineralischen Welt ist das Verhalten zu den Imponderabilien, ist die Beziehung zu dem Wesenhaften, dem noch das Werden, das Entstehen anhaftet.[93]

Rudolf Steiner faßt den Begriff des „Merkurialen" weiter als sonst üblich. Quecksilber ist Beispiel und nur der vorzüglichste Repräsentant des Merkurialen. Merkurielle Qualität und Eigenschaft haben alle Erdsubstanzen, die unter bestimmten Bedingungen Tropfenform zeigen (demgemäß auch das Wasser). In der Substanz Quecksilber kommt die Kräftekonfiguration des Vermittelnden zwischen dem Phosphor-Sein und dem Salz-Sein am signifikantesten zum Ausdruck. Die Erkenntnis dieser Grundkraft wirft zugleich Licht auf jene beiden polaren Grundkräfte. Was sich zum Tropfen rundet und zusammenschließt und den Zustand Merkur verwirklicht, das zeigt sich in anderer Weise beim Salz als Geste der Festigung. Diesem Bleibenden und Verharrenden der Kristallisation steht eine andere Tendenz des Salzes gegenüber, sich im Flüssigen zu lösen. Phosphor hingegen strebt an, sich zu verflüchtigen. Zwischen dem Aufgelöstwerden und dem Verflüchtigen sucht das Merkuriale nach einer Art Mittellage. Dabei läßt es keine Kristallisation zu, weil es die Verdichtung nur bis zu einem bestimmten Punkt treibt. Dadurch bleibt das Merkurielle bei seinem Hinabsteigen ins mineralische Sein in einer besonderen Beziehung zum Kosmos, zum Umkreis (mit seinen ätherischen Qualitäten, den Imponderabilien). Es stößt die Imponderabilien weder ab wie das Salzartige, noch verdichtet es sie in dem Maße wie das Phosphorige. Eine Wechselwirkung beider Zustände bestimmt sein Wesen, ohne das Gleichgewicht-Suchen, als das spezifisch Merkurielle, zu beschränken. Derart kann eine merkurielle Substanz, gewissermaßen frei von der einen wie von der anderen Bestimmung, so wirken, daß sie im materiellen wie im immateriellen Bereich etwas bestimmt. Auf diese Weise sehen wir im Merkur – besonders ausgeprägt im Quecksilber – eine Heil-Substanz, die dort einzugreifen vermag, wo zwischen den Funktionen, die die Salzbildung veranlassen und denen, die die Phosphorprozesse intendieren, ein Ausgleich geschaffen werden muß. Da die Harmonie zwischen den beiden Grundtätigkeiten so oft gestört ist, nimmt das Anfachen und Unterstützen eines merkurialen Prozesses in der Therapie eine so universelle Stellung ein. Im Ausgleichen und Vermitteln zwischen Funktionen des oberen und unteren Menschen, im Sich-Bewahren vor oder Sich-Hingeben an bestimmte ätherische Prozesse kann die Richtungskraft Merkur die Mittellage der organischen Existenz befestigen. Die Kräfte, die das Abrunden des Quecksilbers hervorrufen, die Form des Kugeligen, des Tropfens bestimmen, sind, wie Rudolf Steiner bemerkt, nicht allein aus irdischen Gesetzen erklärbar. Überall, wo im flüssigen Bereich sich etwas zum Tropfen gestaltet, treten Komponenten des kosmischen Umkreises hinzu, sind dessen Kräfte des Abrundens im Spiel. In der Gestalt des Tropfens offenbart sich im äußeren Bild ein nicht-irdisches Wirken. Die Kräfte, die sich im Formen des Kugeligen, des Tropfigen betätigen, influenzieren aber mehr, als die Erscheinung zeigt. Das sich abrundende irdische Sein, das Merkurielle, birgt keimhaft Ansatzmöglichkeiten, um auf die Stufe des Lebens emporgehoben werden zu können. Der Quecksilbertropfen ist – bildlich gesprochen – auf dem Wege zur belebten Zelle. Die – wenn auch abgetötete – Substantialität gerät unter Bedingungen, die sie in einem Schwebezustand in bezug auf die Imponderabilien halten und sie zugänglich für Formkräfte des Umkreises machen, ja sie in Berührung bringen mit den auf die Erde einströmenden Lebensätherkräften, wodurch quasi eine Grundlage für Lebenszusammenhänge geschaffen wird. „Das ist etwas, was man eigentlich wissen sollte, daß in allem, was auf unserer Erde die Tropfenform hat, gleichgültig ob es im Außermenschlichen oder im Innermenschlichen ist, eine Resultierende zweier Kräfte liegt, etwas, was zum Leben will, und etwas, was dieses Leben aus ihm aussaugt" (I, 7). Rudolf Steiner fügt hinzu, daß in der Medizin des Altertums mit dem Begriff Merkur dieser gesamte Komplex des Mineralisch-Irdischen und Kosmischen gemeint war: Merkur ist die Substanz, die aus dem Lebensbereich herausgenommen ist und doch Voraussetzungen zur

Lebensäußerung zurückbehält, aber an der Aufnahme des Lebensäthers gehindert wird.[94]

Zum Verständnis dieser Hinderung haben wir einen Gedanken neu aufzunehmen, der uns überdies später für die Erkenntnis bestimmter Organismus-Vorgänge von Bedeutung sein wird. Das rundweg als „kosmisch" bezeichnete Einwirken des Umkreises auf die Erde darf nicht als ein einförmiges aufgefaßt werden. Die Kräfte der Erden-Umgebung und des Weltalls differenzieren sich in die verschiedensten Strömungen und Impulse. Nicht nur kommt das Ätherische von allen Seiten an die Erdenverhältnisse heran, hinzu treten bestimmte Einflüsse der Planeten und Wirksamkeiten der Fixsternsphären. Die Planeten ziehen ihre Bahn nicht beziehungslos im All. Ihr Wirken erstreckt sich bis hin zur Erde. Das Herandringen des Ätherischen und des Kosmisch-Astralen wird durch sie modifiziert. Dabei markiert nicht das sichtbare Planetengebilde sondern die Sphäre seines Umlaufes den Bereich, aus dem diese speziellen Kräfte hervortreten. Merkur begrenzt das Lebensätherische, hindert im Mineralischen, daß das flüssige Sein das Leben so stark aufnimmt, daß lebendiges Sein daraus entstünde. „Jeder Tropfen Quecksilber wäre ein Lebendes, wenn der Planet Merkur nicht da wäre" (I, 7). Ein neuer Begriff in unseren Betrachtungen zur Geschichte und Gegenwart der irdisch-physischen Welt. Erde-Werden und Erde-Sein ruhen nicht in sich selbst. Kräfte von außen machen sich mannigfach geltend und bestimmen ihre Gestalt im Großen und im Kleinen. Aus dem lebendigen Urzustand herausgelöst – eine absteigende Entwicklung durchlaufend – stehen die Stoffe der Erde im Spiel der das Leben lähmenden und begrenzenden Kräfte und der das Ätherische bestärkenden und alle lebenden Wesen erfüllenden Potenzen.[95]

Nun dürfen wir einen gewissen Kreis von Vorstellungen schließen. Die Eröffnung über die Einflußnahme der Merkur-Planetensphäre auf die Begrenzung des Ätherischen läßt uns nach der Bedeutung der anderen Planeten fragen. Wenn vom Merkur derartige Impulse ausgehen (so daß unter anderem Quecksilber eine von ihm konfigurierte Substanz ist), dann werden die Ergebnisse der übrigen Planeten-Influenzierungen sich auch in bestimmten Zuständen und Stoffen der Erde abdrücken. Wir vermuten, daß die planetarischen Konstellationen wesentlicb beteiligt gewesen sind, als in der Urzeit die Entwicklungstendenzen sich gabelten. Die Abwärtsentwicklung des Mineralischen hat aus den Sphären der Planeten ihre Differenzierung erhalten. Der wichtige Bestandteil der Erde, die metallische Substanz, geht gerade aus jenem Begrenzen, Lähmen, Prägen des langsam entstehenden Festen innerhalb des lebendigen Magma hervor.

Als die Erde mit ihren Hüllen noch von plastischem Charakter war, wirkten die planetarischen Konstellationen in intensiver Weise auf dieses Lebens-Wesen ein. Durch sie erfolgte ein Zurückweisen des allgemeinen Lebensströmens. Am stärksten drang dieses Strahlende vor, wo heute die Metalladern die Erde durchziehen. „Man kann also nicht anders, als die irdischen Substanzen in Zusammenhang bringen mit den Kräften, die aus der Umgebung der Erde auf die Erde hereinwirken. Da ergibt das Studium namentlich der Metalle, wenn es so getrieben wird, wie ich's Ihnen auch in diesen Vorträgen andeuten will, eben ganz bestimmte Zusammenhänge, so daß wir zuordnen müssen zum Beispiel das Blei vorzugsweise den durch anderes nicht gestörten Saturnwirkungen, das Zinn den durch anderes nicht gestörten Jupiterwirkungen, das Eisen den durch anderes nicht gestörten Marswirkungen, das Kupfer den durch anderes nicht gestörten Venuswirkungen, das Quecksilber, wie wir es heute in der Chemie so bezeichnen, den durch anderes nicht gestörten Merkurwirkungen – die Alten haben deshalb den Merkur und das Merkur gleich bezeichnet – und eine Verwandtschaft erkennen müssen zwischen allem Silberigen (ich sage hier ausdrücklich ,Silberigen') und demjenigen, was ungestörte Mondwirkungen sind" (I, 6).

Bei diesen Zuordnungen der Planetenkräfte zu dem Metallischen der Erde müssen wir uns zweierlei vergegenwärtigen: Erstens, die Entstehung der Metalle ging in frühen Phasen der Erdevolution vor sich; zweitens, jene Kräfte, die den Grund für die Bildung der Metalle legten, wirken auch heute noch auf die Erde ein. Allerdings bringt das planetarische Einstrahlen in der Gegenwart keine Metalle mehr in dem festgewordenen Erdenzusammenhang hervor. Jedoch besteht eine Empfänglichkeit, ja Abhängigkeit der Metalle von ihren entsprechenden Planetenimpulsen.

Die isolierten Wirkungen der einzelnen planetarischen Sphären riefen die Hauptmetalle hervor. Bestimmte Konstellationen unter ihnen ergaben die übrigen Metalle und die vielerlei Verbindungen. „Es ist reichlich Gelegenheit geboten zu anderen Substanzen dadurch, daß allerlei andere planetarische Wirkungen mit den angedeuteten nun eben in Konkurrenz treten, daß also zum Beispiel in die Linie der Saturnwirkung hineinfallen die Linien der Marswirkung usw. Dadurch entstehen eben die weniger repräsentativen Metalle" (I, 6). So führt Rudolf Steiner beispielsweise das Antimon auf das Zusammenklingen von Merkur, Venus und Mond zurück. „Wenn diese nicht jedes einzeln wirken, sondern zusammenwirken, dann wirken sie nicht merkurialisch, nicht silbrig, nicht kupferig, dann wirken sie, wie eben in der Erde das Antimon wirkt... In allem, was Antimon auf der Erde ist, wirkt von der Erde aus dieselbe Kraft, die von diesen drei planetarischen Körpern vom Außerirdischen aus auf die Erde wirkt" (I, 19). Und weil die Konstellation von Merkur, Venus, Mond auch im Menschen als Kräftesystem vorhanden ist und als solches vom Außerirdischen influenziert wird, ist ideell die Brücke erkennbar zwischen dem kosmisch gewordenen Irdischen und dem Menschen.

Geradeso, wie wir genötigt sind, das Ganze des Menschen in einem neuen Licht zu sehen, so müssen wir, um zu einem Gesamtaspekt vorzudringen, das mineralische Sein im Kreis des Werdens aufsuchen. Die Idee, daß der außerirdische Kosmos die irdische Substanz konfiguriert, schließt bereits die Vorstellung in sich, daß die Metalle, die Mineralien und die Gesteinsformationen Folgezustände eines Geschehens in einem großen Gesamtorganismus sind. Durch diese Evolutionsidee werden wir darauf aufmerksam, daß die einzelnen Stoffe an den verschiedenen Orten der Erde unter sich in einem Zusammenhang stehen müssen. Denn was gleicher Art ist, hat gleiche Entstehungsvorgänge durchgemacht, geht auf dieselben kosmischen Impulse zurück. Für die Substanz

Antimon führt Rudolf Steiner diesen Gedanken genauer aus: „Nämlich bei der Erdenkonstitution ist es so, daß man eigentlich unrichtig redet, wenn man bei so etwas wie dem Antimon von dem einzelnen Stück bloß redet. Es ist eine Einheit in der Erdenorganisation alles Antimon, wie alles Silber und alles Gold der Erde eine Einheit ist. Es kommt gar nicht so sehr auf das einzelne Stück an. Wenn Sie das einzelne Stück Antimon aus der Erde wegnehmen, so wühlen Sie einfach in dem Gesamtantimonleib der Erde, der ihr eingegliedert ist. Also das gehört dazu zu dem gesamten Antimonleib" (I, 19). Rudolf Steiner legt also Wert darauf, den Gesamttatbestand Substanz und Erdorganismus zu berücksichtigen. In physischer Hinsicht ist die Erde durchsetzt von den verschiedenen Substanzen, die jeweils in einer Art Ganzheit vom Kosmos geschaffen sind und mit ihm in Beziehung bleiben. Ein solcher Ausblick stellt das mineralische Heilmittel an einen bedeutsamen Platz. Wir können keine irdische Substanz benutzen, ohne uns mit dem Gesamt der Erde zu verbinden und gleichzeitig eine Beziehung zum planetarischen Kosmos einzugehen. Therapie wird von einem bisher nicht beachteten Gesichtspunkt aus möglich: aus der Erkenntnis der Evolution.

XVI.

Funktionen des Mineralischen im Menschen

Der Ausblick auf das Lichtgeschehen zeigte unter anderem die Beziehung der Licht-Metamorphose zum Sinnes-Nerven-Menschen. Bei der gewöhnlichen anatomisch-physiologischen Auffassung von den Sinnen und den Nerven fehlen für solche Beziehung entsprechende Begriffe, obgleich die Tatsache – die Abhängigkeit innerorganischer Vorgänge vom Licht, vermittelt durch den Sinnes-Kontakt – berücksichtigt wird. Dagegen ist es für das geisteswissenschaftliche Vorgehen entscheidend, ob die Grundfakten als Bildemächte real genommen und die Elemente in ihrem Ursprung gesucht werden. So rückt die Vorstellung vom Licht als einer selbständigen ätherischen Qualität die gesamte Problematik – Licht Sinne, Perzeption, innere Funktionen – an einen Punkt, wo Beobachtung und Denken ganz neu anzusetzen vermögen.

Wesentlich mehr Anforderungen an das Verständnis stellt ein anderer Komplex innerhalb der Aufgaben, die das Nerven-Sinnes-System für die Gesamtorganisation leistet. Wir berührten bereits das Problem der Relation vom Innensein und Außensein: daß bestimmte Tätigkeiten in den Sinnen, Nerven und im Gehirn die leibliche Seite der wahrnehmenden und vorstellenden Aktivität der Seele widerspiegeln. Und daß jeder seelisch-geistige Vollzug physisch mit Abbauprozessen verbunden ist.

Im unteren Menschen wird die Tendenz zu Prozessen und Gestaltungen, die mit Stufen des Pflanzen- und Tierreiches vergleichbar wären, bekämpft. In diesem Widerstreit wächst die individuelle Daseinskraft, soweit sie sich auf den unteren Menschen richtet. In anderer Art – aber als Vorgang entsprechend – spielt im oberen Menschen organisch ein Kampf. Er wendet sich gegen eine zum Niveau des Physischen drängende Tendenz der Substantiierung. Summarisch gesprochen neigt der Kopfmensch zum Mineralisieren. Räumlich gesehen spielt diese

Funktionsgeste nicht allein im Kopf, sondern im gesamten Organismus als Prinzip, sie lokalisiert sich nur vorzüglich hier. In diesem Mineralischwerden verdichtet sich eine Dynamik, die nur einen bestimmten Grad für jedes Individuum erreichen darf. Die Tätigkeit in Richtung des Mineralisierens muß ständig unterbrochen, aufgehalten und in gegenwirkende Prozesse umgekehrt werden.

In einem allgemeinen Vortrag charakterisiert Rudolf Steiner diese für das eigentliche Menschsein so wichtige Funktion im Zusammenhang mit der Ausbildung der Gedankenkräfte. Der Mensch wendet sich im Laufe seiner Entwicklung der Erde zu und die Erde wirkt auf ihn zurück: „Was will nun die Erde mit ihrer Umgebung von uns? Ja, die Erde mit ihrer Umgebung will eigentlich von uns, daß wir sie in uns nachbilden. Wenn wir das Irdische nachbilden würden, dann würden allmählich im Verlaufe unseres Lebens unsere inneren Organe wie Lunge, und vor allen Dingen die verschiedensten Windungen des Gehirns usw. in kristallartige Gestalten verwandelt werden. Wir würden alle Bildsäulen werden, die aber nicht dem Menschen ähnlich wären, sondern die so wie Kristalle, die gegeneinander gruppiert sind, aussehen würden. Wir würden aus unorganischen, aus leblosen Gestalten allmählich zusammengesetzt sein und eine Art von Bildsäule werden" (Dornach, 17. 2. 1922).

Gegen diese Influenzierung wehrt sich der Mensch. Denn die Nachahmung der Erdprozesse würde ihn zum Stillstand seines Werdens zwingen. Darum ist der Gegenprozeß von größter Bedeutung: „Und in diesem sich dagegen Stemmen liegt der Anlaß dazu, daß wir, statt mit unseren Organen diese irdische Umgebung nachzuformen, sie bloß in Schattenbildern in unseren Gedanken nachbilden. Also die Gedankenkraft ist eigentlich immer auf dem Wege, von uns ein Abbild unserer physischen Erde, unserer physischen Erdenform zu machen. Wir möchten fortwährend zu einem System von Kristallen werden. Aber das läßt unsere Organisation nicht zu" (s. o.). Indem also die menschliche Evolution den mineralischen Bildungsimpuls teils mitmacht, teils überwindet, kommt sie ihrem Ziele näher. Auch die Pflanze setzt sich mit dem Mineral auseinander. Ebenso das Tier. Aber in ihnen nimmt das Spiel mit dem Tiefer-Stehenden nicht ein solches Ausmaß des Gegenwirkens an, wie es durch die individualisierte Ich-Kraft geschieht. Wir können dabei wiederum den Begriff des Qualitativen nicht entbehren. Beherrschen der pflanzlichen Prozesse, Verwandeln der tierischen Bildetendenzen, Entgegenstemmen dem Salzprinzip sind Leistungen des Ich-Organisierens. Die Überwindung der mineralischen Gestaltungskräfte fordert die größte Anspannung des Ich-Eigenseins. Wirken und Gegenwirken auf dieser Ebene entscheidet das Menschwerden. Rudolf Steiner nennt diesen ganzen Prozeß die „Entsalzung" (I, 15). Sie schafft die leibliche Voraussetzung für die Aktivität auf seelischem Felde: das Vorstellen und das Denken. Das zu Ende kommende Mineralisieren, das ungehemmte Inkrustieren mit Salzhaftem verhindert das Spiel des Denkens. Das Anheben des mineralisierenden Gestaltens dagegen bietet die Grundlage, sich der Außenwelt im Innern durch Bilder bewußt werden zu können.

Zwei Arten des Hinneigens zum Mineral-Werden unterscheidet Rudolf Steiner: die eine im oberen, die andere im unteren Menschen. An der Peripherie fluten die Wahrnehmungsqualitäten der Außenwelt in die Sinnesorgane partiell ein, regen Funktionen an, die das Perzipierte abbilden, ja gewissermaßen auskristallisieren möchten. Dem arbeiten die seelisch-geistigen Tätigkeiten einerseits, die Funktionen der Gesamtorganisation andererseits mit aller Intensität entgegen. Die eben beginnenden Gestaltungen werden völlig aufgelöst. Es wird gewissermaßen der Raum frei für eine Gegenbewegung: das Entstehen der Abbilder, die die Seele in sich als Vorstellungen erlebt.

Im unteren Menschen intendiert die Nahrungsaufnahme einen ähnlichen Vorgang. Jegliche Art von Nahrung konfrontiert den Organismus mit Gestaltungsimpulsen, die für ihn fremd sind, ja mehr oder weniger feindlich sich erweisen. Darum lautet die funktionelle Aufgabe: in jeder Weise das andere Sein zu überwinden. Das vollzieht sich auf erster Stufe in weitverzweigten Vorgängen des Auflösens. Die wäßrige Organisation nimmt das Eindringende zuerst auf, macht es in verschiedenem Milieu „innerlich" (Darmsäfte, Chylus, Lymphe, Blut). Schrittweise verliert das Äußere physisch seinen eigenen Charakter. Aber „indem das nun in das Wässerige, in das Flüssige übergeht, wenn der Mensch es aufnimmt, bildet er innerlich aus dem, was er erst aufgelöst hat, diese Gestalten wiederum. Er schafft diese Gestalten. Wenn wir Salz zu uns nehmen, lösen wir es auf durch das Flüssige unseres Organismus; aber wir gestalten in uns dasjenige, was das Salz war. Wenn wir eine Pflanze aufnehmen, so lösen wir die Stoffe der Pflanze auf, aber wir gestalten innerlich wiederum. Aber wir gestalten das jetzt nicht im Flüssigen, wir gestalten es im Ätherleib des Menschen" (Dornach 13. 1. 1923). Der Ätherleib schafft Gestaltungen nach den Vorbildern des in der Nahrung Aufgenommenen. Die der äußeren Substanz anhaftenden Formimpulse dringen nicht bis in das Innere vor. Sie werden abgewehrt. Aber die Aktivität des sich dagegen Stemmens lockt eine spiegelbildliche Tätigkeit heraus. Der Ätherleib wird zum schöpferischen Nachahmer. Allein, die ätherischen Gebilde, die durch den Ernährungsvorgang angeregt sind, dürfen sich als „fremde" Abbilder nicht leiblich verwirklichen, müssen in der Schicht des Ätherischen verbleiben. Der in Szene gesetzte Kampf gegen die äußere Form muß im bloßen „Entwerfen" von inneren Gegenformen verklingen, indem diese im Ätherischen wieder vergehen. Der aufsteigende Substanzstrom darf sich nicht als Material in die nachgeahmten Formen ergießen. Er darf allein die Urgestalt Mensch substantiieren. Die „fremden" Gestaltungen im Ätherischen sind nur Quell von Tätigkeit, sind Gegenbewegung im Besiegen des Eingedrungenen oder Aufgenommenen. Sie vergehen schon im Entstehen. Werden sie festgehalten, geschieht es, daß Substanzen in ihren „Raum" eindringen wollen, dann ist das Ernährungs-, Stoffwechselgeschehen auf dem Wege zum Kranksein. Der Organismus wird von den fremden Bildimpulsen infiltriert. Mit anderen Worten: Die angeregten Formtendenzen – ob durch mineralische, pflanzliche oder tierische Stoffe der Nahrung – verphysizieren. Es kommt zu Ablagerungen. Zum „Ende" der Salz-Vorgänge.

Der Begriff Salzprozeß umfaßt generell sämtliche Stufen und Stadien der Verleiblichung von Formen und Gestalten. Dieser Salzprozeß vollzieht sich im Menschen harmonisch, sofern er dessen Urform in den verschiedenen Entwicklungsabschnitten verwirklichen hilft. Er nimmt jedoch sofort einen krankhaften Charakter an, sobald durch ihn die Menschengestalt fixiert wird (Vorstufen des Werdens unterbrochen sind). Salzbildung und Entsalzung, Gestalten und Entgestalten, Außenwelt und Innenwelt zeugen so in Polaritäten Spannungen, vermöge derer das Ich wirken kann, leiblich und geistig.

Bis hier haben wir folgendes gewonnen: Den ganzen Organismus erfüllt eine allgemeine Tendenz der Mineralisierung, die im Gebiet des Hauptes zur Ruhe kommt. Dort nimmt sie teilweise physisches Sein an. Dieses Gestalt-Werden durch den Salzprozeß macht an einer bestimmten Grenze halt. Entgegengesetzt gerichtete Kräfte – Rudolf Steiner nennt sie das sulfurische Prinzip – rufen ein Gleichgewicht hervor. Man kann weiter sagen: Der Salz-Mineralisierungs-Prozeß zentriert sich im oberen Menschen, spielt niveaumäßig im Kraftfeld des physischen Leibes. Gestalten und Entgestalten im unteren Menschen vollzieht sich im Ätherischen. Im oberen Menschen wird der Prozeß durch die Wahrnehmungstätigkeit entscheidend beeinflußt, im unteren Menschen durch die Nahrungsaufnahme und -verarbeitung. Dort stößt der Prozeß durch bis zum Physischen, hier bleibt er im Bereich des Dynamischen. Das sulfurische Prinzip löst in beiden Bereichen die sich bildenden Formen auf. Rudolf Steiner schildert dieses Wechselspiel: „Wir haben den konkreten Vorgang, daß das Astralische das Luftförmige ergreift und sich über dasjenige, was ätherisch-wäßrig ist, ausbreitet. Und dadurch geschieht wirklich ein Prozeß, wie er äußerlich in der Natur sich darstellt auf einer anderen Stufe, wenn das Gestaltete verbrannt wird. Diesen Prozeß aber faßte man in alten Zeiten als den Sulfurprozeß auf" (Dornach, 13. 1. 1923).

Die Ausdrücke „Salz" und „Sulfur" sind von Rudolf Steiner nicht einfach der Literatur des Mittelalters entnommen, um etwa eine geheimnisvolle Terminologie wieder aufleben zu lassen. Sie sind auch nicht aus dem Begriffsschatz der Chemie geholt. Sie sind wegen ihrer Bildhaftigkeit gewählt, die es ermöglicht, auf Prozesse hinzuweisen, welche sich der direkten Anschauung verschließen. Sie sind Abbreviaturen. Schaut man den Menschen unter dem Aspekt des realen, sich im Leibe inkorporisierenden Seelisch-Geistigen an, so wendet sich die Aufmerksamkeit vor allem Urteilen und Deuten darauf, wie die Richtungen der geistigen Tätigkeiten zu finden seien. Zu wissen, was physisch im Einzelnen während einer Funktion vorgeht, ist gewiß wichtig für die Erkenntnis des Menschen. Aber bevor man nicht eine Idee hat, durch welche die Geschehnisse in ihrem Wert und in ihrer Stellung verläßlich bestimmt und geordnet werden können, hat die Anhäufung von Einzelfakten nur sekundäre Bedeutung. Auf die allgemeinen Richtungskräfte, die von den geistigen Wesensgliedern ausstrahlen und die niemals aus den physischen Bedingungen integrieren, wollen Ausdrücke wie Salz und Sulfur den Blick lenken. Erkennt der Arzt die Qualität, die Richtung einer Störung – ob etwa die Krankheit durch ein zu starkes Mineralisieren am falschen Ort eingeleitet ist – dann erhalten die Symptome für ihn Bildwert gemäß den Vorstellungen, die er sich vom Salzprinzip entwirft. Gedanken für die Therapie sind die Folge. (Sklerose und Gicht zeigen dann zum Beispiel ihre Verwandtschaft. Sie sind gerade in den Punkten, in denen sie sich unterscheiden, durch die Anschauung des normalen übergeordneten Vorganges und seiner differenzierten Leistungen als zwei verschiedene Entgleisungen des gleichen Prinzips verstehbar.)

„Also es handelt sich darum, daß der Mensch in sich die Tendenz hat, sich zu mineralisieren. Nun geradeso aber, wie gewissermaßen selbständig werden kann dasjenige, was zugrunde liegt dem Fauna- und Floraprozeß, so kann selbständig werden für den ganzen Menschen diese Mineralisierungstendenz. Diese Mineralisierungstendenz, wie ist ihr entgegenzuarbeiten? Ihr ist nicht anders entgegenzuarbeiten als dadurch, daß man sie zersprengt, daß man in sie gewissermaßen fortwährend kleine Keile hineintreibt" (I, 4). Rudolf Steiner faßt somit die therapeutische Aufgabe wiederum in ein Bild. Dieses Bild macht anschaulich, wie „kompakt", wie tiefgreifend die Mineralisierung eingegriffen hat und wie groß daher die Anforderung an das Medikament ist, das der Störung begegnen soll. Dieses „Hineintreiben von kleinen Keilen" in das, was sich zu fest gestaltet und sich dem Salzwerden zu stark zugeneigt hat, kann nur durch ein Vorgehen erreicht werden, das prozessual ein gleich Starkes oder Stärkeres veranlaßt, als es in der Entgleisung zum Vorschein kommt. „Und hier haben Sie das Gebiet, wo Sie betreten müssen, den Übergang von der Serumtherapie durch die Pflanzentherapie zu der Mineraltherapie, ohne die Sie doch nicht auskommen, weil Sie nur in den Beziehungen der Mineralien zu dem, was im Menschen selbst Mineral werden will, einen Anhaltspunkt haben, um all dasjenige zu unterstützen, was unterstützt werden muß in dem Kampf des Menschen gegen die mineralisierende Tendenz, gegen das allgemeine Sklerotischwerden" (I, 4).

Zunächst nimmt es wunder, daß mit der gleichen Werdestufe des Stofflichen ein Gegensätzliches, etwas Heilendes, angeregt werden kann. Das hängt damit zusammen, daß die Überwindung einer mineralischen Substanz die allerstärksten Gegenkräfte des Organismus auf den Plan ruft. Der unregelmäßig gewordenen Mineralisierungstendenz kann nur dann begegnet werden, wenn der Organismus ein fremdes Mineralisches, das stärker ist als der betreffende Salzprozeß der Krankheit, überwinden lernt. Darum muß das Heilmittel gegenüber der normalen Auseinandersetzung mit dem Mineralischen in der Nahrung einen ungewöhnlichen Prozeß auslösen. Jedoch meldet sich hier ein Bedenken. Sind die Substanzen in dem Zustand, wie sie draußen in der mineralischen Natur verharren, für jene Krankheitszustände bereits Heilmittel? Rudolf Steiner verneint diese Frage. Die Natursubstanz sei erst aufzuschließen: „Da tritt dasjenige ein, was zu irgend einem homöopathischen Prinzip in irgend einer Form hinweist, was darauf hinweist, daß gerade aus dem Mineralreich diejenigen Kräfte bloßgelegt werden müssen, welche der Wirksamkeit des äußeren Mineralreiches entgegengesetzt sind" (I, 4).

Das Mineral muß also, soll es bei einer zu starken mineralisierenden Tendenz des Organismus Heilmittel sein, erst umgewandelt werden. Das geschieht beispielweise durch den Vorgang der sukzessiven Verdünnung, der sogenannten Potenzierung, wie sie von der homöopathischen Schule seit Hahnemann vorgenommen und erprobt wird. Wesentlich ist nun, daß Rudolf Steiner die Art der entstehenden Dynamik im

Potenzierungsvorgang näher zu bestimmen weiß und damit die Verwendung derart rhythmisch zubereiteter Substanzen erkenntnismäßig begründet. In der obigen Bemerkung heißt es, daß nicht die der äußeren Erscheinung eines Minerals zugrundeliegende Kraft dienlich sei, sondern die entgegengesetzte erst freigemacht werden müsse. Ein solcher Hinweis fließt aus der Einsicht in die Evolution. Das Mineral entstand, wie wir gesehen haben, aus geistigen Zusammenhängen. Diese werden wieder zur Wirksamkeit geweckt, sobald der substantielle Vordergrund aufgelöst wird. „Man kann das Aggregieren, die Kohärenz des Stoffes aufheben. Das geschieht, wenn man den Stoff verdünnt in irgend einer Weise, wenn man – wie gesagt – homöopathische Dosen macht" (I, 2). Bei dem in bestimmten Relationen (zum Beispiel 1 : 10) und in genauen Zeitmaßen ablaufenden Verdünnen spielen zwei Kräftekomplexe ineinander.[96] Indem das Substantielle des Minerals mit dem schrittweisen Auflösen, Aufteilen, Ausbreiten quantitativ abnimmt, verschwinden die Eigenschaften, die der reinen Substanz spezifisch zugehören, mehr und mehr, während sich jene Kräfte, die das Mineral in urferner Vergangenheit entstehen ließen, nach und nach in diesem Vorgang des Rückgängigmachens des Aggregierens verdichten, gewissermaßen zu einer wirkenden „Potenz" durch das Medium der Verdünnung werden. Die Möglichkeit der Trennung von stofflicher Qualität und geistiger Kräftestruktur beruht auf einer Gesetzmäßigkeit, die Rudolf Steiner als „rhythmische Verläufe in der Natur" bezeichnet. Zur Verdeutlichung des Potenzierungsvorganges solle das Bild einer sich ausbreitenden Lichtquelle helfen. Allerdings müsse dabei die Vorstellung, daß das Licht sich kontinuierlich ausbreite und irgendwo aufhöre, verlassen werden. „Nirgends verschwindet eine solche Tätigkeit in der Unendlichkeit, sondern sie geht nur bis zu einer begrenzten Sphäre, und dann schlägt sie wie elastisch zurück, wenn auch die Qualität, das Quale oftmals verschieden ist von dem, was das Quale vom Hingange ist. Es gibt in der Natur nur rhythmische Verläufe, es gibt nicht in die Unendlichkeit verlaufende Verläufe, es gibt nur dasjenige, was rhythmisch wiederum in sich selbst zurückschlägt" (I, 2).

Potenziert man demnach eine Substanz, so macht man Wirkungs-momente frei, die auf den einzelnen Potenzstufen variabel sind. Dabei werden dann Grenzen oder bestimmte Punkte erreicht, an denen erkennbar wird, daß eine entscheidende Änderung der Eigenschaften eingetreten ist. Diese Deutung des Verhaltens der Substanz bei dem rhythmisch vorgenommenen Potenzieren läßt manches Rätsel der Arzneiwirkung in neuer Sicht erscheinen. „Wenn Sie einen Stoff anfangen zu teilen, so hat er zunächst beim Ausgangspunkt Eigenschaften. Diese Eigenschaften nehmen nicht ins Unendliche ab, sondern wenn man bei einem bestimmten Punkt angekommen ist, schlagen sie zurück und werden die entgegengesetzten Eigenschaften" (I, 2). Was hier vorgeht, läßt sich mit Grundprozessen der menschlichen Organisation vergleichen. Schaut man auf die Seite des Stofflichen, so findet man im unteren Menschen eine Entsprechung, indem dort Vorgänge ablaufen, die von der Substanz als solcher gefordert werden. Blickt man auf die Seite des Dynamischen einer potenzierten Substanz, so begegnet man dem Vergleichbaren in Prozessen des oberen Menschen, wo nicht allein die äußeren Eigenschaften der Stoffe bestimmend sind. Das Verhältnis, das zwischen der unteren und der oberen Organisation besteht, läßt sich in Analogie wiedererkennen als Gegensatz von Substanz und rhythmisch hergestellter Potenz. „Unsere obere Organisation ist etwas Homöopathisierendes. Sie ist etwas, was in einer gewissen Weise dem gewöhnlichen Verdauungsprozeß schnurstracks entgegengesetzt ist, das Gegenteil, das Negativ davon bildet" (I, 2).

Durch die Potenzierung einer Substanz wird der Evolutions-Prozeß aus einer relativen Verborgenheit gelöst und in eine Phase möglichen Wirkens versetzt. Nimmt man eine solche Vorstellung nicht auf, so bleibt der Gedanke an Heilmittel eigentlich unfruchtbar, ja problematisch. „Dasjenige, wovon man ausgehen muß, sind eigentlich nicht Stoffe sondern Vorgänge, ist nichts Fertiges, sondern ist ein Geschehen. Und wenn wir vom Stoff reden, so müssen wir eigentlich uns vorstellen, daß wir im Stoffe, in dem, was uns im äußeren Sinnenschein als Stoff erscheint, nichts anderes vorliegend haben als einen Prozeß, einen Vorgang zur

Ruhe gekommen" (II, 1). Jener Prozeß, der die mineralischen Substanzen aus lebendigen Zusammenhängen herausdrängte, webte einst im Kosmos. Er ist auch heute noch vorhanden, nicht nur zur Zeit der frühen Erdbildung. Er hängt mit den gleichen Kräfte-Sphären zusammen, mit denen auch der Mensch genetisch verbunden ist. Beachtet man diesen gemeinsamen Ursprung der Kräfte, der Prozeßualität hier und dort, so wird man dem empirisch gefundenen homöopathischen Prinzip mit Verständnis und Aufgeschlossenheit begegnen. Es wäre absurd, das „Ähnliche" oder das „Gleiche" in der kompakten Substanz suchen zu wollen. Jeder Substanz eignet aus der Zeit ihres Werdens ein bestimmter Prozeß. Dieser wird durch den rhythmischen Potenzierungsvorgang aktualisiert. Durch ihn ist es möglich, zu den im Organismus sich abspielenden Prozessen, die in bezug auf ihren Ursprung den in der Natur vorkommenden ähnlich sind, eine Beziehung herzustellen. In diesem Sinne erscheint es nicht mehr befremdend, wenn Rudolf Steiner zur Bekämpfung einer zu starken Mineralisierungstendenz (wo der Organismus dazu neigt, bestimmte Prozesse zur Ruhe kommen zu lassen, so daß Kristallisation und Salzbildung in Andeutung eintreten) darauf verweist, Substanzen des Mineralreiches in potenzierter Form zu verwenden. Die Dynamik des „Fremden" im Heilmittel ruft den Organismus auf, den unrechtmäßig zur Ruhe gekommenen Prozeß erneut in das Geschehen einzubeziehen. Was dem oberen Menschen in einer überbetonten Mineralisierung entglitt, wird wieder vom allgemeinen Funktionsspiel aufgenommen. Das mineralische Heilmittel, dessen „Substanz" aus der Prozeß-Ruhe herausgerissen ist, wendet sich an den oberen Menschen. Es ist immer dann angezeigt, wenn der obere Funktionskreis die Kraft verloren hat, mit der vom unteren Menschen herandringenden Stofflichkeit begegnend fertig zu werden.[97]

Die organische Geste der Mineralisierung ist die Vorbedingung dafür, daß im Menschen ein geistiges Tätigsein erwacht. Aus den bloßen Lebensbeziehungen könnten seelische Leistungen nicht hervorsprießen. Indem die mit der Nahrung aufgenommenen Substanzen eingreifende Verwandlungen durchmachen, vom physischen Niveau durch das pflanzliche und tierische zum menschlichen erhoben werden, entsteht eine Bilde-Stofflichkeit, eine organische Materie auf höchster Stufe, die in Gegenprozessen auf die niederen Stufen zurückversetzt werden muß. Dieses „Zurückversetzen" bestimmt alle Arten des Abbaus. Im Aufbauprozeß entfalten sich die Kräfte, die zugleich das Unterbewußtsein bilden, im Abbau diejenigen, die das Bewußtsein ermöglichen. „Die Ich-Organisation braucht diesen Übergang der organischen Substanz in den leblosen Zustand. Aber sie braucht eben den Vorgang des Überganges; nicht, was dann durch den Übergang entsteht" (Grundlegendes, 17. Kap.). Das, was auf diesem Abwärtsweg an Mineralischem gebildet wird, muß aufgelöst und ausgeschieden oder von anderen Tätigkeiten ergriffen werden. Ein Teil dient dann dem Organismus zum Einfügen in seine Gerüststrukturen. Die knöcherne Schädelkapsel und das Innenskelett zeigen das Ausmaß dieser ins Physische vorstoßenden Prozesse. Das „physische System", das im Haupte sein Zentrum hat, in dem die Mineralisierung sich konzentriert, aber in ihrer Normalität, darf demgemäß als eine der wichtigsten Voraussetzungen für das Ich-Bewußtsein und für alles, was erst durch dasselbe möglich wird, angesehen werden.

Die allgemeine Tendenz der Mineralisierung ergibt sich aus den verschiedenen Bestrebungen der Ich-Verwirklichung. Die Ich-Tätigkeit erkämpft im Abbau des Gebildeten, bildhaft gesprochen, einen freien Raum. Durch das Zerstören, Abbrechen, Behindern weiteren Aufbaus wird im Gegenbewegen das leibfreie Tun möglich. Außerdem entzünden sich an den Abbausubstanzen – als an etwas Erledigtem, nunmehr irgendwie innerlich Fremdem – die Funktionen des Auflösens, Beseitigens und Ausscheidens. Auch bei diesem nach außen Drängen dessen, was einmal innerlich war, werden Kräfte aus dem leiblichen Bereich herausgegliedert, die Bestimmtes im Seelisch-Geistigen zu vollziehen möglich machen.

Ganz im Gegensatz zum Obigen besteht eine Gefahr, daß die Abläufe innerhalb des Organismus, die für das wache Ich-Sein notwendig sind, gehindert werden. Rudolf Steiner weist auf die Schwierigkeit hin, den allgemeinen Lebensprozeß immer richtig zu beherrschen. „Ist dieser

Prozeß gestört, d. h. überwuchert ein Vitalprozeß diesen rein physischen Prozeß im Menschen, dann wird das Ich in einer gewissen Weise auch im Bewußtsein herabgelähmt, und alles Außersichwerden des Menschen, alles, wo die Menschen schwachsinnig und dergleichen werden, beruht mit – natürlich können dann auch außerdem andere organische Veranlassungen da sein – aber es beruht mit und muß erkannt werden aus demjenigen, was als rein physische Prozesse im menschlichen Haupte vorhanden ist" (II, 2). Vitalprozesse können demnach die Mineralisierung übertönen. Bei beiden Erscheinungen – Überhandnehmen der Mineralisierung und ungenügende Hemmung der Vitalität im Haupt – resultieren Störungen des Bewußtseins. Die Funktionskreise des Kopfes werden damit sowohl von einer zu starken als auch von einer zu schwachen Mineralisierung chaotisiert. Jedesmal ist das Ich – sein geistiges wie leibliches Vermögen – zutiefst engagiert, weil es, wenn es das Selbstbewußtsein zeugt, im Aufheben der Mineralisierung und im Begrenzen der Vitalität existiert.

Im Verfolgen der Idee von der oberen und unteren Organisation beobachten wir, wie sich einzelne Bildungen des einen Bezirkes durch gleich starke – entsprechende oder polare – Bildungen des anderen die Waage halten. Dabei vergegenwärtigen wir uns, daß sich die beiden Organisationsimpulse gegenseitig durchdringen, auch wenn sie sich räumlich getrennte Schwerpunkte schaffen. Nun aber macht Rudolf Steiner auf etwas aufmerksam, das für die Pathologie von großer Bedeutung ist. Innerhalb des Hauptes wird eine Synthese, ein Abbild der gesamten Organisation geschaffen. Die Spannung, die sich in der oberen und unteren organischen Tätigkeit auslebt und die von der Ich-Kraft beherrscht wird, prägt sich dem Gehirnzusammenhang ein. „Diese Spannung, sie drückt sich auch aus... in den Kräften, die auf zwei Organe konzentriert sind, in der Zirbeldrüse und in der sogenannten Schleimdrüse" (I, 4). In Epiphyse und Hypophyse stehen sich gewissermaßen die Funktionsaktivitäten des oberen und des unteren Systems noch einmal gegenüber. Beide Organe sind bei allen Tätigkeiten, die in der Oben-Unten-Schicht ablaufen, beteiligt. Rudolf Steiner hält das funktionelle Gegenüber von Epiphyse und Hypophyse für so wichtig, daß er daran folgende Erwartung knüpft: „Und würde man aus dem Gesamtbefinden des Menschen immer eine Ansicht sich bilden über dieses Spannungsverhältnis, dann hätte man sehr gute Grundlagen für den weiteren Heilungsprozeß" (I, 4). Während in der Hypophyse sich die Stoffwechselprozesse einen sublimen Ausdruck geben und zu einer Art Konzentrierung kommen, gelangt in der Epiphyse die Mineralisierungstendenz zu ihrer feinsten Kulmination (im Gegensatz zur groben Substantiierung in der Hirnschale). Rudolf Steiner charakterisiert die Zirbeldrüse als jenes wichtige Organ, in dem die Mineralisierung ihre präziseste Ausgestaltung erfährt (Vortrag vom 28. 10. 1923). Das Entstehen des „Gehirnsandes" hält den Widerpart gegenüber dem Absondern der Hypophyse. Verkümmert die Aktion der Zirbeldrüse, so kann das Ich sein Geistesbewußtsein nicht entfalten und bleibt dem rein animalisch-vegetativen Äußeren verhaftet.[98]

Eine Bemerkung sei dieser Stelle angefügt. Die Erwähnung von Hypophyse und Epiphyse ruft selbstverständlich eine Reihe von Bildern, Vorstellungen und Theorien hervor. Solche unbesehen in den hier vorgelegten Organbegriff mit zu übernehmen, müßte unbedingt zu einer Unklarheit wenn nicht gar Verwirrung führen, die die medizinischen Probleme mehr verschleiert als aufhellt. Wenn Rudolf Steiner sagt, daß die Aktivitäten von Oben und Unten besondere Strukturen in jenem Organ hervorrufen, das den Wachleistungen hauptsächlich dient, dann liegt dem die Anschauung zu Grunde, daß Hypophyse und Epiphyse End- und Zielpunkte von ausgebreiteten und differenzierten Funktionsabläufen sind, die mehr oder weniger gerade mit dem seelisch-geistigen Innen-Leben zusammenhängen. Vom physischen Aspekt muten diese Organ-Konzentrationen so an, als ob von ihnen die Intentionen, die Steuerungen aller übrigen Leibesvorgänge herrührten. Diese Interpretation drängt sich um so eher auf, sobald sich der Gedankenkomplex von Ursache und Wirkung verhängnisvoll einmischt. Im Organischen gilt aber die aus dem anorganischen Felde übernommene Vorstellung von der Kausalität nicht. Vom physischen Niveau, vom Substantiellen her wird kein einziger organischer Prozeß gelenkt. Primär ist immer das Funktionelle, was durch die geistigen Wesensglieder erzeugt wird. Auch in den Drüsenzusammenhängen. Die Tätigkeiten an einem „Ort" – als geistiger Impetus – machen notgedrungen immer Änderungen im Gesamtleib. Ein bestimmtes Sekret der Hypophyse setzt nicht eine andere Absonderung in einem abgelegenen Organ in Szene. Die Tätigkeit oben – derzufolge eine Absonderung stattfindet – bringt eine adäquate Tätigkeit unten mit sich, die wiederum physisch als Sekretion erscheint.[99]

Wir haben in dieser Skizze ein Organisationsprinzip in mancher Abwandlung verfolgt. Zugrunde liegt der Satz: Die Wirksamkeit des Menschen-Ich ist Tätigkeit. Diese Tätigkeit richtet sich sowohl nach außen als nach innen. In der Überwindung von Entgegenstehendem, in der Umkehrung von Prozeßrichtungen, in dem die Mitte Halten zwischen polaren Funktionen lebt das Ich und findet die Möglichkeit, vom Leiblichen sich distanzierend, Selbstbewußtsein zu entwickeln und im Selbstbewußtsein Wahrnehmen, Vorstellen und Denken zu entfalten, teilzunehmen an der Außenwelt, aufzumerken auf das, was aus dem Innern aufsteigt und sich einzulassen auf das Verwirklichen des Willens in der Bewegung.

XVII.

Pflanze und Mensch

Im Vorausgegangenen haben wir gesehen, indem wir einige Abschnitte der Evolution verfolgten, daß das Mineralreich aus einem Organisch-Lebendigen abgeschieden ist und somit in ihm eine nach abwärts gerichtete Entwicklung zu Ende kommt. Wie aber steht nun das Pflanzenreich im Leben der Erde darinnen? In welcher Weise sprechen sich in ihm die Evolutionstatsachen aus? Nimmt es teil an der aufsteigenden oder an der absteigenden Entwicklung? Oder an beiden? Gewaltige Trennungen beobachten wir unter den vielerlei Gestaltungen: niedere und höhere, einjährige und ausdauernde Arten, verholzende und nicht verholzende Bildungen, giftige und nicht giftige Pflanzen. Verbundensein mit der Erde, Abhängigkeit von der Atmosphäre, Beziehungen zum Kosmos sind offenkundig.

Vorab erinnern wir daran, daß auch die Prozeßwelt der Pflanze – wie die des Minerals – vom Menschen im Gang seiner Entwicklung überwunden wurde und daß darum eine gewisse genetische Relation von Mensch und Pflanze besteht. Grundkräfte der Evolution haben hier wie dort ihre besondere Bedeutung, zeugen in den verschiedenen Seinsbereichen Ähnliches und Verwandtes und lassen noch heute die vielseitigsten Verbindungen erkennen. Wenn wir als Therapeuten die Momente der Genese in den Vordergrund rücken (wobei wir immer vom Gesichtspunkt des dynamisch Wirkenden, des ursprünglich Schöpferischen in jedweder Bildung ausgehen), hüten wir uns selbstverständlich vor der Naivität, auf plumpe Weise direkte Vergleiche zwischen den Bildern der äußeren Erscheinungen zu ziehen. Unser Anliegen besteht vielmehr darin, die immanenten Kräfte hier wie dort aufzudecken, weil uns nur dann eine Erkenntnis des Therapeutischen möglich dünkt.[100]

Begleiten wir die Lebensstufen der Pflanze. Ein Same hat sich gebildet. In ihm ruht der Keim einer neuen Pflanze, den die Erde aufnimmt und zu gegebener Zeit weckt. Wärme und Feuchtigkeit, die Kräfte des Bodens und der Jahreszeit bilden einen Zusammenhang, durch den das Werdespiel beginnen kann und die kosmischen Bilde-Tätigkeiten einzugreifen vermögen. Wurzelsproß dringt nach abwärts, Blattsproß nach aufwärts. Licht und Luft, alles Atmosphärische und aus den Weiten Hereinstrahlende schaffen am Aufstrebenden und sich Ausbreitenden, bis schließlich von Knoten zu Knoten, von Blatt zu Blatt, geleitet durch fortschreitende Metamorphose, das Reine, Höhere hervortreten kann: die Blüte, der Same, die Frucht. Folgen wir diesen Vorgängen mit innerem Teilnehmen am Wandel, so fällt es nicht schwer, sich mit den Hauptprinzipien dieses Daseins vertraut zu machen, sich zu vergewissern, daß auch die Pflanze von einer dreigegliederten Struktur beherrscht und durchdrungen wird. Es offenbaren sich drei wesentliche Gestaltstufen und Funktionsbereiche: als Wurzelbildung, als Blatt- und Stengelerscheinung, als Blüten-, Frucht- und Samenentwicklung.

In dem Sich-Ausbreiten der Wurzel und ihrem Eindringen in die Erde drückt sich elementar anderes aus als in dem Entstehen des oberirdischen Teiles der Pflanze und dessen Leben im Luft- und Lichtreich. Gleichfalls regt sich im Gestalten und Formschaffen der Blätter, im Aufstreben des Sprosses, des Stammes, im Verzweigen des Stengelwerks etwas völlig anderes als in dem, was die Blüte hervorkommen läßt. Durch Wurzel, Blatt und Blüte – wenn wir die Pflanze auf diese drei Wirkenstaten reduzieren – prägt die Pflanze ihr Wesen in die Welt. Sie sind Ausdruck eines Ganzen. Die sie schaffenden Bildekräfte stammen aus den verschiedensten Sphären des Umkreises. Indem die Pflanze zur äußeren Erscheinung drängt, nimmt sie teil am Leben der Erde und läßt sich formen auf den drei Stufen, Wurzel-, Blatt- und Blütenbildung, die je auf ihre Weise die dabei waltenden Gesetze der Metamorphose offenbaren. Die Pflanze fügt die Taten der Erde und des Kosmos in sich zusammen. Sie zeigt in irdischer Gestalt eine Verwirklichung des ätherischen Urbildes. Sie manifestiert sich, Metamorphose auf Metamorphose vollziehend, vermöge der drei schöpferischen Aktivitäten: im Bilden der Wurzel, im Verzweigen der Stengel und Vervielfältigen der Blätter, im Entwickeln der Blüten, Früchte und Samen.

Lernen wir die Pflanze nach und nach so anschauen, daß wir in ihrem Habitus das Zusammenwirken von drei Gestaltungs-Tendenzen erkennen, daß wir in ihrer Neigung zu den mannigfaltigsten Metamorphosen ein Bild vom Schaffen des Ätherischen sehen, so erweitert sich unser Wissen nicht nur faktisch in bezug auf gewisse Kenntnisse, sondern es befähigt uns, die größeren Lebenszusammenhänge in die Erfassung des Pflanzenwesens einzubeziehen. Die einzelnen Pflanzenexemplare, die besonderen Arten und Gattungen, ja selbst die Familien dürfen nicht für sich betrachtet werden. Sie sind alle nur ein Glied im übergeordneten Sein des ganzen Pflanzenreiches und durch dieses: des gesamten Erdgeschehens. Die Pflanze hat nicht nur ein Eigenleben, sie gehört mit diesem zu einem großen organischen Ganzen und erfüllt in demselben bestimmte Funktionen. Es besteht ein inniger Zusammenhang alles pflanzlichen Werdens und dieser bildet mit dem Erdwesen die Einheit eines höheren Organismus. „Daß die Pflanzen verschieden sind, beruht nur darauf, daß die Erde in ihrer Wechselwirkung mit dem übrigen Kosmos nach den verschiedensten Richtungen hin Kräfte entwickelt und dadurch die Pflanzen verschieden organisiert werden. Aber allem Pflanzenwachstumsleben liegt ein Einheitliches in der Erdenorganisation zugrunde" (I, 5). Sieht man auf dieses umfassend Wirkende innerhalb der Erd- und Pflanzennatur, dann erscheint die einzelne Pflanze durch die kosmischen und irdischen Potenzen an die ihr eigene einmalige Stelle des gewaltigen Organismus-Spieles gerückt. Die Pilze gehen eine andere Beziehung zur Erde und zum Kosmos ein als krautartige Pflanzen. Sie repräsentieren gewissermaßen sinnenfällig ein einmaliges Bildeniveau. Das geschieht jedoch ebenfalls durch jede andere Pflanzengruppe. In den Bäumen konzentriert sich das pflanzenhafte Element der Erde noch auf eine ganz besondere Weise. Denn das, was die einjährige Pflanze in ihrem unmittelbaren Umkreis, im Boden findet, wird für Blätter und Blüten eines Baumes im Aufbau, in der Substantialität, in den

Säften des Stammes und der Zweige (Mark, Holz, Kambium, Rinde) bereit gehalten. Die Beziehungen zur Atmosphäre und zum Kosmos, die sich bei der nicht holzbildenden Pflanze durch ihr Eingefügtsein in die Erde regeln, werden beim Baum eine Stufe höher – über dem Niveau, das die krautige Pflanze einhält – in der Krone hergestellt. „Wenn aber ein Baum wächst, so stülpt sich – bitte jetzt nicht zu stark chokiert zu sein von dem, was ich sagen werde, denn es ist wirklich so – in einer gewissen Weise die Erde über dasjenige, was früher von der Erde direkt in die Pflanze hineingeflossen ist; das schießt in den Stamm hinein, und alle Stämme sind im Grunde genommen Auswüchse der Erde" (I, 5). Einem solchen Gedanken kann man folgen, sobald man einsieht, daß die Erde mit lebendigen Kräften durchdrungen ist, daß sie nicht ausschließlich in die mineralische Bildung übergegangen ist. Die Erde als Ganzes birgt etwas in sich, was das Pflanzenwerden ermöglicht. Dieses pflanzenbildende Element der Erde schoppt sich dort zusammen, wo Baumstämme nach oben wachsen. Deshalb sind Blätter und Blüten, die allein durch die Baumstofflichkeit existieren, jeweils mit der einzelnen Pflanze auf dem Erdboden zu vergleichen.

Von diesem Blickpunkt aus ergibt sich auch ein neuer Aspekt der pflanzlichen Sonderbildungen und des Auftretens von Parasiten. Bei ihnen gesellen sich gegenüber der gewöhnlichen Pflanze noch andere Gestaltungskräfte hinzu. So erhebt sich die Mistel eine Stufe höher, als es die Blätter und Blüten des Baumes vermögen. Sie benützt das Bildemilieu des Baumdaseins, um eine mehr oder weniger isolierte Existenz gegenüber der Erde begründen zu können. Es ist gleichsam so, als „umginge" sie die Bedingungen und Verhältnisse der Erde. Das gelingt ihr, indem sie ein Wesenhaftes, ein bereits Strukturiertes, ein gerichtet Organisiertes, das sich über dem eigentlichen irdischen Niveau befindet, als Untergrund benutzt. Die Impulse des Baumwerdens konzentrieren die Pflanzenelemente der Erde und führen sie aus dieser heraus. Das Mineralische des Bodens wird gelöst und im Säftestrom nach oben mitgerissen; eine besondere Substantialität wird in der Korrespondenz mit dem Umkreis geschaffen: das Holz. Die Mistel benutzt nun dieses

272

„Baum-Erde-Sein", das eine Materie enthält, die gegenüber der Materie des Bodens eine verwandelte ist, und erzeugt durch ihre eigene Bildetätigkeit eine sonst im Erdbereich nicht mögliche Gestaltung und Substanz. „Es emanzipiert sich gewissermaßen dasjenige, was in der Pflanze unirdisch ist, gerade in der Mistelbildung. So daß wir das von der Erde Aufstrebende, das sich in Wechselwirkung stellt mit dem Außerirdischen, allmählich in der Blüten- und Samenbildung sich absondern sehen von der Erde, und in der Mistelbildung zu einer ganz besonders stark sich individualisierenden Emanzipation kommen sehen" (I, 5).

Wir können an diesem Punkt nicht in eine Darstellung der Mistel eintreten.[101] Die Mistel sei uns hier lediglich ein Bild für einen sehr differenzierten Vorgang in der Pflanzenwelt. Was Rudolf Steiner als besonderen Emanzipationsprozeß bezeichnet, das eigentümliche Herausgliedern der Mistel, wird durch das Sich-Absetzen vom Erdhaften erreicht. Dabei wird etwas verinnerlicht: die Essenz der Imponderabilien aus Atmosphäre und Kosmos. Prozessual gesehen vollzieht sich in der Mistel etwa Ähnliches wie das, was in der Evolution beim Entstehen des Phosphorigen vor sich geht. „Wenn man dasjenige ins Auge faßt, was insbesondere in der sich emanzipierenden Pflanzentätigkeit liegt, in dem, was dann kulminiert in der inneren Wirksamkeit der Parasiten, so hat man etwas, was hinneigt nach der Verinnerlichung der Imponderabilien. Dasjenige, was als Imponderabilien von dem Kosmos der Erde zuströmt, das wird in diesen Organen, wenn sie prädominieren, ebenso konserviert wie in der Phosphorsubstanz" (I, 5). In abgeschwächter Weise lebt dieser Prozeß in jeder Blüten- und Samenbildung. In der Mistel gelangt er zu einer Verdichtung, weil die kosmischen Kräfte stärker in die Substanz eindringen, während die irdischen Einflüsse durch die Niveau-Verschiebung mehr oder weniger ausgeschlossen sind.[102]

Die andere Seite der Pflanzennatur geht auf im Sich-Verwurzeln im Boden, im Sich-Verbinden mit der Erde. Sie drängt zu mehr oder minder starken Rhizom- und Wurzelbildungen mit ihrem eigentümlichen Verdichten der Stoffe, dem Synthetisieren mannigfacher Substanzen, dem Ablagern von Salzen, mit dem teilweise Verholzen der organischen

Materie. Was sich funktionell in der Wurzel abspielt, vollzieht sich auch im Menschen. Dieses „Wurzelsein" senkt sich vornehmlich in den Funktionskreis ein, den wir als den oberen Menschen abgegrenzt haben. Bei solcher Gegenüberstellung von Wirkendem in der Pflanze und im Menschen ist es methodisch vonnöten, seine Gedanken gewiß darauf zu beschränken, hier einzig und allein Prozessuales in Relation zu bringen. Keinesfalls ist gemeint, signaturenmäßig das Bild des menschlichen Hauptes mit dem der irdischen Pflanzenwurzel in der Absicht zusammenzufügen, um daraus etwas Besonderes für die Menschen- und Naturkunde abzuleiten. Aber wie das Salz, wenn es sich anschickt zu kristallisieren, Imponderabilien abweist, so konzentriert die Wurzel ein bestimmtes Sein in der Erde, setzt sich von dieser ab und läßt sich mit den über der Erde webenden Imponderabilien nicht direkt ein. Der Art nach ähnlich verlaufen bestimmte Funktionen in der Region des Kopfes. Man kann in dieser Schicht der Prozeßwirksamkeiten im Menschen das Funktionsgebilde einer Pflanze sehen, deren Wurzelorgane sich im oberen Menschen befinden. Diese „Pflanze" wächst also von oben nach unten. Sie hat nichts mit einer physisch sichtbaren Pflanze zu tun. Sie befindet sich im Ätherischen und verhält sich gerade umgekehrt wie die äußere Pflanze, die vom Boden aufwärts nach oben zum Licht strebt. Die „Wurzel" dieser Ätherpflanze ist allen Prozessen des Hauptes eingeschrieben (ihre „Ausläufer" tasten sich durch die Sinne in den Raum), die „Blüten- und Samenorganisation" verbindet sich mit dem Funktionsgeschehen des unteren Menschen. Die Umkehrung der äußeren Pflanze in bezug auf die irdisch-kosmische Raumorientierung innerhalb des ätherischen Webens im Menschen ist, was Rudolf Steiner betont, ein wesenhaftes Merkmal des Menschen gegenüber dem Tier. Denn die „Pflanze im Tier" ist durch dessen Leibesbau nur um 90 Grad aus der Konstellation zu Peripherie und Zentrum, aus ihrer Ursprungslage, verrückt. „Es ist in besonderer Form das Pflanzliche auf diese Art gerade in den Menschen eingegliedert. Und wiederum ist ein wichtiges Unterscheidungskennzeichen für den Menschen und das Tier dasjenige, daß in der Regel beim Tier die Pflanze, die in es eingegliedert ist, horizontal gelagert ist, also im rechten Winkel steht zu der Richtung der Pflanze, während der Mensch – ich möchte sagen – gegenüber der Pflanze in seiner Stellung im Kosmos eine vollständige Drehung ausgeführt hat, eine Drehung um 180 Grad. Das ist etwas, was zu dem Lehrreichsten gehört, das man überhaupt finden kann in der Betrachtung des Verhältnisses des Menschen zu der äußeren Welt" (I, 5). Wir suchen also nicht abstrakt nach Vergleichsmomenten, wenn wir die Grundkräfte in den Naturreichen studieren, um etwas für das Verständnis des Menschen zu gewinnen, sondern wir bemühen uns, angeregt durch die okkulten Tatbestände, herauszufinden, wie der Mensch durch seine aufrechte Haltung und Gestalt räumlich in ein anderes Verhältnis zur Erde und zum Umkreis gerät, als es bei Pflanze und Tier der Fall ist. Da in allen Reichen die überirdischen Bildimpulse – Ätherisches, Astralisches – wirken, ist die Frage nach der Raumbeziehung (in der Richtung, in der Anordnung, in der Aufgliederung) von Wichtigkeit. Mit ihrer Abklärung erreichen wir eine weitere Differenzierung und Anschaulichkeit des Ätherischen im Menschen. Aber mehr noch: Auch das, was physisch-leiblich gestaltet ist, die einzelnen Organe und Gewebe, hat teil an diesem räumlichen Bestimmtsein durch die Weltenkräfte und das Erdensein. Das führt uns zu neuen Problemstellungen.[103]

Ein solcher Blick auf die Bedeutung des Raumes (des organisch nicht Zufälligen von oben und unten, vorn und hinten, rechts und links) lenkt unsere Aufmerksamkeit noch auf ganz andere Gesetze, als es mit der mikroskopischen Perspektive geschieht. Die Zellverbände in den verschiedenen Organismusregionen dürfen nicht als gleichwertige Gebilde rein äußerlich in ihren Strukturen verglichen werden, denn diese stehen jeweilig unter anderen Bedingungen des kosmisch-irdischen Zusammenhanges. Die Grundkräfte, die im Aufrichtespiel des Menschen wirken, die im horizontalen Bauprinzip des Tieres sich äußern, die im Einwurzeln und Aufstreben der Pflanze tätig sind, bestimmen grundlegend auch die innere Formung der einzelnen Zellverbände. Die Zelle ist nie allein aus sich heraus erklärbar. Sie stellt nicht nur das dar, was aus den Teilungsvorgängen resultiert. Soll der mikroskopische Befund nicht zu Illusionen verführen, so muß das von außerhalb der Zelle Einwirkende mit gesehen werden. Wir haben uns konkret darauf einzulassen, daß in das Feld des Sichtbaren die ordnenden und formenden Mächte aus einer Welt des Unsichtbaren hereinspielen. „Man kann die Menschenseele viel besser studieren, wenn man das Zusammenwirken des vertikal nach aufwärts, vertikal nach abwärts Gehenden und des in dem Waagebalken Liegenden studiert. Diese Kräfte, die im Makrokosmos zu beobachten sind, wirken bis in das Zellige hinein. Und das, was in den Zellen wirkt, ist im Grunde genommen nichts anderes als ein Abbild dieser makrokosmischen Wirkung" (I, 5).

Machen wir uns die Verhältnisse der beiden Erscheinungen – der Pflanze zum Menschen, des Menschen zur Pflanze – deutlich, so lassen sich gewisse Verallgemeinerungen in der Aussage nicht umgehen. Diese werden jedoch ins Konkrete geführt, sobald das Leben selbst in seiner Realität gesehen wird. Die Pflanze wächst und gedeiht nicht aus der Summierung irdischer Komponenten. Sowohl die Tendenz zur Wurzelbildung als auch die Tendenz zur Blatt-, Blüten- und Samenentstehung offenbaren Aktivitäten, die von außerhalb der irdisch beobachtbaren Bedingungen herrühren. Was anders als die Erdenkräfte und über diese hinaus an der Pflanze gestaltet, urständet im Umkreis der Erde, im Kosmos der Planeten, im Universum der Fixsternsphären. Aber alles, was da vielschichtig auf das Pflanzenreich wirkt, wirkt auch auf den menschlichen Organismus. Deshalb kann das Studium der Pflanze in ihrer Stellung zur Erde und zum Kosmos zugleich Material für das Wissen vom Menschen liefern. Im Leben und Gestalten der Pflanze durchdringen sich innig ein irdisches und ein nicht-irdisches Prinzip, vereinen sich kosmische und terrestrische Impulse. Je nach dem Maß des Gegeneinander und Miteinander dieser Beeinflussung formt sich die sichtbare Pflanze. Dabei macht sich eine Eigentümlichkeit geltend. Obgleich allen Bildungen gemeinsam die Urpflanze, der Typus eingeschrieben ist, hat jede Pflanzenart das Bestreben, ein Organ, einen Teil zu besonderer Ausgestaltung zu bringen. So sind wir in der Lage, eine Pflanze – um sie aus der großen Pflanzeneinheit herauszuheben – danach zu charakterisieren, welches Glied sie auf einmalige Weise hervorkehrt. Gerade in der bevorzugten Ausbildung eines Teiles sehen wir etwas vom Wesen der Pflanze, erblicken im Besonderen die Umformung des Typus. Eine Pflanze mit kräftiger Wurzel bei gleichzeitig verkümmerter Blütenorganisation offenbart ein anderes Verhältnis der Urpflanze zu den kosmischen und irdischen Bereichen als eine solche mit starker Blütenanlage und geringer Wurzelbildung. Die Beobachtung der Intensität, mit der eine Pflanze die Verstärkung und Vervollkommnung eines Gliedes betreibt, mit der sie ihre Eigentümlichkeit zeichenhaft sichtbar macht, hilft uns darum, ihre Bedeutung für den Menschen zu erkennen. Die Pflanzenwelt auf diese Weise zu studieren, legt den Grund für therapeutische Erwägungen. „Betrachten Sie den Ananas, wie er den Stamm zum Hervorstechendsten machen will, oder irgend welche andere Pflanze! Sie können sagen: jedes von den Hauptorganen der Pflanze, Wurzel, Stengel, Blätter, Blüten, Früchte, wird von irgendeiner Pflanzenform zum Hauptorgan erstrebt. Nehmen Sie Pflanzen wie – sagen wir – Equisetum; Sie sehen, wie das Bestreben ist, in der Stengelbildung aufzugehen. Andere Pflanzen haben das Bestreben in der Blattbildung aufzugehen, andere Pflanzen Stengelbildung und Blattbildung verkümmern zu lassen und in der Blütenbildung aufzugehen" (I, 5).

Wir dürfen die obigen Ideen miteinander verknüpfen. Alle Pflanzen bilden eine Gesamtheit, eine in sich zusammenhängende Einheit, einen großen Funktionsorganismus. Die einzelne Pflanze ist Teil in diesem Gesamtorganismus. Sie wird durch übergreifende Kräfte zu einem besonderen Organ desselben ausgestaltet. Sie übernimmt eine differenzierte Aufgabe. Ihre dabei hervortretenden Eigenschaften sind den funktionellen Äußerungen eines tierischen oder menschlichen Organes vergleichbar. Das Besondere ihrer Gestalt ist zugleich das Besondere ihrer Funktion im Erd-Pflanzen-Organismus. Die Pflanzenwelt kündet uns damit symbolhaft in jedem ihrer Exemplare vom Geheimnis des kosmisch-irdischen Zusammenspieles. „Das ist die Aufgabe, daß man das Pflanzenwesen so ansehen lernt, daß jede Pflanzenart hineingestellt erscheint in einen Gesamtorganismus der Pflanzenwelt, während das einzelne menschliche Organ in den gesamten Organismus des Menschen hereingestellt erscheint. Man muß die einzelnen Pflanzen als Teile eines Ganzen ansehen können" (11. 6. 1924). Mit diesen Worten ist die Art, wie das Reich der Pflanze neu anzuschauen und zu erforschen sei, im Umriß skizziert. Die einzelne Pflanze soll in ihrem besonderen Sein, in ihrer Abwandlung der Urpflanze, in ihrer Stellung innerhalb des großen Erd-Vegetations-Organismus erkannt werden. Die Fülle der unterscheidenden und differenzierenden Merkmale unter den Pflanzengruppen wird zum Ausdruck des ätherisch-plastischen Wirkens und bietet nicht bloß die Kriterien für die Klassifizierung im botanischen System. Das heißt, wir bewegen uns einen Schritt weiter auf eine Wesenserkenntnis des Organischen zu. Wenngleich mit den dargelegten Prinzipien die Mannigfaltigkeit der Gestalten noch nicht erklärt und ihre Rätselhaftigkeit keinesfalls aufgelöst ist, verbreitet sich durch sie jedoch Licht über das Übermaß der Formen und Erscheinungen, über die Strebekräfte des Pflanzlichen überhaupt.[104]

Rudolf Steiner weist Einzelheiten des außertellurischen Einwirkens auf die Pflanze auf. Zum Beispiel sei die eigentümliche Anordnung der Blätter am Stamm das Ergebnis kosmischer Einstrahlungen. In besonderer Weise in der Spiraltendenz mancher Blattstellungen hervortretend. Die Pflanze darf so als ein Spiegel des Überirdischen angesehen werden. Die Kräfte der Sonne und der einzelnen Planeten mit ihren verschiedenen Konstellationen strömen in der einzelnen Pflanze zu einer Resultierenden zusammen. Wie sich die Blätter ordnen, wie sie erscheinen, wie sich die Achse verhält, senkrecht oder verzweigt dem Licht entgegenstrebt, wie fördernde und retardierende Momente im Aufsteigen des Sprosses einsetzen, das alles hat seinen Kräftequell in dem Zusammenspiel der Sonne mit den äußeren Planeten (Saturn, Jupiter, Mars). Jedoch greifen nicht nur diese obersonnigen Entitäten differenzierend ein, „sondern ihnen wiederum wirkt entgegen dasjenige, was namentlich vom Monde ausgeht und von den sogenannten unteren Planeten, von Merkur und Venus. Merkur, Venus und Mond sind dasjenige, was in der Pflanze die Tendenz zur Erde, nach unten erzeugt, und was seinen bezeichnendsten Ausdruck findet in der Wurzelbildung" (I, 6).

Wir sehen: Am Aufbau der Pflanze sind alle Kräfte der kosmisch-planetarischen Sphären beteiligt. Sie sind es auch beim Menschen. Diese Doppelbeziehung läßt in uns Gedanken über Möglichkeiten der Therapie aufkommen. Denn die Affinität der Pflanze zum Menschen beruht auf diesem gemeinsamen Eingetauchtsein in das Influenzieren des kosmisch-irdischen Wirkensfeldes. Was in der Pflanze sich in mannigfaltigen Formen und Werdestufen äußerlich offenbart, verbirgt sich beim Menschen in inneren Funktionsschichten. Es kommt in ihm nicht zu Ansätzen oder Anklängen pflanzlichen Lebens, weil andere Bildemächte, die über das pflanzliche Sein hinausgreifen, einsetzen. Aber die gleiche Beeinflussung aus den Planetensphären, wie sie den Pflanzen zuteil wird, besteht auch für den menschlichen Organismus. Deshalb könnnen wir die vielen Bilder, welche die Pflanzenwelt vor uns hinzaubert, für die Erforschung der vom Menschen überwundenen (deshalb jedoch nicht weniger vorhandenen) Verhältnisse heranziehen. Doch müssen wir uns für den Anfang das Charakteristische sowohl des Gemeinsamen als auch des grundlegend Verschiedenen hier wie dort erst erarbeiten. Betrachten wir zunächst die Pflanze innerhalb des Geschehens, das der Jahreslauf rhythmisch entstehen läßt. Sogleich bemerken wir, wie innig verwoben die Pflanze mit der Bewegung der Erde, ihrer Stellung zur Sonne, ist. Durch die Kräfte des Außerirdischen, die im Frühjahr in besonderer Intensität sich der Erde zuwenden, keimt und wächst die Pflanze, erhebt sie sich entgegen der Schwerkraft zu ihrer Gestalthöhe, bildet vermöge dessen, was im Sommer aus der Peripherie hereinflutet, die Blütenorganisation. Bei der Frucht- und Samenbildung des Herbstes bricht dann der Zyklus ab. Und der Same verbindet sich mit den Gegebenheiten der Erde, wie sie der Winter schafft. Nach der Ruhepause, der Kälteperiode, beginnt das Funktionsspiel von vorne, fängt gewissermaßen auf einem unteren Niveau neu an, um alsbald das höhere Niveau der Blüten-, Frucht- und Samenbildung wieder zu erreichen. Und abermals werden die Teile, an denen „Himmelskräfte" gestaltet haben, der Erde übergeben.

Ein solches Durchlaufen, ein solches Mitmachen der Jahresrhythmen stellt im Leben des Pflanzenseins nicht etwas Äußerliches dar, es ist vielmehr ein vollkommener Ausdruck eines immanenten Geschehens, gehört zum Wesen der Pflanze selbst. Die Pflanze überwindet im Emporwachsen nicht nur im physikalischen Sinn die Schwerkraft der Erde, sie erhebt sich auch über jenes Feld, auf dem die Gesetze der Erdenchemie gelten. Indem sie dem Licht und den anderen Ätherqualitäten entgegenstrebt und diese alle in ihre Organisation aufnimmt, verwandelt sie die irdischen Substanzen in solche, die vom Leben durchzogen sind. Pflanzliche Stofflichkeit wird Träger, Werkzeug des Lebendigen. In den Gerüststrukturen, in der Wurzel werden Substanzen verdichtet und konzentriert, die mehr oder weniger noch mit der Erdenschwere und Erdenchemie zu tun haben. Wir finden sie bei der Analyse als maßgebende Bestandteile der Asche, wenn wir die Pflanze verbrennen. Im Blütenbereich dagegen verflüchtigt sich das Materielle in den Duftstoffen, in den ätherischen Ölen. Das Blatt allein bildet und bewahrt den eigenen „Lebensstoff". So sehen wir das pflanzliche Wesen eingefügt zwischen das, was die Erde will und das, was das Ätherische impulsiert. „Das Licht ist dasjenige, was fortwährend die Schwere überwindet. Und in diesem Kampf zwischen Schwere und Licht, zwischen demjenigen, was nach der Asche hindrängt und demjenigen, was nach dem Feuer hindrängt, in diesem Prozeß ist die Pflanze in einer gewissen Weise eingespannt. Und wir werden da verwiesen auf diesen polarischen Gegensatz des Aschewerdens und desjenigen, was im Feuer sich offenbart, auf den Gegensatz des Ponderablen und Imponderablen" (I, 6).

Wie sind nun aber bei diesem Pflanzenbild die Entsprechungen im Menschen zu denken? Das Lebensspiel, das bei der Pflanze vom Zyklus der Jahreszeiten angefacht wird, ist auch im menschlichen Organismus vorhanden. Es führt hier nur nicht zu solchen Ergebnissen, die im Jahresring abgeschlossen sind und sich in ihm wiederholen. Es bleibt rein in der Dynamik der Prozesse zwischen Oben und Unten. Die Impulse der Jahreszeiten liegen dabei innerhalb des Zeitgeschehens des Organismus selber. Der äußere Rhythmus hat seinen direkten Einfluß verloren, bietet nur noch Anregungen für den inneren. Vom Haupte aus wächst die Ätherpflanze nach unten und fügt sich mit ihrer „Blüten-

und Samenorganisation" in die Regionen der Stoffwechsel- und Aus-
scheidungsprozesse hinein. Die Pflanze vollzieht die Vorgänge zwischen
dem Licht und der Schwere im Materiellen; sie gestaltet im ätherischen
Wirken unmittelbar ein leibliches Abbild. Der Mensch – das, was in ihm
„Pflanze" ist – behält alles (die Auseinandersetzung mit Licht und
Schwere, die Influenzierung durch den Jahreszeitengang) im Funktionellen. Aber dieses Funktionelle, diese Ätherschicht mit ihrer der Urpflanze verwandten Organisation (Wurzelpol, Blütenpol) ist mit dem
physischen System fest verbunden. Dessen Intentionen sind jedoch entgegengesetzt gerichtet, verlaufen nicht von oben nach unten, sondern
von unten nach oben. „So daß Sie sich sagen müssen: Sie haben auf
der einen Seite im Menschen funktionell gewissermaßen das nach oben
sich einwurzelnde, das nach unten wachsende Pflanzenhafte, und darum
herum sein Materielles, das nun wiederum die Tendenz von unten nach
oben hat. So daß wir dasjenige, was eigentlich bei der Pflanze künstlich
gemacht wird, das Herausnehmen aus der Sphäre des Oberen und es
hineinsenken in die Sphäre des Unteren, beim Menschen kontinuierlich
haben. Da wirkt immer zusammen eine Tendenz in den Prozessen von
oben nach unten und von unten nach oben" (I, 6). Die vergleichende
Betrachtung bringt uns auf die wesentlichen Punkte des Andersseins.
Was in der Pflanze materiell wird, bleibt im Menschen in der Schwebe,
was dort in zeitlichen Abständen nacheinander folgt, wird hier zu einem
ununterbrochenen Geschehen. Das, was ein Jahreslauf im Pflanzen-Erd-
organismus bewirkt, wird im Menschen in ein funktionelles Vermögen
zusammengefaßt. Was die Natur im Zyklus eines Jahres mehr oder
weniger geschieden voneinander entstehen läßt, drängt der Mensch in
eine Zeit-Ganzheit, die sich sowohl vom oberen als vom unteren System
aus entfaltet. Die Impulse der einzelnen Jahreszeiten sind im Menschen
zu einem gleichzeitigen Wirken vereint, sie treten polarisch in Aktion.
Dadurch ergeben sich jene Spannungen, die den Gesamtvorgang im
Fluß halten.

Für die Erkenntnis des Oben-Unten-Geschehens ist es bedeutsam
zu sehen, daß der obere und der untere Mensch in ihren ätherischen

und physischen Anordnungen von unterschiedlichem Charakter sind. Denn das Organisch-Leibliche oben geht hervor aus dem Zusammenspiel von Ätherkräften, die bei der Pflanze die Wurzelbildung intendieren und physischen Gegebenheiten, die, von unten nach oben kommend, bezüglich ihres Ausganges verwandelt sind. Der untere Mensch konstituiert sich aus Ätherfunktionen, welche die oberirdischen Teile der Pflanze entstehen lassen und einem gerade anhebenden physischen Sein, das dem Erdbereich vergleichbar wäre, der den Samen im Herbst und Winter aufnimmt.

An dieser Stelle macht uns Rudolf Steiner damit bekannt, daß gleichgeartete Krankheitsbilder durch diese konstitutionelle Besonderheit manchmal verschieden zu beurteilen und damit therapeutisch unterschiedlich anzugehen sind. Systemerkrankungen, die scheinbar dieselben Ursachen haben, dieselben Veränderungen machen, müssen in ihrer Grundstruktur anders angeschaut werden, je nachdem, ob sie sich vornehmlich auf den oberen Menschen konzentrieren oder ob sie im unteren Menschen ihre hauptsächlichsten Symptome haben. Bei der Begegnung mit solchen Krankheiten ist abzuklären, welches Glied der funktionellen Ätherpflanze sich beteiligt und damit verbunden: welcher Art das physische „Gegenüber" ist. Das heißt: Wie ist im konkreten Fall die Beziehung des Funktionellen zur Raumesregion? „Da muß der Mensch sogar nach ganz verschiedenen Prinzipien betrachtet werden. Das drückt sich aus in Tatsachen, wie zum Beispiel dem für Viele rätselhaften Verhalten – sagen wir – der Craniotabes zu der gewöhnlichen Rachitis, zwei Dinge, die für den so nahe beieinanderliegen, der den Menschen als Einheit betrachtet, während sie eben dadurch, daß sie ihre Ausgänge haben von verschiedenen Gebieten des Menschen, die polarisch entgegengesetzte sind, auch durchaus nach verschiedenen Prinzipien hin angeschaut werden müssen" (I, 6). Darum ist für die Heilung der zwei Krankheitszustände jeweils ein anderes Vorgehen notwendig. Rudolf Steiner schlägt für die Rachitis eine Phosphortherapie vor, für die Craniotabes empfiehlt er kohlensauren Kalk. (Wir können uns an dieser Stelle auf eine Begründung nicht einlassen, wollen nur andeuten, daß das eine Mal mehr an das Salzhafte, das andere Mal mehr an das Lichthafte als therapeutische Aktivität gedacht wird.)

Nicht in allen Fällen wird eine Analyse von ähnlich anmutenden Erkrankungen (mit äußerlich gleicher oder annähernd gleicher Ätiologie, zum Beispiel verschiedene Krankheitsbilder mit einheitlicher „bakterieller" Genese) so eindeutige Verhältnisse zeigen. Die Praxis lehrt zur Genüge, in welch geringem Umfang therapeutische Maßnahmen verallgemeinert werden dürfen. Erfolg hier ist oftmals Mißerfolg dort. Die Ursache dafür wird nicht selten gerade in dem eigentümlich polarischen Verhalten des Ätherischen und Physischen in jener Oben-Unten-Schicht gesucht werden müssen. Obwohl es sich beide Male um die Kommunikation zwischen Ätherischem und Physischem handelt, sind die resultierenden Wirkungen durch die Art des Eingegliedertseins der zwei Wesensglieder in den Organismus unterschieden. Die Richtung des Eingegliedertseins ist ein qualitatives Element: das physische System mit seinem Aufbau von unten nach oben, das ätherische mit seinen organisierenden Impulsen von oben nach unten. Hier vereinigt sich ein „anfangendes" Physisches mit einem den Kreislauf beendenden Ätherischen. Dort ein beginnendes Ätherisches mit einem zu Ende kommenden Physischen. Darum kommt Rudolf Steiner zu folgendem Schluß für die Therapie: „Es ist durchaus möglich, daß irgend jemand einen durchaus richtigen Heilweg für das oder jenes angibt, und daß für scheinbar ganz dieselben Erscheinungen am Organismus dieser Heilweg angewendet, durchaus kein Heilweg ist, sondern daß der entgegengesetzte eingeschlagen werden muß. So daß man immer in der Medizin die eine Heiltheorie durch eine andere aus dem Feld schlagen kann, wenn man sich nicht dessen bewußt ist, daß eben nur ein Teil des Menschen mit einer Heilmethode behandelt werden kann, und ein anderer Teil des Menschen mit einer anderen Heilmethode behandelt werden muß" (I, 6).

Gern neigt man dazu, Ansichten, die man bei einem Heilvorgang gewonnen hat, zu verallgemeinern. Es schärft aber die Aufmerksamkeit, wenn man, angeregt durch die obige Schilderung, ein therapeutisches Verfahren nun nicht nur auf seinen direkten Effekt hin ansieht, sondern überdies danach fragt, unter welchen Bedingungen die Heilung erfolgte. Hat die therapeutische Aktion wirklich die erkrankte Organismusregion beeinflußt? Ist die innere Disharmonie getroffen? Ein solches Einbeziehen eines erweiterten diagnostischen Bildes erfordert natürlich große Umsicht. Allein nur so wird es möglich sein, Erkenntnisse über die Prozesse der Wiederherstellung zu gewinnen, nicht nur zu wissen, daß diese oder jene Arznei diese oder jene Krankheit bessert beziehungsweise „heilt". Was sich im Verlauf der Therapie abspielt, was in den Stadien der Krisis und der Genesung geschieht, hat ja über die Natur der Krankheit noch etwas auszusagen. Der Übergang vom Kranksein bis zum Gesundsein verrät ebenso Geheimnisse des Organismus wie der Übergang vom Versagen des Gleichgewichtes bis zum Einmünden in das kranke Extrem. Wir möchten, daß die Arbeit der Pathologie sich vom Beginn der Störung bis zu ihrer Aufhebung erstrecke. Dann würde die Pathologie wie selbstverständlich die Schritte der Therapie begleiten und sie in dem Sinne interpretieren, wie Rudolf Steiner es an dem Beispiel von Craniotabes und Rachitis erläuterte. Die Art des polaren Verhaltens des oberen und unteren Systems (in bezug auf die physische und ätherische Organisation) ist ein allen pathologischen und therapeutischen Fragen eingeschriebenes Problem. Im obigen Modellfall zeigte es sich in der Beziehung zu den Weltenmächten Licht und Schwere. Bei der Pflanze bewirken Licht und Schwere die einzelnen Glieder in der Kette der Metamorphose, bestimmen sie die sich sondernden Organe; beim Menschen dagegen impulsieren die polaren Wirkensmächte die gesamte Schicht des Bildend-Aufbauenden, tragen nicht so differenziert zu den Resultaten der Einzelheiten bei. Diese bildend-aufbauende Organisationsschicht konzentriert die Wirksamkeiten von Licht und Schwere, besitzt sie selbst als eigene Kräfte, um sie in der oberen und unteren Region des Organismus zusammenzufassen. Rudolf Steiner spricht vom „Kampf" zwischen Licht und Schwere in den organischen Bildungen der Natur und im Leibesgeschehen des Menschen. Die Ausdrücke Licht und Schwere sind natürlich im übertragenen Sinne aufzufassen. „Licht" repräsentiert dabei die Welt der Imponderabilien, insgesamt die kosmischen Impulse ätherischer und astralischer Art. „Schwere" symbolisiert die Auswirkungen der Gravitation, den Anteil der Erde an den Dingen, meint das Materielle überhaupt, vornehmlich jedoch das, was die Form des Salzes annimmt. Mit anderen Worten: Der Kampf zwischen Licht und Schwere ist ein Austrag und eine Begegnung zwischen dem Irdischen und dem Außerirdischen. Den Ausgleich in diesem Gegensatz, in den alle Wesensreiche eingespannt sind, vollzieht das „Merkuriale". Eine Dreiheit waltet im Weltzusammenhang der Natur und des Menschen. Obwohl der Mensch sich emanzipiert von irdischen und kosmischen Rhythmen und in seinem seelisch-geistigen Innern zur Freiheit vordringen kann, ist er als leibliches Sein in das Wirken jener Weltenkräfte unmittelbar eingefügt.

„Nun handelt es sich darum, sich also diese Imponderabilien in der Tat zwischen dem Salzhaften, dem Phosphorigen und dem Merkurialen hineinzustellen in den ganzen Kosmos, in das Schwere, in das Lichthafte und in den Gegensatz zwischen beiden, das heißt in das Ausgleichsuchen zwischen beiden. Nun sehen Sie, in diesen vollen Gegensatz ist in einer merkwürdigen Weise hineingestellt die ganze menschliche Herztätigkeit" (I, 6). Damit schließt Rudolf Steiner die allgemeine Idee von der kosmisch-irdischen Influenzierung des Menschen unmittelbar an eine einzelne organische Tatsache an. Wir stoßen auf einen neuen Aspekt des Herzens, des ihm zugrunde liegenden Geschehens. Wir verfolgten die Ursachen der Herztätigkeit bis in das Funktionsspiel zwischen dem oberen und dem unteren System. Nun soll unser Blick über dies alles hinausgreifen und die Gesamtheit der Kräfte in der außermenschlichen Welt beachten. Der Organismus des Menschen kann sich nicht von seinem Umkreis isolieren, er würde niemals existieren, wirkten Licht und Schwere nicht an ihm, strömten die Weltallkräfte nicht in alle Funktionen der inneren Organisation über. So unterliegen besonders gerade die organischen Bewegungen den einzelnen planetarischen Einflüssen. Was die Sphäre der obersonnigen und untersonnigen Planeten im Umkreis der Erde und in der Erde selbst bewirken, wovon Pflanze und Tier ihre

Bildungsimpulse empfangen, das ruft im Menschen die inneren Bewegungen, das Zirkulieren alles Flüssigen hervor. Die Bedingungen, unter denen das Blut strömt, sind nicht nur innerhalb sondern auch außerhalb der menschlichen Gestalt aufzusuchen. Das Herz zeigt in seiner Aktivität allein den Ausschlag des bewirkten Ablaufes an, kann selbst nicht Zentrum der Impulse sein.

„Die Herzbewegungen sind nicht nur ein Abdruck desjenigen, was im Menschen geschieht, sondern durchaus auch ein Abdruck außermenschlicher Verhältnisse. Wenn Sie das Herz des Menschen in Betracht ziehen, so spiegelt sich darinnen – ich möchte sagen – im Grunde genommen der ganze Weltenprozeß. Der Mensch ist eigentlich nur als geistig-seelisches Wesen individualisiert. Er ist eingeschaltet in den ganzen Weltenprozeß dadurch, daß zum Beispiel sein Herz in seinen Schlägen tatsächlich ein Ausdruck ist nicht nur für das, was im Menschen vorgeht, sondern für jenen Kampf, der zwischen Licht und Schwere sich im ganzen Kosmos abspielt" (I, 6). Vielleicht wird ein solcher Gedanke leichter zugänglich, wenn man sich klarmacht, wie immens die Abhängigkeit des Menschen von seiner Umgebung ist. Man bedenke, welche Bedürfnisse im Atemholen, Trinken und Essen befriedigt werden müssen. Jedoch vergegenwärtige man sich nicht nur abstrakt, daß der Mensch zu seiner leiblichen Existenz Luft, Wasser und feste Nahrung braucht. Man mache sich den gewaltigen Sog bewußt, der sich in der Aufnahme äußerer Dinge auslebt! Aber der Mensch ist nicht nur an diese irdischen Gegebenheiten gebannt, er ist darüber hinaus von dem abhängig, was durch die Sinne in ihn einströmt und er bedarf der kontinuierlichen Berührung mit der ätherisch-astralischen Kräftewelt. Geradeso, wie der Mensch feste, flüssige und luftförmige Nahrung von außen an sich zieht, Imponderabilien durch die Funktionen der Sinne in sich aufnimmt, so empfängt er in den Prozessen seiner inneren Organe Impulse der Sonne, des Mondes, ja aller übrigen Planeten. Das Lebensspiel, die Bewegungen der Säfte, das Zirkulieren des Blutes werden in ihren die Tätigkeiten antreibenden Kräften vom Kosmischen gezeugt und erhalten. So wie der Mensch erstickt, verdurstet, verhungert, der

Auszehrung verfällt, wenn ihm das Entsprechende versagt bleibt, so erstirbt er, sobald das innere Gefüge von ätherischem und astralischem Leib nicht die aus dem Welten-Umkreis einstrahlenden Kräfte aufnehmen kann.

XVIII.

Vom irdischen und kosmischen Anteil
an der Konstitution des Menschen

Rudolf Steiner setzt in immer neuen Bezügen an, um einen Begriff davon zu erwecken, in welch einer komplizierten Weise die menschliche Organisation aus tellurischen wie aus sphärischen Bedingungen heraus geschaffen ist. Auf den ersten Blick kann es bei der Fülle der Angaben scheinen, als ob er lediglich aus didaktischen Gründen immer wieder neue Einteilungen, Entwürfe, Gliederungen vornehme, um sich über die Einzelheiten des okkulten Gebietes verständlich zu machen. Bei einläßlicher Beschäftigung mit den Grundgedanken findet man jedoch unschwer heraus, daß es sich bei kaum einer Schilderung um die Wiederholung einer schon in anderem Zusammenhang erhellten Tatsache handelt, sondern daß jeweils eine neue, bisher nicht dargestellte Komponente des Ganzen in den Vordergrund gerückt wird. Was also bei einem gedrängten Überblick, wie bei unseren Betrachtungen, wie eine Anhäufung von gleichen Dingen anmuten könnte, besteht in Wahrheit aus vielen Ausschnitten einer mannigfaltigen Wirklichkeit.[105]

Einige wichtige Berührungen des menschlichen Organismus mit dem Weltenall lernten wir an manchen Punkten unserer Studien kennen. So wurde unter anderem die Influenzierung der inneren Bewegungen im Zusammenhang mit jenen Impulsen, die auch in das Pflanzenwerden eingreifen, erwähnt. Auch gewisse Beziehungen der Planetensphären zu einzelnen Regionen des Organismus wurden im allgemeinen angedeutet. Hat nun Rudolf Steiner diese kosmischen Anteile am Aufbau des Menschen näher differenziert und breiter dargestellt? Die Frage kann sowohl bejaht als verneint werden. Machen wir uns deshalb zur weiteren Vorbereitung unserer medizinischen Probleme mit einem Aspekt vertraut, den Rudolf Steiner in einem Vortrag wählt, den er unmittelbar nach dem Ärzte-Kurs hielt (17. 4. 1920). Dort legt er als ein Grundsätzliches des Menschen dar, daß alles, was innerhalb seiner Haut sich an Wirkungsmäßigem abspiele, in bestimmtester Relation zum Außerirdischen stehe. Er wählt zur Erläuterung ein sehr konkretes Beispiel: „Durch die inneren Bewegungen des Darmes wird der Speisebrei weitergetrieben. Da finden Bewegungen statt. Diese Bewegungen sind innerhalb der menschlichen Haut. Solche Bewegungen innerhalb der menschlichen Haut sind abhängig von dem Außerirdischen... In dem Augenblick, wo irgend etwas in Tätigkeiten übergeht, die innerhalb unserer Haut liegen, in dem Augenblick beginnen in uns, in unserer Organisation Tätigkeiten, die zusammenhängen mit Außerirdischem." Das Schwergewicht dieser Aussage ist zunächst kaum faßbar. Die Vorstellungen von der relativen Autonomie der Organe einerseits, der zentralen Steuerung andererseits und von der sekundären Stellung der Funktionen hindern selbstverständlich in großem Maße daran, die Kräfte, welche das Prozessuale impulsieren, in einer Region zu suchen, die sich außerhalb der Hautgrenze befindet. Wir stehen vor der Aufgabe, uns neue Begriffe über die „innere Natur" des Menschen zu bilden. Wir ahnen bei der Betrachtung der obigen Perspektive, wie gering der irdische Anteil am Aufbau des Organismus sein muß verglichen mit dem Umfang des rein Dynamischen, das mit dem Dasein des Außerirdischen zusammenhängt. Als „Irdisches" im Menschen ist allein das Wägbare, das der Statik Unterliegende, das Ruhende, Unbewegte interpretierbar. Sobald eine innere organische Bewegung (nicht ist hier die willentliche Gliedmaßenbewegung gemeint) einsetzt, geschieht dies, weil ein Impuls dazu aus einer Ebene kommt, die nicht die physische ist. Nimmt der Mensch eine äußere Substanz in sich herein, so schmeckt er sie, löst sie auf und schickt sie auf den Weg der Verdauung, der Aufnahme oder Ausscheidung. In dieses ganze Funktionsspiel, soweit durch es Bewegungsmäßiges abläuft, greift nun etwas ein, das weder in der Substanz liegen kann noch in den an der Geschmackswahrnehmung und an der chemischen Verdauarbeit beteiligten Organen. Im Gefolge des Schmeckens treten innerorganische Verwandlungen ein, die aus den örtlichen Bedingungen der Organgewebe niemals resultieren. Bei jeder Veränderung, bei der ein organisches „Ruhestadium" aufhört oder abbricht, sei sie eine Bewegung, eine Sekretion, eine Flüssigkeitsverlagerung, eine chemische Umsetzung, spielen Kräfte-Impulse mit, die nicht aus den Zellen, Zellverbänden, Gewebesäften auftauchen. Die höheren Wesensglieder intendieren alle organischen Bewegungen, jedoch nicht, ohne mit dem außerirdischen Sein zu korrespondieren. Sie haben mit den kosmischen Tatsachen geradeso zu tun wie der physische Körper mit der Schwerkraft des Erdfeldes.

Durch Ich und Astralleib ist der menschliche Organismus mit dem Kosmos in kontinuierlicher Verbindung. Durch sie strahlen die als „außerirdisch" bezeichneten Kräfte in die Leibesorganisation ein; vermöge ihrer Eigengesetzlichkeit (auf Grund ihres „himmlischen" Ursprungs) nehmen sie jene Impulse auf, die in alles prozessuale Geschehen übergehen, dieses anregend und unterhaltend. Die Abhängigkeit ist eine so innige, die Kommunikation eine so ausschließliche, daß Rudolf Steiner sogar den polaren Gedanken äußern konnte, daß das Weltall aus dem, was der Mensch durch seinen Aufbau, sein Leben offenbart, erforschbar sei. „Im Grunde kann die Konstitution des Weltenalls in Wirklichkeit gar nicht betrachtet werden, ohne daß man fortwährend auf den Menschen Bezug nimmt und immer versucht, dasjenige im Weltenall draußen aufzusuchen, was sich auch in irgendeiner Weise im Menschen findet" (16. 4. 1920). Oder: „Wir müssen, um die Wirkungen des Außerirdischen zu suchen, in das hineingehen, was innerhalb der menschlichen Haut liegt" (17. 4. 1920).

Wo sind nun die andersartigen Kräfte zu suchen, die weder in den Verhältnissen der Erde noch in denen der Organe verankert sind? Beschränkt sich Rudolf Steiners Hinweis auf die Abhängigkeit des Menschen vom Außerirdischen ganz allgemein auf das Faktum als solches oder hat er sie in seinen Forschungen differenzieren können und Ergebnisse darüber mitgeteilt?

Um grobe Leitlinien für die Erkenntnis des Zusammenhanges von Mensch, Erde und Kosmos zu geben, bezeichnet Rudolf Steiner vier Bezirke des menschlichen Aufbaus. Als ersten Bezirk nennt er jenen, aus dem das Prinzip der Gesamtgestalt des Menschen hervorgeht. Hier spielen umfassend kosmische Einflüsse. Denn seine Urform bezieht der Mensch nicht von den Gestaltkräften der Erde. „Die Erdenkräfte tragen nicht in sich dasjenige, was den Menschen gestaltet. Das liegt ja doch eigentlich auf der Hand, weil der Mensch sich innerlich entzieht den Erdenkräften" (17. 4. 1920). Hält er sich aus einem bestimmten Bereich der Erdenwirksamkeiten nicht heraus, so wird seine Gesamtgestalt zerstört. Das zeigt der Tod, der das Gebildete, sämtliche Strukturen auflöst. Unter „Gesamtgestalt" versteht Rudolf Steiner alles Konfigurierte des Organismus, sowohl der einzelnen Organe als auch der äußeren Erscheinung. Weiter gehören dazu die Merkmale der Größe und der Proportionen, die Anordnung der Gebilde im Raum, das Zusammenfügen der auseinanderstrebenden Systeme und schließlich die verschiedenen Elemente der Sinnesorganisation. „Und wenn wir nun verfolgen die Gesamtgestalt, die ganz von innen heraus bewirkt wird, so steht diese am wenigsten in Beziehung zu dem Irdischen. Wir gewinnen erst etwas über diese Beziehung, wenn wir diese gesamte innere Gestaltung auf den Tierkreis selber beziehen" (s. o.). Dieses gestaltende Prinzip, das in den Weiten des Weltalls urständet, wird von Astralleib und Ich empfangen und kommt durch diese zu seiner Wirkung. Bei einer solch menschlich-kosmischen Korrespondenz darf man nicht an irgendwelche materiellen Vermittlungen oder Verursachungen denken, auch nicht etwa an physische Punkte im Weltenraum, von denen irgendwelche „Strahlungen" ausgehen. Die physikalisch meßbaren Entitäten des näheren oder ferneren Umkreises sind hier nicht als das Wirkende gemeint. Die „kosmische Strahlung" der Astrophysik mag ihre Bedeutung für den Menschen haben. Das Prinzip der menschlichen Gesamtgestaltung hat jedoch mit dieser nichts zu tun. Was Rudolf Steiner als außerirdischen Einfluß eruiert, ist als ein rein geistiger Vorgang aufzufassen. (Die Gestaltungskräfte für das Tierreich und für den Menschen strömen aus jenen Gegenden der Welt ein, die seit alters mit dem Namen „Tierkreis" symbolisch bezeichnet wurden. Die Tiergruppen stehen in direkter Abhängigkeit von bestimmten Regionen des

Tierkreises. Beim Impuls zur Bildung der Menschengestalt gelangten alle Kräfte des Tierkreises zu einem einheitlichen Wirken.)

Wenn von der Beziehung des Menschen zum Tierkreis gesprochen wird, so ist damit zuallererst der genetische Ursprung gemeint. Der Astralleib empfängt vom Geistig-Wesenhaften (dem „Inneren") der Sternenweiten bei seinem Abwärtsgang zur Inkarnation die Urformen und Impulse für das Gestalten. Und selbst während des Lebens reißt der Kontakt nicht ab; von dort erhält er stets neue Antriebe und Vorbilder für seine Aufgabe. Das Ich kommt aus einem geistigen Dasein, das sich, bildmäßig gesprochen, „jenseits" des Tierkreises befindet. Es bringt Kräfte mit, die höher geartet sind als die, welche der Astralleib in sich entwickelt. Auch das Ich trägt Impulse des Formens und Bildens in sich. Durch das Zusammenstimmen der plastizierenden Tätigkeiten beider Wesensglieder wird die Gesamtgestalt geschaffen. Sie ist, schauen wir auf den Quell der Kräfte, auf den Bereich der Impulse, auf die Welt der Urbilder, aus den „Sternen" geboren. Das Ich emanzipiert dann sein gestaltetes Wesen vom unmittelbaren Verbundensein mit dem Kosmos. Es sorgt zwar dafür, daß die kosmischen Kräfte auch im Verlauf des Lebens wirksam bleiben, jedoch nur soweit, daß der Mensch sich innerhalb bestimmter Grenzen von ihren Einflüssen freihalten kann (Rhythmus von Tag und Nacht, Jahreslaufgeschehen). – Ergebnis unserer Betrachtung: Die Gestalt des Menschen gründet nicht in den Verhältnissen der Erde. Sie stammt aus dem Außerirdischen.

Der zweite Bezirk im Aufbau des Menschen wird von einem Prinzip beherrscht, das die Bewegungen reguliert. „Diese innere Bewegung, sie ist auch etwas, was im Innern des Menschen konfiguriert ist. Sie liegt etwas tiefer noch im Menschen als seine Gestaltung. Die Gestaltung dringt mehr nach dem Peripherischen hin. Diese innere Bewegung spielt sich mehr im Innern ab. Wiederum etwas, was mit der Außenwelt, aber mit der außerirdischen Außenwelt in Beziehung stehen muß" (s. o.). Rudolf Steiner macht für die Impulsierung der inneren Bewegungen die geistige Natur der Planetensphären verantwortlich. Ebenso wie in der Welt ein bestimmtes Element dadurch besteht, daß die Planeten ihre Bahnen ziehen und ein anderes Element dadurch vorhanden ist, daß die Fixsterne in ihren Ruhe-Konstellationen aus der Peripherie einstrahlen, ebenso lebt im menschlichen Organismus etwas Besonderes dadurch, daß die verschiedenen Bewegungen in ihm ablaufen, und herrscht eine andere Entität dadurch, daß die Formmacht der Gesamtgestalt alles konfiguriert. Dabei sind die Bewegungsabläufe in gewissem Maße von den Form-Kräften der inneren und äußeren Gestaltung abhängig. Mit anderen Worten: Das Blut schafft sich Bahn gemäß den Strukturen (Skelett) und den Grenzen (Haut). Aber die Funktionalität des Bewegens erbildet innerhalb der Gesamtgestalt selbst ihre Organe, durch die sie das Spiel des Strömens ausführen kann. „Die Bewegungen haben in ihre Gefäßläufe eingeschaltet die einzelnen Organe, und wir müssen sehen in dem, was die einzelnen Organe tun, Ergebnisse der Bewegungen" (s. o.).[106]

Damit ist ein ungewöhnlicher Gedanke präzisiert: Die Bewegung wird als eine selbständige Funktion aufgefaßt. Sie wird nicht auf die Weise vorgestellt, daß sie von einem Zentrum, von einem Organ aus impulsiert wird, sondern daß die Funktion den Impuls trägt und sekundär das erfaßt, was sonst als das bewegende Element angesehen wird. Anläßlich der Ausführungen über Stellung und Aufgabe des Herzens im Organismus haben wir dieses Motiv einer neu zu erarbeitenden Physiologie schon einmal berührt. An dieser Stelle werden wir jedoch veranlaßt, das Ganze der Bewegungsaktivität in einem noch „beweglicheren" Rahmen zu sehen. Die Intentionen und Kräfte für sämtliche Bewegungen im Menschen kommen aus einem geistigen Bereich! Sie erstehen aus den Aktionen der höheren Wesensglieder, die wiederum entsprechende Impulse aus den Sphären der Planeten empfangen. Die Bahnen, welche die einzelnen Planeten in ihrer Dynamik in den kosmischen Raum zeichnen, sind mehr als nur ein Symbol für die Abläufe im Menschen. Allerdings beeinflussen die äußerlich sichtbaren Schleifen, Umkehrungen und Wege der Planeten nicht die Bewegungen der Organe, das Strömen des Flüssigen im Organismus. Solche Analogie zu denken wäre absurd. Die inneren geistigen Wesensmächte des planetarischen

Daseins, dessen äußere Erscheinung wir in ihren ständig wechselnden Stellungen im All beobachten, bilden mit am Menschen, an den Naturreichen und an der Erde.

Bei dem Begriff der „inneren Bewegung", wie ihn Rudolf Steiner auffaßt, wollen wir noch erinnern, daß mit ihm nicht nur die Zirkulation der Säfte gemeint ist, sondern alle Geschehnisse, die den Charakter von etwas Bewegtem haben. Im Jahre 1912 zählt Rudolf Steiner sieben verschiedene Arten von inneren Bewegungen auf: Aufrechtbewegung, Denkbewegung, Sprechbewegung, Blutbewegung, Atembewegung, Drüsenbewegung und Reproduktionsbewegung (Vorträge vom 2. bis 12. 4. 1912, Christiania). Wir können die sieben Modifikationen des Bewegungsspieles, die einzelnen planetarischen Sphären zuzuordnen wären, hier nicht näher analysieren. Wir erwähnen sie nur deshalb, um uns das Umfängliche des Bezirkes der inneren Bewegungen und den grandiosen Einfluß der planetarischen Kräfte auf denselben zu vergegenwärtigen.[107]

Durch den Astralleib kommuniziert der Mensch mit dem Astralischen des Alls. Dessen Kräfte wirken aus dem (nicht räumlichen) Geistigen in die Raumeswelt hinein. Das Physische im Menschen und außerhalb des Menschen lastet und ist schwer. Das Ätherische äußert sich im Irdischen durch Effekte des Saugens. Innerhalb eines organisierten Zusammenhanges von Physischem und Ätherischem wirken diese Komponenten, das Drückende und das Saugende, miteinander. In einem Bereich, wo nur die Schwerkraft und die ätherische Saugkraft herrschen, sind die dabei resultierenden Strömungen nicht mit jenen oben gemeinten inneren Bewegungen zu vergleichen. Erst wenn in die Kräftegegensätzlichkeit der physischen und der ätherischen Welt das Astralische eingreift, können innerorganische Bewegungen mit ihren gesetzmäßigen Abläufen auftreten. „Drückende Kraft und saugende Kraft, das ist dasjenige, was wir im Raum finden können. Es handelt sich aber darum, daß wir nicht nur unsern physischen Leib haben, der aus wägbarer Materie besteht, auch wägbare Materie aufnimmt und wieder abstößt, daß wir unsern Ätherleib haben, der aus saugendem Äther besteht, sondern wir haben dann unsern astralischen Leib, wenn wir das Wort

Leib da verwenden dürfen. Was bedeutet das, daß wir unsern Astralleib haben? Daß wir unsern astralischen Leib haben, das bedeutet, daß wir etwas nicht mehr Räumliches in uns tragen, was aber zu dem Räumlichen in einer gewissen Beziehung steht" (17. 4. 1920).

Es ist also mit dem Begriff der inneren Bewegungen, die in der Raumanordnung der Organe ablaufen (Darmbewegung, Blutbewegung), zugleich der Begriff des Seelisch-Geistigen und seiner Beziehung zu den räumlichen Gebilden des Leibes verbunden. Das Geistige der Planetensphären wirkt auf das Geistige im Menschen. Und das Geistige des Menschen (die Kräfte von Ich und Astralleib) greift in das Funktionsspiel des Physischen und des Ätherischen der Organe ein. Somit dürfen wir sagen: Die inneren Bewegungen sind Folge geistig schöpferischer Akte. Die Impulse zu dieser Aktivität empfangen die höheren Wesensglieder durch ihre Kommunikation mit dem Geistig-Wesenhaften der außerirdischen Welt (hier mit den astralischen Kräften der Planetensphären).[108]

Als dritten Bezirk der außerirdischen Einflußnahme grenzt Rudolf Steiner das Gebiet ab, in dem sich Wirkungen zeigen, die der Funktionalität der einzelnen Organe zugrundeliegen. Machen wir uns noch einmal klar, daß jedes Organ Abbild seiner Funktion ist. In der Tätigkeit als solcher haben wir die organschaffende Macht zu sehen. Aus den Prozessen geht das stabile Eiweiß-Organ hervor. Und das, was das Organ aufbaut, ist auch jenes tätige Sein, das sich in seiner Dynamik und in seinen Funktionsgesten äußert. Diese primäre Tätigkeit ist nicht allein dort lokalisiert, wo sich das leibliche Organ befindet. Es übergreift dessen anatomischen Ort. In seiner „Okkulten Physiologie" hat Rudolf Steiner diesen Begriff des Organes näher umschrieben: „Nun sprechen wir aber überhaupt, wenn wir im Sinne von unserer Geisteswissenschaft von solchen Organen sprechen, wie Milz, Leber, Galle, Nieren, Lungen und dergleichen, indem wir diese Namen aussprechen, gar nicht von dem zunächst, was man physisch sehen kann, sondern von den Kraftsystemen, die eigentlich übersinnlicher Natur sind. Daher werden wir uns denken müssen..., wenn wir geisteswissenschaftlich davon sprechen, zunächst ein nicht äußerlich physisch sichtbares Kraftsystem. – Das wäre ein Kraftsystem, das nur anschaubar werden könnte für ein übersinnliches Schauen; ein solches wäre also zum Beispiel in der Gegend unserer Milz nur als übersinnliches Kraftsystem sichtbar" (24. 3. 1911). Dieses übersinnliche Kraftsystem hält physische Materie fest; es nimmt aus dem aufsteigenden Substanzstrom der Ernährung die ihm entsprechenden Stoffe heraus. „Durch diese Einlagerung der physischen Materie in das übersinnliche Kraftsystem wird das Organ erst zu einem physischen..." Das Raumgebilde des physisch sichtbaren Organes zeigt damit nur an, daß an dieser Stelle die drei jetzt genannten Prinzipien des Aufbaus (in ihrem Zusammenhang mit den Kräften des Außerirdischen) sich vereinigen und ihre Intentionen sich überschneiden, wodurch ein Funktionskreis entsteht, der erst sekundär die Verdichtung und Verleiblichung erfährt. Das Zusammenfügen der Eiweißbestandteile, das Gliedern der zellulären Elemente folgen aus dem prozessualen Geschehen.

Das „Organ", in dem wir die Leistung der drei Aufbauprinzipien – Gesamtgestaltendes, innere Bewegungen, Prozeßwirkungen – erkennen, wird durch das Zusammenklingen der Wesensglieder bestimmt. Die Eigenheit des einzelnen Organes ergibt sich aus dem Vorherrschen des einen oder anderen Wesensgliedes innerhalb des gemeinsamen Tätigseins: „Es gibt Organe, in denen vornehmlich das Ich tätig ist; es gibt solche, in denen das Ich nur wenig wirkt, dagegen die physische Organisation überwiegt" (Grundlegendes, 1. Kap.). Dasjenige Wesensglied, das in einem Organ vorherrscht, bestimmt die Art seiner Substantiierung. Der geisteswissenschaftliche Organbegriff gliedert sich also dergestalt auf: Ein Organ entsteht aus dem gemeinsamen Tun der Wesensglieder, indem diese sich auf eine bestimmte Funktion und einen „ideellen" Raumpunkt konzentrieren. Dieser Raumpunkt erscheint in dem Moment als leibliches Gebilde, wo spezifische Substanzen im Strukturbereich der Tätigkeit festgehalten werden. Die Verleiblichung wird möglich durch die Gesamternährung. Jedes Organ (mit anderen Worten: die an dieser Stelle gemäß den drei Aufbauprinzipien zusammenwirkenden Wesensglieder) verlangt dabei „seine" Substanz. Das leibliche Erscheinen der Organe ist nicht ein einmaliger Vorgang, beruht nicht auf einem Statischen, einmal Fertigen, es ist vielmehr ein ständiges Evolvieren. Das Dasein selbst ist schon Funktion, nicht die Funktion Folge des Daseins der Organe. Würde jener schöpferische Akt im Zusammenklingen der Wesensglieder nicht vor der Leibwerdung walten, so vermöchte kein Organ eine Tätigkeit zu vollziehen.

Vom geistigen Aspekt stellt sich also ein Organ dar als das Zusammenstreben des Prinzipes der Gesamtgestalt (der Urform Mensch, der Ureinheit der Organe), des Prinzipes der inneren Bewegungen und des Prinzipes der eigenständigen Wirkenssphären (welche wir gewöhnlich „Organe" nennen). Rudolf Steiner spricht diesbezüglich auch von „Kreisläufen", um zum Ausdruck zu bringen, wie im Organbereich vor dessen Verleiblichung Dynamisches wirksam ist. Denn die Organe „sind viel mehr die Wirkungen der Kreisläufe, als daß sie die Kreisläufe bewirken. In ihnen kommen die Kreisläufe zum Stillstand gewissermaßen, werden metamorphosiert und gehen dann in anderer Weise weiter" (17. 4. 1920).

Wir erfassen das Wesen eines Organes in seiner Gestaltung und in seiner Funktionalität, wenn wir es mit dem außerirdischen Geistigen durch die Wesensglieder verbunden denken. Das Einordnen physischer Materie stellt die letzte Phase der Verleiblichung dar. In ihr geschieht der Übergang, wo das, was vom Außerirdischen und was vom Irdischen intendiert wird, sich begegnet, wo die beiden Welten sich kreuzen. Gestaltung, Bewegungsimpulse und Funktions-Kreisläufe werden vom Außerirdischen konfiguriert (durch die Art, wie die Wesensglieder mit den kosmischen Tatsachen kommunizieren). Das Hereinnehmen von physischer Substanz wird nach diesen „himmlischen" Vorbereitungen der Konstitution zu einem aktiven Hinwenden zum Irdischen. Wir dürfen sagen: Die menschliche Organisation nimmt durch ihre inneren Organe den Kontakt mit den Erdverhältnissen auf.

„Nehmen Sie zum Beispiel die Lunge. Sie ist ein Organ, aber sie liegt zugleich der Atmung zugrunde. Indem sie dem eingeatmeten Sauerstoff, der ausgeatmeten Kohlensäure entspricht, steht sie in Beziehung zu etwas, was für den Menschen eine Bedeutung hat, was aber schon wiederum draußen im Irdischen liegt. Dadurch gelangen wir, indem wir zu den organischen Wirkungen kommen, an die irdische Umgebung wiederum heran" (17. 4. 1920). Für jedes Organ ist es also entscheidend, in welcher Weise das Kosmische und das Irdische ineinanderspielen. „Da verbindet sich im Menschen der Himmel mit der Erde. Die Lunge ist ihm noch aufgebaut vom Außerirdischen. Was die Lunge tut mit dem Sauerstoff, das bringt die Lunge in Beziehung zu dem Irdischen." Darum entsprechen den Funktions-Kreisläufen im außermenschlichen Bereich die Regionen, die sich zwischen dem Irdischen und dem eigentlich Kosmischen befinden. Das Wirkende in den Organen ist abhängig vom Atmosphärischen des Erden-Umkreises, steht in Beziehung zu den Elementen, zu Feuer, Wasser, Luft und schließlich zur Erde selbst.[109]

Bevor wir uns näher auf den Zusammenhang der Organtätigkeiten mit den Elementen und mit dem „Meteorologischen" einlassen, skizzieren wir kurz den vierten Bezirk im kosmisch-irdischen Aufbau des Menschen.

Rudolf Steiner geht bei seinen Schilderungen der menschlichen Konstitution gewissermaßen vom äußersten Peripherischen des Weltalls aus, um durch verschiedene Sphären hindurch dem Zentralen der Erde sich nähernd, die Bildemächte zu bezeichnen. Beim dritten Prinzip sahen wir, wie die kosmische Influenzierung umschlägt in die durch die Erdverhältnisse. Das vierte Prinzip tritt voll aus den Kräften des geistigen Teiles der Erde hervor. Indem der Mensch sich durch die Ernährung mit den Stoffen der Erde, mit dem Gewordenen der Naturreiche verbindet, knüpft er eine innige Beziehung zu allem Irdischen. Das ausgebreitete Feld des Stoffwechsels nimmt deshalb innerhalb des Organismus eine Sonderstellung ein. Es ist unter dem Aspekt der rein irdischen Kräftewelt zu erforschen. Man könnte meinen, daß das Gebiet des Stoffwechsels darum leichter überschaubar wäre als die Bezirke der drei anderen Aufbau-Prinzipien. Das ist jedoch nicht der Fall. Denn die herrschende Auffassung von den Vorgängen und Substanzen der Erde hindert uns, die Grundkräfte des Stoffwechsels in ihrer geistigen Natur

wahrzunehmen. „Wenn wir verstehen könnten dasjenige, was in irgendeinem Augenblicke im Menschen sich abspielt, indem rein die irdischen
Stoffe in seinen Stoffwechsel hereingenommen werden, dann würden
wir dasjenige, was Erdenwirkungen sind, räumlich von allen übrigen
außerirdischen Wirkungen ablösen können" (17. 4. 1920). Die getrennte
Betrachtung der irdischen Einflüsse, wie sie in den Stoffwechsel über-
greifen, bereitet erkenntnismäßig – selbst Rudolf Steiner kehrt das hervor – Schwierigkeiten. Denn alles, was von Organdynamik, von Säfte-
bewegung in den Stoffwechsel hineinspielt, befindet sich bereits jenseits
der jetzt gemeinten Region. Es ist aber unmittelbar in das Stoffwechselgeschehen verwoben und äußerlich kaum von ihm zu trennen.[110]

Im Vordergrund des vierten Bezirkes steht die Aufgabe, die aufgenommenen Stoffe zu überwinden. Jede außermenschliche Substanz bedeutet für die innermenschlichen Zusammenhänge eine „Fremdheit",
ist im erweiterten Sinne ein Gift. In der Auseinandersetzung mit dem
Fremden werden Tätigkeiten geweckt, die auch auf jene Bezirke übergehen, in welchen die kosmischen Impulse wirken. Das dem Organismus Fremde darf eine bestimmte Grenze nicht überschreiten. Es muß
vorher überwunden oder verwandelt werden. Was im Innerorganischen
neu aufgebaut wird (in einer Synthese, die eine Nachahmung, ein Gegenbild des Aufgenommenen darstellt), ist qualitativ etwas anderes als das,
was vor der Grenze das Überwindungsspiel herausforderte. Die Bezeichnung „Stoffwechsel" für diesen ganzen Komplex von Tätigkeiten spürt
dem Geheimnis durchaus richtig nach. (Allerdings bleibt man für gewöhnlich mit seinen Vorstellungen hinter den Tatsachen zurück, weil
man nicht zur Konsequenz bereit ist, die sich aus jener Erkenntnis ergibt, daß die Substanzen des Organismus von anderem Charakter sind
als die, welche in chemisch ähnlichem oder „identischem" Zustand sich
außerhalb desselben befinden. Der Begriff des Qualitativen, des Wesenhaften ist als ein notwendiger in die organischen Wissenschaften einzu-
führen.)

Unser Augenmerk richtete sich bisher hauptsächlich auf die Überwindung eines Fremden, auf die damit verbundene Entfaltung, auf die

Erregung von Tätigkeiten. Daraus leuchtet hervor, daß das Verhältnis des Menschen zur Erde im Bereich des Stoffwechsels ein Sich-Behaupten ist. In diesem stets auf neue Art geforderten Sich-Behaupten gegenüber den Erdendingen werden im Menschen adäquate Kräfte aufgeweckt, wodurch wiederum vielfältige Wirkungen im Gesamtorganismus erzeugt werden. Dabei sind es abermals die höheren Wesensglieder, die diese direkte Auseinandersetzung mit den Gegebenheiten der Erde suchen und bewältigen.

In diesem Zusammenhang macht Rudolf Steiner auf ein weiteres Faktum aufmerksam: auf das zeitlich gebundene Geschehen des Stoffwechsels. „Dieser Rhythmus im Stoffwechsel, der ist ein Rhythmus, welcher tatsächlich den Tag und die Nacht umfaßt. Innerhalb von 24 Stunden vollzieht sich der Rhythmus im Stoffwechsel" (18. 4. 1920). Durch die Zeit-Einheit von Tag und Nacht offenbart sich eine Seite des Organismus, wie sie für den Stoffwechsel wesentlich ist. Im täglichen Verlangen nach Nahrung gibt sich diese Seite äußerlich kund. Die Aufnahme von Erdensubstanzen wird rhythmisch gewollt. Sie muß sich ständig wiederholen. Vergleichen wir diesen nie Ruhe gebenden Vorgang mit der Stabilität der peripheren Gestalt, so dürfen wir in ihm gewiß ein Abbild des sich stündlich ändernden Tageslaufes sehen, während wir für das, was außerhalb des Stoffwechsels liegt, nach einer anderen Entsprechung suchen müssen. „Sie können sagen: es gehen keine Veränderungen vor sich in ihrer Körperperipherie, während sich Ihr Stoffwechsel in 24 Stunden immer wiederholt. Da geht viel innerhalb Ihres Organismus vor, aber Ihre Peripherie bleibt unverändert. Suchen Sie sich nun das äußere Gegenbild für diese innere Beweglichkeit des Stoffwechsels im Verhältnis zu dem festbleibenden Äußeren der Gestalt" (s. o.). Rudolf Steiner findet die außermenschliche Relation in dem Gegenüber von Fixsternhimmel und Erde. „Sie (die Drehung der Erde) ist im Verhältnis zu dem festgestalteten, bleibenden Sternenhimmel dasjenige, was abbildet den täglichen Kreislauf des menschlichen Stoffwechsels im Verhältnis zu der festen äußeren Peripheriegestalt des Menschen." [111]

Bei dem Gang, den der Stoffwechsel innerhalb eines Tages und einer Nacht nimmt, bedenken wir als wesentlich, daß die Bewußtseinsphänomene des menschlichen Lebens diesem Rhythmus einverwoben sind: Wachen und Schlafen. Die Vorgänge im Stoffwechsel müssen während dieser beiden Zustände jeweils einen anderen Charakter annehmen. Begleiten sie doch – im wahrsten Sinne des Wortes – jede Weise des bewußten sowohl als des nicht bewußten Seins! Es verläuft nicht nur die eine oder andere Reaktion in dieser Phase anders als in jener, ruht nicht nur in dieser, während sie in jener besonders hervortritt; vielmehr sind die Prozesse des Schlafes grundverschieden von denen des Wachens. Das Stoffwechselgeschehen bei Tag ist deshalb anderer Natur als dasjenige der Nacht, weil es höheren Bewußtseinsleistungen dient. Darum symbolisiert Rudolf Steiner die Gesamtheit der Vorgänge im Stoffwechsel nicht im Bilde eines Kreises sondern in dem einer Lemniskate. Die Übergänge von Einschlafen und Aufwachen kreuzen sich im Schnitt des Lemniskatenzuges. Die Aktivität der höheren Wesensglieder richtet sich während des Wachens auf die Außenwelt, während des Schlafens auf die leibliche Innenwelt. Ich und Astralleib senken sich bei der einen Phase mehr in die obere, bei der anderen mehr in die untere Organisation ein (II, 2). Daraus resultiert das qualitativ verschiedene Verhalten des Organischen bei Tag und bei Nacht.

Die Bewegung der Erde während eines Tages spiegelt sich in dem Ablauf des Stoffwechsels innerhalb 24 Stunden wider. Die Jahres-Bewegung der Erde hat ihr Gegenbild beim Menschen in den organbildenden Kräften. In die Sphäre des Aufbaus der Organe verweben sich jedoch unmittelbar die Impulse für die inneren Bewegungen. Es verflechten sich im Organismus ebenso zwei Bereiche wie auch im Erdleben, wo eine Abhängigkeit des atmosphärischen Geschehens von den planetarischen Wirkungen besteht. „Wir haben im Organaufbau einen Jahreslauf. Aber dieser Jahreslauf, er steht in einem ähnlichen Einklange mit den Bewegungskräften im Menschen, wie die jährlichen Wirkungsverhältnisse, wie Witterungsverhältnisse von Frühling, Sommer, Herbst, Winter zu den Bewegungen der Planeten stehen. Wir haben es da durchaus zu tun mit etwas, was im Menschen wiederum gewissen Verhältnissen im Makrokosmos entspricht" (18. 4. 1920).

Blicken wir noch einmal auf die bisherigen Gedanken zurück. Rudolf Steiner zeigt, wie der leibliche Aufbau des Menschen gleichermaßen von kosmischen und irdischen Gesetzmäßigkeiten abhängig ist. Die periphere Gestaltung steht in Beziehung zu den geistigen Weiten des Sternenalls. Die inneren Bewegungen empfangen Impulse aus der planetarischen Welt. Das Wirkende der Organprozesse hängt mit der Atmosphäre, mit dem Geschehen des näheren Umkreises der Erde, mit den Elementen zusammen. Die Intentionen des Stoffwechsels sind an die Rhythmen und Phasen der Erde gebunden. Und Abhängigkeit sowohl als Emanzipation von den irdischen wie kosmischen Gegebenheiten sind in allen Bezirken, auf allen Stufen des Aufbaus durch das sich inkarnierende Ich im Gleichgewicht zu halten.

Bei allen Relationen des Menschen zum Kosmos und zur Erde handelt es sich um geistige Verbindungen, durch die schöpferische Kräfte angeregt werden. Die Geistnatur der Wesensglieder stellt die Beziehung nach oben und nach unten her, zur Peripherie des Weltalls und zu den Zentralkräften der Erde. Jedweden Gedanken an eine Beeinflussung materieller Art müssen wir fernhalten, wenn wir an die von Rudolf Steiner skizzierten Funktionsbezirke herantreten. Auf substantielle Weise läuft die Ernährung ab, Stoffe werden abgebaut und neu geschaffen. Dadurch ist der Mensch der Erde verhaftet, obgleich er aus dem Kosmos geboren wird und sich in seinem geistigen Teil, der der Bildner des Leibes ist, aus den Kräften des Außerirdischen erhält. Astralleib und Ich fügen „Himmel" und „Erde" zu einer mikrokosmischen Einheit zusammen: nicht allein im seelisch-geistigen Bereich, auch in dem des Leibes. Die Erde zerstört mit ihren Kräften die Menschengestalt. Der Kosmos wirkt an ihrer Erhaltung. Aber ohne Erdenstoffe wäre die Menschenform unsichtbar, existierte nur als geistiges Phänomen. Die Tatsache des Leibes ist eine geistige und eine materielle. Die Tatsache des Seelisch-Geistigen eine irdische und eine überirdische.

„Das medizinische Denken muß eben nach und nach auch darauf kommen", so formuliert Rudolf Steiner in London vor einem Kreis von Ärzten (3. 9. 1923), „in dem Menschen nicht nur ein physisches Wesen zu sehen, in seinen Verrichtungen nicht nur physische Prozesse zu sehen, sondern nur in einem Teil des Menschen rein physische Prozesse, in dem weitaus größeren Teil des menschlichen Organismus, im menschlichen Organismus etwas zu sehen, wo unmittelbar eingreift das Spirituelle, das der Mensch ebenso aus der spirituellen Welt in sich hat, wie er sein Materielles aus der physisch-materiellen Welt in sich hat, wie er sein Materielles aus der physisch-materiellen Welt in Form der Nahrungs-mittel und sonst entnimmt." Der Fortschritt in der Medizin hängt also davon ab, ob jener Teil des Menschen, der nicht materiell interpretiert werden darf, in seiner geistigen Wesenheit konkret erfaßt wird.[112]

An die vier Aufbau-Prinzipien (Gesamtgestalt, organische Bewegung, Organprozessualität, Stoffwechsel) schließen wir eine Schilderung Rudolf Steiners an, die sich im großen ganzen auf die nämlichen Bezirke bezieht, allerdings in einem Punkt zu einer Aufgliederung kommt, die uns für die Differenzierung der kosmisch-irdischen Einflüsse auf den Menschen wichtig ist. Im 9. Vortrag des Kurses 1920 bespricht Rudolf Steiner die Zuordnung der menschlichen Organisation zur atmosphärischen Um-welt und zum Bereich des „Astronomischen". Die Influenzierung aus dem Weltenall – den Planetensphären, dem Fixsterngebiet, welchen ins-gesamt der Terminus des Astronomischen gegeben ist – erstreckt sich auf die entlegensten Schichten der Gestaltung des Organismus. „Aber diese Zuordnung verbirgt sich außerordentlich in den Tiefen der mensch-lichen Organisation, und man möchte sagen, wenn das vielleicht nicht für die heutige Denkweise zu anstößig ist, das Astronomische, das wird im Menschen das Allerunbewußteste, das wird im Menschen zu dem am meisten in dem Organismus zurückliegenden Prozesse." Hingegen wirkt das „Meteorologische" – damit bezeichnet Rudolf Steiner in dieser Aus-führung das Atmosphärische und die Qualitäten der vier Elemente – auf die Funktionsabläufe der Organe einschließlich der Vorgänge im Stoffwechsel. Die Dualität der den Menschen umgebenden Welt, welche wir mit den Begriffen des Irdischen und Außerirdischen zu fassen suchen, finden wir in ihm selbst als die Aufgliederung in eine periphere und zentrale Organisation wieder. Der „periphere Mensch" ist den kosmischen Gesetzmäßigkeiten unterworfen, der „zentrale" (mit seiner Verdauungs-Stoffwechsel-Dynamik) ist von jenen emanzipiert und steht unter irdischen Gesetzmäßigkeiten. Innerhalb dieser Polarität von Abhängigkeiten muß sich der Mensch als Individuum entwickeln: leiblich, seelisch und geistig.

Rudolf Steiner sieht in der Art, wie die Organe des zentralen Menschen (Herz, Niere-Blase, Leber, Lunge) sich zur Umwelt des Organismus verhalten, etwas Gemeinsames in funktioneller Hinsicht. Diese Funktionseinheit steht in Gegensatz zu derjenigen, die von den Organen des peripheren Menschen gebildet wird. Die Funktionseinheit der inneren Organe unterliegt unmittelbar den Einwirkungen der meteorologischen Ereignisse. Die Organsysteme dieses Kreises schließen damit, wie Rudolf Steiner es nennt, den Gesamtorganismus für das auf, was sich in der Nähe der Erde abspielt. „Und wenn man sich im Heilprozeß nicht nur darauf beschränkt, bloß auf die Heilsubstanzen hinzusehen, sondern eben die Heilvorgänge zu verfolgen, dann muß man auch den Blick werfen auf die Beziehungen, welche bestehen zwischen dem Menschen und dem eben im weitesten Sinne meteorologischen Prozesse" (I, 9).[113]

Bei der Wahrnehmung der Relation der Organe zu den meteorologischen Faktoren legt Rudolf Steiner darauf Wert, zugleich auf bestimmte Tätigkeiten des Gesamtorganismus den Blick zu werfen. Denn das gesunde oder kranke Befinden jener Organe hängt nicht allein von ihren eigenen Funktionen ab. So wird das Herz in seiner Prozeßaktivität geschädigt, wenn sich der Mensch mehr oder weniger ausschließlich den Bewegungen gegenüber passiv verhält, das heißt sich in zu großem Maße dem Bewegtwerden überläßt. Der harmonische Gebrauch der Glieder fördert die Kräfte des Zirkulationssystems, dagegen: „das passive Hingeben des Menschen an die Bewegung, das ist dasjenige, was alle Prozesse, die im Herzen sich stauen, gewissermaßen deformiert" (I, 9). Die Bewegung hängt nun andererseits eng mit dem Wärmegeschehen des Organismus zusammen. Die Art, wie die Funktionen in der Wärme-Organisation verlaufen, bleibt nicht ohne Folge für die Organe, namentlich aber für das Herz. Rudolf Steiner führt aus, daß „wenn der Mensch genügend Wärme entwickelt durch seine eigene Tätigkeit, dieses gewisse Maß von genügender Wärmeentwicklung im Lebensprozeß durch seine eigene Tätigkeit zu gleicher Zeit das Maß für die Gesundheit des menschlichen Herzens ist. Man müßte daher bei Herzkranken immer darauf sehen, daß man eine Eigenbewegung, die recht sehr durchlebt wird, hervorruft" (I, 9). Die Gliedmaßen mit ihrem nach außen sich richtenden Funktionscharakter geben in ihrer Bedeutung für die Vorgänge der inneren Organe einen neuen Gesichtspunkt in der Medizin. Daß gerade eine Abhängigkeit des feineren Funktionsspiels des Herzens vermittels der Wärmefluktuation von der Weise und vom Umfang der Bewegung besteht, ist eine bedeutungsvolle Einsicht, die wir Rudolf Steiner danken. Wir berührten bereits das Hauptproblem der Herz-Interpretation. Wir sahen, daß die Theorie von der Pumpe die Lebensphänomene nicht erreicht. Nun dürfen wir das Herzgeschehen weiter differenzieren. Indem das Herz von den Impulsen der oben so genannten „inneren Bewegungen" ergriffen wird, können in ihm Störungen auftreten, sobald der Mensch das Gleichgewicht zwischen den Einflüssen der Erdenschwere und der Dynamik des Kosmos nicht mehr hält, weil er sich einem Übermaß passiven Bewegtwerdens hingibt. Das menschengemäße Verhältnis zwischen Fortbewegung und Gebrauch der Gliedmaßen führt zu einer Übereinstimmung der äußeren und inneren funktionellen Forderungen. Das Ausgeliefertsein an Ortsveränderungen, an Geschwindigkeiten, an Höhendifferenzen verschiebt in jedem Moment die Gleichgewichtslage des Gesamtorganismus. Dieser verfügt jedoch über Regulationen des Ausgleichens, ohne daß sofort Schäden, selbst in Extremfällen, entstehen. Halten die Beeinträchtigungen aber längere Zeit an oder wiederholen sie sich zu oft, dann rufen die passiv erzeugte Bewegungsunruhe, das nicht genügend schnelle Gleichgewicht-Finden Rhythmusstörungen hervor. Die aktiv vollzogene äußere Bewegung (instinktiv im Eigenrhythmus gehalten) wird zu einer Art Anreiz für die

inneren Bewegungen. Vielleicht in dem Sinne zu denken, wie die äußere
Nahrung Anregung für die innere Substantiierung bringt. Daß Rudolf
Steiner hierbei überdies ausdrücklich auf Wärmevorgänge aufmerksam
macht, leuchtet ein, wenn man berücksichtigt, wie Wärmetönung und
Stoffwechsel in den Gliedmaßen innig miteinander verknüpft sind. Von
hier aus wird verständlich, daß die vom Ich-Willen in der aktiven Bewegung erzeugte Wärme unmittelbar für das Herzgeschehen Folgen hat.
Ist doch das Blut (und damit auch das Herz) Ausdruck des Ich, in dem
dieses durch die Wärmeorganisation verankert ist. Es besteht ein lebendiges Wechselspiel von peripheren Wärmevorgängen und zentralem
Wärmegeschehen. Indem das Ich sich durch Wärmeverhältnisse in die
Welt stellt – in der Tätigkeit sowohl als in der Ruhe – ist es ein Eigen-
wesen in den Wärmezusammenhängen der Welt. Vermöge seines differenzierten Wärme-Organismus kann es sich gegenüber den Wärmebe-
wegungen seiner Umgebung behaupten. Darum kann sich das Ich seelisch-geistig um so ungehinderter entfalten, je freier es leiblich in eine
harmonische Wärmeorganisation eintauchen kann.[114]

Wesentlich schwieriger muten die Vorstellungen an, die über die
Blasen-Nieren-Prozesse zu erwerben sind. Rudolf Steiner selbst erwähnt
bei ihrer Erörterung, daß es ihm bewußt sei, wie die Art der Darstellung
des Problems vom gegenwärtigen Standpunkt aus dilettantisch erscheinen müsse. Dennoch scheue er sich nicht, das vom physischen Aspekt
her abwegig Erscheinende im Grundsätzlichen zu skizzieren. Er postuliert: „Die Blase ist eigentlich im wesentlichen ein Zugmittel. Sie wirkt
– ich möchte sagen – als Aushöhlung im menschlichen Organismus, sie
zieht. Sie ist im Grunde genommen davon abhängig, daß der menschliche Organismus an dieser Stelle ausgehöhlt ist" (I, 9).

Bei der Ausarbeitung einer solchen Formulierung werden wir uns
vergewissern, wieweit unsere Vorstellungen der Aussage entsprechen
können. Die „Blasenfunktionen", von denen hier die Rede ist, werden
gewiß nicht von dem physisch-leiblichen Organ Blase intendiert. Vielmehr sind es die die Blase bildenden Kräfte, die gegenüber der
Organumgebung wie „ziehend", wie „saugend" wirken. Sie sind es,

die in der Leibeshöhle eine Innenform aussparen und einen Spielraum schaffen, in welchem „Dichtigkeit" und „Drückendes" den Charakter der Prozesse nicht bestimmen können. Das Phänomen der Hohlorgane im menschlichen Organismus (gegenüber dem der kompakten Organe) ist in dieser Richtung noch kaum beachtet. Wie die Plastik der kompakten Organe so geht auch die Raumgestalt der Hohlorgane aus den Funktionen hervor. Die Aufbaukräfte, welche die „Blase" zu einem leiblichen Organ werden lassen, unterhalten auch ihre Prozesse. Rudolf Steiner bezeichnet sie als „ziehend". In der äußerlich konstatierbaren Ausscheide-Funktion haben wir die Folge jener Prozesse zu sehen, die das Ausgespart-Sein des Hohl-Systems gegenüber der Umgebung zustande bringen und fortgesetzt erhalten. Diese Tätigkeiten des Aushöhlens, des „Saugens", als Ergebnis der auf eine bestimmte Region sich konzentrierenden Kräfte, werden nicht nur da vollzogen, wo das anatomische Organ liegt, sondern erstrecken sich über den ganzen Organismus.

Nun läßt uns Rudolf Steiner Einblick nehmen in einen höchst komplizierten Vorgang. Wie das Herzgeschehen geschädigt wird durch Bewegungsrhythmen, die ihm passiv aufgedrängt werden, so wird das Funktionelle der Blase (und damit auch das Funktionelle der Niere) durch disharmonische Motilität im Abdomen gestört. Wir richteten unser Augenmerk im Vorausgegangenen auf den Ablauf bestimmter Bewegungen in der Verdauungsorganisation. Dabei haben wir die Vorstellung von der Automatie der Peristaltik korrigieren müssen. Die Kontinuität der vom Außerirdischen impulsierten Aktivität im Intestinaltrakt wird unausgesetzt durch den Akt der Nahrungsaufnahme unterbrochen. Der ganze Funktionskreis wird veranlaßt, das Unrhythmische der Ernährung im Anfangsteil der Verdauungsorgane in rhythmisch-harmonische Vorgänge im Inneren überzuleiten. Aber nicht nur das Durchkreuzen des Rhythmus muß ausgeglichen werden, auch die Art und Weise des Eßvorganges selbst fordert Regulationen, weil sie nicht ohne Folgen ist. Rudolf Steiner regt an zu beobachten, wie ein ungestümes Essen, wie ein undiszipliniertes Befriedigen von Hunger und Durst in das feinere Verdauungsspiel Unordnung bringt. Die nur bei entsprechender Ruhe normal ablaufenden inneren Bewegungen werden in ihrem Vermögen, Insulte auszugleichen, überfordert. Die dann eintretende Bewegungsunruhe in der unteren Leibeshöhle, eingeleitet durch überstürzte Nahrungsaufnahme, irritiert letztlich auch den Funktionskreis der Blase. „Das macht, daß der Mensch mit Bezug auf all dasjenige, was die Blase bewirken soll, sich stört, wenn er wenig Gelegenheit hat, Innenbewegungen richtig zu vollziehen; wenn er also – ich will sagen – nicht die richtige Sorgfalt verwendet auf das Essen selber, wenn er schlingt, statt zu kauen und dadurch den ganzen Verdauungsvorgang stört, wenn er nicht das richtige Maß von Ruhe und Bewegung einhält während des Verdauungsvorganges selber usw. Alles dasjenige, was innerlich stört die innere Beweglichkeit, das stört auch das, was man nennen könnte das Blasenleben." Demgemäß ist die Blase – das heißt die Dynamik, die das fällige, zum Ausscheiden bestimmte Wäßrige ansaugt und anzieht – auf ein gewisses Maß von organischer Ruhe für den Vollzug ihrer Aufgabe angewiesen (wobei die „Ruhe" darin besteht, daß die kontinuierlich sich abspielenden Bewegungen der Organe in der Leibeshöhle in rhythmischer Folge und in der ihnen gemäßen Intensität ablaufen). Jede von außen ausgelöste Vergröberung jenes unauffälligen Äquilibrierens in den inneren Bewegungen beeinträchtigt den Blasen-Nieren-Funktionskreis, der inmitten einer gedrängten Fülle organischer Verrichtungen und Bildungen einen Raum ausspart, um das Wäßrige an sich zu reißen und, bevor es den Organismus verläßt, noch einmal zu stauen.

Ist es zu einer Störung der Blasenfunktionalität aus der angedeuteten Ursache gekommen – und Rudolf Steiner erwähnt dabei, daß gerade die Blase „in pathologischer Beziehung etwas außerordentlich wichtiges" sei –, so ist die Heilung deshalb schwierig, weil eine willentliche Umstellung von Eßgewohnheiten nicht leicht gelingt. Darum schlägt Rudolf Steiner hier vor, das therapeutische Eingreifen so zu gestalten, daß es sich an den oberen Menschen wendet. Man kann beispielsweise eine vertiefte Atmung herbeiführen, die wiederum auf die Organe des unteren Menschen zurückwirkt. Eine solche Reaktion sollte jedoch nicht durch direkte Atemübungen erreicht werden. Durch Ändern des Aufenthaltsortes, durch das Leben in einer Gegend, die sauerstoffreichere Luft enthält, kann der Atemvorgang angeregt und intensiviert werden. Ein neues Verhältnis zwischen Organ und Außenwelt stellt sich durch die andere Luftzusammensetzung ein. Der Rhythmus des Atmens und das Maß der Sauerstoffaufnahme passen sich den Bedingungen der Umgebung an. Die sich ändernde Atemfunktion beeinflußt den Blutrhythmus und darüber hinaus das Spiel der inneren Bewegungen: „Dann geht diese Regulierung des Atmungsprozesses über auf die Regulierung des übrigen organischen Prozesses, und Sie werden finden, daß, wenn Sie entweder künstlich, oder besser natürlich, den Menschen, der unter solchen unregelmäßigen Funktionen der Blase leidet, in andere Luft bringen, die sauerstoffreicher ist, dann ein gewisser Ausgleich einfach durch diese Änderung der Lebensweise herbeigeführt wird." Solch ein therapeutischer Bezug zu den Ingredienzien der Umwelt (im weitesten Sinne dem „Meteorologischen" zugehörig) birgt eine Summe weitläufiger Verknüpfungen und bisher nicht gesehener Zusammenhänge.[115]

Bei derartigen Betrachtungen der Elemente Wärme, Luft, Wasser und Erde im Menschen und in seiner Umgebung, bei der Untersuchung der „meteorologischen Schicht" des Organismus mit ihrer Abhängigkeit von äußeren Zusammenhängen, haben wir uns von vornherein zu vergegenwärtigen, daß der Mensch niemals mit dem Zustand nur eines Elementes konfrontiert ist, sondern stets mit dem Zusammenklang aller. Wohl herrschen in verschiedenen Gegenden und zu gewissen Zeiten des Tages und des Jahres einzelne Elemente vor und beeinflussen dadurch einseitig dieses oder jenes Organ. Dort, wo die Elemente immer wieder zu einem Ausgleich kommen und dadurch im Klima Extreme vermieden werden, nimmt die Beeinflussung mehr allgemeinen Charakter an. Was in der Analyse gesondert herausgestellt werden muß, vereinigt das Leben zu einem Miteinander und Gegeneinander. Entscheidend für unseren Gedankengang bleibt: Der Organismus muß sich mit den Einwirkungen der Elemente – ihrem Zusammenklingen im klimatischen Geschehen –

tätig auseinandersetzen. Die Organsysteme übernehmen in dieser Auseinandersetzung differenzierte Funktionsaufgaben. Sie werden von den einzelnen Elementen auf verschiedene Weise affiziert, werden durch sie angeregt, gekräftigt oder behindert. Da die genannten Organsysteme nicht nur für sich geschlossene Funktionskreise bilden, sondern überdies gemeinsam eine Aufgabe erfüllen, wirkt das „Wetter" in einer Erdgegend – atmosphärische, klimatische, geologische Faktoren vereinend – auf das Gleichgewicht jener Funktionsganzheit. Dieses Abhängigsein des Menschen in seinem organischen Befinden von den äußeren Elementarzuständen ist ein weit größeres als gemeinhin angenommen wird. Man wird darauf ganz neu aufmerksam, wenn man die Relation der Elemente zu entsprechenden Organen durchdenkt und die Ausgeglichenheit oder Unausgeglichenheit im Wechselwirken der Organe einmal zum Geschehen der Umwelt in Beziehung bringt.

Auch zum Element des Wassers hat ein Organsystem besondere Beziehung. Jedoch „kommuniziert" nicht das Organ, das dem äußeren Schein nach am meisten mit der Organisation des Flüssigen zu tun hat, die Niere, mit dem Wasser der außermenschlichen Umwelt. Der Zusammenhang verbirgt sich zunächst, solange wir das funktionelle Vermögen, die Qualität des Wassers wahrzunehmen, unberücksichtigt lassen. „Besonders wichtig ist zu beachten das dritte Organ, welches mit der äußeren Meteorologie im weitesten Sinne zusammenhängt, das ist die Leber. Wenn sie sich auch scheinbar abschließt im menschlichen Organismus, so ist sie doch im hohen Grade der Außenwelt zugeordnet. Und zwar können Sie diese Zuordnung zu der Außenwelt dadurch konstatieren, daß Sie gewissermaßen das Leberbefinden immer abhängig finden werden von der Wasserbeschaffenheit eines Ortes" (I, 9). Die Beobachtung solcher Abhängigkeit wird im einzelnen Fall nicht ganz einfach sein. Doch versuchen wir zunächst, einige Hilfsvorstellungen zu bilden, um uns an das Problem heranzutasten. Was haben die Organkräfte der Leber mit den Elementarkräften des Wassers zu tun? Um dieser Frage nähertreten zu können, befreien wir uns von dem Bild, das den Menschen als Verband kompliziert angeordneter Zellen wiedergibt. Denn nur so werden uns Gedanken vom Zusammenhang des Organismus mit den Elementen plastisch. Die Erde, das Wasser, die Luft und die Wärme sind relativ für sich bestehende Wesensbereiche. Indem sie sich wechselseitig durchdringen, sind die Bedingungen für das Dasein des irdischen Menschen gegeben. Ohne den Zusammenklang der Elemente wäre das Zellensein unmöglich. Erst durch ihn kommt es zu dem anatomisch bekannten Aufbau.

Die sogenannten „meteorologischen Organe" sind in einer Hinsicht dadurch charakterisiert, daß sie mit dem Hereinnehmen und mit dem Entlassen der Elemente zu tun haben. Ihr Aufbau wird gerade durch diese Tätigkeiten bestimmt. Richtung und Umfang dieser Tätigkeiten ist bei jedem Organ anders. Dem jeweils Besonderen haben wir nachzuspüren. Die Aufnahme des Wäßrigen bedingt die Konstitution der Leber. Sie ist das Einlaßtor des Wäßrigen. Sie führt die aufgenommenen Flüssigkeiten in die innere Organisation über. Was bereits „vor" der Leber, scheinbar unabhängig von ihr, an resorptiven Vorgängen stattfindet, gehört dennoch ihrem Funktionskreis an. Denn, wie die der Niere zugehörigen Prozesse nicht allein auf die Nierenorte beschränkt bleiben, so erstreckt sich das „Einsaugen" der Leberfunktionalität auf weitere Regionen des Organismus als den Bereich der Hauptaktivität. Den Anfang im Entstehen eines differenzierten wäßrigen Organismus ermöglicht die Leber. Das Ende im Abbauen desselben liegt bei Niere, Blase, Haut und Atmungsperipherie.

Machen wir uns die umfangreichen Aufgaben der Leber in dieser Beziehung klar. Das Leben erlischt, sobald die wäßrige Zufuhr aufhört. In kurzer Zeit geht der Mensch zugrunde, wenn der Prozeß der Erneuerung des Flüssigen nicht geschehen kann. Der Organismus erhält sich in der Erfüllung der Aufgabe, das Wäßrige zu überwinden und dieses sich vorübergehend einzuverleiben. Spürt er diesen Widerpart nicht, so verfällt er, weil das Ätherische, das sich nur im Wäßrigen inkorporieren kann, sich zurückzieht. Das Ätherische hat dann keine genügenden Angriffspunkte mehr. Es braucht für seine Impulse als Betätigungsfeld den sukzessiven Einstrom von Flüssigem. Regulierend ist in diesen

Kreis des Notwendigen, des Bedürfens, die Leber eingeschaltet. Allerdings können wir von der Leber als kompaktem Zellorgan nicht annehmen, daß es das Verlangen nach dem Wäßrigen „überwacht". Auch vom Ätherischen der Leber dürfen wir diese Funktion allein nicht erwarten. Es ist vielmehr die Gesamtinkarnationsmacht der vier Wesensglieder, so wie sie sich durch die Tätigkeiten konstituiert, die wir unter dem Namen Leber zusammenfassen, welche das Hereinnehmen von Flüssigkeit als eine Form der Lebensäußerung bestimmt. Auf diese Weise kommt Rudolf Steiner zu der Feststellung, daß der Durst mit dem gesamten Lebergeschehen verknüpft ist. Die Verfassung der Leberprozesse entscheidet über Umfang und Art der flüssigen Nahrungsaufnahme. Die „Sympathie" der Leber zum wäßrigen Element richtet sich sowohl auf das von außen hereinkommende Flüssige als auch auf das im Inneren organisierte. In bezug auf den Flüssigkeitsmenschen, wie er sich vornehmlich im Blutsystem verdichtet, ist die in Rede stehende Aktion der Leber dem Blute „vorgeschaltet". In dieser Stellung dirigiert sie das, was jeweilig hinzukommen muß. Die wäßrige Organisation erfährt so kontinuierlich ihre Erneuerung. Indem die Leber den Zustrom empfängt, teilt sie ihn auf und bringt das in den einzelnen Regionen Geforderte auf den Weg. Diese Aufgabe erfüllt sie, indem sie gleichermaßen stauen wie fluten kann. Derart reicht ihr Einfluß weit in die ihr vorgelagerten Gebiete und in die ihr funktionell nachgeordneten Systeme hinein.

Da die Leberprozesse so innig mit der Einverleibung des Flüssigen zusammenhängen, kann uns die Weise der Durstäußerung etwas über den Funktionszustand der Leber aussagen. Von besonderem Gewicht sind namentlich die Änderungen des Durstempfindens. Die Durstqualitäten geben damit diagnostisch ein wertvolles Kriterium ab. Die besonderen Symptome des Verlangens nach Flüssigkeit, nach viel oder wenig, kalt oder warm, in kurzen oder längeren Abständen, können wegen ihres Aussagevermögens wesentlich für das therapeutische Planen werden.

Wenn wir in diesem Umfang den Durst in den organischen Verrichtungen der Leber begründet sehen, so haben wir die Aufmerksamkeit noch auf andere Dinge zu wenden, die mit jenem elementaren Trieb in gewisser Weise zusammenhängen. Die Befriedigung des Durstes kann nicht sein ohne ein Schmeckerlebnis. Den Wahrnehmungsakten beim Essen und Trinken kommt entscheidende Bedeutung für die Art der Funktionsbereitschaft der Verdauungsorgane zu. Nun aber erfolgt das Schmecken allein in einem feuchten Milieu. Jede Substanz, die geschmeckt wird, ist zuvor ins Flüssige getrieben oder mit dem Flüssigen verbunden worden. Wie das Schmecken als Sinnesereignis des oberen Menschen abläuft, bestimmt die Tätigkeit in den Drüsenorganen des unteren Menschen. Die gesamte Verdauung, wie sie Rudolf Steiner interpretiert, wird durch Wahrnehmungen, die Metamorphosen des bewußten Schmeckens sind, in ihren Hauptvorgängen geleitet. Die „Sinnestätigkeit" gegenüber dem Nahrungsstrom erstreckt sich tief bis in die unteren Organe hinein. Daher ist ein Organ wie die Leber, die das Flüssige nach innen nimmt und durch das Flüssige auch mit dem aufgelösten Festen in direkte Beziehung kommt, in eminentem Maße von der Intensität des Schmeckens und seiner Abwandlungen abhängig. Wird nicht richtig oder nicht genügend wahrgenommen, so müssen die unteren Prozesse fehlgehen. Ist das Hinwenden zum Schmecken, das Verweilen in der Wahrnehmung zu stark, so müssen die organischen Funktionen hypertrophieren. Insbesondere wird dann die Leber Schaden nehmen. So hören wir von Rudolf Steiner folgende Aussage: „Es ist fördernd für die Entwicklung der Leber das Schmecken, was gleichbedeutend wäre, wenn es im Überfluß geschähe, mit der Entartung der Leber; es ist gleichbedeutend mit der Entartung der Leber ein im Menschen zu großes, zu stark vorhandenes Genießen. Das innerliche Genießen – ich möchte sagen – die Fortsetzung desjenigen, was sich auf den Gaumen und die Zunge beschränken sollte, das, was das angenehm, sympathisch oder auch unsympathisch oder auch das unangenehm Empfinden der Speisen mehr fortsetzt in das Innere, das ist dasjenige, was zur Leberentartung führt" (I, 9). Insofern ein solcher Tatbestand vorliegt, läßt er natürlich an eine therapeutische Wendung auf der Ebene der Ursache denken. Aber auch hier, wie in jenem besonderen

Fall der Störung in den Blasenfunktionen, ist vom Bewußtsein aus nicht alles zu korrigieren, zumal es sich mehr oder weniger um ein zu intensives Schmecken in späteren Verdauungsphasen handelt. Dennoch erwägt Rudolf Steiner, inwieweit eine Disziplinierung des Schmeckens erreichbar sei: „Und daher ist es notwendig, daß man auf dieses sieht, und daß man den Versuch macht, Menschen, welche irgendwelche – was ja oftmals sehr schwer zu konstatieren ist – Schädigungen im Leberleben haben, daran zu gewöhnen, ich möchte sagen, den Geschmack zu studieren, am Geschmack selber als solchem etwas zu finden." Der Sinnesvorgang des Schmeckens, der, je gewohnheitsmäßiger er abläuft, um so mehr ins Halbbewußte oder ins Unterbewußte abgeleitet, soll vermehrt von Bewußtsein begleitet werden. Eine seelische Nuancierung des Schmeckens vermag das Tätigkeitsspiel der Leber zu fördern. Wir stehen an der Grenze von bewußtem und unbewußtem Hindern oder Anregen organischer Funktionen. Wiederum ein Problem der oberen und der unteren Organisation und ihrer wechselseitigen Bedeutung.

Indem wir die Leberfunktionalität einerseits mit den Erlebnissen der Geschmackswahrnehmung, andererseits mit der Wahrnehmung für die Aufnahme des Flüssigen in Verbindung sehen, schauen wir uns nun weiter um, wie in diesem weit ausgespannten Felde tiefergehende Irritierungen möglich werden. Die Hereinnahme des Wäßrigen kann nicht völlig indifferent sein. Rudolf Steiner spricht jedoch davon, daß die Untersuchung über die Qualität des Wassers in ihrer Bedeutung für die Lebertätigkeit sich schwierig gestalte, weil die Abhängigkeit eine äußerst feine sei. Als schädlich habe vor allem die Anwesenheit von Kalk im Wasser zu gelten. Seine Verarbeitung, das heißt seine Überwindung im Wäßrigen, hemmt, auf die Dauer gefordert, die Aktivität der Leber. Kalkreiches Wasser mutet der Leber kräftemäßig zuviel zu im Spiel der Aufnahme. Kalk beansprucht – allgemein ausgedrückt – die Leberprozesse zu stark. Sie müssen bei ständiger Zufuhr von kalkhaltigem Wasser mehr Kräfte für die Konfrontation bereithalten als bei kalkarmem. Diese Kräfte gehen ihnen für andere Aufgaben verloren. Darum ist das organische Vermögen der Leber von der Natur des Wassers eines Ortes abhängig. Das Wasser, das der Mensch in einem bestimmten Quantum täglich genießen muß, konfiguriert das Befinden, das damit zu einem Abdruck der irdischen Umgebung wird. „Man wird eben gut tun, darauf zu achten und immer sein Augenmerk darauf zu richten, daß das Leberleben gefördert wird dadurch, daß man möglichst doch den Kalk fernhält von dem Wasser."

Warum aber beeinträchtigt kalkreiches Wasser den Leberfunktionskreis? Und warum wird derselbe durch kalkarmes Wasser gestützt? Wir sehen uns Fragen gegenüber, die Grundsätzliches berühren. Offenbar muß der Zustrom des Wassers in das Innere des Flüssigkeitsmenschen in reinem Zustand erfolgen. Der Organismus braucht es in seiner ureigenen Kraft und Qualität. Denn allein aus dem von jeglichen Beimengungen befreiten Element kann er seine eigenen Säfte (mit den ihnen spezifischen Lösungen und Zellen) schaffen.

Durch die mineralische Substanz Kalk werden verschiedene organische Aufgaben erfüllt. Ein Überangebot von „äußerem Kalk" auf dem Wege des erforderlichen Flüssigen bringt Unruhe in die Erfüllung dieser Aufgaben. Kalk ist in besonderen Formen im Blut gelöst und für die Blutdynamik entscheidend. In den Gerüstsubstanzen der Knochen befindet er sich im Zustand prozessualer Ruhe, in relativer Stabilität, vorübergehend in einer Art Lagerung. Zwischen „Blutkalk" und „Knochenkalk" besteht ein differenziertes Funktionsverhältnis, das genau nach Leistungen zu regulieren ist. Das feine Spiel in dieser Spannung wird durch die Aufnahme kalkreichen Wassers irritiert. Die Leber ist dabei engagiert; sie leidet, wenn sie in dieser Hinsicht chronisch überfordert wird.

Die Kalkbildung hängt mit dem Tierwerde-Prozeß zusammen. Überall, wo wir im Erdbereich Kalk finden, sehen wir ein Zeichen für einen in der Urzeit abgelaufenen Vorgang der Entanimalisierung. Beim Aufbau des menschlichen Organismus erhält Kalk eine Doppelnatur. Er ist im Spiel beim Entstehen der animalischen Stufe. Er ist aber ebenso beteiligt an der Überwindung des bloß animalischen Seins, indem die Ich-

Funktionalität im Entanimalisieren an ihm den mineralisch-physischen Widerpart erfährt. Bei der Auseinandersetzung mit dem von außen eingeführten Kalk spielt jener einstige Vorgang der Evolution nochmals eine Rolle. Denn er muß zunächst quasi rückgängig gemacht werden, damit der Kalk funktionsfähig wird. Dieser wird dann vom tierischen Niveau wieder zum mineralischen Niveau herabgeleitet und dient in dieser Abwärtswendung der Ich-Existenz. Es nimmt innerhalb dieser komplizierten Abläufe nicht wunder, daß die Lebertätigkeit, die das Flüssige vermitteln soll, durch kalkhaltiges Wasser gestört wird und vorzeitig „verphysiziert".

Die Beziehungen, die zwischen dem Menschen und den Elementen seiner Umgebung bestehen und die Rudolf Steiner unter dem Oberbegriff der meteorologischen Beeinflussung zusammenfaßt, sind geistiger Art. Würde man dabei an grobe physische Kontakte denken, so würde man das Wesentliche der Tatsache nicht treffen. Direkte stoffliche Kommunikationen bestehen nur durch die Ernährung und, unter gewissen Einschränkungen, durch die Atmung. Aber auch diese werden uns ihre eigentlich geistigen Bezüge noch erweisen. Alle übrigen Verbindungen sind von vornherein als rein geistige anzuschauen.

Zum Funktionskreis der meteorologisch abhängigen Organe gehört als viertes die Lunge.[116] Der Boden, auf dem der Mensch lebt, die geologische Formation, zeigt sich der okkulten Anschauung als das Element, mit dem die Organisation der Lunge zu tun hat. „Innig zusammenhängend ist das Lungenleben mit all dem, was nun der Ort einfach durch seine Erden-Konfiguration bietet, ob wir es zu tun haben mit einer Gegend, in der zum Beispiel wie in der hiesigen Gegend (Schweizer Jura) sehr viel Kalkboden ist, oder ob wir es zu tun haben mit einer Gegend, wo viel Kieselboden ist, wo also Urgebirge ist. Danach ist immer, und zwar bis in hohem Grade verschieden das menschliche Lungenleben, denn die Lunge ist wesentlich abhängig von der festen Bodenbeschaffenheit des Ortes" (I, 9). Was hier konstatiert wird, kann gewiß schockieren. Denn was sollte die Atmung mit der festen Erde zu tun haben? Rudolf Steiner fügt darum dieser Aussage eine Erweiterung des Begriffs „Lunge" hinzu. Die Abhängigkeit von der Erde besteht für den inneren Bau der Lunge, nicht so sehr für ihre Funktion, die wir zunächst als scheinbar einzige Aufgabe im Vordergrund sehen. Natürlich hängen die Prozesse des Atmens von der Struktur des Lungenbaues ab und sind deshalb sekundär mit dem verflochten, was an dieser von außen mitformt. Aber primär sind sie nicht in das Wechselwirken zwischen Erde und Mensch eingeschaltet. Dagegen reguliert der innere Aufbau der Lunge innerhalb des Gesamtorganismus den Vorgang, den wir mit der Erdbildung zu vergleichen haben (I, 11). Alles Feste, das Element „Erde", wird durch das Lungensystem, durch die in ihm sich zentrierenden Kräfte, für die innere Organisation vorbereitet. Die Wärme findet ihren Mittelpunkt im Herz-Blut-System. Die Luft wird durch Tätigkeiten des Nieren-Blasen-Systems inkorporisiert. Das Wasser wird vermittels der Leberprozesse zum Bestandteil des Leibes. Das Erde-Sein fügt sich dem Ganzen ein durch die Strukturierung der Lunge. Der Einbau des „Festen" in den Organismus geschieht durch die Art, wie die Lunge an den gemeinsamen Aufgaben der meteorologischen Organe teilnimmt. Und insofern die Lunge den Erdbildeprozeß im Menschen intendiert, steht sie unter der Einwirkung der äußeren Erde. (Um Mißverstehen zu vermeiden, erinnern wir, daß an dieser Stelle nicht von den irdischen Stoffen der Ernährung die Rede ist. Wohl ist die Lunge entscheidend in den Gesamtstoffwechsel einbezogen und hat selbstverständlich ihre eigenen Stoffwechselfunktionen. Hier ist jedoch ein anderer Vorgang ins Auge gefaßt.) Die Lunge – immer zu berücksichtigen: die sie bildenden Kräfte – leistet das Aufnehmen und Gestalten des Festen, gibt allen Aktionen, die mit dem Physisch-Mineralischen irgendwie zusammenhängen, die Richtung. In dieser Aufgabe wird sie gefördert oder gestört durch den Charakter des Bodens, auf dem der Mensch lebt. Die geologischen Verhältnisse als solche haben Bedeutung für das innere Lungenleben. Bei solchen Beziehungen darf an keine materiellen Vermittlungen gedacht werden, da sind allein reine Kräftestrukturen vorzustellen. Es handelt sich darum, völlig neue Begriffe zu finden, um diesem okkulten Tatbestand gerecht zu werden.

Rudolf Steiner spricht von zwei Gefügen der Erde, dem Urgebirge und dem Kalkgestein, die hauptsächlich für die Konfiguration der Lunge maßgebend sind. Kiesel und Kalk repräsentieren in ihnen bestimmte Kraftrichtungen des irdischen Geschehens. Jede Bodenformation hat irgendwie teil an ihnen. Dort, wo das Kieselige vorherrscht, ist das Ende von Prozessen zu sehen, die mit pflanzenhaften Vorgängen in der Evolution anheben. Hingegen dort, wo die Kalkschichten dominieren, ist etwas vorhanden, was ursprünglich mit dem Tierwerden zu tun hatte. Bei beiden Entwicklungs-Ergebnissen sehen wir in dem Abschluß der Tendenz zur Mineralisierung das Entscheidende. Die Impulse, die dabei am Werke waren, bleiben jedoch dem Erdbereich eingeschrieben. Das Milieu, der Charakter einer Gegend wird durch sie, die einstmaligen Kräfte der Evolution, mitbestimmt. In diese ganze Prozeß-Sphäre, die gegenwärtige und die vergangene, ist der Mensch eingetaucht. Er nimmt als leibliches Wesen teil an dem heute noch wirkenden Evolutionsgeschehen der Erde, trotzdem er sich emanzipiert hat. Auch in ihm gibt es ein Durchkreuzen von Entvegetabilisieren und Entanimalisieren, damit das ihm eigene Mineralische entstehen kann. An diesem entzündet sich die Ich-Tätigkeit. Der Bezirk, in dem das notwendige Irdische vorgebildet wird, ist die Lungenörtlichkeit, wo sich Nahrungsstrom, Blutstrom und Atemstrom begegnen. In diesen Kreis verschiedener Aktivitäten wirken von außen die prozessualen Zusammenhänge der Erde hinein. Weil Kiesel und Kalk sich in polarer Weise zum Atmosphärischen und zum Kosmischen verhalten, entscheidet ihr Vorhandensein darüber, wieweit der Mensch sich jenen Einflüssen öffnen oder verschließen kann. Seine Lunge, seine Prozessualität „Erde" übernimmt diesen Vorgang. Zugleich muß das Kiesel- und das Kalkelement im Organismus zur Harmonie gebracht werden. Ein Überwiegen des Kalkes würde den Menschen vom Kosmos abschließen. Denn das Kieselige empfängt das Einströmen des Kosmischen. Auf diesem Gedanken-Hintergrund wird Rudolf Steiners Hinweis verständlich, wonach mancher Mensch deshalb krank ist, weil das Erdgebiet, in dem er sich aufhält, ihn zu stark irdisch bindet, da es selbst wenig für das Kosmische aufgeschlossen ist.

Der innere Bau der Lunge ist maßgebend dafür, wie sich diese hinsichtlich gewisser Krankheitszustände verhält, die als „Verkrustung" oder „Verschleimung" bezeichnet werden können. Wenn Rudolf Steiner auf diese Ausdrücke zurückgreift, die vorerst ganz im allgemeinen bleiben, so meint er nicht von vornherein bestimmte Krankheitsbilder im klinischen Sinn. Gewiß sind damit zunächst lediglich polarische Abweichungen des Lungenlebens ins Auge gefaßt. Die Lunge kann im Übermaß zur Sekretion neigen, sie kann aber auch zu wenig Schleim produzieren. Wir sehen in der Erzeugung des Schleimes eine zutiefst mit dem Lungensein verbundene Tätigkeit, die wir nicht mit der Erfüllung zweckdienlicher Aufgaben im Bronchialsystem interpretieren, sondern der wir eine Bedeutung für den Gesamtorganismus beimessen. Darum ist das Verhalten der Lunge in bezug auf die Schleimproduktion, ob sie zur Verkrustung oder zur Verschleimung neigt, so ausschlaggebend für das Gesundsein oder Kranksein.

Unser Fazit: Der innere Bau der Lunge hängt mit der Struktur der Bodenformation zusammen. Wir verstehen darunter weder bei dem einen die anatomischen Gegebenheiten, noch bei dem anderen die Erdmaterie als solche (auch wenn wir Namen wie Lunge, Urgebirge und Kalkgestein als Abbreviatur gebrauchen). Die Erde bildet einen Gesamtorganismus. Dieser kommuniziert mit dem Kosmos. Seine Evolution prägte Spuren in die geologischen Schichten. Dadurch vermitteln diese noch heute einen differenzierten Zusammenhang mit dem Kosmos. In diesen Zusammenhang ist die Lunge hereingestellt. Die Art der Verbindung beeinflußt ihre Konfiguration. Darum ist die Landschaft, in der ein Mensch lebt, von Wichtigkeit für seine Gesundheit. Und darum kann die Änderung des Wohnsitzes im entsprechenden Krankheitsfall notwendig werden.

Innerhalb dieser Funktionskreise – Bildungskräfte der Lunge, Evolutionskräfte der Erdgestalt, Kommunikation des Menschen und der Erde mit dem Kosmischen und dem Atmosphärischen – sieht Rudolf Steiner noch eine weitere Komponente, die für das Gleichgewicht des menschlichen Organismus entscheidend ist: Die Prozesse der Lunge werden geschädigt, sobald der Mensch körperliche Arbeit für längere Zeit bis zu extremer Übermüdung leistet. Damit wird sowohl auf ein Kräftephänomen als auch auf eine Stoffwechselangelegenheit gedeutet. Die Beanspruchung der Gliedmaßen bei zu strenger physischer Arbeit hat Folgen für den ganzen Organismus. Aber warum insbesondere für die Bildesphäre der Lunge? Vom materiellen Aspekt aus kann die Frage nicht beantwortet werden. Es geht offenbar um funktionelle innerorganische Beziehungen.[117]

 „Der menschliche Organismus ist dadurch, daß er eine Lunge hat, eine richtige kleine Erde, und alles dasjenige, was von der Lunge aus wirkt, wirkt geradeso im menschlichen Organismus nach unten wie von der Erde aus in den Pflanzenorganismus nach oben die Kräfte hineinwirken, die eben von der Erde aus in den Pflanzenorganismus hineingehen. Alles dasjenige, was durch die Atmung und Herztätigkeit dem inneren Lungen-Stoffwechsel usw. entgegenkommt, das wirkt so wie dieses Kosmische draußen" (I, 18). Wenn Rudolf Steiner solche Ortsbestimmung – der geistigen Kräfte – für die Lunge vornimmt (wobei wir uns hüten wollen, die physische Lunge mit der physischen Erde zu vergleichen), dann ist es nicht befremdend, wenn er gleichzeitig sagt, daß die Erschöpfung durch körperliche Arbeit eine Reaktion in ihr, dem Niveau der „menschlichen Erde", zeitigt. Und daß sich eine solche dann im Bau, in dem kontinuierlich stattfindenden Erschaffen und Erhalten des Organes, ausprägen muß. Sekundär erst leiden Zirkulation, Stoffwechsel und Peripherie, weil alle Funktionskreise miteinander im Austausch und Ausgleich stehen. Die Symptome hier können jedoch unter Umständen, weil geschädigte Prozesse jener Organe von außen leichter erkennbar sind, als primäre Erkrankung imponieren. Darum legt Rudolf Steiner gerade angesichts der schwer erfaßbaren Störung in der Struktur des Lungensystems nahe, sich bei Krankheiten dieses gesamten Umkreises zu fragen, ob ihre Ursache nicht in jenen vorbereitet sei. „Natürlich muß man sich aber dann völlig klar sein, daß im Organismus alles in Wechselwirkung ist und daß man, wenn irgendetwas vorliegt, sich eine Anschauung schaffen muß darüber, ob eben nicht eine geheime

Wechselwirkung vorliegt. Wenn man zum Beispiel findet eine Entartung der Herzgefäße, so muß man sich die Frage stellen, ob nicht gerade die Neigung zur Lungenentartung vorliegt, und ob man nicht wird müssen die Krankheit anfassen von dieser Neigung zur Lungenentartung aus" (I, 9). Aus dieser Bemerkung geht hervor, in welch hohem Maße Rudolf Steiner die Lunge als ein zentrales Organ betrachtet. Die Lunge ist eben mehr als nur der Träger der äußeren Funktion. Und dieses Mehr, was aus dem anatomischen Bau nicht ohne weiteres zu erschließen ist, hat entscheidende Bedeutung für das gesamte Wohlbefinden, weil es die Beziehung des Menschen zu seiner Erdumgebung herstellt. Das Erdleben greift in das Menschendasein über auf dem Wege der plastizierenden Kräfte, die das Organ Lunge schaffen. Von der anatomisch-physiologischen Gegebenheit kann kein Kontakt mit der Erde ausgehen. Aber das Ätherisch-Astralische des Lungenbereiches verwebt sich mit dem Ätherisch-Astralischen der Erdgegend. Und insofern das Ich den Prozeß individualisiert, ist auch dieses mit dem Erdleben unmittelbar verbunden.

Rudolf Steiner stellt eine Eigenschaft der meteorologischen Organe als allen gemeinsam besonders heraus: die Geste des Sich-Aufschließens nach außen. Durch die „meteorologische Schicht" öffnet sich das Innere des Organismus der Umwelt. Diese Geste wird nicht aus der anatomischen Anordnung der Organe evident. Sie liegt den organschöpferischen Kräften als Impuls zugrunde. Wir bewahren uns hier vor Mißverständnissen, wenn wir uns exakt vor Augen halten, was in physischer, was in geistiger Hinsicht (ätherisch, astralisch, ichhaft) vorliegt.[118]

Rudolf Steiner beschreibt als Gegensatz zur meteorologischen Schicht eine andere, die er die „astronomische" nennt. Ihre Einfluß-Sphäre hat in dem Ganzen des Organismus übergeordnete Bedeutung. Bildlich gesprochen, liegt sie „hinter" dem meteorologischen Bereich. Die Bezeichnung des „Astronomischen" schließt begrifflich alles ein, was an Wirkungen aus der Welt der Sterne auf Erde und Mensch vorhanden ist. Es sind also Wirkungen sowohl aus den Sphären der Planeten wie aus denen der Fixsterne, die wir in unserer Vorstellung zu vereinigen haben. Es erstaunt uns, wie derart differenzierte Welten im Menschen zu einem

Zusammenklang kommen. Vom „Astronomischen" gehen die Impulse des Gestaltens, des Formens für alle Erscheinungen in den Naturreichen und damit auch für das Leibgefüge des Menschen aus. Rudolf Steiner macht diese komplizierten Beziehungen auf folgende Weise anschaulich: „Hinter dem Meteorologischen liegt in der Außenwelt gleichsam zugedeckt für uns durch das Meteorologische erst das Astronomische, und im Innern des Menschen auch das Astronomische. Was nun hinter alledem, was Sie feststellen können an Meteorologischem im Innern und im Äußeren des Menschen liegt – denn das Meteorologische im Innern des Menschen erschöpft sich in dem Lungenhaften, Leberhaften, Blasenhaften und Herzhaften; in der Außenwelt erschöpft es sich in der festen Erde, in dem Luftartigen, in dem Wässerigen und in dem Wärmehaften –, das sind die Gestaltungsprozesse im Pflanzlichen und im Mineralischen, und diesen Gestaltungsprozessen im Pflanzlichen und im Mineralischen, die dem Außertellurischen, dem Astronomischen so nahe stehen, ist immer gewissermaßen polarisch entgegengesetzt dasjenige, was beim Menschen hinter diesem meteorologischen Prozeß liegt, was also mehr nach innen gelegen ist als die vier genannten Organsysteme" (I, 9).

Vorstellungen über jenes Gebiet, das „hinter" den zentralen Organen sich befindet, sind nur greifbar, wenn man von den anatomischen Einzelheiten absehen kann. Selbst bei der allgemeinen Bezeichnung „Peripherie" als Ortsbestimmung ist man allzuleicht geneigt, noch an einzelne anatomisch bekannte Gebilde der inneren und der äußeren Oberfläche zu denken. Der Bereich des hier Wirkenden liegt aber vor allem Sichtbaren im organischen Felde. Zunächst wird mit dem Ausdruck „das Astronomische" nur allgemein der Gedanke vermittelt, daß aus der kosmischen Welt Kräfte kommen, die für Mineral, Pflanze, Tier und Mensch gestaltbildend sind. Die Schicht im Menschen, in welcher die astronomischen Impulse empfangen werden, ist zutiefst verborgen. Deshalb versucht Rudolf Steiner, die Wirkung des Astronomischen in den Naturreichen aufzuzeigen, um mit den dort gewonnenen Bildern ein ahnungsweises Verstehen des im Menschen Verschlossenen zu erwecken. Die Erscheinungsformen von Pflanze und Mineral sind kosmischen Ursprungs. Von ihnen ist in vielen Wandlungen das zu lernen, was im Menschen als eine höhere Zusammenfassung existiert. Bevor man nicht die kosmische Herkunft der pflanzlichen Gestaltenfülle und des Spektrums der mineralischen Bildung erkannt hat, kann man von einer astronomischen Schicht im Menschen kaum sprechen. Offenbart sich jener kosmische Zusammenhang bei den Naturtatsachen schon nicht auf einfachem Wege, wieviel mehr ist es beim Menschen der Fall. Die Kräfte, die in den Naturreichen die Formen hervorzuzaubern, stammen aus dem Kosmos, sind gleicher Art wie jene, welche die Menschengestalt schaffen, wenn auch auf andere Weise. Weil Pflanze und Mineral aus demselben Kräftequell konfiguriert werden, von dem auch der Mensch bestimmt wird, darf konkret an Möglichkeiten des Heilens durch Gaben der Natur beim Menschen gedacht werden.

Wenn hier eine Idee zur Begründung der Therapie geäußert wird, erinnern wir daran, daß wir nicht annehmen, im Menschen laufe das Gleiche ab, wie in der Natur, auch wenn wir vom gemeinsamen Ursprung bestimmter Kräfte sprechen. Der Mensch vollzieht in allen Einzelheiten eine Umwandlung der Natur-Gegebenheiten in ihr Gegenteil. Trotzdem haben wir im intimen Betrachten und Erforschen der Naturbildung die beste Voraussetzung dafür, eine bildhafte und zugleich vollinhaltliche Anschauung von dem im Menschen verborgen Wirkenden zu erlangen. Rudolf Steiner kann deshalb die Wirksamkeit des Astronomischen beispielhaft an zwei „Naturbildern" zeigen. Es handelt sich um das Prinzip der Kieselsäurebildung, das gestaltend wirkt und das Prinzip der Kohlensäurebildung, das im Auflösen tätig ist. Beide Prinzipien treten in der mineralischen Welt vielfältig hervor. Das, was sich in ihnen an Gestaltung und an Entgestaltung geltend macht, spielt auch im Menschen eine Rolle. Wird nun bei der Therapie das Ähnliche (das Verwandte, Entsprechende) in den Menschen eingeführt, so hat sich der Organismus dagegen zu wehren, selbst wenn das Hereingenommene der Bildungskraft nach richtungsgleich ist. Der Organismus leistet die Überwindung, indem er dieselben Kräfte, nun auf seinem Niveau, aktiviert, welche das Naturgegebene schufen. Dadurch öffnet er sich vermehrt den ihm zugehörigen Potenzen des Weltalls. Mit dem Blick auf das äußere Kieselsäure- und Kohlensäureprinzip kann also etwas Wesensgemäßes vom Menschen gewonnen werden.

Indem Rudolf Steiner von der Beteiligung des Astronomischen am Aufbau des Menschen spricht, macht er auf eine besondere Ganzheit des Organismus aufmerksam. Unabhängig von allen Gliederungen besteht eine Polarität zwischen der Peripherie und dem Zentrum. Die peripheren Kräfte stehen in Opposition zu den zentralen Kräften der Organisation. Von der Peripherie aus (in dem oben schon angedeuteten Sinne) betätigt sich der Organismus in der Gestaltung; vom Zentrum strahlt er eine Kraft aus, die dem Gestaltenden entgegenwirkt. Diesen Gestaltungs- und Auflösungsprozeß identifiziert Rudolf Steiner in der außermenschlichen Welt mit dem Kieselsäure- und Kohlensäureprinzip. „Wenn wir auf der einen Seite sprechen von dem gewissermaßen Kieseligen als dem, was den Menschen gestaltet, und dem Kohlensäurehaften, was den Menschen wieder auflöst, so liegt in dieser fortwährenden Neigung zum Gestalten und zu der Auflösung der Lebensprozeß" (I, 9).

Das Gesundsein hängt also vom Wechselspiel und vom Gleichgewicht des gestaltenden und des auflösenden Prinzips ab. Mit den Vorgängen der Gestaltung und der Auflösung des Gestalteten erfassen wir eine Seite des Lebens. Sprechen wir dagegen von Aufbau und Abbau, so meinen wir Vorgänge, die noch eine andere Seite charakterisieren. In dem Begriff „peripherer und zentraler Mensch" haben wir eine Chiffre, ein Bild, wodurch eine Gliederung des Funktionellen symbolisiert wird, hineingezeichnet in die Raumgestalt des Organismus. Der periphere Mensch ist überall, wo Oberflächen entstehen, wo Geformtes nach außen wie nach innen abgeschlossen wird. Der zentrale Mensch ist dort zu suchen, wo die Stabilität des Plastizierten, der Organe und Gewebe, wieder aufgelöst wird. Grob gezeichnet konzentriert sich der periphere Mensch an den äußeren Grenzen des Organismus, der zentrale im Inneren der Leibeshöhlen. Aber diese Festlegung ist nicht mehr als ein Schema. An jeder Stelle des Organismus befindet sich sowohl der periphere als der zentrale Mensch, vollziehen sich die Prozesse von Gestalten und Auflösen.

Nachdem wir zur Bereicherung unserer Vorstellungen über den Menschen diesem Gedankengang gefolgt sind, der uns eine neue Funktionsganzheit erschlossen hat, sehen wir uns nach den Darstellungen Rudolf Steiners genötigt, noch eine weitere Komponente in diesen Prozeßkreis einzubeziehen. Das Gestaltungsprinzip, das sich in der mineralischen Welt bei der Entstehung der Silikate manifestiert, kommt im Menschen wohl in der Peripherie zur Geltung, richtet sich jedoch vornehmlich auf die Organe, die oberhalb des Herzens gelegen sind. Hier verbindet es sich mit den differenzierten Einstrahlungen aus der Saturn-, Jupiter- und Marssphäre. In der Sprache der Natur ausgedrückt: Das Kieselsäureprinzip vereinigt sich mit dem Bleihaften, Zinnhaften, Eisenhaften. „Also wir können sagen: wenn wir die Region oberhalb des Herzens ins Auge fassen, daß wir ins Auge fassen müssen das, was im Menschen da wirkt auf dieser Seite von dem Kieselsäurehaften, und was auf der anderen Seite da im Menschen wirkt von dem Bleihaften, Zinnhaften, Eisenhaften. Das Eisenhafte wird mehr mit dem Gestaltungsprozeß der Lunge zu tun haben, das Zinnhafte mehr mit dem Gestaltungsprinzip des Hauptes überhaupt, und das Bleihafte hat sehr viel zu tun mit dem Gestaltungsprinzip, das in den Knochen lokalisiert ist" (I, 9).

Diese summarische Formulierung Rudolf Steiners bietet uns sehr wohl manch neuen Aspekt in therapeutischer Hinsicht, wirft aber auch Probleme auf, die vordem für uns nicht bestanden. Wir wollen an dieser Stelle nicht darüber hinweggehen, daß im Bereich der funktionellen Pflanze im Menschen die Planeten-Wirksamkeiten in anderer Zuordnung erscheinen. Dort erfährt die „Blütenregion" den Einfluß der obersonnigen Planeten, wodurch der ganze Zusammenhang des unteren Menschen unter deren Ägide steht. Es handelt sich offensichtlich bei den planetarischen Gegebenheiten hier und bei denjenigen dort um verschiedene Schichten im Menschen, die getrennt voneinander ihre Beziehung zum Kosmischen eingehen. Die in Rede stehende astronomische Schicht, die bildmäßig – den Kräften entsprechend – in der Nähe mineralischer, gesteinshafter und metallischer Bildungen zu sehen ist, liegt „tiefer" als jene Schicht, die mit dem Dynamischen des Pflanzenwerdens vergleichbar ist. Seinen entscheidenden Evolutions-Schritt vollzieht der Mensch gerade durch den Aufbau dieser Schicht des Astronomischen. Deshalb können Tier, Pflanze und Mineral in ihren äußeren Erscheinungen nur hilfsweise Vorstellungen für die Welt des menschlichen Organismus liefern. Das Prinzip der Menschengestalt, das über alle Möglichkeiten der Naturreiche hinausgeht, ist in jedem Gewebe, in jeder Organeinzelheit anwesend. Der Begriff des peripheren und zentralen Menschen vermag dabei nur anzudeuten, durch welche Organisationsmittel sich jenes Prinzip realisiert.

Wenn Rudolf Steiner die beiden irdischen Gegebenheiten Kiesel und Eisen, beziehungsweise deren kosmische Ursprungskräfte als Bildepotenzen für die Lungenorganisation herausstellt, so will er damit ausdrücken, daß das, was einmal die Kieselbildung zustande brachte und das, was einmal das Eisen der Erde einfügte, auch im Menschen Vorgänge auslöst, und sofern die Prozesse an einem Ort gleichzeitig wirken, den Aufbau der Lunge wesentlich mitbestimmt. Abermals werden wir darauf aufmerksam, wie die Entstehung eines Organes von verschiedenen Seiten aus intendiert wird. In dem Organ-Bildeprozeß überschneiden sich gleichsam mehrere Sphären. Bei der Erörterung der meteorologischen Einflüsse erwähnten wir, wie die Lunge mit dem Erdboden korrespondiert. Bei beiden Schilderungen handelt es sich um die innere Gestaltung des Organes. Wir haben daraus zu folgern, daß die Wirkungen des Erdbodens im Bau der Lunge etwas anderes verursachen als die Einflüsse des Astronomischen. Die Unterscheidung dieser beiden Abhängigkeiten führt uns darauf, wie differenziert wir uns jene bildenden Kräfte der außermenschlichen Welt vorzustellen haben, die hinter dem einheitlich und einfach erscheinenden leiblichen Organ herrschen.

Mit einer gänzlich anderen Situation macht uns die Bemerkung über die Gestaltung des Hauptes bekannt. Der Zinnprozeß im Verein mit dem Kieselsäureprozeß plastiziert an den Kopforganen. Das Werden des Gehirns vollzieht sich im Wechsel zwischen einem Zustand, der sich im Extrem pathologisch als Hydrocephalus äußern würde und einem anderen Zustand, der das polare Bild des Hydrocephalus zeigen würde. In diesem Spiel, in der Bewegung des Hinneigens zu der einen Phase und zu der entgegengesetzten, findet der Organismus seine ihm eigene Mittellage, erhält das Gehirn die individuelle Formung. In all diesen Prozessen wirken die Zinn-Kieselsäure-Kräfte. Daß das richtige Verhältnis zwischen Gehirnsubstanz, Liquor, Weichteilen und Knochen gefunden wird, beruht auf dem Zusammenklang der Vorgänge, die in der Welt Zinn und Kieselsäureverbindungen geschaffen haben.

Wiederum ein anderer Bildebereich wird umgrenzt, wenn die Kräfte von Blei und Kieselsäure sich vereinigen. Rudolf Steiner hebt sein Wirken von dem vorigen (Zinn und Kieselsäure) ab, indem er zwischen dem Gestaltungsprinzip des Hauptes und dem der Knochen unterscheidet. In der Kopfregion durchkreuzen sich beide Bildebereiche. Der Knochenbau, insofern er von der Saturnsphäre und der kosmischen Kieselbildesphäre abhängt, wird von der Hauptesregion aus dirigiert. Dieses Kräftepaar bringt die Strukturierung und Mineralisierung des aus dem unteren und mittleren Organismus aufsteigenden Stoffstroms zustande. Einzelheiten dieser Verhältnisse können wir hier nicht berühren, es liegt uns vorab nur daran, den Zusammenhang der drei Weltrichtungskräfte – Mars, Jupiter, Saturn – für den Menschen anzudeuten, wie er in den Formkräften von Lunge, Gehirn, Skelettsystem, drei Hauptorganen des oberen Menschen, zur Auswirkung kommt. Besonders wichtig mutet dabei die Tatsache an, daß die obersonnigen Planeten-Impulse noch von einer anderen Bildesphäre eingefangen oder „eingebettet" werden, daß alle drei ein Gemeinsames haben, indem sie sich mit der Prozessualität der Kieselsäure verbinden.[119]

Der Ausblick auf die kosmisch-irdische Konstitution des Menschen gibt ebenso maßgebende Aspekte für die Heilkunst wie das Bild, das die Anatomie vom Menschen vermittelt. Natürlich haben wir im Bewußtsein, daß es sich bei dem Dargestellten mehr oder weniger um Zielgedanken handelt, die ihrer Details noch bedürfen. Das stellt sich besonders heraus bei der Schilderung des polarischen Kräfte-Komplexes, die

Rudolf Steiner folgendermaßen vornimmt: „Und auf der anderen Seite muß man sich klar sein darüber, daß der untere Mensch verwandt ist dem Kupfer, dem Merkur, dem Silber, daß man bei allen Kohlensäureprozessen darauf Rücksicht nehmen muß, inwiefern man die mit diesen Metallen verwandten Metalle oder diese Metalle selbst verwendet, sie verbindet irgendwie mit kohlensäurebildenden Prozessen" (I, 9).

Obwohl Rudolf Steiner die Idee, daß das Kieselsäure- und das Kohlensäureprinzip polare Richtkräfte für die Leiblichkeit darstellen, in solcher Gedrängtheit vorträgt, kann sich für uns daraus dennoch die Beziehung des Menschen zur mineralischen Welt erhellen. Im Organismus des Menschen findet sich nicht nur die eine oder andere Substanz aus dem Mineralreiche, laufen nicht nur diesem ähnliche Prozesse ab, vielmehr werden in ihm die Einzelheiten aktiv konfiguriert und in die beiden genannten Funktionsganzheiten eingefügt. Die Verbindungen, die Kieselsäure und Kohlensäure mit den Metallen eingehen, spielen in der außermenschlichen Welt keineswegs die Rolle, welche ihnen im Organismus für die Aufgaben von Peripherie und Zentrum zukommt. Die Vereinigung der Kräfte in den Kieselsäureprozessen mit denen in den Metallprozessen, wie sie durch die obersonnigen Planeten influenziert werden, wird die Basis für die Gestaltungsintentionen des oberen Menschen, für alles „periphere Organisieren". Dagegen hilft der Prozeßkreis des Kohlensäureprinzipes verbunden mit den Metallkräften, die von den untersonnigen Planeten abhängen, den unteren Menschen zu konstituieren, dient allem „zentralen Organisieren". Zwischen diesen zwei Organisationsbereichen wirken andere Prozesse im Bestreben des Ausgleichens. Sie sind „identisch" mit dem alkalischen Prinzip im Mineralreich. Die Kräfte des Alkalischen vermitteln zwischen dem peripheren und zentralen Organisieren, ebenso, nur auf anderer Ebene, wie der Prozeß Gold die Harmonie im Menschen herstellt zwischen der Metallität Blei-Zinn-Eisen auf der einen und Kupfer-Merkur-Silber auf der anderen Seite. Diese Probleme abrundend formuliert Rudolf Steiner: „Dadurch schließt man dasjenige zusammen, was im Irdischen, bedingt durch das Außerirdische, metallhaft ist und dasjenige, was sonst ge-

steinshaft ist, wie in dem, was sich unter dem Einfluß des kohlensäurebildenden Prinzips gestaltet und dasjenige, was sich unter dem Einfluß
des kieselsäurebildenden Prinzips gestaltet. Wir nähern uns da allmählich der Möglichkeit, zu konkretisieren die Dinge in der Außenwelt,
die wir dem menschlichen Organismus zuführen müssen, damit wir ihm
in dem einen oder in dem anderen Falle eine Heilung bringen können"
(I, 9).

Soweit auch der Bogen gespannt wird, immer sieht Rudolf Steiner
das real Verbindende zwischen Mensch und Welt in dem therapeutischen
Bezug.[120] Mag dabei auch manches von ihm Erörterte der praktischen
Handhabung und Verifizierung für eine Weile noch entzogen sein, so
braucht aber nunmehr durch sein Brückenschlagen die Kluft zwischen
Pathologie und Therapie nicht länger bestehen bleiben. Denn die Menschenkunde, die Rudolf Steiner vorgelegt hat und in die er die Geschehnisse sowohl der Erde wie des Makrokosmos und die der Evolution
einverwob, gibt uns den Ausblick auf eine Erweiterung des gesamten
Erkenntnisbemühens in der Medizin. Die Wissenschaft von dem geistigen Anteil im Menschen ist die notwendige Ergänzung dessen, was
durch die naturwissenschaftliche Methode von den physisch-leiblichen
und psychischen Strukturen erforscht wird. Einige Ziele der anthroposophischen Medizin haben wir im Vorausgegangenen aufgezeigt. Verschiedene Wege führen zu ihnen. Unsere Studien wollten zunächst nichts
anderes, als durch einzelne Gedankengänge bewußt zu machen, in welchem Umfange die geisteswissenschaftlichen Methoden praktiziert werden müssen. Sofern es sich um die Bewältigung der Probleme selbst
handelt, stehen wir auch am Ende unserer Betrachtungen noch an einem
Anfang. Später folgende Studien möchten einiges Grundlegende zu diesem Anfang beitragen.

Anmerkungen und Literaturhinweise

[1] Wiener Klinische Rundschau, Jg. 1900: Nr. 30 und 37 (siehe dazu auch Rudolf Steiners Monographie: Friedrich Nietzsche. Ein Kämpfer gegen seine Zeit, Weimar 1895). – Jg. 1901: Nr. 2.

[2] Guenther Wachsmuth: Rudolf Steiners Erdenleben und Wirken (Von der Jahrhundertwende bis zum Tode. Die Geburt der Geisteswissenschaft). Eine Biographie. 2. Auflage, Dornach 1951.

[3] Für ein gründlicheres Studium seien hier noch weitere Vorträge und Schriften mit betont menschenkundlicher Thematik genannt: Aus der Akasha-Chronik, 1904. – Unsere atlantischen Vorfahren, 1904. – Geschichte des Hypnotismus und des Somnambulismus, Vortrag 1904. – Haeckel, die Welträtsel und die Theosophie, Vortrag 1905. – Blut ist ein ganz besonderer Saft, Vortrag 1906. – Die Erziehung des Kindes vom Gesichtspunkte der Geisteswissenschaft, 1907. – Philosophie und Anthroposophie, 1908. – Geisteswissenschaftliche Menschenkunde, Zyklus A, 8 Vorträge, 1908/09. – Das Lukas-Evangelium, 10 Vorträge, 1909. – Anthroposophie, Psychosophie, Pneumatosophie, 12 Vorträge, 1909/11. – Makrokosmos, Mikrokosmos. Die große und die kleine Welt. Seelenfragen, Lebensfragen, Geistesfragen, 11 Vorträge, 1910. – Die Offenbarungen des Karma, 11 Vorträge, 1910. – Die psychologischen Grundlagen und die erkenntnistheoretische Stellung der Theosophie, 1911. – Die geistige Führung des Menschen und der Menschheit, 3 Vorträge, 1911. – Welche Bedeutung hat die okkulte Entwicklung des Menschen für seine Hüllen (physischen Leib, Ätherleib, Astralleib) und sein Selbst? 10 Vorträge, 1913. – Allgemeine Menschenkunde als Grundlage der Pädagogik, 14 Vorträge, 1919. – Grenzen der Naturerkenntnis, 6 Vorträge, 1920. – Mathematik, wissenschaftliches Experiment, Beobachtung und Erkenntnisergebnis vom Gesichtspunkt der Anthroposophie, 8 Vorträge, 1921. – Irdische und kosmische Gesetzmäßigkeiten, Formkräfte und therapeutische Erkenntnisse, 5 Vorträge, 1921. – Das Verhältnis der Sternenwelt zum Menschen und des Menschen zur Sternenwelt, 7 Vorträge, 1922. – Der Entstehungsmoment der Naturwissenschaft in der Weltgeschichte und ihre seitherige Entwicklung, 9 Vorträge, 1922/23. – Der Jahreskreislauf als Atmungsvorgang der Erde. Die vier großen Festeszeiten des Jahres, 5 Vorträge, 1923. – Der Mensch als Zusammenklang des schaffenden, bildenden und gestaltenden Weltenwortes, 12 Vorträge, 1923. – Das Initiaten-Bewußtsein. Wahrheit und Irrtum in der geistigen Forschung, 11 Vorträge, 1924.

Über die gesamten Vorträge (veröffentlichte wie unveröffentlichte), Bücher und Abhandlungen, orientieren in bibliographischer Hinsicht: Hans Schmidt: Das Vortragswerk Rudolf Steiners, Dornach 1950. – Guenther Wachsmuth: Bibliographie der Werke Rudolf Steiners, Dornach 1942. – C. S. Picht: Das literarische Lebenswerk Rudolf Steiners, Dornach 1926.

[4] Es liegt bei den Vertretern der Medizin, die von Rudolf Steiner gegebenen Anregungen aufzugreifen. Zunächst ist das, was die geisteswissenschaftliche Menschenkunde bietet, lediglich Hinweis auf ein erst nach und nach zu eroberndes Erkenntnisfeld. Wollte man in dem Neuen nur ein Fertiges sehen, wie sollte es lohnen, das Bisherige, mit dem man auskommt, zu verwerfen! Die Ideen fordern zu ihrer Realisierung methodische Arbeit. Im Umgang mit ihnen entsteht erst das für den Einzelnen Wesentliche. Darum ist die anthroposophische Medizin noch gar nicht da im eigentlichen Sinne. Sie entsteht allein in der eigenen Zuwendung.

[5] Die stenographische Nachschrift des Kurses (21. 3. bis 9. 4. 1920), die vom Vortragenden nicht durchgesehen oder korrigiert wurde, erschien im Druck als Geisteswissenschaft und Medizin, Basel 1937. Die Zitierung in diesen Studien folgt jener Ausgabe und wird jeweilig als I (= I. Medizinischer Kursus) mit Angabe der Nummer des betreffenden Vortrages bezeichnet. Bei den Zitaten möge man sich stets den Umstand vergegenwärtigen, daß Rudolf Steiner seine Vorträge frei, ohne schriftliches Vortragskonzept, sprach. Dem vom Autor nicht redigierten Abdruck des Stenogramms haften naturgemäß Mängel an, die sowohl in Hinsicht auf Stil als auch auf authentische Wiedergabe manchmal unbefriedigt lassen. Das kann in vermehrtem Maße beim Herausstellen eines Zitates zutage treten. Um Sinnfehler zu vermeiden, wurde es oftmals nötig, breiter zu zitieren als üblich.

[6] Über den Aufbau des Ersten Medizinischen Kurses liegen verschiedene Arbeiten vor, die in den anthroposophisch-medizinischen Jahrbüchern Dornach 1950, Stuttgart 1951 und 1952 erschienen, worauf wir zu spezieller Orientierung verweisen möchten (Paede, Treichler, Zinck, Sieweke u. a.). Der Kursus darf nicht isoliert betrachtet werden. Zu seiner Interpretation und Erschließung für die praktische Arbeit wie für die ideelle und experimentelle Forschung ist das Wissen um die allgemeinen Prinzipien der Anthroposophie und die einläßliche Verbindung mit den späteren medizinischen Kursen und Vorträgen notwendig. Weiterhin muß zur Fundierung des Kurses das Buch Grundlegendes für eine Erweiterung der Heilkunst nach geisteswissenschaftlichen Erkenntnissen herangezogen werden. Dem genannten medizinischen Zyklus gingen zwei naturwissenschaftliche Kurse (unter anderem über Licht- und Wärmelehre) für Lehrer voraus. Was dort an Einsichten auf naturwissenschaftlichem Gebiete vorgetragen wurde, wird einmal auch die Medizin angehen. Zum Aufbau einer anthroposophischen Medizin sind Beiträge der verschiedenen Wissenszweige notwendig, so auch die einer anthroposophisch erhellten Physik und Chemie. Stehen diese bezüglich ihrer Ausarbeitung auch noch in den Anfängen, so zeichnen sich dennoch die gegenseitigen Aufgaben und Verbindungen deutlich ab.

[7] Unser Ausgangspunkt möge hier noch näher bestimmt werden. Eine anthroposophische Medizin, so wie sie von Rudolf Steiner intendiert wurde, vermöchte nicht ohne die Fundamente von Anatomie, Pathologie, Pharmakologie und homöopathischer Arzneimittellehre zu wirken. Wer diese als Arzt nicht anerkennt, dürfte

den Sinn der von Rudolf Steiner gemeinten „Erweiterung" nicht erfaßt haben oder sich darüber täuschen, in welchem Umfang er faktisch mit den Ergebnissen der medizinischen und naturwissenschaftlichen Disziplinen umgeht. Darum ist für das nicht nur theoretische Verstehen der anthroposophisch-medizinischen Ideen das Wissen von den Grundlagen der gegenwärtigen Medizin notwendig. Es würde jedoch den Rahmen des Buches sprengen, sollte gleichzeitig mit der Schilderung des geisteswissenschaftlichen Komplexes das entsprechende Material der medizinischen und biologischen Gebiete mit aufgeführt werden. Entscheidend ist die Haltung, die beide voll einbezieht.

Damit erwähnen wir noch einen Punkt, den Rudolf Steiner als selbstverständlich gehandhabt wissen wollte: Nur Ärzte können die anthroposophisch-medizinischen Bestrebungen tragen und vertreten, nicht aber Laien. Die wissenschaftliche Basis würde verfehlt, wollte man die anthroposophischen Einsichten verabsolutieren, ohne die Entwicklung der Gesamtmedizin zu beachten. Eine Heilkunde, die die gegenwärtigen Methoden und das empirische Material unberücksichtigt lassen wollte, hätte anders intendiert werden müssen, als es 1920 durch Rudolf Steiner mit dem Abhalten des Ersten Medizinischen Kurses geschah. Die Verständigung über den eigentlichen Ansatz des Neuen sollte auf beiden Seiten, auf medizinisch-naturwissenschaftlicher wie auf anthroposophischer Seite, gründlichst angestrebt werden.

[8] Der Mensch – eine Hieroglyphe des Weltenalls. Kosmologische Betrachtungen. 16 Vorträge, Dornach 1920. Veröffentlicht (Vortrag 1–12) in Mathematisch-astronomische Blätter, Dornach 1940–1942, Heft 2–4.

[9] Physiologisch-Therapeutisches auf Grundlage der Geisteswissenschaft. 4 Vorträge, Dornach 1920. Veröffentlicht in Natura 2. Jg., Heft 10 und 12; 3. Jg., Heft 3/4 und 5.

[10] Richtlinien zum Verständnis für die auf anthroposophischer Geisteswissenschaft aufgebaute Heilmethode. Ein Vortrag, Penmaenmawr 1923. Veröffentlicht in Natura 2. Jg., Heft 8/9. – Was kann die Heilkunst durch eine geisteswissenschaftliche Betrachtung gewinnen? 3 Vorträge, Arnheim 1924. Veröffentlicht in Natura 2. Jg., Heft 3/4, Heft 5 und 6.

[11] Vortrag vom 2. 4. 1920 außerhalb des Zusammenhanges des Ersten Medizinischen Kurses.

Was wir mit wenigen Leitgedanken skizziert haben, um eine Beschäftigung mit der anthroposophischen Wissenschaftsmethode anzuregen, auch wenn eine eigene höhere Wahrnehmung nicht ins Feld geführt werden kann, bedürfte selbstverständlich einer ausgiebigen Darstellung und philosophischen Begründung. Soweit der Rahmen dieser Studien es zuläßt, werden verschiedene Erkenntnismomente und ihre Voraussetzungen geschildert. Hat doch Rudolf Steiner selbst diesem Gebiet immer wieder seine besondere Aufmerksamkeit geschenkt.

[12] Rudolf Steiners Ideen zur allgemeinen Menschenkunde können für den vorurteilslos Denkenden echte Arbeitshypothesen sein. Als solche fördern sie das Ver-

stehen der äußeren Erscheinungen, bringen Übersicht in die verwirrende Fülle der Einzeldinge und lassen durch ihre spirituelle Ordnung die wirkliche Ganzheit im Menschen ahnen. So werden sie zu Regulativen des ärztlichen Handelns und Forschens. Und in dem Maße, wie ihr Wahrheitsgehalt erfahren wird, erweitert sich die eigene Erkenntnisebene schrittweise. Damit wird das Anliegen der abendländischen Wissenschaftsgesinnung nach einer Erkenntnis, die allseitig im Bewußtsein überschaubar sein muß, erfüllt.

[13] Wie sehr Rudolf Steiner daran gelegen war, daß diese zweite Aufgabe in Angriff genommen würde, zeigen folgende Sätze: „Nirgends wird derjenige, der – wenn ich mich dieses Ausdruckes bedienen darf – in anthroposophischer Geisteswissenschaft Fachmann ist, nirgends wird der etwas anderes finden, als daß man dadurch, daß man Geisteswissenschaft treibt, erst recht sich im Sinne des sinnenfällig Empirischen mit den Erscheinungen der Welt befassen muß..." (26. 10. 1922). – „Natürlich wird manches hier anders gesagt werden müssen, als man es gewohnt ist heute, aber es ist nichts eigentlich, was, wenn man die heutigen sinnenfällig-empirischen Kenntnisse in ihrem ganzen Zusammenhang nimmt, was nicht mit ihnen in irgend einen Einklang schon gebracht werden könnte. Nun wird alles, was ich sagen kann, aphoristisch sein und im Grunde genommen nur das letzte Ziel angeben können. Der Ausgangspunkt würde aber sein die gegenwärtige sinnenfällige empirische Forschung, und der Zwischenweg, der müßte eigentlich gemacht werden durch die Arbeit der ärztlichen Freunde in weitestem Umfange, denn dieser Zwischenweg ist ein außerordentlich langer und ist schon durchaus notwendig aus dem Grunde, weil ja, so wie die Dinge heute liegen, dasjenige, was hier vorgebracht werden kann, im Grunde niemals voll anerkannt werden wird, bevor dieser Weg wenigstens für die wichtigsten Erscheinungen gemacht wird" (27. 10. 1922).

[14] Wie weit ein solcher Aufbau erfolgen kann – im Großen wie im Kleinen –, hängt davon ab, wie weit der einzelne Arzt wagt, in der von Rudolf Steiner gezeigten Richtung vorwärts zu dringen. Damit erklären wir uns zugleich darüber, in welchem Rahmen wir zu bleiben wünschen. Wir bieten keine, alle medizinischen Belange umfassende Theorie. Auch stellen wir kein System auf, das für sämtliche Fragen und Probleme anwendbar wäre. Aber wir streben eine innere Ordnung an, die die Prinzipien der Menschenbildung erkennen läßt. Durch sie hoffen wir an die Wirklichkeit heranzukommen.

[15] Wir werden auch aussprechen, wo wir die Probleme nicht lösen. Nur dann wird uns die Fülle der Anregungen nicht verwirren. Die Anthroposophie hebt die Rätselhaftigkeit der Menschennatur für die Wissenschaft nicht auf. Im Gegenteil. Der geistige Raum des Staunens, Forschens, Findens und Verwerfens wird auf ein vorher nicht gekanntes Maß erweitert. Deshalb stehen wir fern jeglichem Dogma, das die eigentlichen Erkenntnisschwierigkeiten nur nivellieren und komplizierte Zusammenhänge simplifizieren, nicht aber aufhellen würde. Die Aufmerksamkeit und Wachheit des eigenen Erkenntnisringens werden die Gefahr eines illusionären Rationalismus ohne Erfahrung bannen.

[16] Was gegenüber jedem Wissenschaftszweig als selbstverständlich gilt, sich mit

der Materie gründlich vertraut zu machen, wird gegenüber der Anthroposophie allzuleicht versäumt. Hier dünkt man sich berechtigt, schnell die Sachlage beurteilen zu können, sowohl kritisierend als auch zustimmend. In beiden Fällen wird das Zentrale wissenschaftlichen Verhaltens außer acht gelassen und Gewissen und Verantwortung verletzt.

[17] Indem wir kein „Programm" bieten, muten wir dem Leser zu, das Dargestellte in jeder Beziehung selbst zu ergänzen. So allein wird er eine brauchbare Methode zu eigenem Urteil finden. Die geisteswissenschaftlichen Gedanken bleiben tot, wenn sie nicht aus wirklichem Erkenntnisbemühen aktiv aufgegriffen werden. Sie beleben sich, sobald das Bedürfnis zum Miterkennen erwacht, auch wenn sich dieses Miterkennen auf die Form gedanklicher Einsicht beschränkt.

[18] Selbst Physiker stoßen darauf, das methodische Vorgehen einerseits in engem Zusammenhang mit dem Forschenden, andererseits in direkter Abhängigkeit vom Gegenstand sehen zu müssen. Siehe u. a. W. Heisenberg: Das Naturbild der heutigen Physik, Hamburg 1955. Ohne in nähere Auseinandersetzung einzutreten, schalten wir eine Formulierung aus dem angeführten Buch ein. Obwohl es dabei um andere Dinge geht, wird das Bewußtsein auf eine ähnliche Problematik gelenkt, wie sie unserer Betrachtung zugrundeliegt. Was die folgenden Sätze als unbekannt stehen lassen, ist für unsere Erkenntnis entscheidend. „Die Naturwissenschaft steht nicht mehr als Beschauer vor der Natur, sondern erkennt sich selbst als Teil dieses Wechselspiels zwischen Mensch und Natur. Die wissenschaftliche Methode des Aussonderns, Erklärens und Ordnens wird sich der Grenzen bewußt, die ihr dadurch gesetzt sind, daß der Zugriff der Methode ihren Gegenstand verändert und umgestaltet, daß sich die Methode also nicht mehr vom Gegenstand distanzieren kann. Das naturwissenschaftliche Weltbild hört damit auf, ein eigentlich naturwissenschaftliches zu sein." Eine solche Einsicht sollte dahin führen, auch das wissenschaftliche Verfahren, das dem Menschen gegenüber angewandt wird, zu revidieren.

[19] Einer der größten Irrtümer der Gegenwart besteht darin, den Menschen als Gattungswesen begreifen zu wollen. Jeder Mensch ist eine mit nichts zu vergleichende Einheit und stellt für sich eine Ordnung dar. Ehe nicht die Medizin mit dem einzelnen Menschen rechnet – in Pathologie wie Therapie, und zwar nicht nur in Form von graduellen Unterscheidungen, Gruppierungen oder Typisierungen – kann sie den Materialismus, der in ihr herrscht, nicht überwinden. Eine solche geistige Entscheidung läßt sich aber nicht vorschreiben. Jede Vorschrift schlösse die Freiheit aus. Diese aber verwirklicht sich gerade in dem einzelnen Menschen. Voraussetzung für die Neugestaltung der Medizin in diesem Sinne ist es deshalb, daß der Arzt selbst sich als einzelnes Wesen zur Freiheit fähig und berufen empfindet. Der Fortschritt hängt allein daran. In der Universitätsausbildung werden alle Keime, die sich in dieser Richtung entfalten wollen, erstickt, weil jede individuelle Regung und Reifung durch das System des Institutionellen unterdrückt wird. – V. von Weizsäcker hat die einmalige Beziehung zwischen Arzt und Patient in groß angelegten Studien geschildert (u. a. Pathosophie, Göttingen 1955). Wie weit er sie konkret als etwas Wesen-

334

haftes faßt, läßt sich nicht ohne weiteres ersehen. Denn das Einmalige als solches ist ja nicht demonstrierbar. V. von Weizsäcker stellt wohl die Diagnose in dem falschen Verhältnis von Arzt und Patient. Die Lösung für dieses Kulturdilemma anzugeben, blieb ihm versagt. Denn hier liegt nicht nur eine medizinische sondern eine menschheitliche Aufgabe vor. Auch in der Therapie des wohl als Individuum angesprochenen Patienten kann von Weizsäcker nicht den Schritt in die Zukunft tun, weil er die Struktur des Ich-Wesens unberücksichtigt läßt.

[20] Die methodischen Hinweise, die Rudolf Steiner 1920 während des medizinischen Kurses gab, schließen durchweg an seine allgemeinen Schilderungen des Erkenntnisweges an. Für sich allein genommen scheinen sie zusammenhanglos und unbegründet. Mehr noch als die speziellen menschenkundlichen Angaben sind gerade die in die einzelnen Vorträge eingestreuten methodischen Bemerkungen nur im Verein mit den Elementen des anthroposophischen Erkenntnislebens verstehbar. Weil für Leben und Erkenntnis neue Ziele gezeigt sind, ergeben sich auch für die Medizin neue Aspekte ihres Wirkens. Sie werden allerdings nur dann richtig wahrgenommen, wenn der Standort, von dem man bisher der Welt zuschaute oder zu handeln sich gedrängt fühlte, verlassen wird, zumindestens so lange, als der Gang der geisteswissenschaftlichen Untersuchung dies verlangt.

[21] Zu welchen Ergebnissen das Bewußtsein gelangen kann, wenn es sich lediglich vornimmt, die Aufmerksamkeit als solche zu schulen – ohne bestimmte Methoden oder Praktiken zu verfolgen und ohne vorgefaßte Absichten zu hegen – zeigen die Briefe und tagebuchartigen Aufzeichnungen von Simone Weil (Das Unglück und die Gottesliebe, München 1953; Schwerkraft und Gnade, München 1954). Wir meinen mit diesem Hinweis nicht das Inhaltliche, was Simone Weil als Frucht ihres Bemühens hinstellt. Einmalig und beispielhaft für die Gegenwart ist die Prägnanz, mit der sie den seelischen Umschwung charakterisiert. Sobald die Seele bewußt ihre Aufmerksamkeit auf Dinge wendet, die sie vorher unbeachtet ließ, stellt sich konsequent ein Erleben ein, das, rein erfahren, auf Realitäten deutet, die bis dahin unbekannt waren. Die Offenheit von Simone Weil rüttelt auf. Wenn auch ihr Mut bisweilen in Fanatismus übergeht, so zeigt die gewonnene Geistigkeit der einzelnen Lebensetappen etwas überaus Schönes und Bewunderungswürdiges. Ihr Bericht ist ein wichtiger Beitrag zur Psychologie in einem erweiterten Sinne.

[22] Für ein näheres Studium der Gestalt des Paracelsus sei auf einen Vortrag R. Steiners vom 16. 11. 1911 (Von Paracelsus zu Goethe) hingewiesen. Außerdem siehe Rätsel der Philosophie Bd. I.

[23] Indem wir dergestalt auf die medizinische Historie eingehen, drängen uns die Grundfragen der Medizin zu neuer Stellungnahme. Gehen wir an die Probleme kompromißlos heran, so machen wir den Ausblick auf ihre Erarbeitung frei. Fragen, die wegen ihrer Schwierigkeit allzuoft liegen bleiben, ja wegen ihrer Unbequemlichkeit von vornherein nicht erörtert werden, erregen uns im Innersten neu. Doch meinen wir damit nicht, an die Fragen gleich fertige Antworten anschließen zu können, vielmehr an ihnen auf andere Art als bisher aufzuwachen.

²⁴ Wenn V. von Weizsäcker in seiner Pathosophie (Göttingen 1955) umgekehrt sagt, daß das Gesunde aus dem Regelwidrigen, aus dem Kranken abzuleiten sei, so gibt er damit, so schockierend die Antithese zunächst ist, dem Problem eine neue Wendung. Aber diese Formulierung ist als Arbeitsmaxime im Hinblick auf die therapeutischen Aufgaben kaum brauchbar. Denn es müßte ja erst evident werden, daß die Normalität bereits implicite das Kranksein in sich verbirgt. Die Entdeckung R. Steiners, daß das Seelisch-Geistige in direkter Korrespondenz zu den Abbauvorgängen des Leibes steht, ja daß die Tätigkeit des Bewußtseins diese den Aufbauprozessen entgegenstehenden Vorgänge intendiert, rückt die Frage nach der Normalität oder Nicht-Normalität erst in das rechte Licht. Dem Wesen nach spielen im gesunden Dasein fortwährend Krankheitsanlässe. Sie werden durch Kräfte der Selbstheilung ständig überwunden. Geschieht der Ausgleich nicht, entsteht die offenbare kranke Situation. Aber diese ist nicht etwas grundsätzlich Neues oder etwas von außen Angeflogenes, sondern Konstante des gewöhnlichen Daseins! Das Postulat, das von Weizsäcker aufstellt, lenkt die Aufmerksamkeit unbedingt auf eine noch tiefer im Organismus gelegene Wirklichkeit.

²⁵ Auf die heillose Verwirrung, die diesbezüglich in der Medizin besteht, kann nicht genug aufmerksam gemacht werden. Wohl vermerkt man bei der Mitteilung von Experimenten, daß man sie mit diesen oder jenen Tieren vorgenommen habe. In der Auswertung der Ergebnisse vergißt man zumeist diesen Ausgangspunkt. Das Fazit aus Untersuchungen des Stoffwechsels der Ratte ist jedoch unvergleichbar mit chemisch ähnlichen Situationen beim Menschen. Die Eklatanz des „Beweises" am Tier verblendet für jede vernünftige Überlegung. Die derart vollzogenen Kurzschlüsse führen immer mehr zu einer Verarmung an eigentlich Wissenswertem in der Medizin. Zum Tierexperiment glaubt sich jeder befähigt. Seine Interpretation erfolgt nach allgemein anerkannten logischen Schlüssen. Die Flut der Daten und sogenannten Entdeckungen generalisiert das Übel zur Unübersehbarkeit. Die Medizin wird zum Betrieb, der sich selbst als solcher genügt und gefällt. Der „Erfolg" des Mediziners spiegelt sich nicht allein im Heilen des einzelnen Kranken, sondern mehr noch in der glanzvollen Häufung von Publikationen, in der Zahl der Analysen und Tierversuche. Abhilfe kann nur eine Besinnung auf die eigentlichen Grundlagen des Medizinischen schaffen. Geht es denn nicht, schlicht gesagt, um die Anerkennung des Menschen als seelisch-geistiges Wesen in der Erscheinung des Leibes? Sollte dieser Kampf bereits entschieden sein?

²⁶ Trotz dieser hervorragenden Charakterisierung kommt Jaspers, weder als Philosoph noch als Mediziner, zu dem nächsten Schritt. Obwohl er die Sonderstellung des Menschen als körperliches Sein kennt und die Tatsache des Bewußtseins und der geistigen Fähigkeiten in ihrer Einmaligkeit würdigt, ja von dem Primat des Geistigen weiß, nimmt er die Konsequenz seiner Überlegungen zurück: „Aber objektiv zwingend und begrifflich klar nachweisbar ist diese Einzigkeit des Menschenleibes bisher nicht, nicht grundsätzlich, nur in Einzelphänomenen, die als solche nicht zu dem Gesamturteil berechtigen." Dennoch führt ihn diese Reserve zu einer klaren Stellungnahme in bezug auf die Methode: „Das Biologische, wenn man es im Menschen fassen will, hört auf, nur biologisch zu sein. Es ist gewiß, daß der

Mensch im Ganzen nicht mit biologischen Mitteln faßbar ist, – daß er aber bis in alle seine Realitäten hinein zugleich eine biologische Realität ist und biologisch, d. h. mit den Kategorien faßbar ist, in denen alles Leben der Tiere und Pflanzen erforscht wird. ‚Biologisch' aber bedeutet beim Menschen zugleich mehr, nämlich das, was im Unterschied des Menschen von allem anderen Lebendigen, was bei ihm im Kontrast zu den zahllosen biologischen Identitäten und Analogien zu sehen ist."

Wir glauben, daß Goethe eine Methode fand und praktizierte, durch die ein Gesamturteil, das Jaspers anzweifelt, möglich wird. Wir bleiben nicht bei den Einzelphänomenen stecken, wenn wir uns in „intellektueller Bescheidenheit" an ihnen üben und durch sie zum Wesentlichen leiten lassen. Wie man sich in der Medizin vermöge der sorgfältigen Aufnahme der Einzelphänomene zu einem Gesamturteil vortasten kann, zeigt Rudolf Steiner in seinen medizinischen Vorträgen, besonders markant an den Beispielen der Beobachtung von Formen und Qualitäten (I, 1).

[27] Hier erinnern wir an ein Wort Goethes: „Zu jeder Erfahrung gehört ein Organ. – Wohl ein besonderes? – Kein besonderes, aber eine gewisse Eigenschaft muß es haben. – Und die wäre? – Es muß produzieren können. – Was produzieren? – Die Erfahrung! Es gibt keine Erfahrung, die nicht produziert, hervorgebracht, erschaffen wird."

[28] Die Korrektur läßt sich nur in denkender Beobachtung vollziehen. Der Beweis verlangt das Herstellen einer inneren Beziehung zum Gegenstand. Wenn diesem Verfahren die Überzeugungskraft abgesprochen wird, so darf daran erinnert werden, daß das andere Urteil auch nicht an der Außenwelt ablesbar ist. Der äußere Beweis fehlt ja gerade. Die gegenteilige Ansicht resultiert ebenfalls aus einem inneren Schluß. Dieser jedoch tritt unfrei in das Bewußtsein, weil gar nicht erwogen wird, ob die bildenden Kräfte erfaßbar sind und ihre Wirksamkeit durch das Erscheinende verraten. Erkenntnismäßig gesehen erfolgt die Ablehnung der geisteswissenschaftlichen Abstammungslehre in der gleichen Art, wie sie für deren Stellungnahme als unwissenschaftlich bezeichnet wird.

H. Poppelbaum präzisiert seine Untersuchung und Kritik der Abstammungslehren mit dem Blick auf das neue Evolutionsbild folgendermaßen: „Überblickt man das Bild, das man sich aus dieser neuen Evolutionslehre vom ‚Stammbaum des Menschen' machen muß, so erkennt man, wie die Entwicklung der Menschenahnen den Urstamm bildet, von dem alle übrigen Formen entspringen. Die Formen der niederen, höheren und höchsten Tiere (Wirbellose, Wirbeltiere, Amnioten, Warmblüter, Plazentalier, Primaten) sind an immer höher gelegenen Stellen als Seitenäste aus dem aufstrebenden Menschenstammbaum entsprungen. Was aber die leibliche Ausgestaltung betrifft, so sind die höheren Säugetiere über die Menschenform hinausgeschritten, in einseitige Sackgassen der Entwicklung hinein. – Allein die Reihe der zur Menschwerdung hinführenden Geschöpfe zieht sich ‚wie ein goldener Faden durch das verschlungene Gewebe der Kreaturen' hindurch. Die Ahnenschaft des Menschen ist das innere Band, das die ganze Evolution zusammenhält. – Die Rätsel des Stammbaumes sind durch Rudolf Steiners spirituelles Evolutionsbild gelöst" (Mensch und Tier. 6. Auflage, Dornach 1956).

²⁹ Siehe dazu die Studie von A. Portmann „Aufrechte Haltung" in: Biologische Fragmente zu einer Lehre vom Menschen, Basel 1951. Portmann legt vor allem Wert darauf, die aktive Bemühung des Säuglings um die Aufrichtung im Gegensatz zum von vornherein Gekonnten und anlagemäßig Fertigen des Tieres zu sehen. „Noch ist die wahre Bedeutung der langsamen Herausbildung der vollen aufrechten Haltung des Körpers und ihrer leiblichen Grundstrukturen kaum faßbar. Noch müssen wir uns damit begnügen, hervorzuheben, daß die Bildung eines der kennzeichnendsten Merkmale unseres Menschenwesens in eine Zeit verlegt ist, in der die großen psychischen Bildungsvorgänge, die Formung unseres Welterlebens sich ereignen."

³⁰ R. Steiner: Die geistige Führung des Menschen und der Menschheit, Berlin 1911. Bei der Schilderung der ersten drei Lebensjahre des Menschen geht Rudolf Steiner auf die besondere Situation von Gehen, Sprechen, Denken ein. Vom Gehen heißt es: „Als erstes lernt er (der Mensch) die eigene Körperlichkeit im Raume orientieren. Was damit gesagt ist, beachtet der heutige Mensch eigentlich gar nicht. Es wird damit einer der wesentlichsten Unterschiede des Menschen vom Tier berührt. Das Tier ist von vornherein bestimmt, seine Gleichgewichtslage im Raume in einer gewissen Art zu entwickeln; das eine Tier ist zum Klettertier vorbestimmt, das andere zum Schwimmtier usw. Das Tier ist von vornherein so organisiert, daß es sich in richtiger Weise in den Raum hineinstellt; und das ist bis hinauf zu den menschenähnlichsten Säugetieren der Fall. Wenn die Zoologen über dieses Faktum nachdenken würden, so würden sie weniger betonen, daß z. B. Mensch und Tier so und so viele gleichartige Knochen und Muskeln haben usw.; denn dieses kommt viel weniger in Betracht als die Tatsache, daß der Mensch nicht von vornherein die volle Anlage für seine Gleichgewichtsverhältnisse mitbekommt. Er muß sich diese erst aus seinem Gesamtwesen heraus gestalten. Es ist bedeutungsvoll, daß der Mensch an sich selbst arbeiten muß, um sich aus einem Wesen, das nicht gehen kann, zu einem solchen zu machen, das aufrecht gehen kann. Der Mensch ist es selbst, der sich seine vertikale Lage, seine Gleichgewichtslage im Raum gibt. Er bringt sich selbst in ein Verhältnis zur Schwerkraft. Einer Betrachtung, welche nicht in die Tiefe der Sache dringen will, wird es selbstverständlich ein leichtes sein, mit scheinbar guten Gründen dies zu bestreiten. Man kann sagen, der Mensch sei eben für seinen aufrechten Gang ebenso hinorganisiert wie z. B. ein Klettertier zum Klettern. Ein genaueres Zusehen aber kann zeigen, daß es beim Tier die Eigenart der Organisation ist, welche das Hineinstellen in den Raum bewirkt. Beim Menschen aber ist es die Seele, welche sich in Beziehung zum Raum bringt und die Organisation bezwingt."

³¹ Das Aufrichten stellt nur einen Teil – einen mehr oder weniger sichtbaren – des frühkindlichen Bildens und Umbildens dar. R. Steiner spricht darüber, wie andere Vorgänge mit dem Aufrichten und Gehenlernen gekoppelt sind: „... Die materialistische Ansicht beschreibt, wie der menschliche Organismus wie eine Maschine sich aufrichtet, gehen lernt usw. Aber mit allem Physischen ist ein Geistiges verbunden... Gehenlernen ist überhaupt die Art und Weise, wie der Mensch, wenn er ein neues Erdenleben antritt, seinen physischen Körper beherrschen lernt. Und für den, der die Sache vollständig überschaut, ist das Gehenlernen nicht erschöpft damit, daß man seine Beine aufrichten kann und den ganzen Körper aufrichten kann, – sondern das

338

geht so weit, daß es nun zu inneren Prozessen des Menschen kommt, zu dem auch, wie der Mensch nun innerlich Herr wird über seine Drüsentätigkeit usw. Denn wenn das Kind gehen gelernt hat, und schon vorher, kommt es nicht nur auf das Gehen an, sondern es kommt auch darauf an, daß es – sagen wir, wenn es einen phlegmatischeren oder cholerischeren Charakter hat, oder ein Übermaß an den oder jenen Emotionen –, dann seine Drüsentätigkeit beherrschen oder nicht beherrschen lernt..." (6. 4. 23).

[32] R. Steiner postuliert: „In der Anschauung dieser Formumwandlung muß man ein Wesentliches und Wichtiges suchen" (I, 1). Dieser Hinweis soll sich jedoch nicht nur auf den Vergleich von Mensch und Gorilla beschränken, sondern gilt allgemein für die Metamorphose von Gestalten. Im gewählten Beispiel tritt allerdings das, was als das Ureigenste des Menschen existiert und was in den übrigen Naturreichen nicht vorhanden ist, unmittelbar deutlich hervor. Dieses Ureigenste bestimmt alle Änderungen der Form, auch die Gestalt der einzelnen Lebensstufen. Dieses Ureigenste – dem Bereich des Außerirdischen zuzurechnen und mit ihm ständig kommunizierend – schafft das äußere Bild des Mensch-Seins auf Erden. So können auch Gesundheit und Krankheit nicht ohne Beziehung zu den Aufrichtekräften, die zugleich Formkräfte sind und die das Eigentümliche des Menschen hervorkehren, gedacht werden. Will man die normalen Lebensäußerungen und ihr Gegenteil ihrem Wesen nach erkennen, dann muß man sich Vorstellungen von der Dynamik des Ich im Formenschaffen erwerben. Da diese Dynamik sich nicht registrieren oder graphisch abbilden läßt, ist sie allein durch ein Studium, das die Verwandlung der Gestaltbilder geistig nachahmt, innerlich erfahrbar. Das setzt eine offene Erkenntnishaltung voraus. Der Forscher muß Teilnahme und Initiative dem Gegenstand voll widmen, wenn er in den Erscheinungen der Formen das formende Prinzip erkennen will. Der Arzt, der das Individuelle des Menschen sucht, der sich nicht beschränkt auf das, was nur im Natur- und Erdzusammenhang steht, hat selbst innerlich etwas zu verrichten, in jedem Fall neu zu vollziehen, um zu einem Ergebnis zu kommen, sei es diagnostischer oder therapeutischer Art. Das Studium der Formen bietet einen Ausgangspunkt für ein intuitives Erfassen des Menschen in Gesundheit und Krankheit.

Zur weiteren Vertiefung in die Problematik sei auf das schon erwähnte Buch von H. Poppelbaum verwiesen: Mensch und Tier. Fünf Einblicke in ihren Wesensunterschied (daselbst im Anhang die wichtigste anthroposophische Literatur zum Thema). – F. Kipp: Höherentwicklung und Menschwerdung. Stuttgart 1948.

[33] A. Portmann charakterisiert unser Problem folgendermaßen, ohne allerdings die nötigen Folgerungen zu ziehen: „Auch wenn wir die gesteigerte Rindenmasse beim Menschen in Beziehung setzen zu den besonderen Antriebssystemen unseres Tuns, so kennen wir doch die materielle Organisation dieser Systeme keineswegs. Wir können sie nur in ihren Äußerungen erfassen und zum Beispiel als den menschlichen ‚Willen' benennen. Jedes Suchen nach Vergleichen, um diese Erscheinungen des ‚Willens' mit anderen Naturphänomenen in Beziehung zu bringen, führt sogleich weit hinaus über den Bereich der nervösen Vorgänge in das Gebiet der Wirkungen, die wir im Wachsen der Organismen und in ihren gerichteten Entwicklungsänderungen erfahren. Nirgends bietet sich eine sichere Vergleichsbasis, und so mündet und

vergeht unser Suchen nach Analogien zum Willen im unzugänglichen Geheimnis des Lebens selber" (a. a. O.).

[34] Eine derartige Beurteilung der Substanz-Vorgänge bringt uns erkenntnismäßig an dieselbe Grenze wie das Studium der Formverwandlungen. Hier und dort offenbart sich dasselbe Prinzip. Für beide Einblicke in das Wesensgemäße ist eine eigene innere Aktivität notwendig. Blicken wir auf das organische Leben unter dem dargelegten Aspekt, dann befreien wir uns wie selbstverständlich von jener naiven Vorstellung, die den Organismus als komplizierten Apparat sieht, in dem lediglich chemische und physikalische Vorgänge nach Maßgabe der hereingenommenen Stoffe oder der von außen gegebenen Anlässe ablaufen.

[35] Die Stoffwechselforschung müßte eigentlich von sich aus zu einer ähnlichen Folgerung kommen. Die Befunde vom Austausch der Stoffe in kurzen Zeitintervallen bei gleichzeitigem Bestehenbleiben der Organformen und -funktionen zwingen zu anderen Begriffen, als sie bisher zur Erklärung des Stoffwechsels herangezogen wurden. Die geistige Struktur der menschlichen Organisation ist längst – auch für die empirische Forschung – evident. Die geläufigen Vorstellungen reichen aber nicht aus, das Gefundene hinlänglich zu interpretieren. Dagegen hat Rudolf Steiner in seiner Menschenkunde solche Bilder entworfen, mit denen die notwendigen Vorstellungen entwickelt werden können.

H. Büchenbacher führt in einem Referat „Abstraktionen und Imaginationen" auf dem Philosophenkongreß Brüssel 1953 dazu aus: „Indem Goethe einen charakteristischen Einzelfall nicht mit dem ‚Verstande' zergliedert, sondern mit der ‚Vernunft' erfaßt, ersteht in ihm die ‚Idee'; in seiner ‚Metamorphose der Pflanzen' die Idee der ‚Urpflanze'. In diesem Sinne sagt er: ‚Die Symbolik verwandelt die Erscheinung in Idee, die Idee in ein Bild und so, daß die Idee im Bilde immer unendlich wirksam und unerreichbar bleibt und selbst in allen Sprachen ausgesprochen doch unaussprechlich bliebe' (Sprüche in Prosa, 743). Die Idee ist als bildhaft anschauliche eigentlich unaussprechlich, d. h. abstrakt-begrifflich nicht voll auszudrücken, was ja auch schon für die Sinneswahrnehmung gilt. Trotzdem hat man in der Anschauung der Idee als Bild ein Wissen, das dasjenige der Wahrnehmung, der Vorstellung und des abstrakten Begriffes übergreift, und sich auch, wie Goethe ja getan hat, doch mitteilen und in der Betrachtung der Sinneswelt doch praktizieren läßt. Nun kann aber auf dem von Goethe begonnenen Erkenntniswege weitergegangen werden. – Wie das möglich ist, hat Rudolf Steiner geschildert." – „Mit Imagination wird eine Anschauungsweise bezeichnet, die tiefer in die Wirklichkeit einzudringen vermag, als das für gewöhnlich in den Wissenschaften betätigte Wahrnehmen, Vorstellen und Denken. In diesem Sinne wird der Begriff in der durch Rudolf Steiner begründeten Geisteswissenschaft, der ‚Anthroposophie' gebraucht, in der auch die Mittel der Schulung geschildert werden, durch die die Seele die Fähigkeit des Imaginierens entwickeln kann" (Actes du XIme Congrès international de philosophie, Volume VII).

[36] Die Übungen, die bisher erwähnt wurden, können das Verständnis für ein höheres Erkennen vorbereiten. Sie dürfen aber mit diesem selbst nicht verwechselt werden. Was als Inhalt der anthroposophischen Medizin von R. Steiner vorgetragen

340

wurde, beruht auf okkulter Wahrnehmung und auf der sich daran anschließenden Verarbeitung des Geschauten zu Gedanken und Begriffen. Die vorbereitenden Übungen zum intimeren Verstehen der menschlichen Gestalt reichen selbst noch nicht an den Punkt heran, von wo aus jene okkulten Inhalte erforschbar sind. Wir sprechen uns also dahingehend aus, daß wir uns jeglicher Spekulation enthalten, daß wir nicht meinen, durch Nachdenken okkulte Tatbestände konstatieren zu können. Diese methodologische Besinnung schützt uns vor der Gefahr, in Naivität Anthropomorphismus zu treiben. Wir wollen in jedem Augenblick mit uns selbst darüber klar sein, auf welcher Erkenntnisebene wir uns bewegen. Wir wollen unser eigenes Wissen durchaus unterscheiden von dem, was uns durch ideelles Teilnehmen an den Forschungen R. Steiners erwachsen ist. Nur wenn wir so die eigene Beobachtung und das eigene Überlegen von dem Geistesgut R. Steiners zu trennen vermögen, kann uns die Vereinigung von Erfahrung und Idee weiterbringen auf dem Wege, das Geistige der Welt und des Menschen zu erfassen.

[37] Auf die Studie von H. Poppelbaum: Begriff und Wirkungsweise des Ätherleibes, Anthroposophisch-medizinisches Jahrbuch Band III, Stuttgart 1952, sei hier besonders hingewiesen.

[38] R. Steiner betonte einmal (Zweiter Hochschulkurs, Dornach 1921), daß man bei einer rein physischen Interpretation des Herzgeschehens folgerichtig die Pumpentheorie aufstellen müsse, daß man aber, sobald man die geistig bedingte Einheit des Menschen berücksichtige, zu einem anderen Ergebnis gelange. Da die Pumpentheorie manche Frage offen läßt, ist es berechtigt, die Problematik von einem anderen Gesichtspunkt aus aufzurollen. Nur sei man sich darüber klar, daß eine Verifizierung dessen, was R. Steiner aussprach, ebenso langer und intensiver Forschungsarbeit bedarf, wie es das Belegen der Pumpentheorie erforderlich machte. Eines wird man dabei erfahren: Das Gesamtbild, das man vom Menschen hat, bestimmt das Urteil, das man sich über ein einzelnes System bildet. Verfügt man über genügend differenzierte Begriffe vom Wesen des Organismus, so wird man das Postulat R. Steiners, daß das Herz keine Pumpe sei, nicht als ungewöhnlich empfinden. Reißt man jedoch eine Organaktion aus ihrem Zusammenhang heraus, so hat man nicht nur ein Bruchstück in der Hand sondern einen Widerspruch, der lebensmäßig gar nicht existiert. Das Herzgeschehen kann nicht ohne das polare Wirken des oberen und des unteren Menschen erfaßt werden. „Die Herztätigkeit ist nicht eine Ursache, sondern sie ist eine Folge."

[39] Auf die eingehenden Studien von G. Wachsmuth über die ätherischen Vorgänge im Menschen, in der Natur und im Kosmos sei hier hingewiesen: Erde und Mensch, ihre Bildekräfte, Rhythmen und Lebensprozesse, Kreuzlingen 1952, 2. Auflage.

[40] „Es ist nämlich mit Krankheiten überhaupt eine wunderbare Sache! – ihr Wesen besteht darin, daß in irgendeinen Organismus, neben derjenigen Idee, welche als eigentliches Punctum saliens und als höherer geistiger Kern dieses Dasein und Sich-Darleben überhaupt und von Haus aus bedingt, eine neue fremdartige Lebensidee sich einlebt, daß diese fremdartige Lebensidee die sämtlichen Vorgänge

des Lebens bald mehr bald weniger ihrem Wesen unterordnet und in ihrem Sinne bestimmt, und daß so eine neue eigentümliche Lebensgeschichte innerhalb des diesem Organismus ursprünglich eigenen Lebens auf ihre Weise verläuft und vollendet wird" (C. G. Carus: Goethe, zu dessen näherem Verständnis. Leipzig 1843).

[41] Selbstverständlich gibt es verschiedene Formen des Hustenreizes. Die Interpretation ihrer mannigfachen Ursachen würde einen breiten Raum einnehmen und wäre an dieser Stelle der Betrachtung nicht genügend vorbereitet. In dem Gedankengang, dem wir hier folgen, geht es zunächst um die Erörterung einer grundsätzlichen Frage, weshalb wir im allgemeinen zu bleiben genötigt sind. Zusammenhang oder Zufälligkeit der Erscheinungen im Symptombild? lautet das Problem.

[42] „Die alten Ärzte haben dieses ausgesprochen als eine – ich möchte sagen – bedeutungsvolle Erziehungsregel für den Arzt; sie haben gesagt: das ist das Gefährliche beim Arztsein, daß er nicht bloß in der Lage sein muß, Krankheiten zu vertreiben, sondern auch Krankheiten hervorzurufen. Und in demselben Maße, als der Arzt Krankheiten heilen kann, kann er sie auch hervorrufen. So daß also die Alten, die noch etwas mehr gewußt haben über solche Zusammenhänge aus ihrem atavistischen Hellsehen heraus, in dem Arzt zu gleicher Zeit gesehen haben den, der, wenn er böswillig wird, die Menschen nicht nur gesund, sondern auch krank machen kann. Aber es hängt das zusammen mit der Notwendigkeit, gewisse Erkrankungszustände hervorzurufen, um sie in das rechte Verhältnis zu anderen Erkrankungszuständen zu bringen. Aber es sind doch eben Krankheitszustände" (I, 2).

[43] Die Bedeutung der Nuance in medizinischen Beobachtungen stellt sich gerade durch die anthroposophischen Anschauungen heraus, ergibt sich aus ihnen quasi von selbst. Auch von Seiten der anthropologisch orientierten Medizin findet der begrifflich schwer zu fassende Ausdruck einer subtilen Empfindung und verinnerlichten Auffassung Verwendung. V. von Weizsäcker widmet den „Nuancen", insofern sie in medizinischen Überlegungen eine Rolle spielen, ein ganzes Kapitel in seiner Pathosophie (Kap. 23): „Damit, daß die Nuance auf Verborgenes hinweist, bekommt sie selbst eine Struktur: sie bedeutet etwas, was sie nicht ist, sie ist selbst Hinweis auf Verborgenes..."

[44] Es braucht wohl nicht extra betont zu werden, daß das Beispiel Abmagerung zu Beginn einer Tuberkulose ebensowenig verallgemeinert werden darf wie das vom Husten. Am Beispiel wird jedoch offensichtlich, mit welchen Schwierigkeiten das Abklären der Symptome verbunden ist. Abmagerung kann Ausdruck eines Ausgleichsaktes sein, es kann aber auch ebensogut Ausdruck eines Versagens, eines Sich-Verzehrens oder Abbaus sein. Was der Therapeut dem Symptom abgewinnen muß, lernt er, sobald er den physiognomischen Charakter in den normalen Funktionen sieht. Vom Sinn, vom Zeichenhaften der gesunden Vorgänge zu wissen, hilft, auch im kranken Zustand das Planvolle aufzudecken.

[45] Obwohl im normalen Geschehen das Ätherisch-Geistige ständig ins Leiblich-Physische hineinwirkt, sich eigentlich bis zum Tode mit allem, was es ist, inkorpori-

siert, werden Störungen zunächst im Umkreis des Ätherischen abgefangen und dringen nicht von vornherein bis zur sinnlich-leiblichen Erscheining vor. Sekundär macht sich allerdings die andauernde Disharmonie doch im Leiblichen bemerkbar, weil das dynamische Verhalten nie ohne Folge für das Leibliche ist. Was sich jedoch nur als zarter Anflug meldet, läßt sich nicht ohne weiteres fassen. Das Ursächliche im Ätherischen bleibt ohnedies verborgen und die Spuren der Dissoziation im Leiblichen sind flüchtiger Natur. Das Symptomatische ist dann jenes Etwas, was der „klinische Blick" wohl sieht, was aber in Untersuchungsverfahren nicht erscheint, bei welchen der Untersuchende nur die Ergebnisse abliest, notiert und in Relation zu Normalwerten setzt.

[46] Zur leichteren Orientierung über die psychologische Seite der Begriffsbestimmung sei eine Zusammenfassung von K. Jaspers eingefügt: „Der Begriff der Hysterie ist Gegenstand zahlreicher Diskussionen gewesen, deren Resultat ist, daß der Begriff sich immer mehr aus dem früheren Begriff einer Krankheitseinheit zu einer allgemein-psychopathologischen Bezeichnung für bestimmte Phänomene entwickelt hat, die bei allen möglichen Krankheiten auftreten können, wenn auch am häufigsten aus der Veranlagung. Man unterscheidet den hysterischen Charakter und die hysterischen Zufälle (accidents mentaux) und die hysterischen Stigmata (körperliche Symptome). In allen drei Gruppen hat man eine Tendenz, etwa einen Willen zur Krankheit, ebenso wie alle anderen Inhalte und Tendenzen, getrennt von den Mechanismen, die irgendwie mit Abspaltungen zusammenhängen" (Allgemeine Psychopathologie, Berlin-Göttingen-Heidelberg, 1953).

[47] Es braucht wohl kaum betont zu werden, daß es R. Steiners Absicht widerspräche, wenn seine Beschreibung der Hysterie zum Anlaß genommen würde, unklare Funktionsstörungen unter dieser Diagnose zu sammeln. Das, was die Erkenntnis an dieser Stelle fördert, ist der neue Gesichtspunkt: wie hysterische und ähnliche Erscheinungen einen gemeinsamen Nenner haben, indem ihre Ursache nicht im Seelischen sondern in den den Leib aufbauenden Elementen zu suchen ist. Daß sich daraus Anregungen sowohl für die Psychologie als auch für die pathologische Physiologie ergeben, ist offensichtlich. Allerdings muß das, was im allgemeinen zur Sichtung der Probleme ausgesprochen wurde, im einzelnen differenziert werden, soweit es Erfahrung und Forschung möglich machen.

[48] Eine solche Betrachtung ist ein Beispiel, wie die Pathologie unmittelbar an die Belange der Therapie herangeführt werden kann. Nun nicht mehr als programmatische Forderung, sondern konkret durch die Offenheit, wie sie sich aus der Berücksichtigung der geistigen Zusammenhänge des Ganzen ergibt.

[49] Auch an dieser Stelle ist nicht beabsichtigt, den psychologischen Aspekt der Neurasthenie extra zu schildern. Er wird durch die Beachtung der normalen Grundprozesse (freie ätherische Hinwendung zur Außenwelt und seelischen Innenwelt einerseits und zum organischen Korrelat andererseits) und ihrer Verkehrung (organische Bindung des sonst frei fluktuierenden Ätherischen) erhellt. Was heute an Zivilisationskrankheiten grassiert und immer andere Namen erhält – z. B. Vegetative Dysto-

nie – wäre unseres Erachtens hier einzuordnen. Manche rätselhafte Symptomen-gruppierung individuellster Prägung findet ihre Erklärung, wenn man sie als Oben-Unten-Störung auffaßt, wie Rudolf Steiner sie für die Neurasthenie charakterisiert. Mit der Beschreibung der Zustände des Ätherischen bei den polaren Funktions-störungen Neurasthenie und Hysterie wird ein weites Feld für eine neue Krank-heitslehre eröffnet.

[50] Sucht man nach der Physiognomie einer Krankheit, indem man sich durch die physischen Befunde nicht abhalten läßt, das gestörte Spiel zwischen Oben und Unten in den Gesten der Symptome zu gewahren, dann hat man nicht nur etwas für die Pathologie gewonnen sondern ebenso für die Therapie. Der Verlauf einer Krankheit wird dann zu einem bestimmenden Faktor für das Handeln, weil in ihm zeichenhaft Wesentliches sich geltend macht. Die Diagnostik macht nicht mehr bei der Namensgebung halt. Die Beziehung zum Vorgang, zur Dynamik wird gesucht, um den wichtigen Schritt von der Pathologie zur Therapie zu voll-ziehen.

[51] Zum ersten Mal wurde dies Problem von R. Steiner 1917 im Anhang des Buches „Von Seelenrätseln" (Kap. IV, 6: Die physischen und die geistigen Abhängigkeiten der Menschen-Wesenheit) dargestellt. R. Steiner bezeichnet seinen Entwurf als Skizze, die noch der allseitigen Ausführung bedürfe. So sehr diese Ausführung not-wendig, so sehr befruchtet allein der Gedanke von der Dreigliederung die Menschen-kunde. Das Geforderte stellt uns vor schwierige wissenschaftliche Aufgaben. Wir können dem Gegenstand an dieser Stelle nicht Genüge tun und müssen uns auf die Darstellung der Leitgedanken beschränken.

[52] Zum Thema der Dreigliederung siehe die Studien von H. Poppelbaum: Warum nannte Rudolf Steiner sensible und motorische Nerven wesensgleich? – K. H. Zinck: Sehen und Bewegen. Ein Metamorphosen- und Dreigliederungsproblem. Anthroposophisch-medizinisches Jahrbuch Bd. I, Dornach 1950.

[53] Für gewöhnlich wird der Gesamtkomplex so dargestellt, als sei das Geistige für das medizinische Feld von untergeordneter Bedeutung und dürfe im Ansatz vernachlässigt werden. Läßt man aber in allen Untersuchungen das eigentlich Wir-kende aus, so findet man am Ende auch nicht den Ort, es richtig zu plazieren. Nur so kann es zu den merkwürdig naiven Ansichten über die Psychogenie bestimmter Krankheiten kommen. Das Paradoxe wird am besten durch jene Meinung demon-striert, wonach lediglich seelische Verschrobenheiten es fertig bringen sollen, das Körperliche bis hin zur manifesten Krankheit zu beeinflussen. Denn nur von diesen ist die Rede.

[54] Sich Klarheit auf diesem Gebiete zu verschaffen, ist deshalb so schwierig, weil bei jeder Betrachtung das anatomische Bild sich in den Vordergrund drängt. Ob-gleich dieses das letzte zu sein hätte, was zur Beurteilung heranzuziehen ist. Das Sinnesgeschehen muß in seiner geistigen Struktur aufgedeckt werden, auch für die Physiologie.

⁵⁵ Wenn R. Steiner in dieser Weise auf die plastischen Kräfte in den Naturreichen, sowohl im Pflanzen- wie im Tierreich, hinweist, so darf man vermuten, daß er dies nicht aus einer didaktischen Absicht heraus tut, um eine Vorstellung von irgendwelchen besonderen Kräften anzuregen. Die vergleichende Betrachtung mit den niederen Organismen (wo die plastischen Gesetze leichter zu demonstrieren sind als bei den höheren) verfolgt er vielmehr aus methodischen Gründen. Das Wesentliche soll im lebendigen Denken real gefaßt und nicht etwa nur als Hilfsvorstellung genommen werden.

⁵⁶ Daß der Anthroposophie zum Vorwurf gemacht wird, ihre Lehre bestehe aus einem beliebigen Spiel mit Analogien und Anthropomorphismen, beruht auf dem erwähnten Mißverständnis. Wer diesen Vorwurf erhebt, übersieht, daß gerade nicht irgendwelche organischen Teile oder Systeme mit irgendwelchen Einzelheiten der Natur verglichen werden, sondern daß die differenzierten seelisch-geistigen Verrichtungen, die durch die verwandelten Bildekräfte möglich sind, in ihrer ursprünglichen Funktion, in ihrer Bildesphäre und in ihrem Gestaltungsvermögen kosmisch-irdisch aufgesucht werden. Erst eine in dieser Richtung erweiterte Seelenkunde ist in der Lage, die Idee vom Parallelismus des Menschen und der Welt zu verifizieren.

Gleichzeitig entziehen wir auch dem Urteil, eine antiquierte Signaturenlehre zu vertreten, den Boden. Die anthroposophische Medizin ist nicht daraufhin veranlagt, die Signaturenlehre, die ursprünglich auf Einsicht beruhte, in den überlieferten Darstellungen jedoch völlig verzerrt erscheint, zu erneuern. Eine Signaturenlehre, die geistig berechtigt wäre, müßte den Ansatz, wie die menschliche Innenwelt mit der natürlichen Außenwelt korrespondiert (nicht aber die menschliche Leiblichkeit mit der körperlichen Naturwelt), genau einhalten. Wir stehen nicht an zu bekennen, daß hier ein unendlich weites Gebiet offen steht. R. Steiner hat bestimmte Leitmotive ausgesprochen. Werden sie in ihrer Dignität genommen, so gibt es methodisch kein Abirren in ein dilettantisches Beziehungsuchen, das überhaupt nicht gemeint ist.

⁵⁷ Erstens stellt jede tierische Organisation eine Einseitigkeit innerhalb des Naturspektrums dar. Zweitens trägt sie in den einzelnen Organen ein Mehr an Bildekräften, die beim Menschen leiblich nicht zur Erscheinung kommen. Drittens entbehrt sie der unmittelbaren Einwirkung des Ich-Prinzipes. Kann man in der Interpretation von tierischen und menschlichen Gegebenheiten die Einseitigkeit dort in der höheren Zusammenfassung hier wiederfinden, kann man den Bildekräfteüberschuß auf der einen Seite im seelisch-geistigen Tun auf der anderen Seite sehen und der Gattungs-Leistung die individuelle Aktualität gegenüberstellen, dann bieten vergleichende Anatomie und Tierexperiment bestimmte Möglichkeiten, Verborgenes im Menschen aufzudecken. Leberorgan ist nicht gleich Leberorgan. In dem einen drückt sich ein Gattungsmäßiges aus, in dem anderen eine einmalige Ich-Funktion. Ohne Erkenntnis des qualitativen Wesensunterschiedes führt jeder Vergleich in eine Sackgasse. Was äußerlich gleich scheint, ist weltenweit getrennt. Wer den Unterschied eines Menschenauges und eines Tierauges allein von den anders konfigurierten Teilen ableitet, hat das Problem als solches niemals gesehen.

[58] In der Gegenwart hat V. von Weizsäcker konsequent den Gedanken über die Veranlagung des Krankseins im Gesunden verfolgt. Als R. Steiner vor vierzig Jahren darüber sprach, hörte niemand von den offiziellen Vertretern der Medizin darauf. Einige Sätze aus der Pathosophie von V. von Weizsäcker seien hier angeführt: „Die Vorstellung, daß die Mehrzahl von uns Menschen die längste Zeit ihres Lebens gesund sei, und daß wir nur da und dort und dann und wann krank würden – diese Vorstellung ist leider ganz unzutreffend..." – „Man kann natürlich mit der in der Schule üblichen Pedanterie einwenden, der Begriff der Krankheit müsse zuerst einmal definiert werden. Aber jede solche Definition wäre ja eine noch viel größere Willkür als der freie, jedoch vom Takt geleitete Sprachgebrauch..."

„Man versteht das kranke Wesen am besten, wenn man sich das ganze Leben als einen unablässigen Krieg mit der Krankheit vorstellt. Gesunde Zeiten sind Fortsetzungen dieses Krieges mit anderen Mitteln. Wer ein Sinnesorgan besäße, welches eigens fürs Krankhafte da wäre und welches so stets bereit und hell wie das Auge wäre, der begriffe diese beständige Entstehung des Gesunden aus der Abwehr des Kranken am leichtesten. Wer sich für völlig gesund hält, der ist nur blind für das Pathologische. Und man kann das Kranke nicht aus dem Gesunden ableiten, sondern muß versuchen, die Entstehung des Gesunden aus dem Kranken zu begleiten. Man sieht, das ist eine optimistische Vorstellung, denn sie führt vom Schlechten zum Guten hin, nicht umgekehrt. Freilich, man muß mit dem Schlechten anfangen, und das will fast niemand..."

[59] Mit unserem Gedankengang berühren wir noch nicht das Schicksalhafte, das uns bei jedem Kranksein begegnet. Obgleich die Gesetze des Schicksals mit den Gesetzen der menschlichen Bildung verwoben sind, kann es nicht Aufgabe der Medizin sein, hier Einzelheiten zu erforschen. Das gehört in den Bereich des allgemeinen menschlichen Strebens. Wenn wir sagen, daß dem Menschen das Kranksein als ureigenste Signatur seiner Bildung aufgeprägt ist, so wissen wir sehr wohl um den schicksalhaften Verlauf jedes Lebens und jeder Krankheit. Wir sind jedoch der Meinung, daß es nicht zum engeren Bezirk des Medizinischen gehört, Schicksalsforschung zu betreiben. Wo wir die Wege des Schicksals verfolgen, tun wir dies weniger als Ärzte, vielmehr als Erkenntnis Suchende in dieser oder jener Situation. Die medizinische Kasuistik trägt unendlich viel zum Verständnis des Schicksalsgeschehens bei. Das darf allerdings für das Gebiet der Heilkunde nicht dazu verleiten, den Blick von den eigentlichen Problemen abzulenken.

[60] Zu dem hier gestreiften Gebiet gehört das, was die Psychoanalyse zu erfassen sucht. Auch das, was die Psychosomatik meint. Ebenfalls sind in diesen Problemkreis die Bestrebungen der funktionellen Pathologie einzuordnen. Man vergegenwärtige sich jedoch dabei, daß R. Steiner lange vor dem Arbeitsprogramm einer funktionellen Pathologie exakt die Bedeutung des Funktionellen herausstellte, indem er die Lehre vom Ätherischen entwarf.

[61] Gerade vom Gebiete einer erweiterten Pathologie sind neue Ansätze für eine sinnvolle Therapie zu erwarten. Das Ziel ist von Rudolf Steiner aufgezeigt. Wie weit wir auf dem Wege dorthin voranrücken, hängt davon ab, wie weit wir in der

Lage sind, uns ein Gesamturteil – bezüglich des Pathologischen und des Therapeutischen – zu bilden. Diagnose und Therapie sind jeweils originär zu finden. Die geisteswissenschaftlichen Aussagen ersparen uns keineswegs die Erarbeitung hinlänglicher Methoden und die Ausführung entsprechender Untersuchungen. Jede Verallgemeinerung verfehlt die Realität. Daß mit dem Erörterten noch nicht alle Aufgaben der Therapie genannt sind, ist selbstverständlich. Ebenso ist es selbstverständlich, daß es andere Formen des Krankseins außer der angedeuteten gibt. Die aufgerollten Fragen wollen nur Beispiel sein zum wesenhaften Erfassen der Probleme. Die Erkenntnisse der Pathologie und der Therapie sollen sich gegenseitig ergänzen. Ein Anfang liegt vor uns.

[62] Wollen wir die Krankheitszustände nicht nur als etwas dem Menschen von außen Zustoßendes oder durch Verschleiß Entstandenes interpretieren und beschränken wir uns für die Therapie nicht nur auf ein ausgeklügeltes Probieren mit differenten Stoffen oder chemischen Novitäten, so müssen wir über solche Begriffe verfügen, die die Bedingungen des Krankseins im Menschen selbst erfassen und die Vorgänge des Heilens als dessen eigene Bildetätigkeit darlegen. Wir erfahren dann, daß die gewonnenen Erkenntnisse von sich aus immer gleichzeitig auf Pathologie und Therapie hindeuten.

[63] Wollen wir also zur Ausarbeitung der anthroposophischen Medizin beitragen, so können wir uns weder der Pathologie noch der Therapie einseitig zuwenden. Beide Gebiete bedingen sich gegenseitig, ja rücken ein drittes in den Vordergrund: die Menschenkunde, welche die irdischen und kosmischen Bedingungen des Seins erforscht. – In vorigen Kapiteln schilderten wir bestimmte Wesensschichten. Dabei konnten wir allgemeinen Fragen nachgehen. Um die Probleme der Therapie und der Pathologie jedoch differenzieren zu können, bedarf es weiterer Ideen, durch welche die Strukturen des Leiblichen wie des Seelisch-Geistigen und deren geistiges Band mit der Natur erhellt werden. Die Menschenkunde muß nach und nach zu einer Ergänzung der Naturkunde werden und umgekehrt.

[64] Das würde genau so für die Ablehnung gelten, die sich darauf beruft, daß die Beziehungen von Mensch und Natur im Uferlosen verlaufen. Die Einzelheiten sind natürlich erst noch zu eruieren. Denn um die therapeutische Aufgabe im charakterisierten Sinne zu erfüllen, ist die Natur auf neue Weise anzuschauen.

[65] Der Sauerstoff als solcher dringt nicht von sich aus in die Peripherie des Organismus. Allein die Aktivität des Ätherleibes bringt ihn dorthin. Ebenso verhält es sich mit der Kohlensäure. Ihre Ausatmung dirigiert der Astralleib. Diese Grundbedingungen des okkulten physiologischen Wirkens haben wir im Auge, wenn wir uns der Abbreviatur Aufnahme von Sauerstoff und Abgabe von Kohlensäure zur schnelleren Verständigung bedienen.

[66] Man mache sich klar, wie es für die anatomische Betrachtung des Hauptes gleichgültig ist, ob das Gehirn einen Auftrieb erfährt oder nicht. Anatomie und Physiologie beschreiben wohl alle vorhandenen Medien und die durch sie gegebenen

Verhältnisse. Aber daraus geht nicht hervor, welches Geheimnis und welcher Sinn mit dem Liquor verbunden ist. Der Mensch wäre ein völlig anderes Wesen, wenn das Gehirn an seinem Platz so eingebettet wäre wie die Organe der Leibeshöhle. Welche Aufgaben dem Liquor zukommen, hat Rudolf Steiner in ganzem Umfang erkannt. Und zwar nicht nur im Hinblick auf die Aufhebung der Schwerkraft des Gehirns.

[67] Jeder Seitenblick auf einen Anthropomorphismus kann darüber orientieren, was Rudolf Steiner nicht gelehrt hat. Die Betrachtung von Natur und Mensch offenbart gerade ihren Gegensatz, sowohl äußerlich als innerlich. Das Überbrückende zwischen Mensch und Natur ist geistiger Art. Es läßt sich nur entdecken, wenn die Evolution beachtet wird. Bevor wir nach Heilmitteln suchen können, müssen uns die Erkenntnisse von Verwandtschaft und Polarität, Ähnlichem und Umkehrung fruchtbar werden. Die äußeren Gestaltungen in der Natur verraten nichts über das Verhältnis von innermenschlicher und außermenschlicher Welt. Dieses zeigt sich allein dem inneren (okkult wahrnehmenden) Blick. Vergleichende Betrachtungen werden möglich, weil der Mensch geistig der Träger der Gesamtevolution ist.

[68] Selbstverständlich geben diese Sätze noch nicht über das Auskunft, was man gewöhnlich unter dem Begriff Infektion versteht. Wir sind weit entfernt davon, das Faktum zu leugnen. Aber das Phänomen der Krankheitsanhäufung und „Übertragung" wird nicht erklärt, wenn man sekundäre Krankheitszeichen, eben die Bakterien, in allen Fällen gleicherweise konstatiert. Es spielen noch andere Kräfte eine entscheidende Rolle bei dem Aufflammen sogenannter infektiöser Krankheiten oder solcher mit typischem Befund von Mikroorganismen.

Hier wird zunächst auf die primäre Verursachung von Krankheiten auf Grund eines mangelhaften Überwindungsprozesses aufmerksam gemacht. Um der Realität des im Organismus wirkenden Geistigen gerecht zu werden, sind wir genötigt, weitaus schwierigere Begriffe als gewöhnlich zu bilden, wollen wir nicht den geistigen Ort verfehlen, um den es sich handelt.

[69] Im Vortrag vom 3. 2. 1924 charakterisiert R. Steiner den Vorgang folgendermaßen: „Während wir etwas wahrnehmen, erleben, geht fortwährend unter der Vorstellung, unter dem Denken etwas vor sich. Es ist ja so: wir nehmen wahr denkend. Aber das Wahrnehmen, das geht auch in unseren Körper herein. Der Gedanke hebt sich nur ab. Es geht etwas in unseren Körper herein. Und das nehmen wir nicht wahr. Das spielt sich ab, während wir darüber nachdenken. Und das bewirkt einen Eindruck. Das ist nicht der Gedanke, der da hinuntergeht, sondern etwas ganz anderes. Aber dieses ganz andere ruft wiederum einen Vorgang hervor, den wir später wahrnehmen, und über den wir uns den Erinnerungsgedanken so bilden, wie wir uns an der Außenwelt den Gedanken bilden. Der Gedanke ist immer gegenwärtig. Das zeigt schon eben die unbefangene Beobachtung, daß das so ist, daß da nicht der Gedanke irgendwo in einem Kästchen aufbewahrt wird, sondern es ist ein Vorgang, der sich abspielt, und den wir dann auch mit der Erinnerung in einen Gedanken verwandeln, so wie wir die äußere Wahrnehmung in einen Gedanken verwandeln."

Siehe zu dieser Thematik den Aufsatz von R. Opitz (Goetheanum 1958, Nr. 12), in dem einige Ideen über das Gedächtnis, wie es R. Steiner sieht, im Überblick dargestellt sind.

[70] Um den Komplex des leiblichen und geistigen Geschehens richtig zu beschreiben, fehlt es im Grunde genommen an den entsprechenden Begriffen und Ausdrucksmöglichkeiten. Darum sind wir genötigt, die Problematik mehr oder weniger zu umkreisen, selbst durch Aussagen negativen Charakters zu präzisieren. Zum Beispiel: Nicht der Gedanke – oder die Vorstellung, die sich aus dem erinnernden Denken ergibt – bringt die Sekretion einer Drüse in Gang, nicht das Bewußtwerden eines Erinnerungsbildes löst den leiblichen Vorgang im unteren Menschen aus, sondern allein das Befreien der Ätherkräfte aus dem leiblichen Zusammenhang läßt das organische Verhalten umkehren.

An dieser Stelle fügen wir noch einen Gesichtspunkt zur vorgetragenen Ansicht an. Gegenwärtig wird in immer stärkerem Grade evident, wie der Mensch unterbewußt ein Alles-Wahrnehmender ist. R. Steiner hat vor mehr als einem halben Jahrhundert darauf aufmerksam gemacht, daß der Mensch restlos wahrnimmt, was ihm begegnet, gleich, ob er es bewußt greift oder nicht. Es wird nicht nur das gedächtnismäßig bewahrt, was bewußt zum Erlebnis kam. Dieses Rätsel löst sich, d. h. läßt sich erforschen, wenn jene Auffassung vom Ätherischen zugrunde gelegt wird, nach der das Innere auf zweifache Weise mit der Umwelt sich verbindet: durch das Sinneswahrnehmen und durch den ätherischen Vorgang, der die Gedächtnisbildung einleitet.

[71] Was wir bisher in Umrissen andeuteten, erfährt nun deutlichere Konturen. Wir erwähnen das, ohne damit sagen zu wollen, daß bereits alle Probleme gelöst seien. Indem wir uns jedoch mit der ungewöhnlichen Materie vertraut machen, finden wir nach und nach Annäherungsbegriffe, die den medizinischen Tatsachen gerecht zu werden vermögen.

[72] Serologie und Serumtherapie können durch den Gedanken vom Überschuß der Bildekräfte beim Tier (gegenüber vergleichbaren Verhältnissen beim Menschen) ungemein befruchtet werden und Anregungen erfahren. Wir wollen an dieser Stelle keine Diskussion über Bedeutung, Wert oder Unwert des Serums in der Therapie führen, sondern lediglich den Umstand charakterisieren, der zum Gesamtproblem gehört. Wenn die Serumtherapie gerade dort eingesetzt wird, wo „Infektionen" den Organismus bedrohen, so deutet das auf Fragen hin, um deren Lösung wir uns gerade an dieser Stelle bemühen.

[73] Auf dieses Elementarische hinzuschauen, es anhaltender Besinnung wert zu achten, ist erst zu lernen und erscheint uns wesentlicher, als nach „Spurenelementen" zu fahnden, die, würde jenes elementare Geschehen nicht eingreifen, im Organismus von sich aus nichts vermöchten (und dann überhaupt gegenstandslos wären). Am Selbstverständlichen möchte man allerdings wissenschaftlich keine Zeit verlieren. Und doch kann das Selbstverständliche den Blick für das Verborgene öffnen. Die „Grunderfahrungen", von denen Goethe meinte, daß man sich bei ihnen beruhigen

müsse, sie nicht erklären dürfe, sind dem gegenwärtigen Bewußtsein verloren gegangen. Auch wir wollen sie nicht erklären, aber möchten sie deutlicher, als es gewöhnlich geschieht, ins Auge fassen, um durch sie an die geistige Seite der Tatsachen heranzudringen. Wissenschaftlich opportun ist heute die Bearbeitung eines Gebietes, durch das man an irgendwelchen „stürmischen Entwicklungen" teil hat. Bei solchem forcierten Einsteigen in Detailforschungen, die zumeist nur von einem Team bewältigt werden, übersieht man ,wie der eigene Erkenntnisboden unter den Füßen weggleitet. Um die auftretende Empfindung der Leere zu übertönen, widmet man sich der Aufgabe (als eine selbstverständliche Sache im wissenschaftlichen Sich-Verhalten), nachträglich Beiträge zu den Grundlagen des Spezialgebietes zu liefern. Man merkt dann jedoch nicht, daß man das Wesentliche, das Elementare, bei Beginn der Spezialisierung gar nicht wahrgenommen hat (zum mindesten kaum mehr, als es dem vor-wissenschaftlichen Bewußtsein entspricht). Daß sich in der Zerstreuung der Einzelheiten vieles Interessante, Zwingende, Fesselnde findet, steht außer Zweifel. Dennoch ist dieses Spezial-Material lediglich eine Anhäufung von Wissensstoff; zur konkreten Einsicht in die Grunderfahrungen verhilft es kaum. Das „Bestehenlassen" der Grunderfahrungen im Goetheschen Sinne fordert einen besonderen Aufschwung im Erkennen. Wird dieser nicht geleistet (vor der Spezialisierung, vor der stürmischen äußeren Entwicklung), bleiben die Grunderfahrungen wohl stehen, jedoch unerkannt.

[74] „Lichtäther ist ein Wort, welches natürlich vom Standpunkt der Sehenden aus gebildet ist; dasjenige, was mit dem Licht zusammenhängt, ist eben die für die Sehenden vorzüglichste Wirkung dieses Äthers, aber es sind noch andere Wirkungen darinnen, die wir nur unberücksichtigt lassen, weil wir in der Mehrzahl sehende Menschen sind; wenn die Menschheit in der Mehrzahl blind wäre, so würde sie natürlich diesem Äther einen anderen Namen geben müssen, weil die anderen Entitäten stärker hervortreten würden; bei Blinden tun sie das auch..." (II, 2).

[75] „Nun hängt zusammen mit dem, daß wir die Tierheit herausgesetzt haben in unserer Entwicklung, die Möglichkeit, daß wir tatsächlich in unserem Organismus entwickeln – staunen Sie, aber es ist so – originäres Licht. Wir sind tatsächlich im oberen Menschen originäre Lichterzeuger, im Gegensatz zum unteren Menschen, wo wir, um uns diese Fähigkeit der originären Lichterzeugung anzueignen, die nötigen Abwehrorgane für das vollständige Tierwerden haben. Das ist einer der tiefliegenden Unterschiede des Menschen von der Tierheit; während die Tierheit die anderen höheren geistigen Prozesse für sich mit dem Menschen gleich hat, haben die Tiere nicht die Fähigkeit, im Inneren ausreichend Licht zu erzeugen..." (I, 11).

[76] Dem Vorstellungsvermögen ist es nicht selbstverständlich, eine Metamorphose des Licht-Äthers zu denken. Daß auf irgendeine Weise Licht-Äther-Wirken im Menschen notwendig ist (für alles, was in den Geweben an Aufbau, Wachstum und Stoffwechsel vor sich geht und für die Entfaltung des Sinneslebens), das zu denken besteht keine Schwierigkeit. Sie entsteht erst im Vergegenwärtigen der Metamorphose. Zunächst fassen wir unter diesem Vorgang die Umgestaltung zum Individuellen. Im Verlauf der Betrachtungen werden wir andere Eigenheiten des ätherischen Verwandlungsgeschehens noch kennenlernen.

[77] Wir haben hier einzuschalten, daß das Geschehen, welches das Entstehen einer Tuberkulose begünstigt, ja sie schließlich manifest werden läßt, komplexer Natur ist. Für die sinnliche Beobachtung bleibt das Licht-Ätherische mit seinen Aufgaben im Menschen verborgen. Das gestörte Wirken in der „Lichtleiblichkeit" führt zur Situation des Krankseins, unter anderem zur Disposition oder zur Manifestation der Tuberkulose. Die Symptome dieses Krankseins erscheinen, wenn sie vollendet ausgeprägt sind, in der physischen Ebene; also in einer anderen als der, wo das innere Licht sich „äußert". Das ist der Grund, warum mit der gewöhnlichen Beobachtung die Symptome als solche nicht interpretiert werden können. Die Störung im Lichtätherwechsel stellt eine Teilkomponente in der Vorgeschichte und im Unterhalten der tuberkulösen Vorgänge dar. Konstatieren wir nur die Anwesenheit von Bazillen, so wissen wir im Grunde nichts über die Ursache dieses chronischen Prozesses. Die Bazillen können ohne Versagen bestimmter Funktionen keinen Boden gewinnen. Das Problem ist aber nicht damit gelöst, daß wir im Gegensatz zur Bazillentheorie nun lediglich die innere Lichtorganisation verantwortlich machen, ohne die übrigen okkulten Tatbestände zu berücksichtigen. Die Erhellung der Situation beginnt erst mit der Anschauung der Störung in den verschiedenen Schichten. Die Erkrankungsmöglichkeit hängt mit einer Veränderung des ganzen Organismus zusammen, d. h. mit der Disharmonie der Wesensglieder. Damit sei angedeutet, daß mehr als das Verhalten der Lichtätherqualität gestört ist. Dieses hängt nämlich von dem Funktionsspiel des Astralleibes und der Ich-Organisation ab.

[78] Damit deuten wir auf ein wichtiges Merkmal qualitativer Unterscheidung zwischen den tuberkulösen Erkrankungen. Eine Darmtuberkulose ist nicht deshalb etwas anderes als eine Lungentuberkulose, weil die Affektion ein anderes Organ betrifft, sondern weil die Vorgänge bis zum Ausbruch der Krankheit andere sind als die, welche zur Erkrankung der Lungen führen. Mit dem diagnostischen Befund, der in beiden Fällen die gleiche Bazillenart konstatiert, ist für eine wesensgemäße Erfassung der Ätiologie nichts gewonnen.

[79] Wir betonen, daß wir mit den vorgebrachten Gedanken keiner ausschließlichen Licht-Therapie Vorschub leisten wollen. Wir suchen ihre Bedeutung richtig einzuschätzen. In der äußeren Anwendung des Lichtes kommt eine Möglichkeit zur Geltung, soweit auf diese Weise eine Reaktion eingeleitet werden kann. Das eigentliche Versagen liegt auf der Stufe der innerorganischen Verwandlung. Die Wirkung des dosierten Sonnenlichtes ist eine Überbrückung. Sie kann mit Kenntnis der Äther-Lehre differenziert gestaltet werden (u. a. Berücksichtigung des Gesamtklimas, der Höhe, der Örtlichkeit).

[80] Einzelheiten über den Weg einer medikamentösen Therapie wollen wir an diesem Punkt nicht erörtern. Das soll erst nach einläßlicher Schilderung der Tuberkulose geschehen. Interessant ist an Rudolf Steiners praktischen Hinweisen, daß sie sowohl dem allgemeinen Zustand der Licht-Organisation als auch dem der erkrankten Organe Rechnung tragen. Arzneimittel wie Phosphor (in potenzierter Form) zielen direkt auf die Stärkung der Lichtverhältnisse. Andere Substanzen (Metalle), ausgewählt im Hinblick auf die Organe, wenden sich mehr an die gestörte Bilde-Sphäre.

[81] Hier ändert nicht, wie Physiker aus der Erfahrung ihres Faches heraus sagen, die Methode den Gegenstand. Hier muß die Methode dem Gegenstand gemäß erst einmal entwickelt werden, um sich ihm entsprechend verhalten zu können. Mit physikalischen Mitteln läßt sich die Metamorphose des Lichtes im Menschen nicht verfolgen. Sie wird allein der imaginativen Erfahrung „erreichbar" oder als Idee dem sich übenden Denken zugänglich. Dem intuitiven Erkennen erschließt sich erst der originäre Bezug zum Heilen. In der Idee leuchtet das „Gegenstück des Kranken" als therapeutische Konsequenz auf, sie ist nicht „erfindbar", unterliegt keiner Phantasie oder Willkür.

[82] Die Erkenntnis des Menschen kann also gefördert werden, wenn entsprechende Natur-Objekte als Bilder für Tätigkeiten im Menschen aufgesucht werden. Die Idee von der Metamorphose ist der Anfang, unsichtbare Bildekräfte mit einem Bild-Gewordenen in richtige Beziehung zu bringen. Die Erkenntniskraft der Imagination dringt tiefer; sie gelangt zur unmittelbaren Anschauung dessen, was durch das Denken nur in Vorstellungsbilder und Ideen gefaßt werden kann. Was R. Steiner durch imaginative Wesens-Erkenntnis gefunden hat, stellt er teils in bildhaften Schilderungen, teils in Form von Gedanken und Begriffen dar. An beiden können wir teilnehmen und uns frei an ihnen für die Welt der Erscheinungen orientieren, sobald wir bereit sind, über das nur gegenständliche Wissen hinauszuschreiten. Hierüber haben wir uns wiederholt verständigt. Wir deuten das Problem noch einmal an, weil wir bei dem obigen Beispiel (ätherische Lichtvorgänge und Vogelorganisation) in eine gewisse Zwiespältigkeit der Überlegung geraten, die wir allerdings überwinden, wenn wir uns das Widerstrebende genügend vergegenwärtigen.

[83] Relativ leicht folgten wir dem Gedankengang, der die Aufrichtekräfte des Menschen und seine Skelettformung den Verhältnissen bei den Anthropoiden gegenüberstellte. Die Aufrichtekräfte zeigten sich zugleich als Formkräfte im Menschen. In den Skeletteilen jenes Tier-Typus spricht sich ein anderer Impuls aus. Forderte solche Betrachtung eine gewisse innere Mühe des Übens, so der an dieser Stelle gesuchte Vergleich noch mehr Konzentration und künstlerisches Anschauungsvermögen. Der Mensch baut seine Organe mit den Kräften seines Ätherleibes auf. Verwandte Ätherkräfte bilden an den Einzelheiten der Naturreiche. Darum dürfen wir nach ähnlichen Ereignissen hier wie dort ausblicken. Bevor wir jedoch vergleichen, haben wir die alles unterscheidende Tatsache zu berücksichtigen: daß der Mensch die Bildekräfte nicht allein im organischen Wirken aufgehen läßt. Er verwendet einen Teil zur Entfaltung seines inneren Lebens. Dadurch ist die einzelne organische Bildung im Menschen nur bedingt mit einer Natur-Tatsache vergleichbar. Das, was eigentlich die Bildung zu Ende führen würde und dann den Zusammenhang unmittelbar erkennen ließe, wird zu einer äußerlich nicht erscheinenden Innerlichkeit metamorphosiert. Was durch die Metamorphose seelisch-geistig möglich wird und darum im Menschen leiblich nicht erscheint, geschieht aus denselben Kräften, die in der Natur die Endglieder schaffen. Die „vergleichende Beobachtung" lenkt also die Aufmerksamkeit beim Menschen auf die leibliche Gestaltung und die seelisch-geistige Fähigkeit, bei der Natur auf die Gesetzmäßigkeiten, die einzelne Endglieder

beherrschen. Im Vergleich werden also zwei verschiedene Ebenen – auf Grund der Idee von der Äther-Metamorphose – in Beziehung zueinander gebracht.

Nun aber wird noch ein anderes Moment für die vergleichende Untersuchung berührt. Funktionskreise im Menschen, die rein im ätherischen Bereich verbleiben (aber zum spezifischen Aufbau des Menschen gehören), haben physisch gewordene Gegenbilder in der Natur. Ein bestimmtes Geschehen im Ätherleib, das vermöge seiner eigenen Lichtkräfte und der der Umwelt entfacht wird, soll in einem Abbild in Vorgängen der Vogelorganisation wiedergefunden werden. Bei dem Versuch, Bild und Gegenbild im Bewußtsein zu vereinigen, stoßen wir auf manche Schwierigkeit. Bilder rufen inmitten wissenschaftlicher Überlegungen nach einer besonderen Methode der Auffassung. Künstlerisches Einfühlen ist not. Ohne ästhetischen Sinn kann man kein Bild betrachten, auch keines, das die Natur bietet. Lassen wir ihn walten bei dem obigen Vergleich, so merken wir, daß aus der Versenkung in die Bilder etwas gewonnen wird, was dem Wahrheitsempfinden standhält. Das Bewußtsein für geistige Realitäten erwacht. Die Beziehung von Mensch und Natur wird konkret. Sie wird aber nur mit den künstlerischen Elementen des reinen Auffassens, des liebevollen Begegnens und des schöpferischen Einfühlens evident. Dies erkannt, innerlich praktiziert und ideell auf schönste Weise dargestellt zu haben, ist Goethes Verdienst für den Fortschritt der organischen Wissenschaften. An dieser Stelle knüpfen R. Steiners Begriffe weiterführend an. Seine Hinweise wecken die künstlerischen Fähigkeiten für die Erkenntnis des Menschen und der Natur mehr und mehr, ohne dabei die wissenschaftlichen Belange beiseite zu schieben.

[84] Wir dürfen allerdings methodisch bei solchem vergleichenden Veranschaulichen Bild und Realität nicht miteinander verwechseln. In treffender Weise charakterisiert K. Jaspers in seiner Monographie über Schelling (München 1955), die an dieser Stelle auftauchende Problematik. Wenngleich es sich bei ihm um die Vergegenwärtigung metaphysischer Gegenstände handelt, wir dagegen in unseren Betrachtungen auf das Verstehen okkulter Tatsachen zielen, so liegt dennoch dieselbe Ausgangssituation für das Denken vor und Behutsamkeit ist hier wie dort vonnöten. Die prägnante Formulierung jener rein philosophischen Erörterung kann die in unserem Zusammenhang angestrebte Trennung von Bild und Realität nur unterstreichen: „Wahr bleibt metaphysisches Denken nur dann, wenn seine Sprache, seine Chiffern, seine Seinsentwürfe nicht für das Sein selber gehalten werden. Da die Wirklichkeit der Transzendenz über alle Kategorien und Vorstellungen und Bilder hinaus liegt, werden wir von diesen zwar getroffen als einer Sprache der Transzendenz, aber verlieren die Transzendenz sofort, wenn wir den Gegenstand der Sprache für die Transzendenz selber nehmen. Aus dem Betroffensein entsprangen die Objektivierungn des Denkens, es wiederholt sich in dem, der sie hört. Aber alles so Gedachte bleibt in der Objektivierung vieldeutig, daher dem leer werdenden nur begrifflichen Denken ein endloses Feld des Hin und Her, während der Getroffene unaussagbar eindeutig erfährt, was ist und was er wird."

[85] Zu dem in Rede stehenden Thema siehe die Arbeiten von G. Wachsmuth: Die Entwicklung der Erde, Dornach 1951. – W. Cloos: Die Erde ein Lebewesen, Stuttgart 1952; Lebensstufen der Erde, Freiburg 1958. – H. Knauer, Beiträge im Anthro-

posophisch-medizinischen Jahrbuch, Band II und III, Stuttgart 1951 und 1952. –
Um vollständig zu sein, müßten wir an dieser Stelle ein ausführliches Kapitel einer
anthroposophischen Naturkunde einschalten. Das ist uns versagt. Wir haben uns
auf einige Leitgedanken zu beschränken. Wenn R. Steiner als Ausgang der Differenzierung in die verschiedenen Reiche der Erde eine Art mittleren Lebenszustandes
markiert, so muß erinnert werden, daß er hiermit nicht den Beginn der Gesamtevolution meint. Die Gesamtevolution stellt R. Steiner ausführlich in seinem Haupt-
werk (Geheimwissenschaft) dar. Sie führt durch verschiedene Metamorphosen
planetarischen Werdens als Vorstufen der Erde. Hier wird von der Phase gesprochen,
die innerhalb des Erdbeginns für die Gliederung in Mineral, Pflanze, Tier und
Mensch entscheidend ist.

[86] Man kann natürlich auf diese Sätze hin Bedenken und Zweifel anmelden oder
Beweise verlangen. Es gibt aber in solchem Zusammenhang Dinge, die logisch nicht
bewiesen werden können. Indem man sie ausspricht, sind sie evident oder nicht.
Die Form der Aussage läßt sich beanstanden. Hingegen findet der Inhalt dessen,
was angedeutet wird, als innere Erfahrung seine Begründung in sich selbst. Insofern
kann man das Ganze ignorieren, jedoch nicht durch sachliche Kritik widerlegen.
Die Beschäftigung mit den Ideen der Anthroposophie kommt dem Streben nach
dem Realen, nach dem Erfassen der Spiritualität und Schönheit von Mensch und Welt
entgegen. Ist das Streben als solches in seiner Richtung berechtigt, so darf die
anthroposophische Methode nicht einfach ausgeschlossen werden. Der okkulte
Inhalt, richtig verarbeitet, macht niemals blind für die gewöhnliche Erfahrung, für
Beobachtung und Denken. Vielmehr ist die Frucht der Bemühung um geistige
Erkenntnisse gesteigertes Interesse für jedes Detail der endlichen Welt. – Wenn
K. Jaspers in seiner Studie „Leonardo als Philosoph", Bern 1953, schreibt: „Moderne
Wissenschaft ist im Bewußtsein ihres Fortschreitens auf einem Wege ins Unendliche,
im Willen zum Finden bereit für das Neue, unabhängig von überlieferten Meinungen",
dann möchten wir dem voll zustimmen. R. Steiners Anthroposophie erhebt keinesfalls den Anspruch, „Totalwissen" zu sein. Das Ganze der Welt ist nicht von vornherein als okkultes Wissen schon vorhanden, die wahrzunehmenden Dinge sind nicht
einfach Belege für die höhere Anschauung. R. Steiners genialische Tat beruht darauf,
daß seine okkulten Mitteilungen jeweils die Methode des Forschens mit einschließen.
Nirgends engen die auf geistigen Wegen gefundenen Resultate den physischen
Horizont ein, niemals verleiten sie zur Erkenntnis-Passivität. Wenn es anders anmutet, liegt es nicht am Werk R. Steiners sondern an der Interpretation. Die Anthroposophie läßt sich einfach nicht ohne denkerische Mitarbeit aneignen. Man kann sie
nicht beliebig aufnehmen, obwohl man einzelnen Ideen zustimmen kann, ohne ihre
Methode und sie selbst als Ganzes zu bejahen. Will man jedoch ehrlich einen Grund
zur Welt-Erkenntnis legen, um auf diesem auch im Betreiben der Wissenschaft fest
zu stehen, so muß man selbst den geistigen Aufschwung, den die anthroposophische
Methode fordert, leisten. Das Element der Freiheit – als Voraussetzung aller Wissenschaft – ist von R. Steiner für die Erforschung der geistigen Gesetzmäßigkeiten und
ihre Aussagen zentral beachtet. Allerdings nimmt man nur in eigener freiheitlicher
Gesinnung dieses Außergewöhnliche wahr. In der Aufnahme spirituellen Wissens-
gutes wird man in seinem Welterleben bereichert, fühlt sich aber frei von jeglichem

Zwang eines Vorauswissens. Denn für den, der Anthroposophie bejaht, sind die irdischen Einzelheiten ebenso neu und in ihren Verzweigungen erst noch zu erobern, wie für den, der mit der Anthroposophie nicht vertraut ist. Jener fragt und forscht nur nicht blind. Aber selbst dieses Kriterium ist zunächst nicht greifbar. Denn jeder Wissenschaftler, sofern er nicht nur eine zufällige Entdeckung beschreibt, geht von Ideen aus. Ohne diese wäre kein Anfang. Wird ein solcher als eine menschliche Aufgabe rein erfaßt, so steht der Begegnung mit R. Steiners Werk wissenschaftlich nichts im Wege. Dazu R. Steiners eigene Stellungnahme: „Also darum kann es sich nicht handeln, daß wir etwa einen Strich machen gegenüber der gewöhnlichen sinnfälligen empirischen Wissenschaft und aus geistigen Wolkenkuckucksheimen herunter eine Geisteswissenschaft begründen. So ist es gar nicht gegenüber den empirischen Wissenschaften, das heißt demjenigen, was man heute empirische Wissenschaften nennt... Sie können zum Beispiel, wenn Sie geisteswissenschaftlich forschen, nicht etwa auf dasselbe kommen, was Sie mit dem Mikroskop erforschen. Sie können ruhig jemanden, der Ihnen den Glauben beibringen will, daß er aus der Geisteswissenschaft heraus dasselbe finden kann, was man unter dem Mikroskop findet, den können Sie ruhig als einen Scharlatan auffassen" (III, 1).

[87] Keinesfalls darf man hier Vorstellungen aus dem Umkreis des gegenwärtigen Physischen einmischen. Das kosmisch-irdische Geschehen der Evolution läßt sich nur mit der Idee des Schöpferischen fassen. Das Schöpferische als Weltprinzip ist als Begriff zur Verständigung über medizinische Fragen aufzunehmen. Dabei braucht man sich zunächst nur an das zu halten, was das Sprachempfinden dem Wort abgewinnt. Allerdings muß man dazu die Starrheit der gewöhnlichen Weltinterpretation auflösen, um die Subtilität der Gedanken, die sich auf die schöpferischen Prinzipien im Kosmos richten, zu erfahren. Man verliert sich nicht in Spekulationen, wenn man eine schöpferische Aktualität im All anerkennt, tastet man nur innerlich den Punkt ab, wo im eigenen Geistigen ein schöpferisches Element wirkt. Von dieser Erfahrung ausgehend gewinnt man eine Ahnung von dem, was das Welt-Schöpferische ist.

[88] Mit diesem gleichzeitigen Blick auf Bildevorgänge in der Natur und auf Prozeßgesten im Menschen soll nichts Beweisendes im Sinne logischer Verknüpfung vorgebracht werden. Das Beweisende kann allein in dem Zusammenhang, der aus der Gesamtbetrachtung der Evolution hervorleuchtet, gefunden werden. Die gegenübergestellten Bilder lassen Beziehungen auch dort ahnen, wo der Verstand nur Einzelheiten sieht und die üblichen Begriffe nicht hinreichen, das Übergeordnete zu fassen.

[89] Damit wird auf eine neue Art Signatur verwiesen, die allerdings, würde man die Idee der Evolution nicht kennen, sinnlos wäre. Unsere in Bildern gehaltene Analogie (die Schale treibt nach außen, das Geistig-Seelische wird aus dem unteren Menschen herausgeleitet) ist nur dann berechtigt, wenn wir sie an die Gedanken des Menschenwerdens anschließen. Der Austernkalk trägt als Heilmittel seine Entstehungsgeste in den menschlichen Funktionszusammenhang hinein, erweist sich dabei als Fremdes stark genug, das im unteren Menschen krankhaft vorherrschende Geistig-Seelische zu seiner Überwindung zu binden und auf den Weg zur Peripherie mitzureißen.

[90] Das Heilmittel bewirkt zunächst etwas völlig anderes als das, was in der Selbsthilfe geschieht. In beiden Fällen sind es aber die Kräfte der Wesensglieder, die endgültig die Disharmonie in Harmonie auflösen. Wir sind uns bewußt, daß wir mit diesen Gedanken nur Allgemeines berühren. Darum sei noch vermerkt, daß wir nicht die Vorstellung hegen, alles Mineralisch-Salzartige sei in gleicher Weise entstanden wie der Austernschalenkalk und jede Verwendung von Mineralischem verlaufe nach dem gleichen Modell. Die Auster gibt nur ein besonders sinnenfälliges Bild für einen bestimmten genetischen Vorgang.

[91] Bei kaum einer anderen Substanz läßt sich die verschiedene Funktionalität im gesunden und kranken Organismus besser verfolgen als beim Phosphor. In der Zusammenschau der Phosphorfunktionen im Gesundsein und im Kranksein, der Phosphorintoxikation in beiden Zuständen und des Phosphorverhaltens in der Natur ist die Heilkraft „Phosphorus" zu suchen. Die Symptome der Phosphorvergiftung zeigen wohl charakteristische Angriffsstellen der Substanz. Diese vermögen aber nicht ausschließlich über die Indikationen der Phosphoranwendung im Krankheitsfall zu entscheiden. Denn die Beziehung des Phosphors zu Licht und Wärme wirkt sich im kranken Zustande anders aus als im gesunden, weil dort die Licht- und Wärmeverhältnisse zumeist mit gestört sind, ohne sich gleich durch auffällige Symptome anzukünden. Deshalb kann eine Phosphorgabe einmal mehr eine Attacke auf das Gesamtverhalten, ein anderes Mal mehr eine Stützung einer insuffizient gewordenen Funktion bedeuten.

[92] Im Grunde tauchen ähnliche Fragen bei allen Substanzen auf, die im Organismus eine physiologische Leistung vollziehen. Man denke an Sulfur, an Eisen, an Kalzium. Quantitative und qualitative Überlegungen geraten bei diesen Substanzen, sobald man sie zu Heilmitteln wählt, nur allzuoft in Widerstreit. Das Arzneiwirkungsbild der „physiologischen" Stoffe läßt sich deshalb so schwer interpretieren, weil das mögliche Reaktions-Spektrum des kranken Organismus mit seinen anderen Substanz-Verhältnissen verdeckt bleibt. Das ist natürlich bei jedem Arzneiversuch der Fall. Das Verhalten des Kranken bei der Aufnahme von Stoffen, die normalerweise nicht im Vordergrunde der Funktionen stehen, ist natürlich anders als beim Gesunden. Aber es besteht grundsätzlich kein Unterschied des einen und anderen Zustandes, wie es der Fall ist bei der Prüfung der Arzneistoffe, die normalerweise im Organismus lebenswichtige Bedeutung haben. Bei jener Kategorie helfen uns Begriffe wie Abwehr oder Überwindung, um die Erscheinungen zu ordnen, bei dieser Begriffe wie Verstärkung oder Schwächung. Die Prinzipien beider Kategorien mögen sich hie und da wohl kreuzen.

[93] Ein solcher Überblick mutet uns zu, nicht nur eine Lücke in unserem Weltbild auszufüllen oder unsere Ansicht über eine Sache zu korrigieren, sondern eine Denkbewegung zu vollziehen, bei der wir als Menschen nicht unbeteiligt bleiben. Das Umdenken der Weltentstehung, der Menschen-Evolution, der Natur-Schöpfung liegt allen Mitteilungen Rudolf Steiners zugrunde. Wagen wir dieses Umdenken nicht, so sind alle geisteswissenschaftlichen Befunde wertlos. Deshalb stellen wir uns in diesen Studien mehr die Aufgabe, einzelne Fragen und Probleme neu zu denken, als Wissens-

material herbeizutragen und Ausführungen zu einer Systematik zu geben. Es geht uns weniger um eine absolute Folge in der Darstellung als um die Kriterien, auf Grund derer wir den Umbruch der Vorstellungen vorzunehmen haben. Die einzelnen Betrachtungen sind Versuche, in den Bereich vorzustoßen, wo dem übenden Denken die geistig-physische Wirklichkeit real wird.

[94] Die Verständigung über dieses Thema reißt sofort ab, wenn man den Ursprung des Lebensgeschehens im Materiellen sehen zu müssen glaubt. Die Verhältnisse der Erde können aus sich heraus keiner Substanz die Fähigkeit zum Leben mitgeben. Dazu ist allein der ätherische Umkreis fähig. Aber auch dieser kann die Erdgestaltungen und Erdenstoffe nur stufenweise durchdringen. Zur Lebens-Entfaltung gehören Lebens-Keim-Punkte (in Fortsetzung der Urzeit). Der Zustand des Flüssigen, des Kolloidalen, alles dessen, was Tropfenform annimmt, ist dem Einströmen des Ätherischen, dem Anknüpfen des Lebens günstig. Darum rückt R. Steiner den merkuriellen Prozeß – symbolisiert im Tropfen – so nahe an die Möglichkeit der Lebensäußerung, an die Bereitschaft zur Vitalisierung heran, daß er den Ausdruck Zelle berührt.

[95] Rudolf Steiner hebt sogar hervor, daß die Erde so starken Lebensimpulsen aus dem Umkreise ausgesetzt ist, daß sie sich als irdisches Wesen verlieren müßte, wenn nicht, aus einem ferneren Umkreis stammend, das planetarische Ablähmen – repräsentiert durch Merkur – einsetzte. „Nun würde ja... unsere Erde wuchern, wuchern unter fortwährenden Lebensbildungen, unter fortwährenden Karzinomen, wenn nicht diesem Wuchern vom Außerirdischen jener Prozeß entgegengesetzt wäre, der auf die Erde hin ausgeübt wird vom Merkur aus, der merkuriale Prozeß. Das ist schon wichtig, daß man diese Dinge wenigstens einmal gedacht hat" (I, 11).

[96] Siehe die ausführlichen Darstellungen von Th. Schwenk: Grundlagen der Potenzforschung, Schwäb. Gmünd 1954.

[97] Wir sind uns darüber klar, daß diese Gedanken nicht mehr als einen Umriß des zu erarbeitenden Gebietes abzeichnen. Denn nichts ist darüber gesagt, in welchen Formen sich eine zu starke Mineralisierung abspielt und welche speziellen Heilmittel in Frage kommen. Im Verfolg späterer Betrachtungen werden wir bestimmten Krankheiten begegnen, die durch die hier nur angedeuteten Gesetzmäßigkeiten erhellt werden und für die sich dann ein Ausblick auf eine sinnvolle Therapie eröffnen wird.

[98] Eine etwas ausführlichere Darstellung der beiden genannten Organe, allerdings vom Aspekt des Phänomens der Gedächtnisbildung, gibt R. Steiner 1911 (Okkulte Physiologie, 4. Vortrag): „... Diese beiden Organe im menschlichen Gehirn sind der physisch sinnliche Ausdruck für diese beiden Strömungen im menschlichen Ätherleibe, sind sozusagen etwas wie letzte Anzeichen dafür, daß solche Strömungen im Ätherleibe stattfinden. Es verdichten sich gleichsam solche Strömungen so stark, daß sie die menschliche Leibessubstanz ergreifen und zusammenverdichten zu diesen Organen; so daß wir in der Tat einen solchen Ein-

druck haben, wie wenn von dem einen zum anderen Organ überfließen würden die ätherischen, hellen Lichtströmungen und sich ergießen über den menschlichen Ätherleib. Diese Organe sind im menschlichen Organismus vorhanden: das eine ist die Zirbeldrüse, das andere der sogenannte Gehirnanhang, ‚Hypophysis‘ oder ‚Epiphysis‘. Hier haben Sie an einer ganz bestimmten Stelle des physischen Organismus den äußeren physischen Ausdruck für das Zusammenwirken des Seelischen mit dem Leiblichen!"

[99] Diese Aussage läßt sich scheinbar leicht widerlegen. Man kann auf die Eingriffe mit Hormonen verweisen. Eine solche Überlegung stiftet jedoch erkenntnistheoretisch eine Verwirrung, ebenso wie das Nerv-Muskel-Präparat zur Stützung der Theorie vom Primat des motorischen Nerven für die Bewegung. Zudem wird bei dem Einwurf vergessen, daß die quantitativ nicht unbeträchtlichen Hormongaben überhaupt nicht mit physiologischen Verhältnissen verglichen werden können. Außerdem läßt man unbeachtet, daß die Fremdprodukte erst abgebaut werden und daß im Abbau ähnlich geartete Tätigkeiten geweckt, oder anders ausgedrückt, erzwungen werden, die jene Substanz in einem anderen Organismus hervorbrachten.

[100] Wenn man nach den Grundkräften in den Naturreichen sucht und dabei im Sinn hat, deren Verwandtschaft zur menschlichen Organisation aufzudecken, gerät man leicht in die Gefahr, Vereinfachungen, die auf alles umfassende Schemata hinauslaufen, für das Wahre zu nehmen. Diese jedoch führen zwangsläufig zu platten „Signaturen", die mit der Wirklichkeit ebensowenig zu tun haben wie manche abstrakte Theorien. Trotz der Schwierigkeit, nicht in die Nähe eines solchen Irrtums zu geraten, müssen wir auf die Erkenntnis des Gemeinsamen in den einzelnen Bildungen der Natur und im Menschen dringen. Wir achten dabei vor allem darauf, das, was die Grundkräfte geschaffen haben, weder äußerlich noch innerlich miteinander zu vermengen.

Die Grundkraft, die im Mineralreich bei der Kristallisation der Salze beteiligt ist, verwechseln wir keineswegs mit jener Kraft, welche der Pflanze zur Entwicklung der Wurzel verhilft. Obgleich wir sagen, daß in beiden, im Salzbildungsvorgang und im Weben und Wesen in und um die Pflanzenwurzel, etwas Ähnliches sich offenbart! Ja, daß auch im Menschen eine Region besteht, in der sich ähnlich gerichtete Kräfte ausleben: im Haupt. In allen drei Stufen der Realisierung eines Geistigen – vom Tierreich sehen wir zunächst ab – drückt sich ein Gemeinsames, ein Verwandtes aus. Die einzelnen Impulse sind aber nicht identisch. Die Grundkraft, die das Salz auskristallisieren läßt, hat in der Pflanze eine andere Funktionalität. Sie ist hier nicht in dem Maße isoliert wie auf dem mineralischen Niveau. Und völlig anders kommt sie im menschlichen Haupt zur Geltung. Die Kräfte der Naturwelten sind im Menschen auf andere Weise als in diesen tätig, sie gesellen sich in ihm einer Vielfalt von anderen Entitäten hinzu, die in den Naturtatsachen nicht zum Ausdruck kommen. Weshalb die Entsprechungen so verborgen sind, das gegenseitige Verhältnis so oft verdeckt bleibt.

[101] Man kann noch von anderen Gesichtspunkten aus die Baum- und damit auch die Mistelbildung charakterisieren. R. Steiner tut das in einem Vortrag vor Ärzten,

London 3. 9. 1923, in dem er die zeitlichen Momente des Frühen und Späten als Merkmal der Differenzierung zwischen Erdmaterie und Baummaterie wählt: „Wenn nun auf dem Baume Viscum wächst, dann haben wir etwas, was wächst in einem Boden drinnen, der nicht der unmittelbare Erdboden ist, denn der ist ein Spätprodukt, der ist ein Ablösungsprodukt, ein Produkt der Abscheidung, sondern wir haben in dem Viscum etwas, was wächst in einem Erdenzustande, der ein früherer Erdenzustand ist..." Also das Entscheidende bei der Beurteilung ist, daß Viscum eine alte Lebensweise verkörpert. Schon der Baum macht gegenüber dem Mineralischen des Bodens etwas rückgängig: „Wenn statt der gewöhnlichen Krautpflanze der Baum entsteht, dann ist das Entstehen des Baumstammes mit seinem Verholzen ein Rückschlag, ein Atavismus an einen früheren Zustand, in dem die ganze Erde war..."

Das Geschehen der Erde in der Gegenwart bringt durch die verholzenden Pflanzenarten einen Zustand des Festen hervor, der dem Stadium der eigentlichen Mineralisierung voranging. Diese Verhältnisse beleuchten die abwärts gerichtete Entwicklung noch einmal: „So kann auch nur das, was die Geologie gibt, im Zusammenhang mit der lebendig organisch und geistig durchwesten Erde betrachtet werden. Wir haben nicht etwas Ursprüngliches in den geologischen Bildungen vor uns, sondern wir haben etwas vor uns, was abgeschieden ist. Tatsächlich, es ist der Prozeß der Steinkohlenbildung nur der einfachste, elementarste Prozeß des Mineralisierens. Aber alle Schieferbildungen, alle kristallinischen Bildungen, alles ist Abgeschiedenes, ist Ausgeschiedenes, ist gewissermaßen dasjenige, was mineralisiert ist aus einem ursprünglich undifferenziert organisch Geistigen heraus." Wir sehen, Pflanze und Mineral können gar nicht in ihrer Bedeutung erkannt werden, ohne daß der ganze Evolutionsvorgang einbezogen wird. Zum Verständnis der besonderen Natur der Mistel gehört deshalb eine Kenntnis vom Werden der Erde, vom Entstehen der mineralischen Substanzen und vom Bilden der Bäume. Von ihrer bloßen Einordnung in das System der Botanik ließe sich keine Brücke zum Menschen schlagen.

[102] Der Hinweis auf die phosphorige Qualität (die Neigung zum Verinnerlichen der Imponderabilien) erfolgt, um die Grundkräfte der Welt an verschiedenen Punkten ihrer Wirksamkeit aufzuzeigen. Gleichgeartete Tätigkeitsimpulse sind selbst im Menschen vorhanden, werden jedoch in ihm zu einem höheren Wirken gelenkt. Darum ist es notwendig, das Verwandte in den Erscheinungen der Natur aufzusuchen, um dem Verborgenen im Menschen auf die Spur zu kommen. Die Entdeckung eines phosphorigen Prozesses in Blüten-, Samen- sowie Mistelbildung kann somit unser Wissen vom Menschen vertiefen. Phosphorprozesse walten auch in ihm. Sie intendieren in der Hauptsache Vorgänge des Stoffwechsels, beherrschen insgesamt das Funktionsspiel des unteren Menschen. Was dabei durch die Eigenheit der menschlichen Organisation im Dunkel bleibt, das zeigt die Natur anschaulich auf verschiedenem Niveau in den Spielarten des „Phosphors" im Mineralischen und im Pflanzlichen (Blüte, Same, Frucht, Mistel). Läßt man diesen Gedanken obwalten, von der Naturerkenntnis den Schritt zur Menschenerkenntnis zu wagen, so wird man das Gemeinsame, das die auseinanderstrebenden Gestaltungen miteinander verbindet, auch finden.

[103] Im III. Medizinischen Kurs hat sie R. Steiner sehr deutlich umrissen: „Und da handelt es sich gar sehr darum, sich zum Beispiel klar zu werden, inwiefern eine Leberzelle ganz anders beurteilt werden muß, als, sagen wir, eine Gehirnzelle oder eine Blutzelle. Denn nur dann, wenn das zum Beispiel richtig ist, daß eine ursprüngliche Keimzelle zugrunde liegt, die befruchtet worden ist, und durch einfache Spaltung, Teilung, der ganze Organismus aus dieser Keimzelle heraus zu erklären ist, nur wenn das gilt, würde man so vorgehen können, daß man von vornherein die Leberzelle gleich mit der Gehirnzelle behandelt, nur sich nach dem rein sinnenfällig empirischen Tatbestand richtet. Ja aber, wenn das zum Beispiel gar nicht der Fall wäre, wenn zum Beispiel dadurch, daß eine Zelle in der Leber einfach durch ihre Lage in einer anderen Beziehung stünde zu außermenschlichen Kräften, zu Kräften, die außerhalb der menschlichen Haut liegen, als eine Gehirnzelle, dann dürfen wir nicht bloß auf dasjenige schauen, was vor sich geht als die Fortsetzung des Teilungsvorganges und die Lagerung, die sich dann ergibt, sondern dann müssen wir in einer ganz anderen Weise die Gehirnzelle zum Universum in Beziehung bringen, als die Leberzelle."

[104] Wir verweisen zum weiteren Studium der Pflanzenkunde, wie es sich durch die Anregungen der Geisteswissenschaft ergeben kann, auf die Arbeiten von G. Grohmann, W. Pelikan, W. C. Simonis, A. Usteri hin.

[105] Teilweise festgelegt durch die Vorstellungen der Anatomie hat man es manchmal schwer, die vielen Bilder, die Rudolf Steiner von einzelnen Schichten des Menschen malt, vorurteilslos anzuschauen. Jeder Versuch jedoch, die Bilder als solche in sich bestehen zu lassen, rückt uns über kurz oder lang an die Wirklichkeit neuer Tatsachen heran. Das Thema vom irdischen und kosmischen Menschen interessiert uns von medizinischer Warte aus unausgesetzt. Soviel Ansätze wir dazu benötigen, und mögen sie auch noch so oft vergeblich sein, wir wollen uns nicht der Einfachheit halber dazu verleiten lassen, Gesamtschemata zu entwerfen, die stets in Illusionen münden, statt uns näher an die Wahrheit heranzubringen. Selbst wenn sich Gegensätze bei der Zusammenstellung einzelner Hinweise ergeben und diese sich nicht gleich auflösen, werden wir solche Diskrepanzen nicht dadurch zu umgehen suchen, daß wir uns „überbrückende" Theorien bilden. Das möge man beachten, wenn wir im weiteren eine Spur verfolgen, von der man vielleicht annahm, sie bis zu ihrem Ende bereits begangen zu haben, und die uns hie und da zu Widersprüchen führen könnte.

[106] Rudolf Steiner fährt an der Stelle des Vortrages mit einer Bemerkung über das Herz als Beispiel fort. Auch dieses ist, als selbständiges Organ, als eine Tat der Bewegung anzusehen: „Ich habe in der letzten Zeit oftmals aufmerksam gemacht, wie es sich eigentlich mit dem menschlichen Herzen verhält. Die materialistische Weltanschauung nimmt ja an, daß das menschliche Herz eine Art Pumpe sei, die das Blut pumpt in den ganzen Leib. Das ist nicht so, sondern das Blut ist etwas innerlich in sich selbst Bewegliches, hat seine Vitalität, und der Herzschlag ist nicht die Ursache des Blutlaufes, sondern im Gegenteil die Folge, die Wirkung des Blutlaufes. Und so ist es bei den andern Organen. Was die Organe als ihre Funktion ausüben, das ist eingeschaltet in die lebendigen Bewegungen" (18. 4. 1920).

[107] Bei der Übernahme derartig neuer Begriffe kommt es leicht dazu, daß man ihnen nur ungenügende Vorstellungen hinzufügt. Damit würde man aber in ein Feld der Unverbindlichkeit abgleiten. Nimmt man die Idee von der Beziehung des Menschen zum Außerirdischen konkret, so hat man bewußt im Denken die Übergänge der verschiedenen Seinsbereiche zu vollziehen. Denn äußerlich betrachtet ist es nicht ohne weiteres einsehbar, daß die Planetensphären etwas mit den inneren Bewegungen des Menschen zu tun haben. Darum ist es für die Stellungnahme hinderlich, wenn jene Impulsierung irgendwie materiell – und sei sie durch Strahlen, wenn auch unsichtbarer, aber doch physischer Natur – gedacht wird. Die Einflußnahme und Empfänglichkeit beruht auf rein geistigen Strukturen.

[108] Zu einer richtigen Vorstellung über die Bewegungen im Innern des Organismus zu kommen, hält deshalb schwer, weil schon die Interpretation der äußeren Bewegung in einer Sackgasse steckt. Obwohl zugegeben wird, daß es eigentlich absurd ist, den Antrieb zur Bewegung in die „motorischen" Nerven zu verlegen, bleibt es bei dieser anatomischen Bildvorstellung, wie auch immer die Theorien abgewandelt werden. Die geistige Natur des Bewegungsimpulses wird übersehen. Der Wille greift unmittelbar in die geistige Struktur der Gliedmaßen ein. Das Sichtbare an der Bewegung ist Folge (die Nerven üben dabei lediglich Funktionen der Wahrnehmung aus). Ähnliche Verhältnisse liegen den inneren Bewegungen zugrunde. Die Vorstellung einer gänzlich autonomen Bewegung, verursacht durch Integration von vegetativem Nervensystem und Organ, läßt sich nicht zu Ende denken. Sie geht einfach aus der Zusammenstellung der irgendwie beteiligten Organe hervor, wobei die Deutung der äußeren Bewegung als Modell dient.

[109] Dazu sei kurz eingeschaltet, daß R. Steiner die atmosphärischen Erscheinungen in Abhängigkeit von den Konstellationen der Planeten sieht: „Und wenn es einmal auf diesem Boden ein echtes wirkliches Studium gibt, dann wird man die Witterungserscheinungen mit den Bewegungen der Planeten in einem Einklange sehen. Man wird geradeso studieren die Wirkungen der Planeten auf die Luft, auf das Wasser, auf die Erde, wie man zu studieren hat im Inneren des Menschen die Wirkungen der Bewegungskräfte, die in der Blutzirkulation, in den anderen Zirkulationen sind, auf die Organe. Man wird eine gewisse Wechselwirkung zwischen den Elementen und zwischen den Bewegungen der Planeten konstatieren und ein entsprechendes Verhältnis zwischen den Organwirkungen und den inneren Bewegungskräften" (18. 4. 1920).

[110] Die Ursachen und Antriebe der Stoffwechselvorgänge – soviele Einzelheiten auch immer entdeckt sind – liegen als eigenständige Ganzheit im Menschen noch vollkommen im Dunkeln. Deshalb nehmen wir es von vornherein nicht leicht, wenn R. Steiner auf eine Erkenntnis der Relation zwischen menschlichem Stoffwechsel und Erde dringt. Dazu fragen wir zunächst einmal, was denn Stoffwechsel in diesem Sinne überhaupt sei? Dieser Frage können wir allerdings erst dann genügen, wenn wir den Umkreis der Ernährung abgeklärt haben.

¹¹¹ Der Anklang des Menschen an die Weltverhältnisse ist sogar ein solch innerlicher, daß Rudolf Steiner dafürhält: einmal werde die Erkenntnis des menschlichen Stoffwechsels den Beweis für die Bewegung der Erde liefern.

¹¹² Würde sich die anthroposophische Medizin diese überdimensionale Aufgabe nicht stellen, so wäre sie in der Mitte des 20. Jahrhunderts längst überholt. Das bloße Handhaben neuartiger Heilmittel rüttelt nicht zu einem Bewußtsein von der geistigen Natur des Menschen auf. Darum geht es jedoch letztendlich. Trotz der ans Zauberhafte grenzenden Heilerfolge der modernen Medizin vollzog sich in dieser keine Wandlung der Anschauung über das zentrale Wesen des Menschen. Der Wesenskern als leibschöpferische Kraft kann in der Flut der Entdeckungen nicht evident werden. R. Steiners Forschungen erhellen den Menschen leiblich, seelisch und geistig. Diese Erhellung nimmt man jedoch nur wahr, wenn man die Schritte, die in das Feld der okkulten Zusammenhänge führen, als ein Miterkennen-Wollender vollzieht. In dieser Hinsicht wird vom Arzt, der sich mit der Menschenkunde R. Steiners beschäftigt, Aktivität gefordert. Erst in eigenem Gedankenstreben werden die Tatsachen greifbar und können auf der Ebene des bewußten Urteilens erfahren werden. Ohne das Wahrheitsempfinden unablässig zu befragen, erscheint eine richtige Entgegennahme okkulter Fakten kaum möglich. Damit wird wissenschaftlich nichts Ungewöhnliches berührt. Leisten wir doch in jedem Denkakt Ähnliches. Nirgends auf geistigem Felde ist Verständnis ohne innerste Teilnahme erreichbar.

¹¹³ Das ist ein hochgestecktes Ziel. Es muß im Auge behalten werden, wenn Betrachtungen wie die folgenden erwogen werden. Die Kenntnis der Abhängigkeiten ist nämlich nicht ohne Bedeutung für das therapeutische Planen. Jene beiden genannten Funktionseinheiten zeigen verschiedene Affinität zu den irdischen Substanzen. Jede Therapie wird im Grunde genommen vom Aufbau des Leibes bestimmt. Darum sind die vielschichtigen Beschreibungen in der Menschenkunde notwendig. Denn nur so ist eine Ratio für das therapeutische Feld vorzubereiten. („Es wird Ihnen im ersten Augenblick etwas schockierend sein, wie diese Gliederung vorgenommen werden muß, aber Sie werden im Laufe der Zeit schon sehen, daß gerade diese Gliederung die beste Grundlage für das Heilen ist.") Im Mittelpunkt unserer Bemühungen steht die Maxime: Wie läßt sich auf eine Erkenntnis des Menschen Therapie begründen?

¹¹⁴ R. Steiner gibt den Hinweis, daß besonders die durchseelte Bewegung für eine Wiederherstellung der geschädigten Herzfunktionalität wichtig sei. Er nennt Eurythmie und Heileurythmie. In ihnen kann in künstlerischer Weise das Element der Bewegung verinnerlicht und gesteigert werden. Die vom Bewußtsein getragene und ins Schöne gewendete Bewegung vermag einen Teil der Schäden auszugleichen, die die Zivilisation jedem Menschen aufnötigt, indem er sich fortgesetzt dem passiven Bewegtwerden fügen muß und aufgezwungenen maschinellen Rhythmen bei der Arbeit ausgeliefert ist.

¹¹⁵ Wir beschränken uns an dieser Stelle darauf, den pathologisch-therapeutischen Hinweis zu referieren. Die Verbindung des Luftelementes im Menschen zur Tätig-

keit des Nierensystems wollen wir an anderer Stelle besprechen. Es kommt uns hier darauf an, zu erfahren, wie durch Änderung klimatischer Faktoren ein Organ in seiner Funktionsfähigkeit gebessert wird, das vorher durch bestimmte Einflüsse Schaden litt. Beim Herzgeschehen führte uns die Betrachtung des korrumpierten Rhythmus therapeutisch zur beseelten äußeren Bewegung. Beim Funktionskreis der Blase – mit ihrer wäßrigen und mineralischen Ausscheidung – stoßen wir auf das Element der Luft, auf die Art ihrer Zusammensetzung. In beiden Fällen handelt es sich nicht um direkte Einwirkungen. Vielmehr wird von einer anderen Ebene als der, in welcher die Schädigung sich zeigt, versucht, heilend einzugreifen.

[116] Wir halten in unserer Schilderung der meteorologischen Organe die Folge ein, wie sie R. Steiner wählt. Sie ergibt sich aus der Reihe der Elemente Wärme, Luft, Wasser, Erde. Für die gewöhnliche Vorstellung vom Menschen muß diese Anordnung der Organe befremden. Läßt man jedoch gelten, daß die Organe nicht nur in räumlicher Beziehung einem Zentrum näher oder ferner stehen, sondern auch in funktioneller Hinsicht, so vermag die eingehaltene Ordnung sehr wohl Geheimnisse zu offenbaren. Das Lungengeschehen folgt – dem gewählten Aspekt nach – auf das Lebergeschehen. Der Auseinandersetzung mit dem Wasser schließt sich diejenige mit dem Elementaren des Erdendaseins an.

[117] Werden die Gliedmaßen überfordert, so muß eine Reaktion im oberen Menschen auftreten. Sie wirkt sich im untersten Organ des oberen Menschen aus, wo das Spiel der Atmung vibriert. Infolge des Zuviel der Verausgabung von Kräften durch die Gliedmaßen tritt das Negativ als eine Behinderung im Bildespiel der Lunge ein, das sich ständig vollzieht. Das Nerven- und Gehirnsystem kann kaum Schaden nehmen durch vermehrte körperliche Arbeit. Es ist das Organ der Ruhe. Auch die Zirkulationsorgane werden primär nicht der Ort der Reaktion auf ein Übersteigern der Gliedmaßenbetätigung sein. Denn sie selbst sind innig mit dem Vollzug der äußeren Bewegung verbunden. Das Blut ist ja Träger des Willensimpetus. Herz und Zirkulationsorgane können daher nur sekundär von den Folgeerscheinungen betroffen werden. Bliebe noch zu erwägen, wie weit die Stoffwechselorgane durch übermäßige Aktivität der Glieder beeinträchtigt werden. Gewiß nicht primär; denn sie sind ja die Voraussetzung dafür, daß überhaupt durch die Glieder etwas geschehen kann. Wird allerdings der Gliedmaßenstoffwechsel ungenügend versorgt, wird er nicht durch ausreichende Nahrungsbewegung in innerer Tätigkeit erhalten, dann muß körperliche Überbeanspruchung auch den Stoffwechselorganen direkt schaden. Sie würden dann zu Leistungen gezwungen, die sie aber nur richtig vollbringen können, wenn jene anderen Prozesse vorausgegangen sind. Fallen diese teilweise aus, so ist das später Geforderte eine Quelle der Insuffizienz. – Andererseits sehe man, wie energisch sich das Atemholen bei Überforderung durchsetzt. Was bei Extremen sich akut zeigt, verrät etwas von der Art und vom Ort der Schädigung, was bei chronischem Ablauf verborgen bleibt. Das Lungenleben ist nicht damit erfaßt, daß man auf den Sauerstoff-Kohlensäure-Austausch sieht. Der ist ein mehr oder weniger peripherer Vorgang, wie auch die Atembewegung nur etwas äußerliches darstellt. Hingegen sind die Kräfte, welche an dem Organ bilden, die eigentlichen Aktivitäten. Sie aber stehen in abhängiger Korrespondenz zum unteren Menschen.

[118] Kann man die geistigen Prinzipien der Leibesbildung nicht anerkennen, so ist der Gedanke von der atmosphärischen und irdischen Abhängigkeit vermittels der vier Organe sinnlos. Andererseits ist aber, selbst wenn man die Natur der Bildemächte erkannt hat, die Gefahr groß, sich jene Verbindungen doch irgendwie materiell vorzustellen. Die Bezeichnungen Lunge, Leber, Herz, Blase und Niere sind nur Abbreviaturen, Chiffren. Weiß man von den meteorologischen Einflüssen, so lassen sich deren Auswirkungen in den Organen verfolgen. Von einer unmittelbaren Influenzierung der anatomischen Organe kann nicht die Rede sein. Das möge bei Gebrauch der Organ-Namen berücksichtigt werden. Geschähe das nicht, könnte man an eine wissenschaftliche Bearbeitung des Problemes nicht herantreten.

[119] Das Gemeinsame in den verschiedenen Bildekomponenten, das die organischen Strebekräfte des oberen Menschen zu einer Ganzheit zusammenfügt, versetzt uns in die Lage, das Unübersehbare des mineralischen Feldes im Hinblick auf die Therapie neu zu ordnen. Zum Beispiel lassen sich, was R. Steiner als Aufgabe nebenbei erwähnt, die Arzneiwirkungsbilder unter dem Gesichtspunkt der besprochenen Kategorien anschauen. Die Ablenkung durch die Überzahl zweit- und drittrangiger Symptome entfällt, wohingegen sich die Aufmerksamkeit mehr auf das Charakteristische konzentrieren kann. Selbstverständlich beabsichtigen wir dabei nicht, die empirisch gefundenen Daten von Intoxikationen und Arzneimittelversuchen zu vernachlässigen. Im Gegenteil. Wir sehen aber in den normalen Beziehungen der Organsysteme zu den Prozessen der mineralischen Welt eine Grundlage für die Erkenntnis der Heilsubstanzen und damit für ihre Ordnung, Einteilung und Übersicht.

[120] Ein Irrtum entstünde, wenn wir das notwendig Skizzenhafte der einzelnen Darstellungen dogmatisieren und das Geschilderte für die ganze Wirklichkeit halten würden. Gerade anhand der Gedanken über die kosmische und irdische Konstitution des Menschen ist es tunlich, sich dies ernsthaft zu vergegenwärtigen.

Neue Literaturhinweise

zu „Anmerkungen und Literaturhinweise" (Seite 330)

Allgemeiner Hinweis

Erster medizinischer Kurs (I):

> *Geisteswissenschaft und Medizin,* zwanzig Vorträge, Dornach 21. März bis 9. April 1920. GA 312, 4. Aufl. Dornach 1976.

Zweiter medizinischer Kurs (II):

> *Geisteswissenschaftliche Gesichtspunkte zur Therapie,* neun Vorträge, Dornach 11. bis 18. April 1921. GA 313, 3. Aufl. Dornach 1963.

Dritter medizinischer Kurs (III):

> *Physiologisch-Therapeutisches auf Grundlage der Geisteswissenschaft. Zur Therapie und Hygiene,* vier Vorträge, Dornach 7. bis 9. Oktober 1920; dazu sieben Vorträge in verschiedenen Städten zwischen 1920 und 1924. GA 314, 2. Aufl. Dornach 1975.

Abkürzungen im laufenden Text beziehen sich auf diese drei medizinischen Kurse, z. B. I, 6: Erster medizinischer Kurs, 6. Vortrag.

zu Seite

7　*Theosophie.* GA 9, 30. Aufl. Dornach 1978.

8　*Die Philosophie Nietzsches als psychopathologisches Problem* und *Friedrich Nietzsches Persönlichkeit und die Psycho-Pathologie,* in: *Friedrich Nietzsche, ein Kämpfer gegen seine Zeit.*
GA 5, 3. Aufl. Dornach 1963. — *Goethe und die Medizin,* in: *Methodische Grundlagen der Anthroposophie* 1884—1901. GA 30, 2. Aufl. Dornach 1961.
10 Vorträge über *Anatomie des Menschen* vom 13. Januar—17. März 1903. (keine Nachschriften)
Goethes Naturwissenschaftliche Schriften, Sämtliche Einleitungen zur Herausgabe in „Kürschners Deutsche National-Literatur". GA 1, 4. Aufl. Dornach 1973.
Grundlinien einer Erkenntnistheorie der Goetheschen Weltanschauung. GA 1, 7. Aufl. Dornach 1973.
Wahrheit und Wissenschaft. GA 3, 5. Aufl. Dornach 1980.
Die Philosophie der Freiheit. GA 4, 14. Aufl. Dornach 1978.
Goethes Weltanschauung. GA 6, 5. Aufl. Dornach 1963.
Die Rätsel der Philosophie. GA 18, 8. Aufl. Dornach 1968.

9　Zu Anmerkung 2:
Guenther Wachsmuth, *Rudolf Steiners Erdenleben und Wirken,* 3. Aufl. Philosophisch-Anthroposophischer Verlag, Dornach 1965.

10　*Die Geheimwissenschaft im Umriß.* GA 13, 29. Aufl. Dornach 1977.
Eine okkulte Physiologie. GA 128, 4. Aufl. Dornach 1978.
Die Welt der Sinne und die Welt des Geistes. GA 134, 4. Aufl. Dornach 1979.

zu Seite
11   Zu Anmerkung 3:

Aus der Akasha-Chronik. GA 11, 5. Aufl. Dornach 1973.

Unsere atlantischen Vorfahren, in: *Aus der Akasha-Chronik* (s. o.).

Geschichte des Hypnotismus und des Somnambulismus, in: *Spirituelle Seelenlehre und Weltbetrachtung.* Vortrag vom 6. Juni 1904. GA 52, Dornach 1972.

Haeckel, die Welträtsel und die Theosophie, in: *Luzifer-Gnosis.* GA 34, 2. Aufl. Dornach 1960, und in: *Die Welträtsel und die Anthroposophie,* Vortrag vom 5. Oktober 1905. GA 54, Dornach 1966.

Blut ist ein ganz besonderer Saft, in: *Die Erkenntnis des Übersinnlichen in unserer Zeit und deren Bedeutung für das heutige Leben,* Vortrag vom 25. Oktober 1906. GA 55, 2. Aufl. Dornach 1981.

Die Erziehung des Kindes vom Gesichtspunkte der Geisteswissenschaft. Dornach 1981. (Einzelausgabe aus GA 34)

Philosophie und Anthroposophie. Gesammelte Aufsätze 1904—1918. GA 35, Dornach 1965.

Geisteswissenschaftliche Menschenkunde. GA 107, 4. Aufl. Dornach 1979.

Das Lukas-Evangelium. GA 114, 7. Aufl. Dornach 1977.

Anthroposophie, Psychosophie, Pneumatosophie. GA 115, 3. Aufl. Dornach 1980.

Makrokosmos und Mikrokosmos. GA 119, 2. Aufl. Dornach 1962.

Die Offenbarungen des Karma. GA 120, 6. Aufl. Dornach 1975.

Die psychologischen Grundlagen und die erkenntnistheoretische Stellung der Theosophie, in: *Philosophie und Anthroposophie* s. o.

Die geistige Führung des Menschen und der Menschheit. GA 15, 9. Aufl. Dornach 1974.

Welche Bedeutung hat die okkulte Entwickelung des Menschen für seine Hüllen — physischen Leib, Ätherleib, Astralleib — und sein Selbst? GA 145, 4. Aufl. Dornach 1976.

Allgemeine Menschenkunde als Grundlage der Pädagogik. GA 293, 8. Aufl. Dornach 1980.

Grenzen der Naturerkenntnis. GA 322, 4. Aufl. Dornach 1969.

Naturbeobachtung, Mathematik, wissenschaftliches Experiment und Erkenntnisergebnisse vom Gesichtspunkte der Anthroposophie. GA 324, 2. Aufl. Dornach 1972.

Irdische und kosmische Gesetzmäßigkeiten, Formkräfte und therapeutische Erkenntnisse, in: *Menschenwerden, Weltenseele und Weltengeist.* GA 205, Dornach 1967.

Das Verhältnis der Sternenwelt zum Menschen und des Menschen zur Sternenwelt. GA 219, 3. Aufl. Dornach 1976.

Der Entstehungsmoment der Naturwissenschaft in der Weltgeschichte und ihre seitherige Entwickelung. GA 326, 3. Aufl. Dornach 1977.

Der Jahreskreislauf als Atmungsvorgang der Erde und die vier großen Festeszeiten. GA 223, 5. Aufl. Dornach 1980.

Der Mensch als Zusammenklang des schaffenden, bildenden und gestaltenden Weltenwortes. GA 230, 5. Aufl. Dornach 1978.

Das Initiaten-Bewußtsein. GA 243, 3. Aufl. Dornach 1969.

Eine das Vortragswerk umfassende Bibliographie erstellte Hans Schmidt, *Das Vortragswerk Rudolf Steiners.* 2., erw. Aufl. Philosophisch-Anthroposophischer Verlag,

zu Seite

Dornach 1978. Eine dreibändige bibliographische Übersicht zur Gesamtausgabe Rudolf Steiners erscheint seit 1980 im Rudolf Steiner Verlag Dornach.

Von Seelenrätseln. GA 21, 4. Aufl. Dornach 1976.

12 *Geisteswissenschaft und Medizin* (I, siehe Allgem. Hinweis)

Zu Anmerkung 6:

Anthroposophisch-medizinische Jahrbücher: *Der Beitrag der Geisteswissenschaft zur Erweiterung der Heilkunst,* Bd. I 1950, Bd. II 1951, Bd. III 1952, Hybernia Verlag/Philosophisch-Anthroposophischer Verlag, Dornach.

Grundlegendes für eine Erweiterung der Heilkunst nach geisteswissenschaftlichen Erkenntnissen. GA 27, 5. Aufl. Dornach 1977.

Zwei naturwissenschaftliche Kurse: *Geisteswissenschaftliche Impulse zur Entwickelung der Physik.* Erster naturwissenschaftlicher Kurs: Licht, Farbe, Ton — Masse, Elektrizität, Magnetismus. GA 320, 2. Aufl. Dornach 1964. — Zweiter naturwissenschaftlicher Kurs: Die Wärme auf der Grenze positiver und negativer Materialität. GA 321, 3. Aufl. Dornach 1982.

14 Kurse und Vorträge für Ärzte in den folgenden Jahren:

Geisteswissenschaftliche Gesichtspunkte zur Therapie. (II, siehe Allgem. Hinweis)

Physiologisch-Therapeutisches auf Grundlage der Geisteswissenschaft. Zur Therapie und Hygiene. (III, siehe Allgem. Hinweis).

Heileurythmie. GA 315, 3. Aufl. Dornach 1966.

Meditative Betrachtungen und Anleitungen zur Vertiefung der Heilkunst. GA 316, 2. Aufl. Dornach 1980.

Heilpädagogischer Kursus. GA 317, 5. Aufl. Dornach 1979.

Anthroposophische Menschenerkenntnis und Medizin. GA 319, 2. Aufl. Dornach 1981.

Grundlegendes....: siehe Hinweis zu S. 12.

Zu Anmerkung 8:

Der Mensch — eine Hieroglyphe des Weltenalls: Entsprechungen zwischen Mikrokosmos und Makrokosmos, Sechzehn Vorträge, Dornach 9. April bis 16. Mai 1920. GA 201, 2. Aufl. Dornach 1958.

Zu Anmerkung 9:

Hochschulkurs: *Physiologisch-Therapeutisches ...* (s. o.)

Zu Anmerkung 10:

Vortrag vom 28. August 1923 in Penmaenmawr, in: *Anthroposophische Menschenkenntnis und Medizin* (s. o.).

Drei Vorträge in Arnheim, 17., 21. und 24. Juli 1924, in: *Anthroposophische Menschenkenntnis und Medizin* (s. o.).

15 Zu Anmerkung 11:

Vortrag vom 2. April 1920 in: *Heilfaktoren für den sozialen Organismus.* GA 198, Dornach 1969.

19 Zu Anmerkung 13:

Vortrag vom 26. und 27. Oktober 1922, in: *Physiologisch-Therapeutisches ...* (II. Medizinischer Kurs)

21 Vortrag vom 17. August 1908, in: *Philosophie und Anthroposophie 1904—1918.* GA 35

zu Seite

Stuttgart 1970.

Helmuth Knauer, *Erdenantlitz und Erdenstoffe.* Philosophisch-Anthroposophischer
Verlag, Dornach 1961.

Helmuth Knauers Beiträge in den Anthroposophisch-medizinischen Jahrbüchern
(siehe Hinweis zu S. 12).

256   Vortrag vom 17. Februar 1922, in: *Alte und neue Einweihungsmethoden.* GA 210,
Dornach 1967.

258   Vortrag vom 13. Januar 1923, in: *Lebendiges Naturerkennen. Intellektueller Sünden-
fall und spirituelle Sündenerhebung.* GA 220, Dornach 1966.

262   Zu Anmerkung 96:
Theodor Schwenk, *Grundlagen der Potenzforschung.* 3. Aufl. Verlag Freies Geistesleben, Stuttgart 1974.

267   Vortrag vom 28. Oktober 1923, in: *Der Mensch als Zusammenklang*... (siehe Hinweis zu S. 11).

278   Vortrag vom 11. Juni 1924, in: *Geisteswissenschaftliche Grundlagen zum Gedeihen der
Landwirtschaft.* Landwirtschaftlicher Kurs. GA 327, Dornach 1979.

288   Vortrag vom 17. April 1920, in: *Entsprechungen zwischen Mikrokosmos und Makrokosmos.* GA 201, 2. Aufl. Dornach 1958.

293   Zu Anmerkung 106:
Vortrag vom 18. April 1920, in: *Entsprechungen zwischen Mikrokosmos und Makrokosmos* (siehe Hinweis zu S. 288).

294   Vorträge in Christiania (Oslo): *Der Mensch im Lichte von Okkultismus, Theosophie
und Philosophie,* 10 Vorträge, 2. bis 12. Juni 1912. GA 137, 5. Aufl. Dornach
1979.

295   Vortrag vom 24. März 1911, in: *Eine okkulte Physiologie* (siehe Hinweis zu S. 10).

298   Zu Anmerkung 109:
Vortrag vom 18. April 1920, in: *Entsprechungen zwischen Mikrokosmos und Makrokosmos* (siehe Hinweis zu S. 288).

303   Vortrag vom 3. September 1923, in: *Anthroposophische Menschenerkenntnis und Medizin* (siehe Hinweis zu S. 14).

Das Werk Rudolf Steiners erscheint im Rudolf Steiner-Verlag, Dornach.

Weitere Literatur über anthroposophisch orientierte Medizin

Anthroposophie und Medizin. Geisteswissenschaftliche Beiträge zur Erweiterung der Heilkunst. Philosophisch-Anthroposophischer Verlag, Dornach 1963.

Arzt und Heileurythmie. (Geisteswissenschaftliche Beiträge zur Medizin der Gegenwart, Nr. 2.) Philosophisch-Anthroposophischer Verlag, Dornach 1972.

Baumann, Elisabeth, Aus der Praxis der Heileurythmie. (Studienmaterial der Freien Hochschule für Geisteswissenschaft Goetheanum.) Philosophisch-Anthroposophischer Verlag, Dornach 1971.

Boie, Dietrich, Das erste Auge. (Menschenwesen und Heilkunst, Band 8.) Verlag Freies Geistesleben, Stuttgart 1968.

— Mistel und Krebs. (Menschenwesen und Heilkunst, Band 9.) Verlag Freies Geistesleben, Stuttgart 1970.

Bopp, Walter, Niere und Nierensteinkrankheit. (Menschenwesen und Heilkunst, Band 2.) Verlag Freies Geistesleben, Stuttgart 1962.

— Eisen und Anämie. (Menschenwesen und Heilkunst, Band 3.) Verlag Freies Geistesleben, Stuttgart 1962.

Bühler, Walther, Der Leib als Instrument der Seele in Gesundheit und Krankheit. (Sozialhygienische Schriftenreihe.) 7. Aufl., Verlag Freies Geistesleben, Stuttgart 1979.

Cloos, Walter, Menschengemäße Heilmittel. 2. Aufl., Verlag Die Kommenden, Freiburg 1981.

Hartmann, Otto Julius, Dynamische Morphologie, 2. Aufl., Verlag Vittorio Klostermann, Frankfurt 1959.

— Menschenkunde. Die Physiognomik der Lebenserscheinungen als Grundlage einer erweiterten Medizin. 2. Aufl., Verlag Vittorio Klostermann, Frankfurt 1959.

Heilmittel für typische Krankheiten, gegeben durch Dr. Rudolf Steiner.
1. Folge: Grundsätzliches. Cardiodoron, Berberis-Urtica,
　　　　2. Aufl. 1963;
2. Folge: Kiesel, Arnica, Equisetum, 1960;
3. Folge: Antimon, 1961;
4. Folge: Eisen, 1962;
5. Folge: Blei und Silber, 1963;
6. Folge: Merkur, 1964.
Philosophisch-Anthroposophischer Verlag, Dornach.

Der *Heilmittelbegriff* bei Rudolf Steiner. Referate aus Tagungen der anthroposophisch-pharmazeutischen Arbeitsgemeinschaft 1978. Verlag Freies Geistesleben, Stuttgart 1979/1980.

Holtzapfel, Walter, Krankheitsepochen der Kindheit. (Menschenkunde und Erziehung, Band 11.) 3. Aufl., Verlag Freies Geistesleben, Stuttgart 1978.

— Erweiterung der Heilkunst. Rudolf Steiner und die Medizin. Philosophisch-Anthroposophischer Verlag, Dornach 1975.

— Seelenpflege-bedürftige Kinder. Zur Heilpädagogik Rudolf Steiners. Band I, 3. Aufl., Dornach 1982; Band II, Dornach 1978, Philosophisch-Anthroposophischer Verlag.

Der *Homöopathisierungsbegriff* bei Rudolf Steiner. Referate aus den Tagungen der anthroposophisch-pharmazeutischen Arbeitsgemeinschaft 1975. Verlag Freies Geistesleben, Stuttgart 1977.

Husemann, Friedrich, Goethe und die Heilkunst. 2. Aufl., Verlag Freies Geistesleben, Stuttgart 1957.

— Vom Bild und Sinn des Todes. 4. Aufl., Verlag Freies Geistesleben, Stuttgart 1979.

— Das Bild des Menschen als Grundlage der Heilkunst. Band I: Zur Anatomie und Physiologie. 8. Aufl., Stuttgart 1979; Band II: Zur Pathologie und Therapie. 1. Halbband, 3. Aufl., Stuttgart 1980; 2. Halbband, Stuttgart 1978, Verlag Freies Geistesleben.

Husemann, Gisbert, Erdengebärde und Menschengestalt. Das Zinn in Erde und Mensch. (Menschenwesen und Heilkunst, Band 5.) Verlag Freies Geistesleben, Stuttgart 1962.

Itschner, Viktor, Potenzierte Heilmittel. Ursprung, Wesen und Wirkungsnachweis von dynamisierten Substanzen. Verlag Freies Geistesleben, Stuttgart 1971.

Kirchner-Bockholt, Margarete, Grundelemente der Heil-Eurythmie. 3. Aufl., Philosophisch-Anthroposophischer Verlag, Dornach 1981.

Klimm, Hellmut, Heilpädagogik auf anthroposophischer Grundlage. Philosophisch-Anthroposophischer Verlag, Dornach 1980.

König, Karl, Heilpädagogische Diagnostik, 1. Teil. 2. Aufl., Natura Verlag, Arlesheim 1972.

— Epilepsie und Hysterie. Heilpädagogische Diagnostik, 2. Teil. Natura Verlag, Arlesheim 1978.

Koob, Olaf, Gesundheit — Krankheit — Heilung. 3. Aufl., Verlag Freies Geistesleben, Stuttgart 1981.

Laue, Hans Broder von, Die Formprozesse in Entwicklung und Krankheit der Hautorgane. (Menschenwesen und Heilkunst, Band 14.) Verlag Freies Geistesleben, Stuttgart 1977.

zur Linden, Wilhelm, Geburt und Kindheit. Ernährung — Pflege — Erziehung. 11. Aufl., Verlag Vittorio Klostermann, Frankfurt 1982.

Lorenz-Poschmann, Agathe, Therapie durch Sprachgestaltung. Beiträge zur heilenden Kraft der Sprache. (Studienmaterial der Freien Hochschule für Geisteswissenschaft Goetheanum.) Philosophisch-Anthroposophischer Verlag, Dornach 1981.

Manteuffel-Szoege, Leon, Über die Bewegung des Blutes. Eine hämodynamische Untersuchung. (Menschenwesen und Heilkunst, Band 13.) Verlag Freies Geistesleben, Stuttgart 1977.

Pelikan, Wilhelm, Heilpflanzenkunde. Der Mensch und die Heilpflanzen. Band I: 4. Aufl., Dornach 1980; Band II: 3. Aufl., Dornach 1982; Band III: Dornach 1978. Philosophisch-Anthroposophischer Verlag.

— Sieben Metalle. Vom Wirken des Metallwesens in Kosmos, Erde und Mensch. 4. erweiterte Aufl., Philosophisch-Anthroposophischer Verlag, Dornach 1981.

Schöffler, Heinz Herbert, Die Zeitgestalt des Herzens. (Menschenwesen und Heilkunst, Band 12.) Verlag Freies Geistesleben, Stuttgart 1975.

Schwenk, Theodor, Grundlagen der Potenzforschung. (Menschenwesen und Heilkunst, Band 11.) 3. Aufl., Verlag Freies Geistesleben, Stuttgart 1974.

Selawry, Alla, Zinn und Zinntherapie. Ratio einer Metalltherapie von Organ und Psyche, Band I. Stuttgart 1963. — Silber und Silber-Therapie. Wissenschaft der Metalltherapie von Organ und Psyche, Band II. Stuttgart 1966. Verlag Freies Geistesleben.

Sieweke, Herbert, Gesundheit und Krankheit als Verwirklichungsformen menschlichen Daseins. Anthroposophische Medizin. Studien zu ihren Grundlagen, 2. Teil. Philosophisch-Anthroposophischer Verlag, Dornach 1967.

Simonis, Werner Christian, Arzneitiere. Ihr Wesen und ihre biologischen Funktionen unter therapeutischen Gesichtspunkten. (Menschenwesen und Heilkunst, Band 4.) Verlag Freies Geistesleben, Stuttgart 1962.

— Der rote Fingerhut. Digitalis purpurea. (Geisteswissenschaftliche Beiträge zur Medizin der Gegenwart, Nr. I.) Philosophisch-Anthroposophischer Verlag, Dornach 1970.

Treichler, Rudolf, Der schizophrene Prozeß. (Menschenwesen und Heilkunst, Band 7.) Verlag Freies Geistesleben, Stuttgart 1966.

— Vom Wesen der Epilepsie. (Menschenwesen und Heilkunst, Band 1.) 2. Aufl., Verlag Freies Geistesleben, Stuttgart 1979.

— Die Entwicklung der Seele im Lebenslauf. Stufen, Störungen und Erkrankungen des Seelenlebens. Verlag Freies Geistesleben, Stuttgart 1981.

Vogel, Lothar, Der dreigliedrige Mensch. Morphologische Grundlagen einer allgemeinen Menschenkunde. 2. Aufl., Philosophisch-Anthroposophischer Verlag, Dornach 1979.

Walter, Hilma, Die sieben Hauptmetalle. Ihre Beziehungen zu Welt, Erde und Mensch. Philosophisch-Anthroposophischer Verlag, Dornach 1966.

— Die Pflanzenwelt. Versuch einer Pflanzensystematik als Verständigungsgrundlage für eine Therapie. Sonderausgabe für Ärzte. Natura Verlag, Arlesheim 1971.

Wolff, Otto, Anthroposophisch orientierte Medizin und ihre Heilmittel. Verlag Freies Geistesleben, Stuttgart 1977.

— Die Mistel in der Krebsbehandlung. 2. Aufl., Verlag Vittorio Klostermann, Frankfurt 1980.

Zeitschriften und Jahrbücher

Beiträge zu einer Erweiterung der Heilkunst nach geisteswissenschaftlichen Erkenntnissen. Stuttgart.

Anthroposophisch-medizinische Jahrbücher: Der Beitrag der Geisteswissenschaft zur Erweiterung der Heilkunst, Bd. I 1950, Bd. II 1951, Bd. III 1952, Hybernia Verlag / Philosophisch-Anthroposophischer Verlag, Dornach.

Inhaltsverzeichnis

Herbert Sieweke

Gesundheit und Krankheit
als Verwirklichungsformen menschlichen Daseins

Anthroposophische Medizin – Studien zu ihren Grundlagen

Zweiter Teil

Inhaltsverzeichnis

Philosophisch-Anthroposophischer Verlag
Goetheanum CH-4143 Dornach

Lothar Vogel

Der dreigliedrige Mensch

Morphologische Grundlagen einer allgemeinen Menschenkunde

Aus dem Inhalt: Zum menschenkundlichen Lehrplan der Waldorfschule — Das Knochensystem: Skelett, Wirbelsäule, Schädel — Das Sinnes-Nervensystem — Der rhythmische Organismus: Das Herz und der grosse Kreislauf, Die Atmung, Das ernährende System: Leber, Niere, Milz, Bauchspeicheldrüse — Der Bewegungsmensch.

2., erweiterte Auflage, 424 Seiten, zahlreiche anatomische Zeichnungen, Leinen

Agathe Lorenz-Poschmann

Therapie durch Sprachgestaltung

Beiträge zur heilenden Kraft der Sprache

Aus dem Inhalt: Die Konsonantengruppen und ihre Bezüge zu den Elementen und Wesensgliedern — Was erleben wir an den Stosslauten? — Das „Zurechtrücken des Astralleibes" durch Sprachgestaltung — Welche Wirkungen haben die Lautkonstellationen auf den Menschen? — Die Seelenfähigkeit und die Sprachorgane.

136 Seiten, kartoniert — Reihe: Studienmaterial

Hilma Walter

Die sieben Hauptmetalle

Ihre Beziehungen zur Welt, Erde und Mensch

Als Hintergrund zum Verständnis einer Sammlung von Krankengeschichten mit therapeutischen Hinweisen von Rudolf Steiner.

320 Seiten, Leinen

Als Manuskript gedruckt für anthroposophisch orientierte Ärzte.

Walter Holtzapfel

Seelenpflege-bedürftige Kinder
Zur Heilpädagogik Rudolf Steiners

Band I — Aus dem Inhalt: Das grossköpfige und das kleinköpfige Kind — Epileptische Kinder — Bewegungsstereotypien im Kindesalter — Hysterische Kinder — Das Rätsel der Legasthenie — Entwicklung und Vorbeugung der Legasthenie — Verwandlungen der Kleptomanie.

3. Auflage, 148 Seiten, mit Abbildungen, kartoniert

Band II — Aus dem Inhalt: Autistische Kinder — Was liegt dem kindlichen Autismus zugrunde? Eine menschenleere Welt (Autismus als Zeiterscheinung) — Mongoloide Kinder — Schwachsinnige Kinder — Maniakalische Kinder — Zwang und Vergesslichkeit (Eisen- und Schwefelkinder) — Andacht zum Kleinen — Zähne und Seelenleben.

136 Seiten mit Abbildungen, kartoniert